완전개정판

# 노인약료
# 핵심정리

엄준철 약사

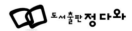
도서출판 정다와

# 완전개정판
# 노인약료 핵심정리

초판인쇄  2024년 6월 1일
초판발행  2024년 6월 5일
지 은 이  엄준철
펴 낸 이  정동명
디 자 인  서재선
인    쇄  (주)재능인쇄

펴 낸 곳  (주)동명북미디어 도서출판 정다와
주    소  경기도 과천시 뒷골1로 6 용마라이프 B동 2층
전    화  02)3481-6801
팩    스  02)6499-2082
홈페이지  www.dmbook.co.kr / www.kmpnews.co.kr

출판신고번호 2008-000161
ISBN 978-89-6991-046-2
정가   60,000원

완전개정판

# 노인약료

# 핵심정리

엄준철 약사

# 들어가는 말

   65세 이상 인구가 7% 이상이면 고령화 사회, 14% 이상이면 고령 사회, 20%이면 초고령 사회로 구분됩니다. 우리나라는 2023년 기준 65세 인구가 950만 명으로 전체 인구의 18.4%를 차지하여 이미 고령 사회에 들어갔기 때문에 모든 약국에는 노인 환자들이 방문하고 있고, 약사들은 노인들에게 복약지도를 하고 있습니다.

   노인의 약물치료와 일반 성인의 약물 치료가 어떻게 다른가? 노화로 인한 생리학적 변화는 무엇인가? 노화로 인해 약물의 흡수, 분포, 대사, 배설 등이 어떻게 달라지고 노인에게 나타나는 비전형적 증상이 무엇인가? 그리고 노인성 질병은 무엇이며 노인증후군은 무엇인가? 노인에게 부적절한 약물이 따로 있다고 하는데 그 리스트는 무엇이며, 어떻게 관리해야 하는가? 부작용으로 기존 질환을 악화시키는 약물들은 무엇이며, 각각 종류별로 일목요연하게 정리된 책은 없는가? 약이 약을 부르는 연쇄처방 케이스, 포괄적 노인평가, 포괄적 약물관리, 노인 복약지도 요령, 약물 상호작용, 장기요양기관에서의 약물관리, 말기환자의 약물관리 등은 어떻게 해야 하는가에 대한 대답을 이 책에 보기 쉽게 정리해 보았습니다.

   이 책을 보는 방법은 첫 번째로 목차를 먼저 보고 어떠한 내용들이 노인약료에서 중요한지, 노화로 인한 생리적 변화와 약물관리 부분은 어떻게 될지, 대표적인 노인성 질환은 무엇인지 등을 전체적으로 파악해주시면 좋습니다.

   두 번째로는 상세한 약물관리부분을 보는데, 노인에게 부적절한 약물 리스트 등을 확인해주고, 실제로 노인에게 처방되는 약물의 전반적인 이해와 더불어 자세한 설명과 주의사항 등을 봐주면 좋습니다.

세 번째로 추가적인 설명이 더 필요하신 경우에는 인터넷에서 팜클래스를 검색하고 노인약료 온라인 유료 동영상 강의를 시청해주면 좋습니다. 노인약료 저자인 제가 직접 이 책의 내용을 상세하게 설명해드리고 있으니 이해하기 쉽게 시청하실 수 있습니다.

노인약료 핵심정리 1편이 2017년에 출간된 이후로 7년간 전국 여러 곳의 약사회 주관 노인약료 관련교육에서 강의를 하였습니다. 노인약료 내용은 지속적으로 업데이트 되었고, 더 많은 참고문헌과 논문 등이 검토 되었습니다. 기존 책에서 다루지 않았던 많은 내용들이 추가되었고, 내용의 질은 더욱 풍족해졌습니다. 이 책을 여러 번 보시면 노인 복약지도 및 약물상담에 상당한 실력을 갖추게 되어 시니어 고객들로부터 선생님, 박사님이라는 호칭을 자주 듣게 되실 겁니다.

초고령화 시대에 맞게 많은 약사들이 노인약물 사용에 대한 전문적인 지식을 습득하여 노인 개개인의 안녕과 복지 향상에 이바지하고 대한민국의 지속적인 약학 발전 및 약물관리 선진국이 되기를 바래봅니다.

끝으로 책을 집필할 수 있도록 집안일, 육아 등의 내조를 아낌없이 해준 아내에게 감사하며, 책 쓰는 동안 옆에서 관심 가져주고 첨언 해준 아들, 딸에게도 사랑한다는 말을 전합니다.

2024년 5월
엄준철 약사

## 추 천 사 | 초고령화시대, 노인약료를 위한 약사 상담 참고서로 활용되기를

대한약사회장
**최 광 훈**

노인약료 분야에서 열정적으로 활동하고 계신 엄준철 약사의 '노인약료 핵심정리'가 완전개정되어 출간된다는 반가운 소식을 들었습니다.

통계청에 따르면 2025년 기준 노인인구를 1,051만명으로 전체 인구의 20.3%를 차지할 것으로 전망하고 있습니다. 이 같은 상황과 맞물려 일선 지역약국에서의 역할도 노인성 질환 상담을 위한 정보 필요성이 커지고 있습니다.

이 책의 저자인 엄준철 약사는 오랜 시간 노인성 질환과 관련한 처방 의약품과 상호작용 등의 다양한 연구와 강의 활동을 전개해 오셨습니다. 이러한 활동을 통해 많은 경험과 정보를 축적해 오신 것으로 알고 있습니다.

이를 토대로 출간된 완전개정판은 우리나라 실정에 맞는 노인약료 상담을 위해 지역약국에서도 유용하게 활용할 수 있을 것이라고 생각합니다.

이에, 초고령화시대 노인환자를 대상으로 지역약국에서의 약료상담 활동 참고자료로 역할해주길 기대합니다.

# 노인 건강관리에 약사의 전문성 한층 강화되기를

성균관대학교 약학대학장
**정 상 전**

한국의 고령화 속도는 세계적으로 유례가 없을 정도로 빠르며, 만성 질환 역시 기하급수적으로 증가하고 있습니다. 이에 따라 초고령 사회를 대비하여 약사의 역할이 중요해지고 있습니다. 약사는 노인 환자의 약물 사용 및 관리에 있어 전문지식을 바탕으로 철저히 준비해야 합니다.

약사는 노인 환자에게 통합적인 약물 관리 서비스를 제공함으로써, 약물치료 목표를 명확히 이해할 수 있도록 지원하고, 기저 질환의 효과적인 관리를 도모해야 합니다. 이를 위해 환자가 복용 중인 약물의 예상 치료 효과와 임상 결과를 분석하고, 이를 환자에게 적절히 설명할 수 있어야 합니다. 또한, 약물 부작용의 위험 요인을 식별하고, 새로운 증상이나 기존 증상의 악화를 관리할 수 있는 방안을 제시하여야 합니다.

비용-효과를 고려한 약물 처방으로 환자에게 경제적인 선택을 조언하는 것도 약사의 중요한 책임입니다.

이러한 배경에서 『노인약료 핵심정리 완전개정판』의 발간은 시의적절하며, 반가운 소식입니다. 이 책은 노인 약물관리에 필요한 핵심 내용을 간결하고 실용적으로 정리하여, 약사들이 약국 현장에서 활용할 수 있도록 하였습니다. 이를 통해 노인 건강관리에 있어 약사의 전문성이 한층 강화되기를 기대합니다.

**'지역사회 통합돌봄' 시대 약사들의 필독서 되길**

경기도약사회장
**박 영 달**

우리 경기도약사회 회원이자 노인약료의 개척자인 엄준철 약사가 『노인약료 핵심정리』를 7년 만에 완전개정판으로 다시 출간 한다는 소식을 듣고 매우 기쁘고 감사한 마음입니다.

잘 아시다시피 우리나라는 세계에서 고령화 속도가 가장 빠른 나라이며, 2025년, 바로 내년에는 65세 이상 노인인구가 20%가 되는 초고령사회에 진입합니다.

이제 우리 사회는 노인의 안전과 복지 문제가 큰 비중을 차지하며, 우리 약사들에는 노인의 건강과 안전한 약물 관리가 더욱 중요해지는 시기가 되었습니다.

또 지난 2월에는 '지역사회 통합돌봄'에 관한 법률이 통과되고, 2026년부터 본격적으로 시행에 들어가게 됨으로써, 노인환자에 대한 약물관리와 복약상담 등 약사들이 담당해야할 역할이 더욱 크고 중대해지게 되었습니다.

엄준철 약사의 『노인약료 핵심정리』는 7년 전에 처음 출간되었을 때 우리 약사들에게 노인약물 관리의 중요성을 새롭게 인식하도록 하였으며, 이후 오랫동안 노인 환자를 위한 약물의 이해와 노인 복약상담의 길잡이 역할을 하여 왔습니다.

이번 출간되는 완전개정판은 그동안 새롭게 개발 출시된 많은 약제들과 약국을 운영하면서 느끼고 경험한 노인 질환에 대한 지식 정보, 그리고 전국 약사회의 연수교육 등을 통해 얻어진 약국 현장의 요구 등을 종합하여 대폭 업데이트한 것이라고 하여 더욱 기대가 큽니다.

『노인약료 핵심정리 완전개정판』 발간을 위해 다양한 자료 준비와 참고 문헌의 확인 등으로 집필에 심혈을 기울인 엄준철 약사의 노고에 깊은 격려를 보냅니다.

아울러 지역사회 통합돌봄 시행을 앞두고 어느 때보다도 중요한 역할이 기대되는 우리 약사들에게 노인 질환의 특성과 약물을 이해하고 복약상담에 활용할 수 있는 완결판 필독서가 되기를 기대합니다.

**초고령사회 약의 전문가 교재로 활용되길**

성균관대학교 약학대학 동문회장
**임 은 주**

대한민국 사회는 2025년 노인인구 비율이 20프로를 넘어서고 2036년에는 30프로를 넘어설 것으로 예상되고 있습니다. 이에 노인약료는 단순히 약물을 투약하는 방법에 머무르지 않고 삶의 질을 향상시키는 사회약료로서의 사회 중추 역할을 하는 분야라 할 수 있습니다.

성균관대학교 약학대학에서는 신약개발과 제약산업을 선도하는 글로벌 약학 인재 배출 및 대학, 약국, 병원, 제약회사 간의 특화된 실무실습 등 구체화한 교육 시스템과 최첨단 교육콘텐츠 발굴을 통하여 약학교육의 패러다임을 선도하고 있습니다. 엄준철 약사의 노인약료 교재 개발도 그러한 노력의 일환으로서 주목받고 있습니다.

엄준철 약사는 본교 45회 졸업자로서 동문회에서 학술이사를 역임하고 있고, 귀에 쏙쏙 들어오는 강의 실력과 일목요연하게 정리하는 포괄적인 학술 콘텐츠로 약업계에 정평이 나 있습니다.

본 저서는 다제약물을 복용하는 노령인구의 약물관리 및 복약지도 뿐만 아니라, 고령사회에 흔히 접할 수 있는 대표 질환에 대해 체계적이고 높은 근거 수준의 지침서로서 약사라면 누구나 한번쯤은 접해보고 숙지하면 좋을 노인약료 서적의 바이블이 될 것이라 봅니다.

바라건 데, 본『노인약료 핵심정리 완전개정판』이 초고령사회를 대비한 약의 전문가로서의 책무를 다할 수 있는 교재로서 많은 분들께 활용되길 바라고, 독자 선생님들의 전문 역량 강화에 큰 도움이 되길 바랍니다.

**노인약료 확실한 지식 얻을 수 있는 끝판왕**

한국약사학술경영연구소장
**양 덕 숙**

대한민국은 2025년이면 65세인구가 20%가 넘게 되어 초고령사회가 됩니다.

노인들은 한 가지 질병만 있는 것이 아니고 여러 만성질환을 가지게 되므로 다제약물로 인한 문제가 매우 심각한 현실입니다. 이와 같이 약을 복용하는 인구가 점점 더 증가하게 되고 의료비 증가와 환경공해 등 사회적 문제도 뒤따르게 됩니다.

따라서 약사의 노인에 대한 약물코치 뿐만 아니라 노인 건강 전반에 대한 올바른 복약코치가 긴요합니다. 그러므로 노인약료의 중심은 기본적인 노인의 약물동력학, 약력학적 변화에 대한 지식은 물론이고 노인에 대한 포괄적인 약물관리가 중요한 것입니다.

이번에 발간하는 엄준철 약사의 역저 『노인약료 핵심정리 완전개정판』은 그동안 엄준철 약사의 약물에 대한 학문적 고찰과 더불어 일선 약사로서의 경험이 녹아있는 살아있는 실전 약물서적으로서 가치가 크다고 생각합니다.

엄준철 약사는 약물교육의 전문가로서 일선 약사회 연수교육과 케이파이 전문 학술위원으로 활발한 활동을 하고 있고, 또 "약사설명 약짱tv"를 운영하는 유명 유투버로 활동하는 등 온엔오프로 약사와 국민들의 올바른 약물사용과 건강 강사로 활약하고 있습니다.

본 서적은 내용도 매우 잘 짜여있어 총론에서는 약물 관리와 약물과 약물, 약물과 건강기능식품에 대한 상호작용뿐 아니라 수술 전후 입퇴원 시의 약물 관리 등 필요한 모든 정보가 서술되어 있습니다.

또 각론에서는 노인들의 만성질환인 심혈관계 질환인 고혈압 심부전 뇌졸중 등에 대한 전문적 약물 관리와 호흡기계 질환인 노인성 COPD 천식 결핵과 신장, 비뇨기계 질환인 노인의 만성 콩팥병 노인성 요실금, 전립성 비대증 발기부전 등 내분비계 질환으로는 노인성 당뇨병 등이 망라되어 있습니다.

그 외 이번 『노인약료 핵심정리 완전개정판』에는 노인의 비만 갑상선 질환과 위장관계 질환으로 구강질환을 시작하여 소화기계 전반이 첨가되어 있고, 무엇보다 신경계 질환인 노인성 치매 파킨슨병과 정신과 질환인 노인성 우울증 등 노인 질병이 총망라되어 이 한권을 여러 번 정독하면 노인약료에 대한 확실한 학술지식을 얻을 수 있어 노인약료 서적으로는 끝판왕 짱이라고 감히 말할 수 있겠습니다.

# 노인약료 한 우물 파는 저자의 노력 빛나길

팜클래스 대표이사
**이 창 학**

팜클래스 온라인 교육에서 '노인약료' 첫 강좌를 만들고 그와 함께 현재까지 동영상 강좌 시리즈를 1,2,3,4까지 만들었으니 지난날을 돌아보면 참 열심히도 했구나 하는 생각이 듭니다. 약국에서 조제업무와 복약상담도 바쁘게 하면서도 업무가 끝난 뒤에는 저술활동과 외부강의, 50만이 넘는 구독자를 보유한 유튜브를 운영하면서도 온라인 강의 콘텐츠를 만드는데 시간을 아끼지 않으니 말입니다.

그를 생각하면 난 항상 아래 두어 가지 말이 제일 먼저 떠오릅니다.

'바지런스럽다' – 놀지 아니하고 하는 일에 꾸준한 데가 있다. 그는 내가 아는 약사 가운데 가장 부지런하면서도 쉼 없이 자기의 지식과 재능을 여러 사람들에게 나누는데 인색함이 없습니다.

'선구자' – 어떤 일이나 사상에서 다른 사람보다 앞선 사람. 그는 내가 아는 한 약사들 중에 노인약료가 한국사회에서 현재와 앞으로 중요하다는 것을 말과 행동으로 보여준 인물입니다.

이런 관점에서 볼 때 약사의 노인약료에 대한 지식과 이해가 무엇보다 중요한 역할이 될 것이라 생각하고, 노인약료 한 우물만 파는 저자 엄준철은 대단히 선구자적 인물이라고 볼 수 있습니다.

이번에 개정판으로 나오는 노인약료 핵심정리는 2017년판 초판에 이어 무려 7여년 만에 선을 보입니다. 이 개정판이 많은 약사들에게 노인약료의 가이드라인으로 훌륭한 교재가 되길 바라며, 그가 앞으로도 대한민국 대표 노인약료 전문약사로서 자리매김하길 바랍니다.

# 목차

## 심혈관계 질환

## 호흡기계 질환

## 신장, 비뇨기계 질환

## 내분비계 질환

# 제1부 총론

# 노인의 특성 및 약물관리

# 노인의 약물동력학, 약력학적 변화

## 노화로 인한 약물 흡수 단계의 생리적 변화

- 침 분비 ↓
- 위산 분비 ↓(저산증), 위 내 pH ↑
  - ⋯ 비타민, 미네랄, 철분, 칼슘, B12 흡수 감소(intrinsic factor 감소)
- 위장 혈액 흐름(장혈류량) ↓
- 장에서 능동수송체 감소 ↓
- 위장 운동, 배출속도 ↓
  - ⋯ 연하곤란, 약효 시작시간(Onset time) 지연
- 췌장에서 트립신 분비↓
  - ⋯ 소화기능이 떨어지고 소화제를 찾게 됨

## 노화에 따른 약물 흡수 속도, 흡수량 변화

- 능동수송으로 흡수되는 약들은
  - ⋯ 나이가 들면 노화되어 흡수 속도가 느려짐
- 수동수송으로 흡수되는 약들도
  - ⋯ 나이가 들면 위장관 운동이 느려져 흡수 속도가 느려짐
- 고령자는 약물 작용 시작 시간이 지연되는 경향이 있음 그러나 흡수되는 총량은 젊은 사람과 동일함
  - ⋯ 위장 연동운동 속도 감소(흡수시간 증가)와 위장의 혈류량 감소(흡수량 감소)가 서로 상쇄 적으로 작용해서 흡수율의 변화가 없음[1]
- 결론 : 약효가 안 나타나거나, 늦게 나타나는 것 같아도 용량을 함부로 늘려선 안 됨(약효가

---

1) Linda Sobeski , PharmD , BCPS. UNMC College of Pharmacy. May 5, 2020

안 나타나는 게 아니라 시작 시간이 느려진 겁니다)

# 노화로 인한 약물 분포 단계의 생리적 변화

- 체액 ↓ (총 인체 수분량↓ − 신장에서 소변 농축능력↓, 목마름 감지능력↓)
  ⋯▸ 약물 농도 증가
- 혈중 알부민(단백 질) 수치 ↓, 근육(단백질)↓
  ⋯▸ 수용성 약물 분포용적 감소
- 복부 지방 조직 ↑
  ⋯▸ 지용성 약물 분포용적 증가 ⋯▸ 반감기 증가
- 노화에 따른 약물 분포 용적 변화
- 노인은 단백질량이 줄어듦
  ⋯▸ 수용성 약물은 알부민 등에 분포해야 하는데
  ⋯▸ 알부민에 결합하지 못한 free 수용성 약물이 증가함
  ⋯▸ 수용성 약물은 같은 양을 투여해도 약효 및 부작용이 쎄짐
- 노인은 지방 용적이 상대적으로 증가함
  ⋯▸ 지용성 약물은 반복 투여에 따라 지방에 점점 더 축적되고
  ⋯▸ 나중에 서서히 지방에서 유리됨
  ⋯▸ 약효 및 부작용이 나중에도 지속적으로 나타남
  ⋯▸ 정신과약 지용성 약물은 반감기가 증가한다고 이해하면 됨
- 결론 : 약효 및 부작용이 증가 할 수 있으므로 젊은 사람보다 감량해야 함

| 노화에 따른 변화 | 분포용적 영향 | 영향 받는 약물[2] |
|---|---|---|
| 총 수분량 감소 (노인은 건조해짐) | 친수성 약물 분포용적(Vd)↓ 혈중 약물 농도↑ | 에탄올, 리튬, 디곡신, 프로프라놀올, 다이크로진, 테오필린, 시메티딘, 아미노글리코사이드, 프로카이나미드, 퀴니딘 등 |
| 알부민 수치 감소 | 알부민에 결합되지 않은 Free drug↑ (active drug↑) | 페니토인, 와파린, NSAIDs, 디아제팜, 발프론산, 푸로세미드, 프로프라놀올, 퀴니딘, 살리실산 등 |
| 지방 저장량 증가 | 지용성 약물 분포용적(Vd)↑ 결론적인 반감기↑ | 벤조디아제핀, 트라조돈, 아미오다론, 할로페리돌 등 |

2) Linda Sobeski , PharmD , BCPS. UNMC College of Pharmacy. May 5, 2020

# 노화로 인한 약물 대사 단계의 생리적 변화

- 간 크기가 작아짐 ···➤ 클리어런스 ↓ (약물 대사 및 배설 ↓)

  ···➤ 초회통과 비율 ↓

- 간문맥 혈액흐름 ↓
- 심박출량 감소 ···➤ 간혈류량 ↓
- 약물 반감기 ↑
- 약물 혈중 농도 ↑
- 약물 활성형 대사체 수치 ↑


# 노화에 따른 약물 대사 단계 변화

- Phase I – Oxidation : CYP450 enzymes
  - ▶ 노화에 따라 기능 및 속도가 감소함
  - ▶ 노인의 간수치가 정상 이어도 젊은 사람보다 대사 속도가 떨어질 수 있음
  - ▶ 다약제 복용 시 상호작용이 발생함

    CYP 3A4 : 상호작용 가장 많음

    CYP 2C9 : 상호작용

    CYP 2C19 : 상호작용

    CYP 1A2 : 상호작용

- Phase II – Glucuronidation : UGT enzymes
  - ▶ 노화에 따른 영향 거의 없음
  - ▶ 다약제 복용 시 상호작용 걱정 없음
  - ▶ 노인에게 CYP 450 효소에 의한 대사 없이 glucuronidation으로만 대사되는 약물이 선호됨(예. 로라제팜, 와파린)

| 약물대사 | 노화에 따른 영향 | 영향 받는 약물 |
|---|---|---|
| Phase 1 대사<br>산화, 환원, 가수분해,<br>메틸기제거 | 간 중량(크기) ↓<br>간 혈류량 ↓<br>클리어런스 ↓, 반감기 ↑ | 디아제팜, 알프라졸람, TCAs, 시탈로프람, 파록세틴,<br>리스페리돈, 할로페리돌, 프로프라놀올, 메토프롤롤, CCBs,<br>디클로페낙, 이부프로펜, 테오필린, 퀴니딘, 카바마제핀,<br>페니토인, 오메프라졸, 에리스로마이신 등 |
| Phase 2 대사<br>포합 반응<br>(Glucuronidation,<br>Acetylation,<br>Sulfation 등) | 변화 없음 | 로라제팜, 테마제팜, 옥사제팜<br>와파린,<br>에탄올,<br>프라조신,<br>이소니아지드 |

# 노화로 인한 약물 배설 단계의 생리적 변화

- 신장 크기(25~30%) ↓
- 사구체 여과율(GFR) ↓ (CrCl ↓)
- 네프론 숫자 ↓
- 세뇨관 재분비 ↓
- 신장 혈류량 ↓ (50세 이후부터 1년에 1%씩 감소)
- 세뇨관 투과 압력(필터 압력)은 변화 없음(신장혈류량 감소-신장 수출세동맥 협소해짐= 0)
- 노인의 경우 SCr은 변화 없음: 체내 근육량이 줄어들어 크레아티닌이 적게 생성됨 – 신장
  에서 배설율도 감소 = 0
  ⋯ SCr이 정상수치여도 CrCl은 감소될 수 있다는 점을 기억해야 함

# 노화에 따른 약물 배설 단계 변화

- 나이가 들 수록 사구체 여과율(GFR)이 감소, 사구체로가는 심박출량 감소
  ⋯ 약물 반감기 증가함
- steady-state 약물 농도가 증가함
  약물 부작용, 독성이 더 잘 발생함
  ⋯ 젊은 사람보다 투여 용량을 줄여야 함
  ⋯ 신경정신과약은 특히 Start low, Go slow 원칙을 잘 지켜야 함

# 노화에 따른 약력학적 변화

- 노인의 경우 같은 용량을 투여해도 젊은 사람보다 신경정신과 약의 부작용 및 독성이 강하게 나타남
- BBB 약화 및 여러 노화의 결과로 CNS 수용체에 약물이 더 고농도로 분포하는 경향이 있음
  ⋯→ 약에 대한 민감도가 커짐
- 노화 ⋯→ Acetylcholinesterase 활성도 감소 및 M1 수용체 전달력 감소로 인해
  ⋯→ 항콜린성 약물에 의한 항콜린성 작용을 젊은 사람보다 심하게 받음
  ⋯→ 항콜린성 약물 부작용이 큰 문제가 됨

| 약물 종류 | 노화에 따른 약력학적 변화 |
|---|---|
| 벤조디아제핀 | 노인의 경우 CNS에 벤조디아제핀이 더 잘 분포하게 되어 인지능력에 대한 민감도와 졸음에 대한 민감도가 더 높아진다. 노인에게 투여할 때는 용량을 줄여야 한다. |
| 마약류 | 노화에 따라 오피오이드 수용체의 밀집도, 친화력, 결합력이 변한다. 투여량을 줄일 필요가 있다.<br>모르핀의 경우 활성형 대사체가 축적되어 부작용이 증가한다. |
| 이뇨제 | 이뇨제는 노인에게 민감도가 증가하고 저나트륨혈증 부작용 위험을 증가시켜 어지러워서 넘어지게 할 수 있다. |
| 베타차단제 | 노인의 경우 베타수용체의 민감도가 감소한다.(세포 내 2차 신호전달 부분이 둔해지고 감소하는 것으로 추정) |
| 와파린 | 노인의 경우 비타민K 이용 능력에 변화가 생겨 와파린의 항응고 효과가 증가하는 경향이 있다. |

| 약물 종류 | 약력학적 변화 | 주요 관심사항 |
|---|---|---|
| 항응고제(와파린) | 민감도 증가 | 초기용량을 추천용량보다 적게 투여, INR 잘 관찰 |
| 항정신병약 | 민감도 증가 | 낙상위험이 증가함 |
| 베타 차단제(심장약) | 베타수용체 민감도 감소 | 약효가 둔감해지고 기립성 저혈압 위험↑ |
| 벤조디아제핀(안정제) | 민감도 증가 | 가능하면 적게 투여(낙상, 호흡곤란 증가) |
| 이뇨제(혈압약) | 민감도 증가 | 혈압, 어지러움, 전해질 수치 잘 관찰 |
| 퀴놀론계 항생제 | 민감도 증가 | 섬망, 신독성, 건파열 증가 |

3) Curr Drug Metab 12:611-20, 2011
4) 캠브리지대학교

# 노화에 따른 생리학적 변화

## 노화에 따른 심혈관계 변화

- **동맥의 노화** ⋯▸ 동맥 탄력 감소, 두꺼워짐, 내피세포 마찰력 증가
  - ▸ 젊은 사람 ⋯▸ 탄성과 탄력이 있음
  - ▸ 노인 ⋯▸ 탄력 X, 경화되고 두꺼워짐

- **동맥의 내피세포 :**
  - ▸ 젊은 사람 ⋯▸ 매끄럽고 규칙적으로 생김
  - ▸ 노인 ⋯▸ 불규칙적으로 생기고 근육세포가 내피세포까지 튀어나옴

- **동맥의 내막 노화 :** 엘라스틴 ⋯▸ 엘라스틴↓, 콜라겐 섬유↑ (내막의 엘라스틴 구조가 부서짐, 석회화)

- **동맥의 중막 노화 :** 근육으로 구성 ⋯▸ 이완, 수축력 감소

- **혈관 노화** ⋯▸ 죽상동맥경화증 위험 증가
  - ▸ 죽상동맥경화증 위험 증가 이유 : 흡연 같은 독소, 고혈압, 고지혈증, 당뇨병 ⋯▸ 내피세포 손상 ⋯▸ Monocyte가 달라붙고 내막으로 이동하여 ⋯▸ LDL을 먹고 foam cell로 변함 ⋯▸ Foam cell이 배불러서 터지면 죽상동맥경화가 됨

- **내피세포에서 Nitric Oxide 생성↓ :** 원래 아르기닌 같은 아미노산에 의해 내피세포에서 NO 생성됨 ⋯▸ NO는 중막으로 이동하여 평활근을 확장시켜 혈관을 이완시킴
  - ▸ 노화로 인하여 내피세포가 손상되면 NO 생성↓ ⋯▸ 혈관 확장 불량 ⋯▸ 혈액 흐름 불량 ⋯▸ 협심증, 말초혈관 질환

- **신생혈관 생성↓** : 원래 조직이 손상 받으면 혈관이 새로 만들어지는데
  - ▶ 노화로 인해 신생혈관 생성↓ ···⟶ 상처 회복 지연

- **심장 변화 : 두꺼워짐 (20세 두께 * 130% = 80세)**
  - ▶ 두꺼워지지만 심장 근육량은 감소함(근육 말고 결합조직인 콜라겐이 증가)
  - ▶ 두꺼워지면 더 경직되고 이완 시 용적도 줄어들음
  - ▶ 심장 섬유화, 판막 석회화

- **베타1 수용체 반응성 감소**
  - ▶ 베타수용체 숫자는 감소하지는 않고 세포 내 신호전달 과정에서 반응성(민감도)이 감소함
  - ▶ 내인성, 외인성 카테콜라민에 대한 반응성이 감소함
  - ▶ 임상적 결과 : 베타수용체 반응이 감소하니깐 나이가 들면 체내 혈액에 순환되는 노르에핀에프린이 증가함 심박출량 증가가 요구될 때 요구량을 맞춰주지 못함

- **심장 기능 감소 : 심장 효율성이 감소함**
  - ▶ 심박수(맥박) 감소 :
    - » 누워있을 때 심박수는 변화 없음
    - » 앉아 있을 때 심박수는 약간 감소
    - » 운동을 할 때 심박수 증가능력이 매우 감소함
    - » 젊은 성인 운동 ···⟶ 심박수 최대 220회
    - » 60세 노인 운동 ···⟶ 심박수 최대 160회
  - ▶ 심전도 변화 : 50세가 되면 SA node 세포가 50~75% 감소함(AV node는 변화 없으나 섬유화는 일어남) ···⟶ 결과적으로 심장 효율 감소, 심박수 감소, 부정맥 위험 증가
  - ▶ 혈압 변화 :
    - » 25세 평균 수축기 혈압=126mmHg 60세
    - » 평균 수축기 혈압=140mmHg
    - (탄력성 감소, 동맥 직경 감소, 말초저항 증가, NO 생성 감소 등 때문)

- **노화 ···⟶ Baroreceptor Reflex 반응↓ :**
  - ▶ 누워 있다가 갑자기 일어나면 혈액이 아래로 쏠림

- ▶ Baroreceptors가 혈압이 감소되는 것을 감지하여 뇌의 연수로 신호를 보내면 심장박동 증가, 혈관수축 명령을 내려 보내서 머리에 혈액량을 순간적으로 유지시켜 줌
- ▶ Baroreceptor Reflex 반응이 떨어지면 머리에 혈액 부족으로 어지러움을 느끼고 기립성 저혈압이 됨
- ▶ 노인은 일어날 때 천천히 일어나야 함

# 노화에 따른 호흡기계 변화

- **흉곽의 노화 :**
  - ▶ 젊은 성인 ⋯ 흉곽 벽이 유연함
  - ▶ 노화 ⋯ 흉곽 앞쪽 연골부위 석회화 ⋯ 경화되고 유연성 감소함
  - ▶ 노화 ⋯ 척추 디스크 건조화, 압축화 ⋯ 허리가 구부러짐 ⋯ 흉곽 볼륨 감소
  - ▶ 노화 ⋯ 흉곽(횡경막과 갈비뼈 사이 근육) 근육량, 근력감소 ⋯ 호흡량 감소
  - ▶ 노화 ⋯ 숨쉬기 힘들어지고 기침반사 감소 ⋯ 호흡기 감염위험 증가(이물질 흡인이나 사레 들려도 기침반응 약해짐)
  - ▶ 노화 ⋯ 기관지 섬모운동 저하 ⋯ 폐 감염 위험 증가(흡연은 섬모세포를 더욱 손상시킴)
  - ▶ 노화 ⋯ 폐의 탄력성 감소 ⋯ 폐가 축소되기도 힘들고 이완되기도 힘들어짐

- **폐포의 노화 :**
  - ▶ 50세 이상 ⋯ 폐포 확장(폐포 구조 파괴) ⋯ 비효율적으로 변함
  - ▶ 노화 ⋯ macrophage↓, neutrophils↑(기능은 약해짐) ⋯ 염증물질 분비 ⋯ 폐포 손상 증가
  - ▶ 90세 ⋯ 폐포 표면적 25%로 하락 ⋯ 결론 나이 들면 폐포가 줄어 들음

- **폐동맥 노화 :**
  - ▶ 폐동맥 노화 ⋯ 탄력성 감소, 폐동맥 압력 증가 ⋯ 심박출량 감소

- **노화에 따른 폐 용적 :**
  - ▶ RV(잔기량, residual volume) : 증가함↑ 25세 ⋯ 1.2L, 70세 ⋯ 1.8L(150% 증가)
  - ▶ VC(폐활량, vital capacity) : 감소함↓ (흉강벽 경직화, 호흡 근육 감소 때문) 남자 : 25세 ⋯ 5L, 65세 ⋯ 3.9L 여자 : 25세 ⋯ 3.5L, 65세 ⋯ 2.8L

- ▶ TLC(전폐용량, total lung capacity) : 노화에 따른 변화 없음 남자 : 6L, 여자 : 4.2L

  TLC = RV($\uparrow$) + VC($\downarrow$)

- ▶ TV(호흡량, tidal volume) : 500mL(노화에 따른 변화 없음) 흉강벽 경화, 폐 탄력성 감소로 호흡에 필요한 에너지는 증가함(20세 * 1.2 = 60세)

- 폐에서 산소 포화도 :
  - ▶ 70세 이하 ⋯▶ 96~98%, 70세 이상 ⋯▶ 94%로 감소함

- 유산소 운동 능력 :
  - ▶ 10년 마다 6~10%씩 감소함(심혈관계$\downarrow$, 폐활량$\downarrow$)
  - ▶ 노인은 운동이 중요 : 격렬한 유산소 운동 필요 없음, 가벼운 운동만으로도 충분

- 폐 감염 위험 증가
  - ▶ 이유 : 섬모운동$\downarrow$, 기침반응$\downarrow$, 폐 탄력성$\downarrow$, 폐기종 위험$\uparrow$ ⋯▶ 사레들리면 71%가 폐렴으로 진행됨
  - ▶ 노인의 폐렴은 증상이 없는 경우가 많음(낙상, 혼란만 있는 경우도 있다)

# 노화에 따른 위장관계 변화

- 위장관계 노화 :
  - ▶ 식욕감소, 연하곤란, 식도문제(트림), 위장문제(저산증 등), 소장문제(흡수, 면역), 대장문제(변비)

- 노화 ⋯▶ 식욕감소 :
  - ▶ 구강건조 및 미뢰 세포 노화 :
    - » 음식이 물에 녹지 않으면 맛이 느껴지지 않음 ⋯▶ 나이 들면 구강건조가 잘 생김 ⋯▶ 구강건조가 있으면 맛이 없어짐
    - » 젊은 사람의 미뢰 세포는 8~12일마다 계속 교체가 되는데 ⋯▶ 나이가 들면 미뢰 세포 교체가 감소하기 시작함 ⋯▶ 짠맛을 느끼는 부분이 특히 더 감소함 ⋯▶ 짠맛을 덜 느끼면 음식이 맛이 없음 ⋯▶ 60세부터 눈에 띄고 80세까지 심해짐

- ▶ 식욕관련 호르몬 변화
  - » 그렐린(위장에서 공복 여부에 반응하여 분비되는 호르몬으로서 식욕을 증가시키는 역할을 함) ⋯▶ 노인에게 분비가 감소함
  - » PYY(peptide tyrosine tyrosine, 장에서 음식물 존재 여부에 반응하여 분비되는 호르몬으로서 식욕을 억제시키는 역할을 함) ⋯▶ 노인에게 수치가 증가함 ⋯▶ 연동운동이 더욱 저하됨
  - » CCK(cholecystokinin 소장에서 지방과 단백질 존재 여부에 반응하여 분비되는 호르몬으로서 식욕을 억제시키는 역할을 함) ⋯▶ 노인에게 수치가 증가함(음식물 소화능력이 떨어지면 CCK 분비가 더욱 증가함)
  - » 렙틴(지방세포에서 체지방 비율에 밀접하게 연관되면서 분비되는 호르몬으로서 식욕을 억제시키는 역할을 함) ⋯▶ 노인은 체지방 비율이 증가하기 때문에 분비가 증가하는 것으로 연구되고 있음
- ▶ 후각감소
  - » 음식 맛은 냄새가 많이 좌우하는데 냄새 맡는 후각기능도 감소함
  - » 나이 들면 후각세포 교체율이 떨어짐, 콧속 점액이 촉촉하지 못하면 냄새X ⋯▶ 더 진한 냄새가 있어야 냄새를 맡을 수 있음
  - » 65~80세 후각 반으로 감소, 85세 이상 ¾감소 ⋯▶ 가스중독 위험, 파킨슨 위험, 치매 위험
- ▶ 치과 차원의 문제
  - » 상악골, 하악골 퇴화, 칼슘 감소 ⋯▶ 치은 후퇴 유발, 충치 증가
  - » 치아가 없는 노인은 ⋯▶ 식사곤란 ⋯▶ 유동식, 음식량이 적어짐 ⋯▶ 영양결핍, 변비 유발
- ▶ 구강건조 유발 약물 : 항히스타민제, 항콜린제, 비충혈제거제, 삼환계 항우울제, 이뇨제
- ▶ 식욕감소 유발 약물 : 토피라메이트, 부프로피온, SSRI, 디곡신, 암페타민(ADHD)

- **노화 ⋯▶ 연하곤란 :**
  - ▶ 76세 이상 26.7% 연하곤란 호소(자세한 내용은 각론의 연하곤란 참조)

- **위장의 노화 :**
  - ▶ 위장 탄력성 저하(많은 음식 저장 불가)
  - ▶ 노인 저산증 : 10~20%(젊은 사람은 1% 이하) 위산, 펩신 분비 저하

- 점액 분비 세포 감소 ⋯▸ 방어막 생성 감소(중탄산 분비 감소, 프로스타글란딘 생성 감소)
- 위 배출 속도 지연 ⋯▸ 배부름 증가, 식욕감소

- 소장의 노화 :
  ▸ 소장의 기능 : 음식 소화 흡수, 회장 · 공장에서 흡수
  ▸ 소장 융모 감소 ⋯▸ 임상적으로 중요하진 않음
  ▸ Lactase 감소(LCT gene으로 발현) ⋯▸ 유당불내증
  ▸ 박테리아 증가(저산증, PPI, NSAIDs로 인한 소장 손상)
  ▸ Peyer's patches 감소 ⋯▸ 장내(gut) 면역 방어 시스템이 저하됨

- 대장의 노화 :
  ▸ 대장 연동운동 속도↓ ⋯▸ 변비(참고로 소장 연동운동 속도는 변화 없음)
  ▸ 대장 점막세포 위축, 주머니 생성 ⋯▸ 대변 정체 ⋯▸ 압력 증가 ⋯▸ 혈관 약해짐 ⋯▸ 치질↑
  ▸ 대장 상피세포 분화 억제 ⋯▸ 턴오버 감소 ⋯▸세균증가 ⋯▸ 대장암↑
  ▸ 대장 상피세포 DNA변화(메틸레이션) ⋯▸ 대장암↑

- 노화로 인한 장내 미생물의 변화 :
  ▸ 대장 내 혐기성균 증가 ⋯▸ 염증증가 ⋯▸ IBS, 비만
  ▸ 대장 세균↑ ⋯▸ 장누수증후군, 면역력 저하
  ▸ 65세 이상 Clostridium difficile↑ ⋯▸ 심한 설사

- 노화로 인한 기타 변화 :
  ▸ 췌장크기 감소, 섬유화 ⋯▸ 소화 효소 분비 감소(chymotrysin, pancreatic lipase) ⋯▸ 소화기능 감소
  ▸ 간 혈류량 감소 ⋯▸ 간기능 감소, 단백합성 ⋯▸ 대사 감소, 담즙생성 감소

## 노화에 따른 비뇨기계 변화

- 신장(콩팥)의 노화 :
  ▸ 신장 ⋯▸ 30세 이후부터 기능 감소 ⋯▸ 50세 이후 현저히 기능 감소(70세 ⋯▸ 15%가 신부전임)

▶ 젊은 성인 신장 혈류 ⋯▸ 600mL/min(노인은 ⋯▸ 반으로 감소)

▶ 신동맥 죽상경화증 ⋯▸ 신장 피질 허혈 발생 ⋯▸ 괴사, 상처조직 발생 ⋯▸ 신장이 울퉁불퉁하게 생김

▶ 사구체 혈관에 hyaline(유리질), collagen 축적 ⋯▸ 혈액흐름 불량 ⋯▸ 신장 섬유화

▶ 세동맥 내피세포 NO 생성 감소 ⋯▸ 사구체 혈관 확장↓ ⋯▸ 혈류↓

▶ 신장 크기, 무게 ⋯▸ 50세 부터 감소

  » 20대 ⋯▸ 한쪽 당 250~270g

  » 90세 ⋯▸ 한쪽 당 180~200g(40~80세 사이에 신장무게 20% 감소됨)

  » 90세가 되면 조직학적으로 정상적인 신장조직은 3% 밖에 안 됨

  » 신장은 ⋯▸ 섬유화 되고 콜라겐이 침착됨

  » 네프론은 ⋯▸ 지방조직으로 대체되고 반흔(상처)조직으로 바뀜

  » 70세 ⋯▸ 네프론 30~50% 소실됨

▶ 사구체 손상 : 모세혈관 혈액부족으로 발생

  » 사구체 손상 비율 ⋯▸ 20대 5% 미만, 80대 30%로 증가

▶ 네프론 필터막 변형

  » 두꺼워지고 주름이 생김 ⋯▸ 필터 가능 면적 감소, 필터 구멍 크기 증가(단백질 같은 큰 분자도 빠져나감)

▶ 세뇨관 변형

  » 섬유화 되어감 ⋯▸ 재흡수 가능면적 줄어듦(포도당, 아미노산, 염분 재흡수 감소)

▶ 신장조직 재생능력 감소

  » 젊은 성인 신장은 1% 세포가 다시 분화하고 새로운 신장을 만들어냄 ⋯▸ 나이들 수록 감소함

▶ 식사습관과 신장 손상

  » 고온에서 튀기거나 구운 요리 ⋯▸ 대사과정에서 활성산소 방출위험 증가 ⋯▸ 신장 조직 손상 가속화

▶ 남녀의 차이

  » 여성 : 17베타 에스티라디올 같은 여성호르몬 물질이 신장을 보호하는 효과가 있음

  » 남성 : 테스토스테론 같은 안드로겐은 신장의 섬유화를 촉진함 ⋯▸ 남자가 더 만성 신부전이 잘 생김

▶ 신장손상 가속화 요인

» 사구체에 압력이나 부종을 촉진하는 상황들 : 울혈성 심부전, 간질환, 당뇨병성 신증, 비만, 당뇨, 고혈압 등(약물치료 방법은 이뇨제 투약)

▶ 전해질 불균형

» 혈압조절↓, 신경전달↓, 혼란↑

▶ 산/염기 평형 불량

» 폐에서도 산/염기 조절에 관여하지만 신장은 직접적으로 조절하는 기관임

» 노화 ⋯ 세뇨관 퇴화 ⋯ 산/염기 대사물 배설 불량

» 당뇨환자는 케톤바디 축적 증가

▶ GFR(사구체여과율)↓ ⋯ 소금배출 불량, 알도스테론 합성 저하

▶ 크레아티닌 클리어런스 감소

» 골격근에서 크레아티닌이 생성되고 신장에서 계속 배설되는데..

» 80세 ⋯ CrCl 30% 감소(but 근육도 줄어들기 때문에 혈중 크레아티닌 수치는 정상)

▶ 다뇨, 야간뇨

» 네프론 감소 ⋯ 요 농축률 감소 ⋯ 노폐물 배설을 위해 더 많은 물이 필요

» 네프론 감소 ⋯ ADH 감소 ⋯ 더 많은 소변 생성 ⋯ 다뇨 ⋯ 탈수 위험 증가 ⋯ 물 많이 먹어야 함

▶ 독성 대사물 배설 감소

» 신장에서 소변으로 배설되는 약물 용량 주의 요망 : 수용성약(일부 항생제, 암페타민, 디곡신 – 축적 가능)

▶ EPO, vit D 생성 감소

» 네프론의 세뇨관 주변세포에서는 EPO를 생성하고 vit D 합성에 관여하는데..

» 세뇨관 퇴화 ⋯ EPO↓ ⋯ 적혈구 생성↓ ⋯ 빈혈

» 세뇨관 퇴화 ⋯ 비타민D 합성↓ ⋯ 장에서 칼슘, 인산 흡수 감소 ⋯ 골다공증

- **방광 노화 :**
  - ▶ 방광벽에 콜라겐 섬유 증가
  - ▶ 방광 탄력성 감소 ⋯ 방광 용적 감소, 잔뇨 증가(다 비우는 능력 감소)

- **배뇨 괄약근 노화 :**
  - ▶ 노화 ⋯ 배뇨 괄약근 약해짐

▶ 노화 ⋯→ 배뇨 관련 신경 노화 ⋯→ 컨트롤 능력↓ ⋯→ 요실금 증가(그러나 요실금은 정상적인 노화 과정이 아니라 질병이며 나이가 많아도 요실금이 없을 수 있음)

  » 65~80세 : 11.6% 가 요실금

  » 85세 : 35% 가 요실금

  » 85세 이상 요양원 입소자 : 69%가 요실금

  » 여성노인 : 26.6~35% 가 요실금(출산으로 인한 pelvic floor muscles 약화)

  » 남성노인 : 12.6~24% 가 요실금

- **요도의 노화 :**

  ▶ 일부 여성노인 ⋯→ 요도가 수축(짧아짐, 얇아지고 괴사됨)

  ▶ 다른 여성은 ⋯→ 변화 없음

  ▶ 노화 ⋯→ 질 내 pH증가 ⋯→ 요로감염 위험↑

- **전립선의 노화 :**

  ▶ 중년 이후 남성 전립선 크기 증가 ⋯→ 요도 압박 ⋯→ 소변보기 어려워짐

  ▶ 전립선 크기 증가 ⋯→ 전립선 암 위험↑ ⋯→ PSA 수치를 일차적으로 검사함

# 노화에 따른 신경계 변화

- **뇌, 척수의 노화 :**

  ▶ 뇌에는 10조개 뉴런이 있음 ⋯→ 나이 들면서 숫자 감소, 신경전달물질 감소 ⋯→ 인지기능 감소

  » 20세 ⋯→ 60세 : 뉴런이 1년에 0.1%씩 감소

  » 90세는 50세에 비해 11% 감소(150g↓)

  » 남은 뉴런에서도 독성물질(철분, 알루미늄, 활성산소) 증가

  ▶ 뉴런 노화 ⋯→ 색소침착

  » Lipofusin(갈색) 침착 : 일종의 쓰레기 물질이라고 볼 수 있음

  » Neuromelanin(검은색) 침착

  ▶ 뇌의 피질(Cerebral cortex) : 크기 감소, 주름 깊어짐

  » 뇌의 피질에서 뉴런 감소가 가장 많음 ⋯→ 기억력 감소

  ▶ 해마(기억과 새로운 학습에 중요) : 뉴런 감소

- 체성 운동 피질 : 70세 이상 35% 감소함 ⋯→ 보행장애
- 뇌실(빈 공간) : 크기 증가(MRI로 보임) ←⋯ 뇌신경 감소로 인함
    » 1년에 2.9%씩 증가
    » 70세 이상 1년에 4.25%씩 증가
- 연수와 자율신경조절 기능 : 호흡, 연동운동, 심박수, 혈압 등 조절 ⋯→ 뉴런 감소 상대적으로 적음
    » 그러나 기능은 노화에 따라 감소함
    » Baroreceptor response 반응↓ ⋯→ 기립성 저혈압 위험
    » 방광 조절도 연수에서 담당하는데 기능이 감소함
- 뇌 혈류량 : 뇌 혈류량 1년에 0.38% ↓ ⋯→ 70세 넘으면 총 27% ↓
- 혈액 뇌 관문(BBB) :
    » BBB는 병원균, 독성물질 방어막인데 Tight junction이 노화되면 느슨해지고 BBB 기능이 감소함
    » 해마의 BBB가 제일 먼저 무너짐 ⋯→ 학습, 기억력 감소로 연결됨
- 신경전달 물질 : 노화 ⋯→ 노르아드레날린, 글루타메이트, 도파민, 세로토닌 농도가 전반적으로 감소함
- 척수 : 노화 ⋯→ 뉴런 수 변화는 적음
    » 그러나 척추문제로 ⋯→ 압박 ⋯→ 신경 전달 느려짐(억제) ⋯→ 근 수축력 감소, 감각·운동 신경 전달 불량 ⋯→ 균형 잡기 힘들어함, 낙상 위험↑
- 말초신경계 :
    » 말초신경 노화 ⋯→ 미토콘드리아 감소, 마이엘린 수초 퇴화, 염증 물질 증가
    » 마이엘린 수초 퇴화 ⋯→ 신경전도 속도 5~10% 감소(당뇨병이 있는 경우 더욱 악화됨) ⋯→ 감각과 운동조절 속도 저하

# 노화에 따른 감각기계 변화

- 눈의 노화 :
    - 노화로 인한 해부학적 변화
        » 안구 뒤쪽 지방조직 괴사 ⋯→ 안구가 안쪽으로 들어감 ⋯→ 안구 함몰
        » 눈꺼풀 근육 약화 ⋯→ 눈꺼풀 처짐(안검하수) ⋯→ 위쪽 시야를 가림

» 눈꺼풀 근육 약화(근육이 잡아주는 힘 약화) ⋯▸ 안검 내반, 안검 외반

▸ 눈물샘에서 눈물생성 감소, 눈물 조성변화 ⋯▸ 눈물 필름↓

» 65세 이상 ⋯▸ 14% 안구건조

▸ 노안 :

» 수정체는 세포분화가 계속 조금씩 이루어짐 ⋯▸ 나이가 많아질수록 압축률이 증가함 ⋯▸ 수정체 조절 X ⋯▸ 초점 조절 X ⋯▸ 40~50대 ⋯▸ 노안 시작(가까운 책을 읽기 힘듦)

» 20대 : 10cm 초점가능, 70대 : 100cm 초점 가능

▸ 수정체 노화의 마지막 단계는 백내장

» 수정체 세포는 계속 분화됨 ⋯▸ 점점 밀도가 높아짐 ⋯▸ 특정 파장의 빛을 흡수하여 노랗게 변색됨 ⋯▸ 정확한 색깔 투영↓ ⋯▸ 파란색, 녹색, 보라색 구별 능력이 떨어지기 시작함 ⋯▸ 수정체에 단백질 밀도↑, 침착 ⋯▸ 백내장 ⋯▸ 빛이 흐려지고 산란됨 ⋯▸ 운전 시에 어려움, 어두운 곳에서 구별 어려움

▸ 홍채(동공)의 노화와 야간시력 감소

» 홍채는 동공을 조절함 ⋯▸ 노화 ⋯▸ 근력이 약화되어 이완과 수축능력 저하 ⋯▸ 동공 축소, 확대 능력↓ ⋯▸ 밝은 곳에 있다가 어두운 곳으로 가면 홍채가 이완되어 동공이 축소되어야 하는데 ⋯▸ 작동↓ ⋯▸ 또한 간상세포(rhodopsin) 퇴화 ⋯▸ 야간시력↓ ⋯▸ 밤이나 어두운 곳에서 낙상 위험 증가로 연결됨 ⋯▸ 집에서 불 끄고 자러 들어가다가 안 보여서 넘어짐!!

▸ 유리체액 변성

» 원래 유리체액(vitreous humor)은 겔 형태임 ⋯▸ 노화되면 ⋯▸ 물처럼 묽어짐 ⋯▸ 그러면 망막과 분리될 수도 있고 이물질이 둥둥 떠다닐 수도 있음

- **귀의 노화 :**
  ▸ 청력감소 촉진 요인 :
  » 1. 소음에 장기간 노출된 경우
  » 2. 심혈관 기능에 문제가 있는 경우
  » 3. 신경 손상이 큰 경우
- **이명** : 귀에서 소음이 들림(윙~, 쏴~, 찡~, 바람소리 등)
  ▸ 이명의 원인:
  » 1. Hair cell 손상 ⋯▸ 마구잡이 이상신호

» 2. 귀에 혈액순환 불량

» 3. 이소골 관절염

» 4. 귀 안에서 근육 경련

» 5. 약물에 의한 부작용

» 6. 뇌의 청각피질에 청각 신호 전달 불량

▶ 균형과 어지럼증 : ⋯ 낙상으로 연결됨

» 신체 균형과 어지러움 여부는 시각정보, 청각기관, 촉각 등에 의해 조절되고 감지됨
(일치되어야 어지럽지 않음)

» 어지럼증 원인: 평형기관의 세반고리관에는 움직임과 각도를 감지하는 섬모가 있음

1. 섬모(유모세포) 감소, 손상(70세 이상 : 40%가 세반고리 섬모 감소)

2. 이석 조각이 떨어져나감 ⋯ 반고리관 안에서 움직이며 어지럼증 유발

# 노화에 따른 내분비계 변화

- **뇌하수체의 노화 :**

  ▶ 뇌하수체(성장호르몬 분비 ⋯ 뼈, 근육, 내부 장기 성장 촉진) ⋯ 나이가 들 수록 감소됨

  ▶ Somatopause : 단백질 합성↓, 근육량↓, 기초대사량↓, 지방조직(특히 복부지방)↑, 뼈 무게와 밀도↓, 면역기능↓(감염 위험이 높아짐)

  ▶ 성장호르몬 대체요법 : 근육량 증가 효과가 있기는 있음 ⋯ but 부종, 관절통, 수근관 증후군, 여성형 유방, 공복 혈당 상승 위험 ⋯ 노인의 뇌하수체 제거 후 호르몬 대체요법의 경우에만 사용함

- **송과선(멜라토닌 분비 기관)의 노화 :**

  ▶ 나이가 들수록 점차적으로 석회화 됨

  ▶ 60세 노인의 멜라토닌 분비량은 청소년의 80% 밖에 안 됨

  ▶ 베타차단제(심장약)나 NSAIDs는 멜라토닌 분비 감소를 촉진하는 드럭머거 임

  ▶ 노인의 멜라토닌 감소는 수면장애의 주요 원인 임

  ▶ 수면부족 자체는 인지기능과 연관 ⋯ 노인의 인지기능 감소 해결책으로 적절한 수면이 필요

- **갑상선의 노화 :**

- ▶ 갑상선호르몬 분비 비율은 T4 : T3 = 15 : 1

- ▶ T3가 T4보다 3배 강력함. T4는 말초조직에서 T3로 전환되어 사용됨

- ▶ 나이가 들면 ⋯ 갑상선 호르몬 분비↓⋯ 그러나 말초에서 T4가 대사되는 비율도↓⋯ 결론적으로 혈중 T4는 일정함~

    » 하지만 T3는 감소하고 TSH는 약간 증가함

    » 결과적으로 ⋯ 기초대사율이 ↓⋯ 노인의 근육 감소로 이어짐

- ▶ 나이가 들면 ⋯ 갑상선에서 자가면역 반응이 나타나고 갑상선 조직에 대한 항체가 형성됨 ⋯ 60세 이상 노인의 5%는 과도한 항체 형성으로 갑상선 기능 저하증이 발생함

    » 여성노인이 특히 더 취약함 ⋯ 살찌고 기초체온은 낮아지게 됨

    » 노인은 증상이 없더라도 갑상선 기능을 항상 체크해야 함

- ▶ 리튬, 스테로이드 같은 약물은 ⋯ 갑상선 기능을 억제하고 혈중 갑상선 호르몬 기능을 약화시킴

- ▶ 나이가 들면 많은 노인들이 ⋯ 칼시토닌 분비가 저하되어 뼈가 약해짐

    » 갑상선은 원래 칼시토닌을 분비함 ⋯ 혈중 칼슘 수치가 높으면 칼시토닌이 ⋯ 혈중 칼슘수치를 낮추어줌(칼슘 흡수 억제, 파골세포 억제, 재흡수 억제)

    » 젊은 사람은 혈중 칼슘이 칼시토닌 때문에 뼈로 이동하여 뼈가 튼튼해짐

- • **부갑상선의 노화 :**

    - ▶ 부갑상선은 PTH(부갑상선 호르몬)를 분비함

    - ▶ PTH는 파골세포를 자극하여 ⋯ 뼈에서 칼슘을 빼냄

    - ▶ 나이가 들면 많은 노인들이 ⋯ 혈중에 떠돌아다니는 PTH가 증가하여 ⋯ 뼈가 약해짐

- • **췌장의 노화 :**

    - ▶ 췌장의 베타세포에서 인슐린을 분비해야 하는데 많은 노인들이 나이가 들 수록 무뎌짐(베타 세포막에 인슐린 수용체가 없어짐)

    - ▶ 공복혈당이 10년에 0.15mmol/L씩 상승함

    - ▶ 식후혈당도 상승함(인슐린 반응 속도가↓)

    - ▶ 젊은 사람보다 혈당이 더 높을 때 인슐린이 분비됨

    - ▶ 말초조직 인슐린 저항성으로 인해 더 많은 인슐린 분비가 필요해짐 ⋯ 췌장은 스트레스를 받음

- ▸ 베타세포가 지쳐서 1년에 0.5%씩 분비능력이 감소함

- **부신수질의 노화 :**
  - ▸ 부신수질에서는 에핀에프린, 노르에핀에프린이 분비됨
  - ▸ 나이가 들면 ⋯▸ 노르에핀에프린 농도 증가함(베타수용체 반응성 감소 때문, 신장 배설 감소 때문)
  - ▸ 그러나 노인은 스트레스 상황에서는 아드레날린 분비가 충분히 나오지 못함(즉, 평소에는 항진되어 있지만 막상 많이 필요할 때는 필요한 만큼 뽑아낼 수 있는 능력이 없음)

- **부신피질의 노화 :**
  - ▸ 부신피질에서는 알도스테론과 코르티솔이 분비됨
  - ▸ 알도스테론 : 혈장의 나트륨↑/칼륨↓ 농도를 조절하고 체액량↑과 혈압↑ 조절에 관여함
    - » 나이가 들 수록 혈장 알도스테론 농도↓ ⋯▸ 나트륨 함유능력↓ ⋯▸ 기립성 저혈압 위험↑, 어지러움↑
    - » 부작용으로 저나트륨혈증 부작용을 일으키는 약물 복용 시 주의가 필요함 : 마약류 진통제, NSAIDs, 이뇨제, 항우울제 등
  - ▸ 코르티솔 : 외상, 상처, 굶주림 같은 스트레스 상황에서 분비됨 ⋯▸ 항염증효과, 단백질과 지방 분해 역할
    - » 노화에 따른 분비량 변화는 유의하지 않음
    - » 지속적인 코르티솔 분비증가는 ⋯▸ 골절 위험↑, 해마 뇌세포↓, 인지기능↓, 수면장애↑

**노화에 따른 호르몬 분비량 변화**

| 감소 | 변화없음 | 증가 |
|---|---|---|
| 에스트라디올(폐경기 이후) | ACTH | 에핀에프린(80세 이후) |
| 테스토스테론(50세 이후) | 코르티솔 | 노르에핀에프린 |
| DHEA | 항이뇨호르몬 | 인슐린 |
| 성장호르몬 | 글루카곤 | 부갑상선 호르몬(PTH) |
| 칼시토닌 | 프로락틴 | 심방나트륨이뇨펩타이드(ANP) 신장기능이 떨어지니깐 증가함 ⋯▸ 나트륨 소실이 커져 어지러움 |
| 알도스테론 | 티록신(T4 일정, T3↓) | |
| 레닌 | TSH | |
| 에리스로포이에틴(신장기능 감소와 비례) | | |

# 노화에 따른 생식기계 변화

- 난소의 노화 :
  - ▸ 난포 숫자 감소 ⋯▸ 평균적으로 51세에 폐경을 맞이함
  - ▸ 난포 노화 원인 : 산화적인 손상, 수용체 반응성 감소, Paracrine 분비 감소, 에너지 · 영양분 감소, 수술 · 항암치료 등, 바이러스 감염에 의해

- 난자의 노화 :
  - ▸ 여성은 태어날 때부터 일정 수의 난자를 보유함
  - ▸ 여성이 나이가 들면 ⋯▸ 난자도 나이가 듦
    - » 여성 나이 45세 ⋯▸ 난자 나이도 45세
    - » 45세 여성 ⋯▸ 난자의 염색체 이상 위험 높음

- 나팔관, 자궁의 노화 :
  - ▸ 나팔관 길이 위축, 섬모↓, 점막 점액↓
    - » 나팔관의 기능 : 수정된 난자를 자궁으로 섬모운동을 통해서 옮겨주는데..
    - » 섬모 퇴화로 이동시켜주는 능력이 저하되고 자궁 외 임신 위험이 증가함
  - ▸ 자궁내막은 자궁의 안쪽 점막층인데 ⋯▸ 월경 시에 벗겨지고 다시 에스트로겐 수치가 올라가면 자궁내막이 재형성됨
    - » 노화로 에스트로겐 수치가 감소하면 점차적으로 재형성이 안 되고 ⋯▸ 불임이 되고 ⋯▸ 생리가 안 나옴
  - ▸ 자궁 근육층은 자궁의 중간층인데 ⋯▸ 평활근 섬유로 이루어져 있음 ⋯▸ 분만 시에 자궁을 수축하여 출산을 도와주는 기능을 함 ⋯▸ 노화 ⋯▸ 기능 쇠퇴
    - » 에스트로겐이 자궁 근육 유지에 도움이 되므로 ⋯▸ 에스트로겐 감소는 ⋯▸ 자궁 평활근 감소로 이어짐↓

- 자궁 경부의 노화 :
  - ▸ 자궁경부는 평활근 근육층에 점액을 생산하는 상피세포가 덮여 있음
  - ▸ 자궁경부 점액의 기능 : 정자가 자궁경부의 작은 구멍으로 통과할 수 있게 해주고 정자 운동성과 성숙을 도와줌

» 노화 ┅▸ 자궁경부에서의 점액 분비가 줄어듦 ┅▸ 임신되기 어려움

- **노화에 따른 여성호르몬 수치 변화 :**
  ▶ FSH 수치 : 상승
    » 그러나 여포(난포)에서 반응 감소
    » FSH가 ┅▸ 난포 자극 불가 ┅▸ 난포가 성숙이 안 됨 ┅▸ 에스트로겐 수치 감소
  ▶ LH 수치 : 보통 or 상승
    » 원래는 배란을 유도하는 기능임
    » 그러나 성숙된 난포가 없으므로 ┅▸ 배란이 이루어지지 않음

- **폐경이행기와 폐경 :**
  ▶ 폐경이행기(perimenopause) (갱년기)
    » 여성의 경우 초경은 사춘기 시작을 의미함(임신 가능기간 : 초경~폐경이행기)
    » 폐경이행기 : 폐경 2~10년 전을 의미하며 월경주기가 요동침
    » 폐경이행기에도 임신은 가능하지만.. 매우 어려워짐
    » 폐경이행기 증상 : 안면홍조, 밤에 식은땀, 기분변화, 우울감 같은 증상이 가능(사람에
      따라 다름)
  ▶ 폐경(완경)
    » 불규칙한 월경주기가 ┅▸ 완전히 정지됨(의학적으로 정확하게 말하면 ┅▸ 12개월간
      정지되어야 폐경)
    » 대부분 여성이 50세 초반에 폐경, 보통 44세~56세 사이에 폐경. 평균나이는 50.7세
    » 임신 불가능(but 불임클리닉에서는 인공수정가능)

- **여성 갱년기 증상 :**
  ▶ FSH ↑, 에스트로겐↓ ┅▸ 시상하부에서 세로토닌 수치 ↑↓ ┅▸ 체온조절 중추에 영향 ┅▸
    피부혈관 확장 촉진 ┅▸ 안면홍조 발생
  ▶ 심장박동↑, 얼굴·목·흉부 식은땀↑
  ▶ 질 위축과 건조
    » 폐경이 되면 질의 길이가 짧아지고 탄력성↓
    » 질 상피세포가 얇아지고 백혈구 투과성↓

» 윤활액 분비↓, 찢어질 위험성↑

» Lactobacilli↓ … pH↑ … 질 내 산도↓

» 항문에서 유입된 대장균 증식 가능성↑

» 칸디다 균↑

» 성욕↓, 27~60% 갱년기 여성이 질 건조 호소

▶ 방광과 요도에는 에스트로겐 수용체가 존재함 … 에스트로겐 감소 … 요실금 위험↑, 요도 위축

▶ 유방 세포도 에스트로겐에 민감한 조직임 … 결합조직이 감소함, 피부가 얇아지고 탄력성을 잃음

▶ 기분 변화와 우울증

» FSH, 에스트로겐, 프로게스테론 수치 오락가락 … 기분변화(오락가락)

» 폐경이행기 … 기억력↓, 집중력↓, 자존감↓

» 우울증은 … 폐경이행기 전형적 증상이 아님!! … 따라서 정상으로 간주하지 말고 우울증 치료가 필요함

▶ 수면장애

» 50~64세 여성 수면문제 25%, 폐경 이후에는 50%로 증가(여성이 남성보다 불면증 위험 41%↑)

▶ 뼈 밀도 감소

» 에스트로겐 수치↓ … 골 밀도↓ … 골절 위험↑(특히 척추 위험)


• **고환 및 정관의 노화 :**

▶ 나이가 증가할수록 고환의 질량↓

▶ 고환 위축 … 테스토스테론 생성↓, 정자 생성↓

▶ 원래 정자 생성 자체가 워낙 어마어마하게 생성되었기 때문에 80세~90세까지 임신은 가능함 But 발기부전 문제 때문에 실질적인 임신 능력↓

▶ 정관은 사정 시에 정소에서 정자를 이동시켜주는 통로 역할

» 나이가 들 수록 콜라겐이 축적되어 탄력성이 감소함(경화증이 생김)


• **정낭의 노화 :**

▶ 정낭 : 영양물질과 에너지원(과당) 액체 분비 … 정자 운동성 강화(정액량의 약65~80%)

» 남성 호르몬 분비↓ ···▸ 정낭 위축 ···▸ 정액량 감소

» 그런데 노화로 인해 정자 생성 자체도 감소함 ···▸ 정액량이 줄어도 정자 비율이 일정하게 유지됨 ···▸ 고령임에도 불구하고 임신능력 유지에 도움이 됨

- 전립선의 노화 :
  ▸ 전립선 ···▸ 액체를 분비함(정액량의 약10~30%)
  ▸ 전립선에서 나오는 액체 ···▸ 항박테리아 효과가 있음 ···▸ 요로감염 예방 효과
    » 전립선 노화 ···▸ 액체 분비 감소 ···▸ 요로감염↑
    » 가장 큰 문제는 ···▸ 전립선 비대증

- 남성 갱년기 증상 :
  ▸ 30세 이후 ···▸ 1년 마다 테스토스테론 1~1.4% 감소
  ▸ 테스토스테론 합성 자체 감소, 테스토스테론 이용 능력 감소
    » 증상 : 지방↑, 근육↓, 골밀도↓, 성기능↓, 성욕↓, 빈혈↑, 기억력↓, 슬픔↑, 초조↑, 체모(털)↓, 탈모↑, 피로↑ 등
  ▸ 테스토스테론↓ ···▸ 성기 축소, 발기부전
    » 흡연, 당뇨, 고혈압, 죽상동맥경화증 등이 더욱 악화시킴
  ▸ 남녀 갱년기 지연 방법 :
    » 금연 ···▸ 남녀 모두에게 도움
    » 체중(BMI) 감소 ···▸ 남녀 모두에게 도움

# 노화에 따른 면역계 변화

**면역노화 : Immunosenescence**
1. 면역 저하로 인한 감염성질환에 대한 취약성 증가
2. 면역 기억 능력 저하로 인한 백신반응 저하
3. 면역 조절기능 저하로 인한 염증성 질환의 호발

- 피부장벽, 점막, 속눈썹의 노화 :
  ▸ 피부 : 방수기능을 하고 병원균에 저항성을 지닌 단백질인 케라틴이 있음

» 젖산 분비는 피부를 약산성(pH 5.5) 환경으로 만들어줌

» 피지선과 땀샘의 분비는 박테리아 성장을 막아주기도 함

» 나이가 들면 … 분비량이 감소함, 피부는 얇아짐, 건조해지고 탄력성이 줄어듦, 찢어질 위험이 커지고 병원균 감염에 취약해짐 … 노인은 정맥주사용 카테터 삽입도 좋지 않음 … 가능하면 빨리 제거하여야 함(감염 위험 높음)

▶ 점막 : 상피세포에서 물리적인 방어막을 형성해줌(점막이 이물질을 잡아둠)

» 나이가 들면 … 상피세포 간격이 느슨해지고 점막 내에서 면역반응도 약해짐

▶ 속눈썹 : 이물질이 눈 안으로 들어가는 것을 막아줌

» 나이가 들면 … 속눈썹도 얇아지고 덜 자라남

- 세포 매개 선천성 면역 시스템의 노화 :

  ▶ 호중구(Neutrophils) : 박테리아, 진균, 효모균 등을 먹어치움(활성산소와 질소 등으로 죽임)

  » 상처회복 과정에서도 중요함. 몇 분 내로 도착하여 몇 일간 머무름

  » 나이가 들면 … 숫자는 동일하지만 대식작용 기능이 약해짐. 죽이지도 못하고 도착 시간도 길어짐 … 호중구는 프로테아제를 분비하여 조직을 뚫고 나가는데 이것도 약해짐 … 조직감염 가속화

  ▶ 단핵구(monocytes)와 대식세포(macrophages) : 단핵구는 비장과 혈액 안에 있는 백혈구임

  » 염증이 생기면 대식세포나 수지상세포 같은 항원제시 세포(APC)로 변함

  » 대식세포는 cytokines, chemokines 같은 염증 매개 물질을 분비하여 … 다른 대식 작용을 하는 세포들을 불러들임

  » 상처회복 과정에서도 역할을 함(세포 성장인자, 혈관신생인자, 섬유증식 인자를 방출함)

  » 나이가 들면 … 기능이 감소함 … 대식능력↓, 상처 회복 능력↓(TLR 1, TLR 4 발현 저하, TLR의 세포내 신호 전달 감소, TLR 1, TLR 2 자극에 의한 염증성 사이토카인의 분비나 보조자극분자 발현 저하)

  ▶ 수지상 세포(dendritic cells) : 피부 같은 최전방에서 적을 식별해주는 정찰병임. T cell에게 적에 대한 정보를 줌

  » 나이가 들면 … 일을 제대로 못함

  » TLR 자극이 없는 상태에서 기본적인 사이토카인 분비↑

  » TLR 자극에 의한 사이토카인 분비↓

  » 수지상 세포의 세포 이동능력↓, 탐식작용 능력↓

» 병원 미생물에 감염되거나 백신을 접종하더라도 T세포를 중심으로 한 적응 면역 반응이 효율적으로 유도되지 못함

▶ NK (Natural killer) cells : 자연살해 세포는 선천성 면역으로서 바이러스 감염세포나 암세포를 인식하여 공격함

» MHC class가 없는 세포를 발견하면 독극물을 분비하여 세포막을 녹여버림

» 나이가 들면 ⋯▸ NK cell의 세포독성 능력↓

» 아연을 보충해주면 NK cell 기능이 향상된다고 함

» 자주 웃으면(웃음치료) NK cell 숫자가 증가한다고 함

- 적응 면역(후천성 면역) 시스템 중 흉선의 노화 :

▶ 흉선(thymus) : 골수에서 만들어진 T림파구를 성숙시켜주는 기관

▶ 나이가 들면 :

» 작아지고 지방조직으로 변함

» naive T cell 배출능력↓ : 50~60세가 되면 거의 제로

» T cell의 증식성 노화 : 염증성 사이토카인(IFN-γ, TNF-α) 더 많이 분비

» T cell에게 자기 신체 파악 교육↓ : 노인 ⋯▸ 흉선 위축 ⋯▸ 자가 항체 생성↑

- 적응 면역(후천성 면역) 시스템 중 T cells의 노화 :

▶ 성숙된 naïve T cell은 흉선에서 나와서 림프절이나 비장으로 이동함 ⋯▸ 대기하고 있다가 APC가 적군을 알려주면 Cytotoxic T cell, helper T cell, memory T cell로 변신함

» T cell은 전체 림프구의 65~85%를 차지하는 능력이 우수한 정예병임.

» 하루 만에 림프와 혈액 모두를 돌아다닐 수 있음

▶ 나이가 들면 ⋯▸ 병원균을 죽이는 능력이 감소하고 증식성 노화가 진행됨(기존에 보유하고 있던 T cell은 많으나 새로운 균에 대한 새로운 naïve T cell 생성 능력은 떨어짐)

- 적응 면역(후천성 면역) 시스템 중 B cells의 노화 :

▶ B cells(plasma cells)은 항체를 대량 살포함

» 항체의 역할 : 독소 중화, 대식작용 촉진, 세포 독성 작용 촉진, 보체 활성화

» 나이가 들면 ⋯▸ 골수에서 성숙된 B cell 생산↓ ⋯▸ 항체 형성↓

» 나이가 들면 ⋯▸ B cell 내에서 AID(activation-induced deaminase) 효소 발현이 저하

⋯ 항체의 항원친화도↓ ⋯ 결론은 예방주사(Vaccines)를 맞아도 항체 형성이 잘 안
되고 항원친화도도 떨어짐

- 노화로 인한 염증성 질환의 호발 : Inflamm-aging :
  - ▶ 고령자에서는 낮은 수준의 전신적 염증 반응이 만성적으로 지속되는 양상이 나타남. 이러한
    현상을 Inflamm-aging 이라고 부름
  - ▶ Inflamm-aging 때문에 고령자는 자가면역 질환도 더 잘 생김
  - ▶ 나이가 들면 ⋯ DC의 TLR 자극이 없는 상태에서 기본적인 싸이토카인 분비↑, T cell의
    증식성 노화로 염증성 사이토카인(IFN-γ, TNF-α) 더 많이 분비

# 노화에 따른 근골격계 변화

- 근육의 노화 :
  - ▶ 근육의 역할 ⋯ 서있는 자세 유지, 정맥순환 촉진, 발열기능
  - ▶ 나이가 들면
    - » 단백질 합성↓
    - » 근육 섬유의 숫자와 크기, 무게↓(특히 다리 쪽에 관심), 근육 수축 속도↓, 힘↓
    - » 근위성세포(근아세포로 분화 ⋯ 근육재생) 숫자↓
    - » 근육 성장↓
    - » 근 손상 회복 능력↓
    - » 근육 ⋯ 콜라겐↑, 비수축성 섬유화↑
    - » 운동 뉴런↓, 신경근접합부↓
    - » 근육에 지방 침착↑
    - » 미토콘드리아 숫자↓
    - » 대사 효율성↓(특히, 근섬유 교체율)
    - » 주요 근육 조직에 혈액 공급↓
    - » 지방갈색소(lipofuscin) 축적↑(쓰레기 더미)
      지방갈색소(리포푸신)는 노폐물
      리보솜이 큰 분자들을 소화하지 못했기 때문
      특징 : 황갈색, 형광, 전자밀집, 노화색소

세포 내 철분이 많으면 산화됨

미토콘드리아에서 리포푸신 대량 배출

각종 근육과 심장근육에도 쌓임

피부에도 쌓임, 간에도 쌓임

많이 쌓이면 조직 기능↓

그러나 직접적인 질병의 원인이라는 근거는 미약함

뇌의 신경세포체에도 많이 쌓임

알즈하이머병의 원인인 아밀로이드와 비슷한 개념임

- **뼈의 노화 :**
  - ▶ 중년이 되면 골밀도가 감소함
  - ▶ 여성은 폐경 전후로 드라마틱하게 감소함(여성은 남성보다 1년에 팔목 뼈 밀도가 1.5~2 배 더 감소함)
  - ▶ 80세 노인은 청년기 골밀도의 50% 밖에 안됨
  - ▶ 노인이 되면 골밀도가 감소하는 이유 :
    - » 남성은 테스토스테론↓, 여성은 에스트로겐↓
    - » 성장호르몬↓ (somatopause)로 인함
    - » 체중이 감소했기 때문
    - » 육체적 운동을 안 했기 때문
    - » 장에서 칼슘, 비타민D 흡수율이 감소하기 때문
    - » 부갑상선 호르몬(PTH)↑ 하기 때문
    - » 흡연 때문

- **노인의 골절위험 :**
  - ▶ 고관절, 갈비뼈, 척추, 상완부, 팔목 등이 위험
  - ▶ 원인 :
    - » 무기성 물질인 칼슘감소
    - » 유기성 물질인 콜라겐 감소 및 변형
  - ▶ 노인의 골절은 움직임 부족과 연관이 큼
    - » 병원이나 요양원에 장기간 머무는 경우 움직임 부족으로 인한 골절 위험↑

▶ 대퇴골 경부골절(femoral neck fracture) = 고관절 골절

  » 60세 이상 노인에게 흔함 ⋯▸ 1년 내 사망률 약17%

- **관절의 노화 :**
- **노인에게 관절염은 매우 흔함**

  ▶ 60세 이상 노인 ⋯▸ 무릎 골관절염 ⋯▸ 남자 10%, 여자 13%

  ▶ 무릎 인대 : 콜라겐과 엘라스틴으로 구성되어 있음

  » 나이가 들면 ⋯▸ 탄력성을 잃고 경화됨

  » 관절의 가동범위가 좁아지고 뻣뻣해짐

  » 55세 ⋯▸ 85세 사이에 발목 유연성 50% 감소

# 노화에 따른 피부 변화

- **표피의 노화 :**

  ▶ 수분감소 : 건조되고 거칠어짐

  ▶ 50세 이상부터 표피 턴오버 감소(70세는 20세보다 2배 시간이 걸림) ⋯▸ 손상 후 회복시간
    ↑ + 감염에 더 취약해짐

  ▶ 기저층(표피–진피 접촉부위) 평편해짐 : 찢어지기 쉬움, 영양분 공급↓, 대사물 처리↓

  ▶ Melanocyte↓ : 창백한 피부, UV손상↑,반점부위 곳곳에 생김

  ▶ Langerhans cell↓ : 면역 저하

- **진피의 노화 :**

  ▶ 노인은 ⋯▸ 진피가 위축되고 진피 두께가 약 20% 감소함

  ▶ 비만세포가 50% 감소하고 진피에 혈액 흐름이 60% 감소함 ⋯▸ 감염이나 손상 시에 히스타민
    방출량도 감소함

  ▶ 콜라겐은 1년에 1%씩 감소함

  » 섬유아세포도 노화되어 자극에 반응하지 못하고 콜라겐 생성이 감소함

  » 기존 콜라겐도 위축되고 분해됨

  » 엘라스틴도 없어짐

  ▶ 모세혈관 감소로 창백해지고 체온↓, 발열능력↓

- ▶ 촉각, 압력에 대한 감각신경↓ ⋯ 다칠 위험이 높아짐, 발 관리(양말 필수)
- ▶ 땀 분비샘 위축
  - » 땀 분비 감소
  - » 체온 상승 우려 ⋯ 여름에 열사병

- 피하지방의 노화 :
  - ▶ 진피 아래에는 피하지방이 분포함 ⋯ 충격흡수 역할, 절연체(단열재) 역할
  - ▶ 나이가 들면 ⋯ 피하지방 감소
    - » 보온 기능이 감소함 ⋯ 체온하락 우려
    - » 압창(욕창) 위험↑
    - » 사고로 인한 후송 시에 쿠션 더 필요~
  - ▶ 얼굴, 손 등에는 피하지방이 감소함(주름지고 얇아지고 늘어지고 건조하고 노인처럼 보이게 됨)
  - ▶ 장단지, 복부에는 피하지방이 증가함

- 피부 주름과 쳐짐 :
  - ▶ 주름이 생기는 이유 :
    - » 콜라겐 부족 ⋯ 중력에 의해 아래로 쏠림
    - » 피하지방이 없어져서
    - » 반복적인 근육 운동으로(특히 이마, 미간, 코 옆 주름)
  - ▶ 얼굴 근육도 노화되면 리포푸신 침착
    - » 검버섯, 기미 등의 원인
    - » 근육 노화이므로 ⋯ 주름도 촉진
  - ▶ 결합조직의 노화로 ⋯ 쳐짐 발생
    - » 지방이 ⋯ 쳐진 피부 주머니 쪽에 더 몰림(특히 코 옆주름과 입가)

- 광노화(photoageing) :
  - ▶ UV ⋯ 표피에 비가역적인 DNA 손상 유발
  - ▶ UV ⋯ 진피에 활성산소(ROS) 생성
  - ▶ 30분 정도 자외선에 노출되면
    - » 피부에 활성산소 2배 증가

» 콜라겐 등을 분해하는 효소 ↑

» 진피 구조가 허술해짐

» 또한 콜라겐 생성도 ↓

▶ UV ⋯ 멜라닌 세포(melanocyte) 자극 ⋯ 색소 침착 증가

▶ UV ⋯ 지루성각화증(검버섯), 일광흑자

▶ UV ⋯ 피부암 발생 위험 증가

- 노인 냄새 증가 이유 :
  ▶ 피부의 피지 기름 산패 원인과 동일함

  ▶ 노인 땀 분비 능력이 감소해서 분비선 안에서 산패함 ⋯ 노네날 ↑

  ▶ 피부 방어막이 약해져서 안에 있는 기름이 쉽게 산화됨 ⋯ 노네날 ↑

  ▶ 피부의 항산화 능력이 감소해서 안에 있는 기름이 쉽게 산화됨 ⋯ 노네날 ↑

  ▶ 기름성분이라 쉽게 씻겨지지 않음

- 노인 냄새 줄이는 방법 :
  ▶ 수분 많이 섭취

  ▶ 면 소재 속옷

  ▶ 옷 세탁, 이불 세탁

  ▶ 탕목욕(입욕)

  ▶ 목욕 후에 로션 등으로 촉촉하게

  ▶ 적절한 운동 ⋯ 땀 배출

  ▶ 비타민C 같은 항산화 성분 로션

  ▶ 항산화 과일, 채소 섭취

  ▶ 항산화제 섭취

  ▶ 혈액순환 영양제 섭취

- 노인 피부건조
  ▶ 표피와 진피가 얇아져서 건조

  ▶ 피부 보호능력까지 감소

  ▶ 갈라지고 찢어질 위험 증가

- ▸ 가려움증 같은 피부질환 발생 증가
- ▸ 피부 수분이 감소하면 주름이 더 증가

- **노인 피부건조 관리법**
  - ▸ 질환 원인 파악 : 병원진료
  - ▸ 알칼리성 비누 사용자제(보습 바디클렌저 추천)
  - ▸ 하루 2번 보습제를 발라준다(특히, 목욕 후)
  - ▸ 피부연화제를 약국에서 구입한다(유레아, 유스킨에이 등)
  - ▸ 비타민 D(피부 보호장벽을 튼튼히, 건조피부 증상 개선), 오메가3(피부를 촉촉히, 염증감소), 비타민 C(콜라겐 생성 원료), 콜라겐(피부를 촉촉하게 하고 탄력성을 좋게함)을 먹는다.
  - ▸ 바르는 약, 먹는 약을 처방 받는다.

- **노인의 탈수**
  - ▸ 노인의 20~30%는 탈수 경향이 있다.
  - ▸ 수분 배설보다 물을 적게 먹는 것이 더 문제
  - ▸ 물 섭취량 관찰 필요(주스, 탄산음료, 커피 제외)
  - ▸ 심해지기 전에 먼저 예측하고 예방해야 좋음
  - ▸ 탈수가 심해지면 체온조절X, 심장에 타격
  - ▸ 초기 증상은 일어날 때 어지러움, 두통, 구강건조, 체중감소 등

- **어르신 탈수 관리법**
  - ▸ 목마르지 않아도 물을 일부러 드셔야 함
  - ▸ 물은 근육에 저장(70%)되므로 근육운동(지방조직은 물을 저장(10~40%)하지 못함)을 해야 좋음
  - ▸ 요실금이 있어도 물은 드셔야 함
  - ▸ 치매나 인지장애가 있으면 목이 더 안 마름
  - ▸ 신체불편이나 관절염이 있으면 물을 더 안 드심
  - ▸ 혀의 노화로 짠맛, 단맛을 못 느껴 짜고 단 음료수를 자주 먹으면 더 탈수가 됨
  - ▸ 500mL 생수병이 현실적으로 실천하기 좋음
  - ▸ 혈압과 체중을 주기적으로 체크함

# 제1부 총론
# 노인증후군

## 노인증후군이란 ?

노인에게 여러 장기 및 기관의 장애가 점차 누적되면서 발생하는 건강상태로서 여러 원인에 의하여 촉발되어 특정 증상으로 나타남

쉽게 말해서 노화의 결과로 인한 노인에게 매우 흔한 증상들임

| 노인증후군의 종류 | | | |
|---|---|---|---|
| 노쇠 | 근감소증 | 섬망 | 낙상 |
| 수면장애 | 어지러움 | 실신 | 압창 |
| 실금<br>(요실금, 대변실금) | 식욕부진 | 보행장애 | 인지장애 |
| 연하장애 | 시각장애 | 청각장애 | 골감소증 |
| 다중질병 | 다약제복용 | 통증 | 영양결핍 |

## 노인의 노쇠 증후군(Frailty syndrome)

- 노쇠 = 허약, 노약, 취약, 심신기능 손상 등의 용어와 혼동되어 사용되고 있음
- 과도한 노화 ⋯▸ 체성분 변화, 에너지 생산/이용 불량, 항상성 조절↓, 신경 퇴화 ⋯▸ 노쇠로 연결 됨
- 노쇠한 노인은
  - ⋯▸ 예비능이 저하되어 있음
  - ⋯▸ 스트레스에 대한 저항력 감소
  - ⋯▸ 여러 기관의 생리적 능력 저하
  - ⋯▸ 질병 취약성 증가
  - ⋯▸ 보행장애, 낙상, 요실금, 대변실금, 압창, 수면장애, 섬망, 인지장애 위험성이 모두 증가할 수 있음

- 노쇠 평가 방법 :

**Fried's Frailty Phenotype 평가 방법**

| |
|---|
| **활력 감소**(3일 이상) (모든 일들에 대해 힘들다 or 도무지 해나갈 수 없는 느낌이 들었다) |
| **악력 약화**(손으로 쥐는 힘) (대략 〈남자23kg, 여자13kg) |
| **보행 속도**(4.5미터를 걷는데 걸리는 시간) (대략 〉남자6초, 여자7초) |
| **신체 활동**(남자: 495 Kcals/week, 여자: 330 Kcals/week) |
| **체중 감소**(최근 1년 4.5kg↓ or 체중의 5%) |

## ※ 검사결과 해석

0개 : 정상, 1~2개 : 전노쇠(prefrail), 3개 이상 : 노쇠(frail)

## ※ Fried's Frailty Phenotype 평가 방법에서 신체활동을 평가하는 방법

- ▶ 격렬한 운동(지난 7일간 모든 활동 포함)
  - » 1. 무거운 물건 나르기, 달리기, 에어로빅, 빠른 속도 자전거 등 며칠간? 일주일에 __일
  - » 2. 그런 날 중 하루에 격렬한 신체활동을 하면서 보낸 시간이 얼마나 됩니까? __시간 __분
- ▶ 중간 정도의 운동(지난 7일간 모든 활동 포함)
  - » 3. 가벼운 물건 나르기, 보통 속도 자전거 등 중간 정도 운동 며칠간? 일주일에 __일
  - » 4. 그런 날 중 하루에 중간 정도의 신체활동을 하면서 보낸 시간이 얼마나 됩니까? __시간 __분
- ▶ 걷기(지난 7일간 모든 활동 포함)
  - » 5. 한 번에 적어도 10분 이상 걸은날? 일주일에 __일
  - » 6. 그런 날 중 하루에 걸으면서 보낸 시간이 보통 얼마나 됩니까? __시간 __분
- ▶ 신체활동 소모 칼로리 계산 방법 :
  - » 격렬한 운동(8MET-min X __분 X __일) + 중간 정도의 운동(4MET-min X __분 X __일) + 걷기 (3.3MET-min X __분 X __일)
  - » __Kcal/week = (총 계산)MET-min/week X 체중kg/60

**Clinical Frailty Scale 평가 방법**

1. Very fit : 에너지가 있고 정기적으로 운동을 하고 있으며 일상생활에 지장이 없는 상태

2. Well : 현재 심각한 질병이 없는 상태이나 1단계 보다는 허약한 상태

3. Managing well : 현재 지병으로 고생중이지만 그럭저럭 잘 관리되고 있는 상태

4. Apparently vulnerable : 남의 도움 없이 독립적으로 생활할 수 있지만 각종 질병을 가지고 있고 약도 많이 먹으며 병원에 의존적인 상태

5. Mildly frail : 남의 도움이 필요한 상태 IADLs이 안 됨

6. Moderately frail : 남의 도움이 필요한 상태 ADLs과 IADLs이 둘 다 안 됨

7. Severely frail : ADLs과 IADLs이 완전히 심각하게 안 되는 상태

8. Very severely frail : 완전히 의존적이고 기대수명이 얼마 남지 않았으며 아주 사소한 추가적인 질병으로도 바로 사망 가능한 상태

9. Terminally ill : 기대수명이 6개월 이내인 상태

   ※ IADLs = 도구적 일상생활 수행 능력(전화, 장보기, 음식준비, 가사일, 빨래, 대중교통 이용하기, 약 먹기, 금전관리 가능여부)

   ※ ADLs = 육체적 일상생활 수행 능력(목욕하기, 옷 입기, 대소변 가리기, 보행능력, 식사능력)

## FRAIL Scale 평가방법

| | |
|---|---|
| **Fatigue**<br>**(피로)** | 지난 한 달 동안 피곤하다고 느낀 적이 있습니까?<br>1=항상 그렇다, 2=거의 대부분 그렇다, 3=종종 그렇다, 4=가끔씩 그렇다, 5=전혀 그렇지 않다.<br>(1, 2로 답변하면 점수는 1점, 이외에는 0점) |
| **Resistance**<br>**(저항)** | 도움이 없이 혼자서 쉬지 않고 10개의 계단을 오르는데 힘이 듭니까?<br>예=1점, 아니오=0점 |
| **Ambulation**<br>**(이동)** | 도움이 없이 300미터를 혼자서 이동하는데 힘이 듭니까?<br>예=1점, 아니오=0점 |
| **Illness**<br>**(지병)** | 의사에게 다음 질병이 있다고 들은 적이 있습니까?<br>(고혈압, 당뇨, 암, 만성 폐 질환, 심근 경색, 심 부전, 협심증, 천식, 관절염, 뇌경색, 신장 질환) 0~4개는 0점, 5~11개는 1점 |
| **Loss of weight**<br>**(체중감소)** | 현재와 1년 전의 체중은 몇 kg이었습니까?<br>1년 간 5% 이상 감소한 경우에 1점, 5% 미만 감소한 경우에 0점 |
| | 3점 이상 : 노쇠(frail), 1~2점 : 전노쇠(prefrail), 0점 : 정상 |

**한국형 노쇠 측정도구**

1. 최근 1년간 병원에 입원한 횟수는?

2. 현재 본인의 건강이 어떻다고 생각하십니까?

3. 정기적으로 4가지 이상의 약을 계속 드십니까?

4. 최근 1년간 옷이 헐렁할 정도로 체중이 감소했습니까?

5. 최근 한 달 동안 우울하거나 슬퍼진 적이 있습니까?

6. 최근 한 달 동안 소변이나 대변이 저절로 나올 때가(지릴 때가) 있었습니까?

7. Timed Up To Go 테스트 실시

8. 일상생활 중에 소리가 잘 들리지 않거나, 눈이 잘 보이지 않아서 문제가 생긴 적이 있습니까?

- 노쇠 관리 :

| 노쇠 관리 | | |
|---|---|---|
| 운동<br>(근육감소<br>관리) | 근력 저항운동 | 근육량 2~9% ↑<br>근육의 힘 17~43% ↑<br>보행속도 ↑ |
| | 빠르게 걷기 운동 | 노쇠 평가 수치 개선<br>보행속도 ↑<br>운동 과부하 능력, 피로도 개선 |
| 영양<br>(체중감소) | 단백질 섭취 | 50kg 노인 ⋯▸ 하루 50g 섭취<br>하루 3번 나누어 섭취<br>신장기능 저하자는 과잉섭취 금지 |
| | 아미노산 제제 공급 | 류신(leucine) ⋯▸ mRNA전사 상향<br>류신 대사물 HMB도 단백질 합성<br>비타민D 1,000IU ⋯▸ 근육량 증가 |
| 약물관리 | 체중감소, 식욕감소 유발 약물 : 토피라메이트, 부프로피온, SSRI, 디곡신, 암페타민(ADHD)<br>연하장애(구강건조) 유발 약물 : 항히스타민제, 비충혈제거제, 항콜린제, 항정신병약<br>어지러움 유발 약물 : 항경련제, 알파차단제, 이뇨제, 혈관확장제, TCA, 항콜린제, 수면진정제<br>낙상 유발 약물 : 수면진정제, TCA, 항정신병약, 이뇨제, 항히스타민제, 당뇨약, 베타차단제 | | |

# 노인의 근감소증 (sarcopenia)

- 노인환자에 대한 새로운 개념과 접근법 ⋯▸ 근감소증
  - ▸ 근육량은 20–30세에 최대 ⋯▸ 40세 이후 70세까지는 10년에 8%씩 감소 ⋯▸ 70세 이후에는 10년에 10% 가까이 감소

▶ 남성이 여성보다 근육량 자체는 더 많지만 ⋯ 나이에 따른 근육량 감소 속도는 남성이 더 빠름

▶ 상지보다 하지의 근육량 감소가 두드러짐

▶ 근력은 근육량보다 더 빨리 감소하여 ⋯ 70세 이후에는 10년에 25~35%씩 감소

- 노인의 근감소증(sarcopenia)이 중요한 이유
  ▶ 근감소증 ⋯ 신체활동능력의 저하, 일상생활기능 유지에 어려움
  ▶ 낙상과 골절 위험 증가, 장기요양시설 입소와 사망률의 증가
  ▶ 면역기능 감소, 폐활량 감소, 폐렴 등 감염 발생의 위험이 증가
  ▶ 심혈관 질환이나 당뇨병, 고혈압 등의 대사증후군 · 순환기질환의 발생이 증가
  ▶ 치매의 위험요인이 됨

- 노인의 근감소증(sarcopenia) 발생기전
  ▶ 근육 생성을 만드는 줄기세포의 일종인 성상세포가 노화
  ▶ 퇴행성 중추신경질환 또는 운동신경의 손실 또는 기능약화
  ▶ 신경근 접합부의 활성도 감소
  ▶ 내분비계 호르몬 변화(성장호르몬, 갑상선호르몬, 부신호르몬 등)
  ▶ 전염증성 사이토카인(pro-inflammatory cytokine) 증가
  ▶ 미토콘드리아 기능감퇴
  ▶ 식사량 감소와 활동량 감소 등

- 노인의 근감소증(sarcopenia) 위험요인
  ▶ 여자보다 남자에 좀 더 흔함
  ▶ 혼자 사는 사람에 더 흔함
  ▶ 과음, 수면시간 부족, 신체활동량 감소, 치아 개수나 기능의 부족 등과 관련 있음
  ▶ 질병 중에서는 당뇨병, 골다공증, 고혈압, 만성폐쇄성폐질환 등이 위험인자임
  ▶ 최근에 신체기능이 나빠진 경우, 1개월에 5% 이상 의도하지 않은 체중감소, 우울감이나 인지기능장애가 있을 때, 잦은 낙상, 영양부족, 만성질환(심부전, 만성폐쇄성폐질환, 당뇨, 만성신질환, 자가면역질환, 결핵 등)이 있을 때 근감소증 위험이 높음

- 근감소증 체크 방법

| 근육감소 | 병원에서 DXA 장비로 측정 사지의 근육량의 합 / 키의 제곱<br>(남성 7 kg/m² 미만, 여성 5.4 kg/m²미만) |
|---|---|
| 약력저하 | 손으로 쥐는 힘을 측정<br>(남성 26 kg 미만, 여성 18 kg 미만) |
| 걷기속도 저하 | 걷는 속도를 측정<br>(0.8 미터/초) |
| | 2점 이상 : 근감소증(sarcopenia),　0~1점 : 정상 |

- 한국형 근감소증 선별 질문지(SARC-F 설문지)

| 항목 | 질문 | 점수 |
|---|---|---|
| 근력 | 무게 4.5 kg (9개들이 배 한 박스)를 들어서 나르는 것이 얼마나 어려운가요? | 전혀 어렵지 않다=0<br>좀 어렵다=1<br>매우 어렵다/할 수 없다=2 |
| 보행 보조 | 방안 한 쪽 끝에서 다른 쪽 끝까지 걷는 것이 얼마나 어려운가요? | 전혀 어렵지 않다=0<br>좀 어렵다=1<br>매우 어렵다/보조기(지팡이 등)를 사용해야 가능<br>/할 수 없다 =2 |
| 의자에서 일어서기 | 의자(휠체어)에서 일어나 침대(잠자리)로, 혹은 침대(잠자리)에서 일어나 의자(휠체어)로 옮기는 것이 얼마나 어려운가요? | 전혀 어렵지 않다=0<br>좀 어렵다=1<br>매우 어렵다/도움 없이는 할 수 없다=2 |
| 계단 오르기 | 10개의 계단을 쉬지 않고 오르는 것이 얼마나 어려운가요? | 전혀 어렵지 않다=0<br>좀 어렵다=1<br>매우 어렵다/도움 없이는 할 수 없다=2 |
| 낙상 | 지난 1년 동안 몇 번이나 넘어지셨나요? | 전혀 없다=0<br>1~3회=1<br>4회 이상=2 |

※ 4점 미만으로 나올 경우 근감소증 가능성이 매우 낮음

# 노인의 압창(욕창) Pressure Sore

- 피부와 피하의 연부조직에 지속적인 압력 ···▶ 피부와 조직손상 = 압창(욕창) ···▶ 통증을 동반하고 아주 위험한 염증을 일으킬 수도 있다.
- 노인이 오랜 시간 동안 침대나 휠체어에서 움직이지 못하면 ···▶ 압창이 잘 생긴다.

- 말초동맥질환, 울혈성 심부전, 저산소증, 저혈압 등이 있으면 ⋯ 조직으로 혈액 관류가 저하되어 ⋯ 압창이 잘 생긴다.

- 압창의 단계
  - ▶ 1 단계 :
    피부온도변화, 조직경도 변화, 붉게 보임
    잦은 체위 변경 필요
  - ▶ 2 단계 :
    표피나 진피층 피부 소실
    상처의 건조, 예방, 드레싱
  - ▶ 3 단계 :
    피하지방층 피부조직 손실
    외과적 중재 실시
  - ▶ 4 단계 :
    조직괴사, 근육 · 뼈까지 손상
    ⋯ 체위변경, 외과적 중재, 피부이식 고려

- Braden scale 압창 위험도 평가도구

| 항목 | 1점 | 2점 | 3점 | 4점 |
|---|---|---|---|---|
| **감각인지**<br><br>불편감을 주는 압력에 대해 의미 있게 반응하는 능력 | 전혀 없음<br><br>의식이 저하되거나 진정제로 인해 통증 자극에 대해 전혀 반응 없음.<br>또는 신체 대부분의 감각이 떨어짐. | 매우 제한됨<br><br>통증 자극에 대해서만 반응함.<br>신음하거나 안절부절 못하는 것 외에는 불편감을 호소하지 못함.<br>또는 신체 1/2 이상의 감각이 떨어짐 | 약간 제한됨<br><br>말로 요구를 표현하나 불편감을 느끼거나 돌릴 필요가 있을 때마다 하는 것은 아님.<br>또는 하나나 둘의 사지에서 감각이 떨어짐. | 장애 없음<br><br>말로 요구를 표현할 수 있으며, 감각 기능 장애가 전혀 없음. |
| **습기**<br><br>피부가 습기에 노출되어 있는 정도 | 지속적으로 습함<br><br>땀, 소변 등으로 피부가 계속 습한 상태임.<br>돌리거나 움직일 때마다 축축함. | 습함<br><br>항상은 아니나 자주 습한 상태임.<br>적어도 8시간 마다 린넨을 교환해야 함. | 때때로 습함<br><br>하루에 한번 정도 린넨을 교환할 정도로 습한 상태임 | 거의 습하지 않음<br><br>피부가 거의 습하지 않음.<br>정해진 간격으로 린넨을 교환해도 됨. |

|  | 침상안정 | 의자에 앉을 수 있음 | 때때로 보행 | 정상 |
|---|---|---|---|---|
| **활동**<br><br>신체 활동 정도 | 계속적으로 침대에 누워있어야 함. | 보행 능력이 없거나 매우 제한됨.<br>몸을 지탱할 수 없거나<br>의자나 휠체어로 옮길 때 도움이 필요함 | 낮 동안에는 때때로 걸으나 짧은 거리만 가능함. 대부분을 의자나 침대에서 보냄. | 적어도 하루에 두번 정도 는 산책할 수 있음. |
| **움직임**<br><br>체위를 변경하고 조절할 수 있는 능력 | 전혀 없음 | 매우 제한됨 | 약간 제한됨 | 정상 |
|  | 도움 없이는 몸이나 사지를 전혀 움직이지 못함. | 가끔은 몸이나 사지를 움직이나<br>자주 혼자서 많이는 아님. | 혼자서 약간씩이나 자주움직임. | 도움없이 자주, 크게 자세를 바꿈. |
| **영양상태**<br><br>평소 음식 섭취 양상 | 불량 | 부적절함 | 적절함 | 양호 |
|  | 제공된 음식의 1/3 이상을 먹지 못함. 금식, 5일 이상 IV | 보통 제공된 음식의 1/2정도를 먹음. 유동식, 경관 유동식 | 대부분 반 이상을 먹음. 경관 유동식, TPN | 거의 다 먹음 |
| **마찰력과 응전력** | 문제 있음 | 잠재적 문제 있음 | 문제 없음 |  |
|  | 이동 시 많은 도움이 요구되며, 끌지 않고 드는 것은 불가능함. 종종 침대나 의자에서 미끄러져 자세를 다시 취해야 함. 경직, 경축, 초조가 계속적으로 마찰을 일으킴 | 최소한의 조력으로 움직일 수 있음. 이동 시 시트, 의자, 억제대나 다른 도구에 약간은 끌림. 때때로 미끄러지나 의자나 침대에서 대부분은 좋은 자세를 유지함 | 침대나 의자에서 스스로 움직일 수 있고 움직이는 동안 몸을 들어 올릴 수 있음. 항상 침대나 의자에서 좋은 자세를 유지할 수 있음. |  |

※ 판단기준
저위험: 15~18점, 중위험: 13~14점, 고위험: 10~12점, 초고위험: 9점 이하

• 압창 드레싱 종류

| 드레싱 종류 | 특징 | 사용 | 주의사항 |
|---|---|---|---|
| 투명필름드레싱<br>(테가덤) | 괴사조직제거O, 산소투과 | 1~2 단계 욕창 | 삼출물 많은 욕창X,<br>일부 상처조직에 달라붙음 |
| 하이드로겔 | 상처 수화, 부드럽게, 괴사조직제거O | 2~3 단계 욕창 | 상처 주변 조직이 불음,<br>삼출물 많은 욕창X |

| 하이드로콜로이드<br>(듀오덤) | 괴사조직제거O<br>방수기능, 병원균 통과X | 1차, 2차 드레싱에<br>사용 | 삼출물이 아주 많은 욕창X |
|---|---|---|---|
| 폼 드레싱<br>(메디폼) | 삼출물을 흡수함 | 2~4 단계 욕창 | 건조하고 삼출물이 없는 욕창X |
| 알지네이트 | 폐쇄적X, 접착성X, 흡수성 | 삼출물이 아주 많은<br>3~4 단계 욕창 | 상처부위가 말라버릴 수 있다 |

# 노인의 식욕부진 Anorexia

- **식욕부진의 원인**
  - ▶ 사회적 원인 : 경제적 곤란, 독거노인
  - ▶ 정신사회적 원인 : 우울, 인지장애, 알코올 중독
  - ▶ 다약제복용 원인 : 식욕감소 약물
  - ▶ 생리적 원인 :
    - » 후각과 미각의 감소
    - » 저작곤란
    - » 연하곤란
    - » 식전포만
    - » 식욕 호르몬 요인
    - » 기초대사율 감소
    - » 위장기능의 변화
    - » 각종 질병(식사 곤란 유발)

- **병적 원인으로 인한 식욕부진**

| 호흡기질환 | COPD ⋯▸ 공기삼킴증 ⋯▸ 위장 팽창 ⋯▸ 식욕감소 |
|---|---|
| 심장질환 | 복용 중인 약물 디곡신, 딜티아젬 ⋯▸ 식욕감소 |
| 소화기질환 | 소화성궤양, 식도염, 담석, 장폐색, 위암, 식도연동운동 감소, 치아 소실, 틀니 ⋯▸ 식욕부진 |
| 암 | 대사증가 및 사이토카인 증가, 항암제 부작용 ⋯▸ 식욕부진 |
| 대사성 장애 | 갑상선기능저하, 요독증, 간부전, 고칼슘혈증 ⋯▸ 식욕부진 |

| 알코올 중독 | 만성적 음주, 간부전 ⋯⟶ 식욕부진 |
|---|---|
| 치매 | 음식을 입안에 넣으려 하지 않음, 씹지 않고 삼킴, 음식을 뱉어냄 |
| 우울증 | 노인 우울증 ⋯⟶ 식사량 감소, 식욕부진, 영양실조 |
| 다약제 복용 | 디곡신, 부정맥약, 항정신병약, TCA, SSRI, 메트로니다졸, 항암제, 항류마티스제, 테오필린 등 |

- 식욕부진 극복 방법
  - ▸ 구간건조, 코 건조 ⋯⟶ 건조하지 않게 하자(물 섭취, 껌, 약물 조절)
  - ▸ 영양소를 잘 섭취하자(음식, 영양제) ⋯⟶ 입맛이 좋아지기도 함
    부족하면 미각세포 재생 잘 안 되는 영양소 : 아연, 구리, 비타민A, 비타민B6, 비타민B12
  - ▸ 구강관리를 잘 하자(치과, 약국 방문) ⋯⟶ 구강관리 제품
    치아관리 : 치실, 치간 칫솔, 틀니세정제
    잇몸관리 : 잇몸치약, 잇몸 보조 치료제 먹는 약
  - ▸ 여러 사람과 같이 먹자, 운동하자(밖에 나가서 30분 걷기)
  - ▸ 식욕촉진제 처방 ⋯⟶ 시프로헵타딘 외, 메게스트롤

# 그 외 노인증후군은 각론에 자세히 기술되어 있습니다.

(각론 목차에 있는 노인의 섬망, 낙상, 연하장애, 영양결핍, 수면장애, 어지러움, 시각장애, 청각장애, 요실금, 대변실금, 골감소증, 통증 등 참조)

# 노인의 비전형적 증상

일반 성인의 경우에는 내과학이나 약물치료학 등의 전통적인 교육과정에서 나열되는 특정 질병의 증상이나 징후인 전형적인 증상이 잘 나타나지만 노인의 경우에는 (1) 질병의 모호한 증상 (2) 질병의 변형된 증상 (3) 질병의 무증상 같은 비전형적인 증상이 흔하게 나타난다.

노인의 비전형적인 증상으로 인해 오진 가능성이 높아지고 질병의 인지를 잘 하지 못하여 약물 투여를 하지 못하는 경우가 발생하곤 한다. 노인의 질병이 비전형적 증상으로 나타나게 될 가능성은 (1) 나이가 많을수록(특히, 85세 이상) (2) 다중질환 일수록 (3) 다약제 복용일수록 (4) 인지장애가 있을수록 (5) 요양기관에 거주하거나 기능적 의존성이 높을수록 증가한다.

## 노인의 비전형적 증상의 예

| 질병 | 전형적 증상 | 노인의 비전형적 증상 |
|---|---|---|
| 요로감염 | 배뇨곤란<br>빈뇨<br>절박뇨 | 발열 없음(발열 능력이 부족해서 없음)<br>백혈구 증가가 없음(면역 능력 저하)<br>피로/혼란, 소변 정체, 복통 |
| 폐렴 | 기침<br>발열<br>호흡곤란 | 발열 없음(발열 능력이 부족해서 없음)<br>백혈구 증가가 없음(면역 능력 저하)<br>피로/혼란, 복통 |
| 급성 복부 질병<br>(담낭염, 장 폐쇄,<br>게실증, 맹장염 등) | 복통<br>복부 경련 | 증상이 없음(무증상)<br>변비<br>빈호흡 및 막연한 호흡기 증상 |
| 심근경색 | 흉통<br>목/어깨 쪽으로<br>방사통, 메스꺼움 | 흉통 및 방사통이 없음<br>피로/현기증/혼란<br>호흡곤란, 어지러움, 낙상 |
| 심부전 | 기좌호흡<br>활동 시 호흡곤란<br>하지부종 | 피로/식욕부진<br>복부 충만<br>체중 감소 |
| 갑상선기능항진증 | 과민(예민)<br>빈맥, 설사 | 피로/허약, 혼란, 초조 |
| 우울증 | 우울<br>무쾌감<br>정신운동지체 | 신체적 증상(통증, 식욕변화, 위장불편, 변비, 수면장애)<br>우울하지 않다고 말하는 가면성우울증상<br>인지기능 저하, 자기관리 저하 |
| 통풍 | 관절 1군데만 발생<br>급성 발병 | 관절 여러 군데 발생<br>발열, 아급성 발병 |

# 포괄적 노인평가(CGA)

## 포괄적 노인평가(comprehensive geriatric assessment)

기존의 병력조사 및 신체검사로서는 알아내기 힘든 분야의 노인 건강문제를 평가해주는 방법임(노인평가는 병원에서 시행되는 검사이지만 약국에서 노인 환자분의 약물 복약상태나 약물 부작용 등에 관한 상담 시 참고가 될 수 있으므로 알아두면 좋고 '노인평가'는 미국 노인약료 전문약사 시험의 출제범위이기도 함)

- 포괄적 노인평가의 구성
  - ▶ 감각기관 평가(시력, 청력 등)
  - ▶ 기능 상태 평가(상지, 하지, 낙상, 일상생활 수행능력, 요실금, 변실금)
  - ▶ 정신건강 평가(인지기능, 정서평가)
  - ▶ 사회환경적 평가(영양평가, 삶의 질, 환경평가)

| 선별형 노인건강평가 설문지 | | |
|---|---|---|
| 동반질환 | 고혈압, 당뇨, 이상지질혈증, 관상동맥질환, 뇌졸중, 부정맥, 심부전, 만성콩팥질환, 치매, 우울증, 파킨슨병, COPD, 관절염, 골다공증, 골절, 폐결핵, 기타 질환이 있습니까? | |
| 음주 | 일주일 주량을 적어주세요 | |
| 흡연 | 하루 몇 개비 담배를 피우십니까? | |
| 운동 | 평소에 운동을 얼마나 하십니까? | |
| 복용약물 | 정기적으로 계속 복용하는 약물을 적어주세요 | |
| 예방접종 | 독감, 코로나, 폐렴, 대상포진, 파상풍 접종여부 | |
| 영양 | 최근 6개월간 의도하지 않은 체중감소가 있었습니까? | 5%이상 감소가 있거나 BMI가 18.5kg/m2 미만인 경우 MNA 평가 |
| 구강 | 음식을 씹고 삼키는데 불편함이 있나요?<br>틀니를 착용하고 있습니까? | If yes ⋯ 구강 내 상처 확인 |
| 시력 | 신문을 보거나 TV를 시청할 때, 잘 보이지 않아 불편하십니까? | If yes ⋯ 시력표 or 신문읽기 검사 |

| 청력 | 대화를 하거나 라디오를 들을 때, 잘 들리지 않아 불편하십니까? | If yes ⋯ 속삭임 or 이경검사 |
|------|------|------|
| 통증 | 일상생활에 지장을 줄 정도의 통증이 있습니까? | If yes ⋯ 간이통증 조사 |
| 배뇨 | 지난 1달간 소변을 보는데 문제가 있었던 적이 있습니까? | If yes ⋯ IPSS(남), QUID(여) |
| 인지기능 | 일상생활에 문제가 될 정도로 기억력이 떨어졌습니까? | If yes ⋯ Mini-Cog test |
| 섬망 | (환자용) 최근에 갑자기 정신이 많이 흐려졌습니까? (보호자용) 최근에 갑자기 환자분의 의식상태에 변화가 생겼습니까? | If yes ⋯ CAM 평가 시행 |
| 우울 | 슬프거나 우울한 기분이 자주 드십니까? | If yes ⋯ GDS-15 평가 |
| 신체기능 | 기력이 없어서 움직이거나 생활에 어려움이 있습니까? | If yes ⋯ TUG 테스트 시행 |
| 낙상 | 최근 6개월 내 집안이나 집 주변에서 넘어진 적이 있습니까? 걷기와 균형에 문제가 있어 넘어지게 될까 두렵습니까? | If yes ⋯ 낙상 평가 시행 |
| 사회적 지지 | 사적인 문제를 얘기할 수 있고, 필요할 때 도움을 청할 수 있을 정도로 편하게 느끼는 가족이나 친구가 있습니까? 현재 가족 혹은 다른 사람과 함께 살고 있습니까? | If yes ⋯ LSNS 평가 시행 |
| 의사결정 | 사전의료의향서 혹은 연명의료계획서를 1년 이내에 작성하였습니까? | If no ⋯ 사전의료의향서 혹은 연명의료계획서 작성 |

- **신체계측 및 기능 평가 – 감각기능**
  - ▶ 시각 기능
    - » '눈을 감으세요'라는 글자를 보고 따라 하기(읽을 수 있나 확인)
    - » 표준화된 시력 측정표로 측정함
    - » 필요 시 안과 의뢰 ⋯ 시야가 좁아진 환자, 안저 검사나 동공반사, 안구운동, 안압 측정, 백내장 등
  - ▶ 청각 기능
    - » 청력 저하는 사회적 고립, 의식혼돈, 우울과 관련됨
    - » 청력손실은 주로 양측성으로 고주파(고음) 영역에서 발생함
    - » 속삭임 질문 또는 귀 뒤쪽 머리카락 비비기로 검사
    - » 필요 시 이비인후과 의뢰 ⋯ 이경검사, 보청기 고려 청력검사

- **신체계측 및 기능 평가 – 상지기능**

- ▶ 근위부 상지운동
  - » 머리 빗기, 옷 입기 등의 신체능력과 관련됨
  - » 검사법 : 머리 뒤를 양손으로 만져 보세요.
  - » 관련질환 : 동결견(frozen shoulder), 관절염, limited ROM(Range of Motion)
- ▶ 원위부 상지운동
  - » 글씨 쓰기, 수저사용, 미세한 손놀림의 신체기능과 관련됨
  - » 검사법 : 볼펜을 집어보세요.
  - » 근력약화, 관절운동범위의 제한 확인과 처치
  - » 악력 검사 – 악력측정기로 검사

- **신체계측 및 기능 평가 – 하지기능**
  - ▶ 하지기능
    - » 흔한 문제 : 낙상, 전도, 보행장애, 감각기능, 인지기능, 하지기능의 손상 등이 복합적으로 관련됨 ⋯▸ 예방 대책 마련
    - » 빈도와 어떤 상황에서 일어나는 지 확인함
    - » 검사법 : 일어나 걷기(Timed Up and Go Test) 앉아 있는 의자에서 일어나, 3m를 걸어 가서, 뒤돌아서고, 다시 걸어와, 뒤 돌아서서, 의자에 다시 앉으라고 지시 : 10초 이내
    - » 대책 : 생활환경 교정, 보행 보조기 처방, 이동 및 보행 훈련, 근력강화, 평형감각 훈련

- **낙상위험 평가**

| 검사 | 내용 |
|---|---|
| SPPB (short physical performance battery) | 균형검사(일반자세, 일렬자세, 반일렬자세 10초 버티기)<br>보행속도(4미터 걸음)<br>의자에서 일어나기(5회 반복) |
| BBS (Berg Balance Scale) | 14가지 신체균형능력을 평가 – 10~15분 정도 소요<br>앉았다 일어나기, A의자에서 B의자로 이동하기, 바닥에 있는 물건을 집기, 가만히 서있기, 한 발로 서있기 등을 검사 |
| TUG (Timed Up and Go Test) | 빠르고 간편한 검사법<br>의자에서 일어나서 3미터 걸어간 다음 돌아와서 다시 의자에 앉는 시간을 재는 방식 |

## ※ TUG (Timed Up and Go) 테스트 결과 평가

| 평균시간 | 10초 미만 | 11초~19초 | 20초~29초 | 30초 이상 |
|---|---|---|---|---|
| 이동상태 | 자유롭게 이동 가능 | 독립적인 이동 가능 (보행보조 불필요) | 이동 기능저하 (보행보조 필요) | 이동 장애 |
| 낙상 위험 | 낮음 | 낮음~중등도 | 중등도~높음 | 높음 |
| 추가 검사 | 필요 없음 | 낙상위험요인 평가 필요 | 포괄적 낙상 위험 평가 필요 | 포괄적 낙상 위험 평가 및 전문가 의뢰 |

## • 포괄적 낙상위험 평가

| 영역 | 구체적 내용 |
|---|---|
| 낙상경력, 낙상 상황, 낙상 위험요인 | • 낙상경력<br>• 낙상 상황<br>• 낙상 두려움(설문을 통한 평가/관찰 가능한 지표 : 보행 시 얼굴표정, 땀 흘림, 다른 사람이나 물건을 목발처럼 자꾸 짚음, 자신의 발자국을 쳐다봄, 보행하기를 주저함)<br>• 낙상 위험요인 확인(약물, 감각기능저하, 잘 맞지 않는 신발 등) |
| 건강력과 기능 상태 | • 급성 병력<br>• 만성적 건강문제<br>• 인지기능<br>• 기능 상태 |
| 약물 복용 및 알코올 섭취 | • 최근 처방전 확인<br>• 처방전의 변화 여부 확인<br>• 비처방 약물과 건강기능식품 확인<br>• 알코올 섭취량과 빈도 확인<br>• 최근의 약물 사용 변화 혹은 약물 부작용 확인<br>• 3~4개 이상의 다약제복용 여부 확인<br>• 낙상 위험을 증가시키는 약물 : 중추신경계/정신과 약물(진정수면제, 항우울제, TCA, SSRI, 항정신병약물, 벤조디아제핀 등), 심혈관계 약물(이뇨제, 항부정맥제, 디곡신 등), 당뇨약제 등 |
| 활력징후 | • 체온, 호흡수와 리듬, 심박동수와 리듬의 변화<br>• 기립성 저혈압 여부(누워 있을 때, 앉아 있을 때, 서 있을 때 혈압과 맥박을 측정한 후 수축기 혈압이 20mmHg 이상 변화가 있는 경우 의심) |
| 시력 검사 | • 백내장, 녹내장, 당뇨병성 망막증, 황반변성 등 안과 문제 확인<br>• 시력감퇴, 시야결손, 시력 손상, 깊이 감각 장애 등 병력 확인<br>• 안경이 깨끗한지, 잘 맞는지, 적절히 사용하는지 확인 |
| 근골격계 및 발 검사 | • 근골격계 변화나 관절의 기형 및 골절 등<br>• 골관절염 특히 무릎관절염<br>• 하지장애<br>• 발 문제(티눈, 굳은 살, 건막류, 발가락 기형 등)<br>• 하지 근력 약화, 길이 불균형, 감각 및 평형감각 저하 등 하지 기능 장애<br>• 하지 관절 가동범위 |

| | |
|---|---|
| 심혈관계 사정 | • 심혈관계 병력(부정맥, 심장판막증, 심근경색, 심장전도차단, 주저앉음, 실신, 어지러움, 경동맥 잡음, 심장잡음 등)<br>• 이뇨제, 항부정맥제, 디곡신 등 심혈관계 약물 사용 |
| 신경계 | • 뇌졸중, 일과성 허혈발작, 간질 병력<br>• 파킨슨병, 근위축증, 다발성 경화증, 정상압 수두증과 같은 보행장애를 일으키는 신경계 질환<br>• 기타 신경계 질병(경추 및 요추 척추증, 소뇌 질병, 대뇌질병, 말초신경병증)<br>• 치매, 인지장애, 의식장애 병력<br>• 평형장애 병력(현훈, 어지럼증)<br>• 근육강직, 진전(떨림), 불수의적 운동장애<br>• 말초감각 평가(가벼운 촉각, 통각, 온열감, 진동)<br>• 소뇌기능 평가(Romberg Test, Heel to Shin test)<br>• 주로 사용하는 손의 악력 감소 |
| 우울증 선별 검사 | • 우울증 병력<br>• 표준화된 도구를 사용한 우울증 선별검사<br>• 최근 항우울제 복용 여부(TCA, SSRI, SNRI 등) |
| 요실금, 변실금 검사 | • 요실금이나 변실금 경력<br>• 긴박성 요실금, 과민성 방광의 진단<br>• 긴박뇨, 절박뇨, 야뇨증<br>• 요실금이나 과민성 방광 치료 약물 복용<br>• 이뇨제 복용 |
| 보행기구, 보조기구, 보호장구의 올바른 사용 | • 보행기(지팡이, 워커, 목발)<br>• 기타 보조기구(휠체어, 전동 스쿠터)<br>• 보호장구(고관절 보호기, 헬멧)<br>• 신발 밑바닥과 사이즈의 적절성<br>• 보조기구 및 보호장구의 사이즈 적절성 및 안전성<br>• 보조기구 및 보호장구의 정확한 사용 |
| 환경 평가 | • 억제대 사용<br>• 침상난간의 안전성<br>• 손잡이의 충분성, 특히 높이, 위치, 유용성 등 고려<br>• 바닥표면의 미끄러움, 눈부심<br>• 눈, 빙판, 추운 날씨, 미끄러움<br>• 병원 복도에 의료장비 배치 등<br>• 부적절한 조명<br>• 고르지 않은 바닥<br>• 끈, 깔개 등이 정리되어 있지 않은 경우<br>• 갈라지고 고르지 않은 통로<br>• 시설물(화장실, 목욕탕)과 가구의 높이가 이동하기에 적절하지 않은 높이 |

- **신체계측 및 기능 평가 – 배설기능**

  ▶ 배설기능

   » 간단한 직접 질문 : 소변을 지린 적이 있습니까?

   » 얼마나 자주, 얼마나 심한지 확인

» 교정 가능한 원인 찾아 해결 : 의학적, 사회적, 환경적인 관련요인

» 요실금 종류 : 일과성, 진성(복압성, 절박성, 일류성)

» 요실금의 요인 : 배뇨자극 증상(요로감염, 질염, 분변 감입, 종양), 다뇨증이 생기는 전신질환(당뇨병, 심부전, 수분 저류), 약물복용(항콜린제, 안정제 등), 중추신경계 질환

- **신체계측 및 기능 평가 - 구강기능**
  ▶ 구강건강 상태

  » 구강건강 : 영양장애나 지속적 감염의 원인

  » 치아상태 : 저작기능 상실, 영양 불량 원인

  » 치과 진료 : 의치 및 치주질환 치료

- **영양 평가**

| | |
|---|---|
| NSI (Nutritional screening initiative) checklists | 미국 영양사협회, 가정의학회, 국립 노화위원회가 노인의 영양상태를 스크리닝하기 위하여 공동으로 고안한 진단표 10 항목으로 구성<br>질병 등으로 인해 식사가능 여부, 하루 2끼 미만 여부, 과일, 채소, 유제품, 단백질 섭취 여부, 하루 3잔 이상 음료섭취 여부, 구강문제 여부, 식사 시 거의 혼자인가, 음식 먹을 돈이 없는가, 약을 하루 3번 이상 먹는가, 체중 증가 여부, 신체적 기능제한 여부를 평가 |
| MNA (Mini Nutritional Assessment) | 18개 항목으로 구성 – 판정시간은 15분 정도 소요 |
| MNA–SF (MNA short form) | Full MNA 중 1단계만 시행하는 도구 – 짧은 시간 안에 측정이 가능 |

※ 자세한 내용은 각론 : 노인의 영양관리 참조

- **인지기능 평가**

| | |
|---|---|
| Mini–Cog | 3가지 문항으로 구성되어 약 3분 만에 평가 |
| KDSQ–C | 한국판 치매선별 설문지<br>15문제(기억, 언어와 행동, 일상생활 수행능력) 6점 이상이면 치매 |
| MMSE–K | 간이 인지기능검사 – 대표적인 치매선별검사(소요시간 10~20분)<br>동네 내과의원이나 치매안심센터에서 검사하고 있음 |
| MoCA–K | MMSE 보다 경증이거나 혈관성 치매를 체크 |
| GDS, CDR | 치매환자의 중증도를 평가하는 척도(치매선별검사는 아님) |

| ADAS-K | 알츠하이머병 평가척도<br>11개의 인지기능 영역평가와 10개의 비인지기능 영역평가로 구성 |
|---|---|
| SIB | 중증의 치매 환자에게 적용 |
| CIBIC-plus | 치매환자가 아닌 치매 보호자를 대상으로 한 검사방법<br>인지기능과 일상생활수행능력의 변화 상황을 주로 평가 |

※ 자세한 내용은 각론 : 노인의 치매 참조

• 신경정신 평가

| PHQ-2 | 일반적인 우울검사(2가지 문항) |
|---|---|
| PHQ-9 | 일반적인 우울검사(9가지 문항) |
| K-GDS-15 | 한국형 노인우울검사 : 노인에게 특화된 우울증 검사(15가지 문항) |
| NPI | 망상, 환각, 초조/공격성, 우울/낙담, 불안, 다행감/기분의 들뜸, 무감동/무관심, 탈억제, 과민/<br>불안정, 비정상적인 반복행동, 야간의 행동, 식욕/식습관의 변화 같은<br>12가지 이상행동을 평가하며 약 10분 정도 소요 |
| NPI-Q | 비슷한 질문이지만 약 5분 내로 검사할 수 있는 방법 |
| CAM | 섬망 평가 : 9개 항목(shortened version 4개 : 급성 발병 및 증상의 변동성, 주의력 저하,<br>비체계적 사고, 의식수준의 변화) |
| BEHAVE-AD | 지난 2주 동안 환자의 이상행동을 평가 – 약 20분 정도 소요<br>알츠하이머병 환자들이 보이는 이상행동 중에서 보호자에게 고통이 되며 약물이나 기타<br>치료법으로 치료 가능한 행동장애들을 보호자에게 질문하는 형식 |

※ 자세한 내용은 각론 : 노인의 치매 BPSD, 우울증, 섬망 등 참조

• 일상생활 수행능력 평가

| Katz ADL | 가장 오래된 검사법 – 5분 정도 소요<br>혼자서 목욕하기, 옷 입기, 화장실에서의 대소변 해결 능력, 요실금 유무, 보행능력, 식사능력<br>6가지 항목으로 구성 |
|---|---|
| ADCS-ADL | 23문항으로 구성 – 신체적 ADL과 도구적ADL을 모두 평가<br>Katz ADL 검사항목 + 전화, 뜨거운/차가운 음료준비, 쓰레기 버리기, 장보기, 약속/모임,<br>신문 읽는 능력, 글 쓰는 능력 등을 평가 |
| Lawton IADL | 10분 정도 소요 – 도구적ADL을 평가하고 8문항으로 구성<br>전화, 장보기, 음식준비, 가사일, 빨래, 대중교통 이용하기, 약 먹기, 금전관리 가능여부를 평가 |
| FAST scale | 신체활동 측정도구로서 ADL과 비슷하지만<br>중증치매나 말기 호스피스 환자 같은 심각한 신체장애까지 평가 |

| ADL 일상생활 수행능력<br>(Activities of Daily Living) | IADL 도구적 일상생활 수행능력<br>(Instrumental Activities of Daily Living) |
| --- | --- |
| 옷 입기<br>세수하기<br>목욕<br>식사하기<br>이동<br>화장실 사용<br>대소변 조절 | 몸단장<br>집안 일<br>식가 준비<br>빨래하기<br>근거리 외출<br>교통수단 이용<br>물건 사기(쇼핑)<br>금전 관리<br>전화 사용<br>약 챙겨 먹기 |

## 한국형 일상생활활동 측정도구(K-ADL)

1. 옷 입기 – 내복, 외투를 포함한 모든 옷을 옷장이나 서랍, 옷걸이에서 꺼내 챙겨 입고 단추나
지퍼, 벨트를 채우는 것

   1) 도움 없이 혼자서 옷을 옷장에서 꺼내어 입을 수 있다

   2) 부분적으로 다른 사람의 도움을 받아 옷을 입을 수 있다.

   3) 전적으로 다른 사람의 도움에 의존한다.

2. 세수하기 – 세수, 양치질, 머리감기를 하는 것

   1) 세 가지 모두 도움 없이 혼자 할 수 있다.

   2) 세수와 양치질은 혼자 하지만 머리감기는 도움이 필요하다.

   3) 다른 사람의 도움을 받지 않고는 머리감기 뿐 아니라 세수나 양치질을 할 수 없다.

3. 목욕 – 욕조에 들어가서 목욕하거나, 욕조에 들어가지 않고 물수건으로 때 밀기, 샤워 등을
모두 포함

   1) 도움 없이 환자서 때 밀기와 샤워를 한다.

   2) 샤워는 혼자 하나, 때는 혼자 밀지 못한다. 또는 몸의 일부 부위를(등 제외) 닦을 때
   도움을 받아야 한다.

   3) 전적으로 다른 사람의 도움에 의존한다.

4. 식사하기 – 음식이 차려져 있을 때 혼자서 식사할 수 있는 능력

   1) 도움 없이 식사할 수 있다.

   2) 생선을 발라먹거나 음식을 잘라먹을 때는 도움이 필요하다.

   3) 식사를 할 때 다른 사람의 도움이 항상 필요하거나, 튜브나 경정맥 수액을 통해 부분적으로
   혹은 전적으로 영양분을 공급 받는다.

5. 이동 – 잠자리(침상)에서 벗어나 방문을 열고 밖으로 나오는 것

    1) 도움 없이 혼자서 방밖으로 나올 수 있다.

    2) 방밖으로 나오는데 다른 사람의 도움이나 부축이 필요하다.

    3) 들것에 실리거나 업혀야 방밖으로 나올 수 있다.

6. 화장실 사용 – 대소변을 보기 위해 화장실 가는 것과 대소변을 본 후에 닦고 옷을 추려 입는 것

    1) 도움 없이 혼자서 화장실에 가고 대소변 후에 닦고 옷을 입는다.

    2) 화장실에 가거나 변기 위에 앉는 일, 대소변 후에 닦는 일이나 대소변 후에 옷을 입는 일,
       또는 실내용 변기(혹은 요강)를 사용하고 비우는 일 등의 일부를 다른 사람의 도움을 받는다.

    3) 다른 사람의 도움에 전적으로 의존한다.

7. 대소변 조절 – 대변이나 소변보기를 참거나 조절하는 능력

    1) 대변과 소변을 본인 스스로 조절한다.

    2) 대변이나 소변 조절을 가끔 실패할 때가 있다.

    3) 대변이나 소변을 전혀 조절하지 못한다.

## 한국형 도구적 일상생활활동 측정도구(K-IADL)

1. 몸단장 – 빗질, 화장, 면도, 손/발톱 깎기 포함

    1) (기구만 준비되어 있으면) 다른 사람의 도움 없이 혼자서 한다.

    2) (기구가 준비되어 있더라도) 빗질, 화장, 면도, 손/발톱 깎기 중 한 두 가지는 다른 사람의
       도움을 받아야 한다.

    3) (기구가 준비되어 있더라도) 모두 하지 못한다.

2. 집안 일 – 실내청소, 설거지, 침구정리, 집안 정리정돈 하기

    1) 도움 없이 혼자서 집안일을 한다.

    2) 집안일을 할 때 부분적으로 다른 사람의 도움을 받는다.

    3) 집안일을 할 수 없어서 다른 사람의 도움에 전적으로 의존한다.

       (집안일을 전혀 안 하시는 경우 – 할 수 있는데 다른 사람이 다 해줘서 안 하는 경우와
       본인이 할 수 없어서 못하는 경우를 구분해서 판별함)

3. 식사 준비 – 음식재료를 준비하고, 요리하고, 상을 차리는 것

    1) 도움 없이 혼자서 밥과 반찬을 하고 상을 차린다.

    2) 식사 준비에 부분적으로 다른 사람의 도움을 받는다.

    3) 식사 준비를 할 수 없어서 전적으로 다른 사람의 도움에 의존한다.

(식사 준비를 전혀 안 하시는 경우 – 할 수 있는데 다른 사람이 다 해줘서 안 하는 경우와 본인이 할 수 없어서 못하는 경우를 구분해서 판별함)

4. 빨래하기 – 손으로 직접 하거나 세탁기를 이용하여 빨래를 하고 세탁한 후 널어 말리는 것 포함
   1) 도움 없이 혼자서 빨래를 한다.
   2) 빨래를 할 때 부분적으로 다른 사람의 도움을 받는다.
   3) 빨래를 할 수 없어서 전적으로 다른 사람의 도움에 의존한다.
   (빨래를 전혀 안 하시는 경우 – 할 수 있는데 다른 사람이 다 해줘서 안 하는 경우와 본인이 할 수 없어서 못하는 경우를 구분해서 판별함)

5. 근거리 외출 – 교통수단을 이용하지 않고 가까운 상점, 관공서, 병원, 이웃 등을 다녀오는 것
   1) 도움 없이 혼자서 근거리 외출한다.
   2) 혼자서는 외출을 못하지만 도움을 받아 외출한다.
   3) 도움을 받아도 외출을 전혀 하지 못한다.

6. 교통수단 이용 – 버스, 전철, 택시 등의 대중교통수단을 이용하거나 직접 차를 몰고 먼 거리를 다녀오는 것
   1) 도움 없이 혼자서 모든 교통수단을 이용하거나 직접 차를 운전한다.
   2) 버스나 전철을 이용할 때에는 다른 사람의 도움(부축 등 포함)을 받는다.
   3) 택시나 승용차를 이용할 때에도 다른 사람의 도움을 받는다.
   4) 다른 사람의 도움을 받아도 교통수단을 전혀 이용할 수 없거나 남의 등에 업히거나 들것에 실려야만 교통수단을 이용할 수 있다.

7. 물건 사기(쇼핑) – 상점에 들어갔을 때 필요한 물건을 결정하고, 구매하고 돈을 지불하는 능력 (상점까지 가거나, 산 물건을 들고 오는 능력은 고려하지 않는다)
   1) 도움 없이 혼자서 필요한 물건을 모두 구입한다.
   2) 한 두 가지 물건은 혼자서 구입할 수 있으나, 여러 가지 물건을 살 때는 다른 사람의 도움이 필요하다.
   3) 어떠한 물건을 사든지 다른 사람이 동행해 주어야 한다.
   4) 쇼핑을 전혀 할 수 없으며, 다른 사람이 필요한 물건을 대신 사다 주어야 한다.

8. 금전 관리 – 용돈, 통장관리, 계산관리를 하는 것
   1) 도움 없이 혼자서 모든 금전관리를 한다.
   2) 용돈 정도의 금전 관리는 할 수 있으나, 큰 돈 관리는 다른 사람의 도움을 받는다.
   3) 금전 관리를 할 수 없어서 전적으로 다른 사람의 도움에 의존한다.

9. 전화 사용 – 전화번호를 찾고, 걸고 또 받는 것

   1) 혼자서 전화번호를 찾고 또 전화를 걸 수 있다.

   2) 알고 있는 전화번호 몇 개만 걸 수 있다.

   3) 전화는 받을 수는 있지만 걸지는 못한다.

   4) 전화를 걸지도 받지도 못한다.

10. 약 챙겨 먹기 – 제 시간에 정해진 양의 약 먹기

   1) 제 시간에 필요한 용량, 약의 개수를 혼자 찾아서 챙겨 먹을 수 있다.

   2) 필요한 양의 약이 먹을 수 있게 준비되어 있다면, 제 시간에 혼자 먹을 수 있다.

   3) 약을 먹을 때마다 다른 사람이 항상 챙겨주어야 한다.

- **사회적 평가**

| 사회적 역할 수행 가능여부 | 도구적 일상생활 활동으로 사회적 독립성을 알아봄 |
|---|---|
| 사회적 관계 | 빈도, 내용, 질 평가 |
| 사회적 활동 | 빈도, 내용, 질 평가 |
| 사회적 자원 | 수입, 주택, 환경 조건 평가 |
| 사회적 지지도 | 객관적, 주관적 판단 |
| 안녕감 및 만족도 | 주관적 안녕감과 받고 있는 케어와 도움에 대한 만족감 평가 |
| 사회적 부담 | 부양가족의 부담 혹은 스트레스 여부 등에 대한 정보 평가 |

흡연, 음주 여부와 간병인/보호자 케어 현황을 파악하고 사전연명의료의향서, 연명의료계획서를 미리 작성해 두고, 건강보험/의료보호 여부, 자산 및 경제력, 운전 가능 여부, 성생활 문제 등도 사회적 평가 범주에 포함됨

## Lubben 사회적 지지 척도(Lubben Social Network Scale)

노인연령층에 적합하도록 개발

10문항의 자기 보고형 검사, 문항당 0~5점 범위로 선택

점수가 높을수록 높은 사회적 지지를 받고 있음을 반영

1. 최소한 한 달에 한 번 이상 만나거나 편지 통화를 하는 친인척(가족포함)이 몇 명이나 됩니까?

   □ 0명 □ 1명 □ 2명 □ 3~4명 □ 5~8명 □ 9명이상

2. 당신이 가장 가깝게 지내는 친인척이나 가족에 대한 질문입니다. 그 분과는 얼마나 자주

만나거나 얼마나 자주 전화 통화를 하십니까?

　□ 한 달에 1회 미만, □ 한 달에 1번, □ 한 달에 2~3번, □ 매주, □ 1주일에 2~3회

　□ 거의매일

3. 편하게 느껴지고 사적인 문제를 털어놓고 얘기하기도 하고 필요할 때 도움을 청하는 가까운
친인척이나 가족이 있습니까? 있으면 몇 명입니까?

　□ 0명 □ 1명 □ 2명 □ 3~4명 □ 5~8명 □ 9명이상

4. 편하게 느껴지고 사적인 문제를 털어놓고 얘기하기도 하고 필요할 때 도움을 청하는 친한
친구가 있습니까?  있으면 몇 명쯤 됩니까?

　□ 0명 □ 1명 □ 2명 □ 3~4명 □ 5~8명 □ 9명이상

5. 위와 같은 친구들 중에서 최소한 한 달에 한 번 이상 만나거나 전화통화를 하는 친구는 몇
명이나 되십니까?

　□ 0명 □ 1명 □ 2명 □ 3~4명 □ 5~8명 □ 9명이상

6. 당신이 가장 자주 만나는 친구에 대한 질문입니다. 그 친구를 얼마나 자주 만나거나 전화
통화를 하십니까?

　□ 한 달에 1회 미만, □ 한 달에 1번, □ 한 달에 2~3번, □ 매주, □ 1주일에 2~3회

　□ 거의매일

7. 중요한 결정을 할 경우, 함께 의논할 사람이 있는 경우가 얼마나 자주입니까?

　□ 항상, □ 매우자주, □ 종종, □ 가끔, □ 드물게, □ 전혀없다.

8. 당신이 아는 다른 사람이 중요한 결정을 해야할 경우,  그 사람들이 당신에게 의논을 합니까?

　□ 항상, □ 매우자주, □ 종종, □ 가끔, □ 드물게, □ 전혀 안 한다.

9. 주변 사람들 중 장보기, 음식 장만하기, 밥 짓기, 집안 수리, 집 청소, 아기 볼보기 같은 일을
할 때 당신에게 의지하는 사람이 있습니까?

　□ 예→ 10번 문항으로

　□ 아니오→ 9-b번 문항으로

9-b. 당신은장보기, 서류작성, 집안수리, 아기 돌보기 등과 같은 일을 통해 다른 사람들을
도와줍니까?

　□ 항상, □ 매우자주, □ 종종, □ 가끔 드물게, □ 전혀 돕지 않는다

10. 혼자사십니까, 아니면 다른 사람과 함께 사십니까?

　□ 배우자와 함께 산다.

　□ 배우자 외의 다른 가족이나 친인척 혹은 친구와 함께 산다.

□ 친구나 친척이 아닌 사람(예: 가정부 등)과 함께 산다.

□ 혼자 산다.

## 사전연명의료의향서

19세 이상의 성인이 향후 자신이 '임종 과정'에 있는 환자가 되었을 때를 대비하여 연명의료중단 등 결정 및 호스피스 이용에 관한 의사를 직접 문서로 작성한 것.

▶ 사전연명의료의향서 작성자

　19세 이상의 성인 본인이 직접 작성

▶ 사전연명의료의향서 작성 절차

　사전연명의료의향서 등록기관 방문

　보건복지부의 지정을 받은 사전연명의료의향서 등록기관에 신분증(주민등록증, 여권 등)을 지참하여 방문

▶ 사전연명의료의향서 상담

　등록기관 상담사와 1:1 상담 진행

　1. 연명의료의 시행방법 및 연명의료중단 등 결정에 대한 사항

　2. 호스피스의 선택 및 이용에 관한 사항

　3. 사전연명의료의향서의 효력 및 효력 상실에 관한 사항

　4. 사전연명의료의향서의 작성 · 등록 · 보관 및 통보에 관한 사항

　5. 사전연명의료의향서의 변경 · 철회 및 그에 따른 조치에 관한 사항

　6. 등록기관의 폐업 · 휴업 및 지정 취소에 따른 기록의 이관에 관한 사항

▶ 사전연명의료의향서 작성

　사전연명의료의향서에 대해 정확하게 이해하고 작성

　호스피스 이용 의향 여부 결정

▶ 등록 및 보관

　연명의료정보처리시스템의 데이터베이스에 등록 및 보관하여 법적효력 인정

　사전연명의료의향서 등록증 신청 시 우편으로 등록증 발급

▶ 사전연명의료의향서 변경 또는 철회

　사전연명의료의향서를 이미 작성한 경우라도 신분증을 지참하신 후

　사전연명의료의향서 등록기관을 방문하시면 언제든지 그 의사를 변경 또는 철회할 수 있음

**연명의료계획서**

말기환자 또는 임종과정에 있는 환자의 의사에 따라 담당의사가 환자에 대한 연명의료를 시행하지 않거나 중단하기로 하는 결정(이하 "연명의료중단 등 결정"이라 함) 및 호스피스에 관한 사항을 계획하여 문서(전자문서를 포함)로 작성한 것

▶ 연명의료계획서 작성자

말기환자 또는 임종과정에 있는 환자를 대상으로 환자의 요청에 의해 담당의사가 작성

▶ 연명의료계획서 작성 전 설명사항

환자의 질병 상태와 치료방법에 관한 사항

연명의료의 시행방법 및 연명의료중단 등 결정에 관한 사항

호스피스의 선택 및 이용에 관한 사항

연명의료계획서의 작성 · 등록 · 보관 및 통보에 관한 사항

연명의료계획서의 변경 · 철회 및 그에 따른 조치에 관한 사항

의료기관 윤리위원회의 이용에 관한 사항

▶ 연명의료중단 등 결정

호스피스 이용 의향 여부 결정

심폐소생술, 인공호흡기 착용, 혈액투석, 항암제 투여의 의학적 시술 중단 여부 결정


# 노인의 건강검진 결과 간략 해설

● **혈중 지방질(고지혈증) 검사**

| 검사항목 | 참고치 | 검진결과 간략 해설 |
|---|---|---|
| 총 콜레스테롤<br>(Total Cholesterol) | 130~200 mg/dL | 전체 총 혈관의 기름기 검사<br>전날 저녁 9시부터(9~12시간) 굶고 검사<br>높으면 혈관이 막힐 가능성 ↑ |
| 중성 지방<br>(Triglyceride) | 40~150 mg/dL | 혈관에 있는 포화지방 기름덩어리<br>상당히 높으면 췌장염 위험↑ |
| 저밀도 콜레스테롤<br>(LDL) | 0~130 mg/dL | 흔히 나쁜 콜레스테롤이라 말함<br>높으면 혈관에 쌓여 혈관이 막힐 가능성↑ |
| 고밀도 콜레스테롤<br>(HDL) | 40~999 mg/dL | 흔히 좋은 콜레스테롤이라 말함<br>높으면 혈관 기름기 청소에 유리함 |

# • 당뇨 검사

| 검사항목 | 참고치 | 검진결과 간략 해설 |
|---|---|---|
| 공복 시 혈당<br>(Glucose) | 70~99 mg/dL | 8시간 이상 굶고 혈액을 채취해야 함<br>99 이하로 나오면 정상<br>100~125 나오면 당뇨병 전단계<br>126 이상 나오면 당뇨병 |
| 당화 혈색소<br>(HbA1c) | 4.1~5.6 % | 지난 3개월간의 평균 혈당을 의미함<br>적혈구 헤모글로빈에 붙어있는 당을 측정함<br>노인 당뇨병 환자의 경우 7% 아래로 떨어뜨리는 게 목표 |
| 인슐린<br>(Insulin) | 0~17 uU/mL | 공복 인슐린이 높으면 인슐린 저항성↑를 의미함 |
| 식후 혈당 | 〈140 mg/dL<br>〈180 mg/dL | 식후 1~2시간 째에 측정한 혈당<br>(식사 종류와 양에 따라 매우 달라짐) |

# • 간기능 검사

| 검사항목 | 참고치 | 검진결과 간략 해설 |
|---|---|---|
| 알부민 | 3.8~5.3 g/dL | 혈액 속에 있는 단백질, 최근 한 달 내의 영양상태를 반영<br>▼ 영양결핍 가능성↑, 간경화 가능성↑ |
| 지오티 (AST) | 8~38 IU/L | 간세포가 파괴될 때 나오는 효소<br>흔히 간수치(OP/PT)라고 이야기 함<br>▲ 간수치가 올라가면 간에 무리가 가고 있다 해석<br>많은 약, 건강식품, 즙, 한약, 간염 등으로 상승할 수 있음 |
| 지피티 (ALT) | 5~43 IU/L | 간세포가 파괴될 때 나오는 효소<br>흔히 간수치(OP/PT)라고 이야기 함<br>▲ 간수치가 올라가면 간에 무리가 가고 있다 해석<br>많은 약, 건강식품, 즙, 한약, 간염 등으로 상승할 수 있음 |
| 감마지티피 (ɣ-GT) | 11~75 IU/L | 알코올에 의한 간질환을 판단하는데 주로 사용<br>▲ 간, 담즙(쓸개즙) 분비 문제, 췌장에 문제 가능성 |
| 알칼리포스파타제<br>(ALP) | 40~130 IU/L | 담도나 뼈의 이상을 찾아내는데 주로 사용<br>▲ 담즙(쓸개즙) 분비 문제, 뼈(골수암)에 문제 가능성 |
| 총 빌리루빈<br>(T Bili) | 0.2~1.2 mg/dL | 황달의 원인이나 종류를 판단하는데 주로 사용<br>▲ 간 손상이나 담즙 배설이 막혔을 가능성↑ |
| 아밀라제 | 28~100 unit/L | 탄수화물 분해효소로 췌장의 기능을 봄<br>▲ 췌장염 가능성↑ |

## • 일반 혈액 검사

| 검사항목 | 참고치 | 검진결과 간략 해설 |
|---|---|---|
| 적혈구수(RBC) | 4.5~6.3 /μL | ▲ 탈수 가능성<br>▼ 빈혈, 출혈, 골수억제 가능성 |
| 혈색소량(Hemoglobin, Hb) | 14~17 g/dL | ▲ 적혈구 증가증, 심장질환 가능성<br>▼ 빈혈, 백혈병 가능성 |
| 적혈구용적율(Hct) | 42~52 % | ▲ 탈수 가능성<br>▼ 빈혈, ▼ 이면 출혈 위험도 증가 |
| 평균혈구용적(MCV) | 80~98 fL | 크다 or 작다<br>▲ B12, 엽산 부족 가능성<br>▼ 철분 부족 가능성 |
| 평균혈구혈색소(MCH) | 27~34 pg | 적혈구 한 개당 혈색소(Hb)량<br>▼ 빈혈 가능성 |
| 평균혈색소농도(MCHC) | 31.5~36 % | ▲ Hb↑. B12, 엽산이 부족 가능성<br>▼ Hb↓. 철분이 부족 가능성 |
| 백혈구수(WBC) | 4~10 /μL | ▲ 감염, 염증, 스트레스 가능성 |
| 중성구(Neutrophils) | 40~74 % | WBC *(중성구+bands)/100 〈 1000 이면 감염 위험 |
| 임파구(Lymphocytes) | 19~48 % | ▲ 바이러스 감염, 림프암 가능성 |
| 단구(Monocytes) | 0~9 % | ▲ 만성감염, 염증, 스트레스 가능성 |
| 염기구(Basophils) | 0~1.5 % | ▲ 염증, 과민반응, 백혈병 암 가능성 |
| 호산구(Eosinophils) | 0~5 % | ▲ 알레르기, 천식, 기생충 감염 가능성 |
| 혈소판수(Platelet) | 130~450 /μL | ▲ 출산, 피임약 복용시<br>▼ 출혈위험 ↑, 혈액암 가능성 |

## • 신장기능 검사

| 검사항목 | 참고치 | 검진결과 간략 해설 |
|---|---|---|
| 혈중요소질소<br>(BUN) | 5~23 mg/dL | 단백질 최종 분해산물인 요소는 신장을 통해 배설되는데<br>신장기능을 나타냄(간기능에도 영향을 받음)<br>▲ 신장기능 저하, 탈수 가능성 |
| 크레아티닌<br>(Cr) | 0.7~1.2 mg/dL | 크레아티닌은 BUN보다 신장 기능에 더 특이적임<br>BUN/Cr 유지되면서 Cr 증가 ⋯ 신기능이 저하<br>BUN/Cr 감소 ⋯ 급성세뇨관괴사, 기아, 심한설사<br>BUN/Cr 증가되면서 Cr 정상 ⋯ 탈수, 고단백식이<br>BUN/Cr 증가되면서 Cr 증가 ⋯ 소변길 막힘 |
| 신사구체여과율<br>(e-GFR) | 60~120 | 신장에서 노폐물을 얼마나 잘 여과하는지 측정함<br>높을수록 신장기능이 좋음 |

- 전해질 검사

| 검사항목 | 참고치 | 검진결과 간략 해설 |
|---|---|---|
| 나트륨<br>(Sodium) | 135~145 mmol/L | ▲ 탈수, 식습관을 짜게 먹음<br>▼ 부종O(간경화, 심부전), 부종X(간, 신장, 기타 이상) |
| 칼륨<br>(Potassium) | 3.6~5.5 mmol/L | ▲ 혈압약, 항생제 등 약 때문에, 아주 높으면 심정지<br>▼ 스테로이드, 천식약 때문에, 근육경련 위험↑ |
| 염소<br>(Chlorine) | 101~111 mmol/L | 산, 염기 평형이나 전해질 균형을 보는데 필요 |
| 칼슘<br>(Calcium) | 8.8~10.6 mg/dL | ▲ 칼슘, 비타민D 섭취 많이 해서, 치아지드 이뇨제로<br>▼ 골다공증 위험이 높아짐 |
| 인<br>(Phosphate) | 2.5~4.6 mg/dL | ▲ 신부전인 경우<br>▼ 칼슘보충제 섭취로 |
| 마그네슘<br>(Magnessium) |  | ▲ 마그네슘 보충제, 제산제, 변비약을 섭취해서<br>▼ 근육경련, 우울증 위험↑, 술, 위장약 장기 섭취로 |

- 통풍, 류마티스, 염증, 갑상선 검사

| 검사항목 | 참고치 | 검진결과 간략 해설 |
|---|---|---|
| 요산 | 2.9~7.3 mg/dL | 요산이 쌓여서 뾰족하게 굳으면 통풍이 됨<br>▲ 통풍 위험↑, 신장이 안 좋아도 높아짐 |
| 류마치스인자<br>(RF) | 0~14 IU/mL | 류마치스 관절염 환자의 75% 정도가 양성(수치증가)으로 나옴.<br>양성으로 나와도 정상인 경우가 있긴 있음 |
| 염증반응검사<br>(CRP) | 0~3 mg/L | 체내의 염증에 따라서 만들어지는 단백질<br>▲ 몸에 염증이 있다는 의미, 각종 성인병 및 만성질환이 더 많은<br>경향이 있음 |
| 갑상선호르몬<br>(Free T4) | 0.93~1.7 ng/dL | ▲ 갑상선기능항진증<br>▼ 갑상선기능저하증 |
| 갑상선자극호르몬<br>(TSH) | 0.27~5 µIU/mL | ▲ 갑상선기능저하증<br>▼ 갑상선기능항진증 |

# 연쇄처방

## 연쇄처방(Prescribing Cascade)이란?

- 약이 약을 부르는 현상
- 약물 부작용으로 인해 노인에게 새로운 증상이 나타났을 경우 그 증상을 경감시켜주기 위한 새로운 약물을 추가하게 되고 그 새로운 약물이 또 다른 부작용을 나타내게 되어 또 다시 약을 추가하게 되는 일련의 현상

## 대표적인 연쇄처방의 예 [8]

- NSAIDs ┅➔ 혈압 상승 ┅➔ 고혈압약 처방 시작
- NSAIDs ┅➔ 위장출혈 ┅➔ H2 차단제 ┅➔ 섬망 ┅➔ 할로페리돌 처방 시작
- NSAIDs ┅➔ 위장출혈 ┅➔ PPI(위산분비억제제) 처방
- NSAIDs ┅➔ 오심(구역) ┅➔ 위장관 운동 조절제 처방
- 치아지드 이뇨제 ┅➔ 통풍 악화 ┅➔ NSAIDs ┅➔ 혈압약 추가 처방
- SSRIs ┅➔ 저나트륨혈증(SIADH) ┅➔ 데메클로사이클린(항이뇨호르몬의 신장에 대한 효과를 감소시키는 약제) 처방
- 감기약(슈도에페드린) ┅➔ 뇨저류 ┅➔ 알파차단제(독사조신 등) 처방
- 항정신병약 ┅➔ 손떨림 ┅➔ 벤즈트로핀 처방
- 항정신병약 ┅➔ 추체외로 부작용, 파킨슨 증상 ┅➔ 레보도파 처방 시작
- 항정신병약 ┅➔ 대사장애(혈당상승) 부작용 ┅➔ 당뇨약 처방
- 메토클로프로파미드 ┅➔ 추체외로 부작용, 파킨슨 증상 ┅➔ 레보도파 처방 시작
- 치매약(도네페질) ┅➔ 요실금 ┅➔ 요실금약(페소테로딘, 미가베그론)
- 치매약(도네페질) ┅➔ 오심, 설사 ┅➔ 위장관 운동 조절제 처방

8) Geriatric pharmacology. Steven Atkinson. 2016 출판
   Dtsch Arztebl Int. 2022 Nov; 119(44): 745 – 752.

- 파킨슨약(레보도파) ⋯→ 싸이코 증세, 섬망, 동요 ⋯→ 항정신병약
- 마약류 진통제 ⋯→ 변비 ⋯→ 변비약 처방
- 항혈소판제 ⋯→ 위장출혈 ⋯→ PPI(위산분비억제제) 처방
- 항생제 ⋯→ 장 내 클로스트리디움 디피실 감염으로 설사 ⋯→ 메트로니다졸 처방
- 아미트립틸린(TCA) ⋯→ (항콜린 부작용으로) 인지기능저하 ⋯→ 뇌기능 영양제 or 치매약 처방(올바른 처방은 아님)
- 수면제 장기처방 ⋯→ 인지기능저하 ⋯→ 뇌기능 영양제 콜린알포세레이트 or 치매약 처방(올바른 처방은 아님)
- 가바펜틴, 프레가발린 ⋯→ 하지 부종 ⋯→ 이뇨제 처방(올바른 처방은 아님)
- SGLT2 억제제 ⋯→ 비뇨기 감염 ⋯→ 항생제 처방
- 스테로이드 흡입제 ⋯→ 구강 칸디다증 ⋯→ 항진균제 처방
- 스타틴 ⋯→ 근육통 ⋯→ NSAIDs 처방

# 포괄적 약물관리

## 포괄적 약물관리(Comprehensive Medication Management, CMM)[9]

다약제를 복용하는 각 환자의 임상적 상황을 기반으로 하여 모든 약물과 건강식품 등의 사용 적절성을 통합적으로 평가하여 약물관련문제를 파악하고 이를 해소하기 위한 중재를 수행하는 일련의 활동

## 포괄적 약물관리 주요 내용

- 약 정리, 약 보관 사항 점검
- 복약순응도(복약이행도) 확인
- 노인주의 의약품 복용여부 확인
- 집중관리약제 복용현황 등 확인
- 의약품 사용법 확인
- 의약품 복용법 교육
- 약물 – 음식 상호작용 확인
- 의약품 중복 확인
- 의약품 상호작용 확인
- 의약품 부작용 발생여부 확인
- 의약품 알레르기 발생여부 확인
- 약료 효과 증진을 위한 약물 교육 및 일상생활 교육

---

9) 건강보험 빅데이터를 활용한 다제약물 관리사업의 특성과 주요내용. 2023. 가천대학교 약학대학 장선미

# 복약상담 계획(안)[10]

| | 중점 점검 항목 | 대상 의약품 | 약물요법 평가 | 사전 정보 메모* |
|---|---|---|---|---|
| 1 | 필수약제 복약이행도 | | 불순응 사유, 교육 내용 등 기재 | |
| 3 | 조정이 필요한 중복 약물 | | | |
| 4 | 노인의주의 의약품 사용 확인 | | □ 적적응증 지속여부 확인<br>□ 부작용 발생 확인 | |
| 5 | 약물 부작용 발생 확인 | | 약물별 평가할 주요 부작용 기재 | |
| 6 | 의약품 상호작용 확인 | | □ 부작용 확인<br>□ 복용시간 확인<br>□ 약물효과 확인 | |
| 7 | 의약품 복용법 확인 | | □ 공복 복용<br>□ 식후 복용<br>□ 다른 약물과 동시 복용 주의<br>□ 분할 및 분쇄 불가<br>□ 기타( ) | |
| 8 | 의약품 보관법 확인 | | □ 냉장 보관<br>□ 차광 보관<br>□ 기타( ) | |
| 9 | 알레르기 체크 | | 과거 경험 시점, 알레르기 유형, 호전 여부 등 확인 | |
| 10 | 건강행태 체크<br>(흡연, 음주, 운동) | | | |
| 11 | 기타( ) | | | |

\* 사전정보 메모 란에는 약물 평가 시 활용할 정보나 주요 사항 등을 자유롭게 기재함

# 집중관리약제 체크

| 집중관리약제 | 대상 의약품 | 약물요법 평가 | 사전 정보 메모* |
|---|---|---|---|
| □ 마약성 진통제 | | □ 변비약 병용<br>□ 부작용<br>□ 특수제형 사용법<br>□ 주의질병( )<br>□ 기타( ) | |

10) '올바른 약물이용지원 시범사업 효과분석 및 표준중재방안 개발 연구(장선미, 박혜경, 이주연, 아영미, 이모세 등)', 국민 건강보험공단, 2020

| | | | |
|---|---|---|---|
| □ 항응고제 | | □ 복약이행도<br>□ 약물–약물상호작용<br>□ 약물–음식상호작용(warfarin)<br>□ 기타( ) | |
| □ 인슐린 | | □ 보관법<br>□ 인슐린 투여법<br>□ 혈당조절 평가<br>□ 기타( ) | |
| □ 고혈압 3종 | | □ 복약이행도<br>□ 생활습관확인<br>□ 기타( ) | |
| □ TCA 항우울제 | | □ 부작용<br>□ 주의질병( )<br>□ 기타( ) | |
| □ CNS 억제 3종 | | □ 중복<br>□ 부작용<br>□ 기타( ) | |
| □ 항콜린 2종 | | □ 적응증 지속<br>□ 중복<br>□ 부작용<br>□ 주의질병( )<br>□ 기타( ) | |
| □ 소화기 3종 | | □ 적응증 지속<br>□ 중복<br>□ 기타( ) | |

# 약 정리, 약 보관 사항 점점

- 어떤 약인지 알 수 있도록 약봉투와 함께 보관
- 약이 뒤죽박죽되지 않게 잘 정리정돈해서 보관
- 온도문제, 습도문제, 차광문제 적절하게 보관
- 냉장 보관 의약품 적절하게 보관
- 유효기간 지난 약 확인

# 일반적인 복약순응(복약이행) 문제

1. 제 날짜에 처방 받으러 안 옴
2. 꼬박꼬박 먹지 않음
3. 복용 시간 불량

4. 친구나 가족에게 약을 나누어줌

5. 중간에 먹다가 말음

6. 과량복용

7. 과소복용

8. 유효기간 지난 약을 먹음

9. 의료쇼핑

10. 어린이 보호 포장을 뜯기 어려워함

11. 복용법을 잘 못 알고 있음

12. 추가복용이 필요한 약인데 안 옴

13. 술, 카페인, 흡연이나 상호작용이 있는 음식과 복용

14. 일반의약품과 중복 복용

15. 한약이나 생약과 중복 복용

16. 해외직구 제품과 중복 복용

17. 건강기능식품과 중복 복용


# 노인들의 복약순응도 감소 요소

• 정신적 문제 :

1. 인지장애 ⋯▶ 여러 약물 중 정확한 약을 제시간에 복용하지 못함

2. 우울증이나 정신과적 질환으로 약을 먹어야 할 의지가 없어짐

3. 먹는 약이 워낙 많아서 복용 스케줄이 너무 복잡함

4. ADL, IADL 저하 ⋯▶ 독립적인 생활능력 저하로 인해 약물 복용을 잘 못함

5. 과도한 약물 중독 걱정, 과도한 약물 부작용 걱정

6. 약물 자체에 대한 지식 부족, 약물 부작용 관리에 대한 지식 부족

7. 복약지도서나 설명서 등 글을 읽는 뇌기능 저하


• 육체적 문제 :

1. 시각장애 ⋯▶ 복약지도서나 설명서 등 글을 읽는 시각 능력 저하

2. 청각장애 ⋯▶ 구두 복약지도를 알아듣지 못함

3. 관절염 등 ⋯▶ 약병 개봉 어려움, 약포지 뜯기 어려움, 먹기 어려움

4. 만성 통증 ⋯▸ 무수히 많은 약을 복용하게 되는 이유임

5. 불면 ⋯▸ 수면제 과다 복용이 흔히 문제가 됨

6. 허약, 노쇠 ⋯▸ 제 시간에 제때 약물복용 어려움


- 사회 경제적 문제 :

1. 저소득 ⋯▸ 병원비, 약값이 없음

2. 다중질환, 다약제복용 ⋯▸ 남들에게 창피함, 감추려고 함


## 노인환자 복약순응도 확인(MedMaIDE)

| | 노인약료 전문약사가 파악해야 하는 일 | 예 | 아니오 |
|---|---|---|---|
| 약을<br>아는가? | • 이 약이 어떤 약인지, 왜 먹는 건지 알고 있다.<br>• 언제 몇 번 복용하는지 알고 있다.<br>• 먹는 약인지 흡입제인지 좌약인지 바르는 약인지 알고 있다.<br>• 약을 먹고 불편한 증상이나 부작용이 나타나는지 파악하고 있다.<br>• 유효기간 지난 약을 파악하고 있다. | | |
| 먹을 수<br>있나? | • 컵에 물을 따를 수 있다.<br>• 약병을 열어서 한 알 혹은 두 알을 꺼낼 수 있다.<br>• 약봉지를 뜯을 수 있다.<br>• 약을 구분하거나 약병을 구분할 수 있다.<br>• 약 봉투나 약병에 어떤 약인지 표시가 되어 있다.<br>• 약을 삼킬 수 있다.<br>• 외용제를 바르거나 붙이거나 점안 할 수 있다.<br>• 흡입제를 올바르게 흡입 할 수 있다. | | |
| 실천<br>하는가? | • 제대로 먹는가? 정해진 기간에 재방문하고 있는가?(예, 한 달에 한 번)<br>• 아침 약, 저녁 약이 개수가 안 맞진 않는가?<br>• 약을 정리정돈 해서 적절하게 보관하고 있는가? | | |


## 노인환자 복약지도 요령

- 학습능력 저하 ⋯▸ 짧고 간결한 문장 사용(한 문장에 10단어 이하)

- 반응 없음 ⋯▸ 잘 알아들었는지 확인하기 어려움 ⋯▸ 이해했는지 확인 필요

- 쉬운 언어사용, 그림이나 도구 이용, 서면복약지도 제공

- 약병에 네임펜으로 글씨 크게 적어주기

- 눈의 색깔 감지능력 저하로 인해 검정, 오렌지, 빨강 같은 밝은 색이 잘 보이고 파랑, 녹색,

보라색은 잘 안 보임

- 우울증 위험이 높음 ⋯→ 감정적으로 따뜻한 자세, 말투(아날로그 복약지도)
- 저음(베이스 톤)으로 천천히 또박또박 얼굴을 보며 설명(자음, 모음을 확실하게 발음해준다)
- 손짓 등 바디랭귀지 필수

# 약물 이상반응평가 World Health Organization - Uppsala Monitoring Centre(WHO-UMC)system

- 확실함(Certain): 의약품 등의 투여 · 사용과의 전후 관계가 타당하고, 다른 의약품이나 수반하는 질환으로 설명되지 않으며, 의심되는 의약품을 중단하였을 때 호전되거나 임상적으로 타당한 반응을 보이고, 필요에 따라 그 의약품 등의 재 투여 시 약물학적 또는 현상학적으로 결정적인 경우
- 가능성 높음(probable/likely): 의약품의 투여와 이상반응 발현과의 시간적 관계가 합당하고, 다른 의약품이나 수반하는 질환에 의한 것으로 보이지 않으며, 의심되는 의약품을 중단하였을 때 호전되거나 임상적으로 타당한 반응을 보이는 경우(재 투여 정보 불필요)
- 가능함(possible): 의약품 등의 투여 · 사용과의 시간적 관계가 합당하나, 다른 의약품이나 수반하는 질환에 의한 것으로도 설명되며, 그 의약품의 투여 중단에 관한 정보가 부족하거나 불명확한 경우에도 적용가능
- 가능성 적음(unlikely): 의약품 등의 투여 · 사용과 인과관계가 있을 것 같지 않은 일시적 사례이고, 다른 의약품이나 화학물질 또는 잠재적 질환에 의한 것으로도 타당한 설명이 가능한 경우
- 평가곤란(conditional/unclassified): 적절한 평가를 위해 더 많은 자료가 필요하거나 추가 자료를 검토 중인 경우
- 평가불가(unassessable/unclassifiable): 정보가 불충분하거나 상충되어 판단할 수 없고 이를 보완하거나 확인할 수 없는 경우

# 약물 이상반응 중증도 분류

- 경증(mild/minor)
  ▶ 증상 또는 징후를 지각할 수는 있으나 쉽게 참을 수 있는 정도
- 중등증(moderate)

▶ 증상이 현저하기는 하나 생체 중요기관에 대한 영향은 경미한 정도

- 중증(serious)

　　　▶ 치명적인 위험이 있고 생체 중요기관에 심각한 영향을 주는 경우

　　　▶ 사망을 초래하거나 생명을 위협하는 경우

　　　▶ 입원 또는 입원기간의 연장이 필요한 경우

　　　▶ 지속적 또는 중대한 불구나 기능저하를 초래하는 경우

　　　▶ 선천적 기형 또는 이상을 초래하는 경우

　　　▶ 기타 의학적으로 중요한 상황


# 노인의 다제약물 처방 사례 분석 케이스1

| 명칭 | 수량 | 횟수 | 일수 | 용법 |
|---|---|---|---|---|
| S) 콜킨정(콜키신)_(0.6mg/1정 | 1 | 1 | 36 | 아침 식: |
| S) 보령에바스텔정(에바스틴). | 1 | 1 | 36 | 아침 식: |
| S) 씨잘정5밀리그램(레보세티 | 1 | 1 | 36 | 저녁 식: |
| S) 독시메디정(독시사이클린( | 2 | 2 | 36 | 아침,저ㄴ |
| S) 마이렙트정500밀리그램(미 | 3 | 3 | 36 | 아침,점( |
| (S) 토피솔밀크로션(메틸프레드 | 1 | 1 | 2 | 환부에붙 |
| (S) 라미실크림1%(염산테르비 | 1 | 1 | 1 | 환부에바 |
| (S) 글리세틸연질캡슐(콜린알ㅋ | 2 | 2 | 9 | 아침,저녁 |
| (S) 메비탄정(메만틴염산염)_( | 2 | 2 | 9 | 아침,저녁 |
| (S) 라식스정(푸로세미드) | 1 | 1 | 9 | 아침,저녁 |
| (S) 하이셋세미정_(1정) | 2 | 2 | 9 | 아침,저녁 |
| (S) 자나팜정0.25밀리그람(알프 | 2 | 2 | 9 | 아침,저녁 |
| (S) 아로베스트정(아플로쿠알톤 | 2 | 2 | 9 | 아침,저녁 |
| (S) 레코미드정(레바미피드)_(( | 2 | 2 | 9 | 아침,저녁 |
| (S) 세니탈CR정(아세클로페낙( | 1 | 1 | 9 | 저녁 식후 |
| (S) 쎄레브렉스캡슐200밀리그뤁 | 1 | 1 | 9 | 아침 식후 |
| (S) 마그밀정(수산화마그네슘) | 2 | 2 | 9 | 아침,저녁 |
| (S) 가스프렌씨알정15밀리그램 | 1 | 1 | 9 | 아침 식후 |
| (S) 아디팜정(히드록시진염산읃 | 2 | 2 | 9 | 아침,저녁 ( |
| (S) 페니라민정(클로로페니라민 | 2 | 2 | 9 | 아침,저녁 ( |
| (S) 가벨린정75밀리그램(프레ㄱ | 1 | 1 | 9 | 저녁 식후 ( |

※ 치매, 고혈압, 지루성 피부염, 수포성 유사 천포창(면역체계가 피부를 공격하는 일종의
　자가면역질환)이 동반질환으로 있는 79세 여성 노인 처방전임

- 처방 현황 분석

| 성분명 | 약효분류 | 효과 | 주요 부작용 |
|---|---|---|---|
| 콜키친 | 통풍약 | 면역억제 | 설사, 구역, 구토 |
| 에바스틴 | 항히스타민제 | 피부알레르기 | 항콜린부작용 노인주의 약물 |
| 레보세티리진 | 항히스타민제 | 피부알레르기 | 항콜린부작용 노인주의 약물 |
| 독시사이클린 | 항생제 | 피부 살균 | 설사, 위장불편, 흡착   상호작용 |
| 미코페놀레이트 | 면역억제 | 면역억제 | 위장관, 혈액 부작용 |
| 메틸프레드니솔론 로션 | 스테로이드 외용제 | 피부질환 | |
| 테르비타핀 크림 | 항진균 외용제 | 피부 살균 | |
| 콜린알포세에이트 | 치매 영양제 | 뇌기능개선 | 설사, 식욕감소 |
| 메만틴 | 중증 치매약 | 뇌세포보호 | 변비, 환각 등 |
| 푸로세미드 | 이뇨제 | 부종완화 | 전해질 불균형 |
| 트라마돌/AAP | 비마약성 진통제 | 진통 | 어지러움, 졸림, 오심 |
| 알프라졸람 | 속효성안정제 | 진정 | 졸림, 어지러움 |
| 아플로쿠알론 | 근육이완제 | 경화증 개선 | 약한 항콜린 부작용 |
| 레바미피드 | 위장보호제 | 방어인자 증가 | |
| 아세클로페낙 | NSAIDs | 진통, 소염 | 위장관 부작용 |
| 쎄레콕시브 | NSAIDs | 진통, 소염 | 위장관 부작용 |
| 수산화마그네슘 | 삼투성완화제 | 변비 | 전해질수치 확인 필요 |
| 모사프리드 | 위장관운동조절제 | 장운동 | |
| 히드록시진 | 항히스타민제 | 두드러기 | 항콜린부작용 노인주의 약물 |
| 클로르페니라민 | 항히스타민제 | 두드러기 | 항콜린부작용 노인주의 약물 |
| 프레가발린 | 신경통약 | 신경전달 차단 | 졸림, 어지러움, 하지부종 |

정기적으로 복용하는 약으로 백혈구의 이주를 막아서 면역억제 작용을 하는 콜키친이 처방되었고 2세대로 볼 수 있는 항히스타민제 2종이 처방되었음. 피부 감염 방지를 위해 독시사이클린을 처방하였고 면역억제 미코페놀레이트를 처방하였음. 피부 외용제로 스테로이드를 쓰고 피부 감염 방지를 위해 항진균제를 처방하였음.

그런데 피부 증상이 심해졌는지 심할 때 단기간 복용하기 위한 처방이 추가된 상황인데 항히스타민제와 통증약 등이 더 처방되었음.

• 조정이 필요한 중복약물

| 성분 | 분류 | 효과 | 주요 부작용 |
|------|------|------|------------|
| 에바스틴 | 항히스타민제 | 피부알레르기 | 항콜린부작용 노인주의 약물 |
| 레보세티리진 | 항히스타민제 | 피부알레르기 | 항콜린부작용 노인주의 약물 |
| 히드록시진 | 항히스타민제 | 두드러기 | 항콜린부작용 노인주의 약물 |
| 클로르페니라민 | 항히스타민제 | 두드러기 | 항콜린부작용 노인주의 약물 |

※ 중복약물 조정 필요 사유 : 항히스타민제는 항콜린 부작용(구강건조, 안구건조, 변비, 치매 증상 악화)으로 인한 노인주의 약물로서… 중복 처방 자체를 줄일 필요가 있고 중복 기간도 가능하면 단기간으로 해야 좋음

• 노인주의 의약품 사용 확인

| 성분 | 분류 | 효과 | 주요 부작용 |
|------|------|------|------------|
| 에바스틴 | 항히스타민제 | 피부알레르기 | 항콜린부작용 노인주의 약물 |
| 레보세티리진 | 항히스타민제 | 피부알레르기 | 항콜린부작용 노인주의 약물 |
| 히드록시진 | 항히스타민제 | 두드러기 | 항콜린부작용 노인주의 약물 |
| 클로르페니라민 | 항히스타민제 | 두드러기 | 항콜린부작용 노인주의 약물 |
| 아세클로페낙 | NSAIDs | 진통, 소염 | 위장관 부작용 |
| 쎄레콕시브 | NSAIDs | 진통, 소염 | 위장관 부작용 |
| 알프라졸람 | 속효성안정제 | 진정 | 졸림, 어지러움 |
| 아플로쿠알론 | 근육이완제 | 경화증 개선 | 약한 항콜린 부작용 |

※ 항콜린 부작용 노인주의약물 4종 처방됨 ⋯▸ 과도하므로 감량 필요

※ NSAIDs 2종 처방됨 ⋯▸ 1가지 이하만 사용해야 좋음

• 의약품 부작용 발생 확인
  ▸ 항콜린 부작용(구강건조, 안구건조, 변비, 치매 증상 악화) 집중 관찰 필요
  ▸ NSAIDs 부작용(위장관 출혈, 혈압상승, 부종) 집중 관찰 필요

▸ 졸림, 어지러움, 낙상 위험 집중 관찰 필요

- 의약품 상호작용 확인
  ▸ 항히스타민제 중복으로 항콜린 부작용 집중 관찰 필요
  ▸ NSAIDs 중복으로 위장관 출혈, 혈압상승, 부종 집중 관찰 필요
  ▸ 졸린약(트라마돌, 프레가발린, 알프라졸람, 항히스타민제 등) 중복으로 졸림, 어지러움, 낙상 위험 집중 관찰 필요
  ▸ 독시사이클린으로 인한 흡착 상호작용 – 종합비타민제 등과 흡수 단계 상호작용

- 집중관리 약제 확인

| 성분 | 주요 관찰포인트 | 해당 환자 약제 확인 |
| --- | --- | --- |
| 마약성 진통제 | 변비 부작용 | 트라마돌 |
| 항응고제 | 복약이행도, 상호작용, 출혈 | 해당 없음(X) |
| 인슐린 | 보관, 투여, 저혈당 | 해당 없음(X) |
| 고혈압 3종 이상 중복 | 복약이행도, 생활관리 | 해당 없음(X) |
| TCA 항우울제 | 낙상, 심장, 항콜린 부작용 | 해당 없음(X) |
| CNS 억제 3종 이상 중복 | 진정, 낙상 등 부작용 | 알프라졸람, 트라마돌, 프레가발린 |
| 항콜린 2종 이상 중복 | 항콜린 부작용 | 항히스타민제 4종 복용 |
| 소화기 3종 이상 중복 | 적응증 지속여부 | 해당 없음(X) |

※ 중복약물과 노인주의 약물을 줄이기 위한 대안 :
1. 수포성 유사천포창의 피부 증상을 경감시키기 위해 IgE 차단제인 오말리주맙(졸레어 주사)이나 IgG4 항체인 두필루맙(듀피젠트 주사)을 사용할 수 있음(그러나 가격이 너무 비쌈)
2. 증상 경감을 위해 전신 스테로이드 투여를 고려해 볼 수 있음

# 노인의 다제약물 처방 사례 분석 케이스2

| | | | | | |
|---|---|---|---|---|---|
| 사포라리SR정 (사르포그렐레이트염산염) | 649605120 | 1정 | 1.0000 | 1 | 90 |
| 베타미가서방정50밀리그램(미라베그론) | 677200240 | 1정 | 1.0000 | 1 | 90 |
| 리보트릴정(클로나제팜)_(0.5mg/1정) | 645000160 | 1정 | 1.0000 | 1 | 90 |
| 쎄로켈정25밀리그램(쿠에티아핀푸마르산 | 652606720 | 1정 | 0.5000 | 1 | 90 |
| 모사원서방정15밀리그램(모사프리드시트 | 654702160 | 1정 | 1.0000 | 1 | 90 |
| 징카신정80밀리그람(은행엽엑스)_(80mg | 649601900 | 1정 | 1.0000 | 2 | 90 |
| 세비텐션정5/20밀리그램_(1정) | 678600320 | 1정 | 1.0000 | 1 | 90 |
| 싸이브렉스캡슐100mg(세레콕시브)_(0. | 649103090 | 1캡슐 | 1.0000 | 2 | 90 |
| 휴리마프정(리마프로스트알파덱스)_(0. | 628800200 | 1정 | 1.0000 | 2 | 90 |
| 카발린캡슐75밀리그램(프레가발린)_(75 | 640007160 | 1캡슐 | 1.0000 | 2 | 90 |
| 에비스타플러스정_(1정) | 652606400 | 1정 | 1.0000 | 1 | 90 |
| 실버세린정(콜린알포세레이트)_(0.4g/1 | 649102460 | 1정 | 1.0000 | 2 | 90 |
| 바스티아정10밀리그램(도네페질염산염) | 653004350 | 1정 | 1.0000 | 1 | 90 |
| 브로목틸정_(옥틸로늄브롬화물, 20mg/1 | 698500300 | 1정 | 1.0000 | 3 | 30 |

※ 85세 남성 치매노인의 처방전임

• 처방 현황 분석

| 성분명 | 약물 효능 |
|---|---|
| 사포그릴레이트 | 혈액순환, 말초 동통, 냉감 |
| 미라베그론 | 요실금 |
| 클로나제팜 | 수면제 & 렘수면행동장애 |
| 쿠에티아핀 | 행동심리증상(BPSD) – 초조, 공격적 행동, 망상 등 |
| 모사프리드 | 오심, 구토, 설사 등의 약물 부작용 완화 |
| 은행잎80 | 혈액순환 및 치매 보조약물 |
| 암로디핀5 / 올메사르탄20 | 혈압약 |
| 쎄레콕시브 | 관절약, 통증약 |
| 리마프로스트 | 말초 동통, 저림 |
| 프레가발린 | 신경통약 |
| 랄록시펜 | 골다공증약 |
| 콜린알포세레이트 | 치매 보조 영양제 |
| 도네페질 | 경증~중등도 치매약 |
| 옥틸로늄 | 변실금약, 설사 치료제 |

고령의 치매 환자로서 수족냉증 및 통증 + 행동심리증상(BPSD) + 요실금 + 렘수면행동장애

+ 고혈압 + 근골격계 통증 + 신경통 + 골다공증 + 설사 및 변실금약에 대한 약이 병용처방
되어 있음

- **약물 부작용으로 연쇄처방 가능성이 있는 약물 분석**
치매약 도네페질 10mg은 고용량 콜린성약이고 콜린알포세레이트 역시 콜린성 약이므로
⋯▸ 콜린성 약이 강하게 처방되었기 때문에
⋯▸ 부작용으로 설사, 요실금이 악화될 수 있는 상황임
⋯▸ 설사 및 대변실금 방지약 옥틸로늄이 하루 3번으로 연쇄처방 되었다고 볼 수도 있음
⋯▸ 요실금 방지약 미라베그론도 연쇄처방 되었다고 볼 수도 있음
  (물론 치매라는 질병 자체가 요실금을 악화시키고 고령 노인인 경우 요실금은 매우 흔한
  노인성 질환이기도 함)

- **약물 중재 예시**
설사, 대변실금의 증상을 경감시켜주기 위해
1. 콜린성 치매약의 용량을 줄여보거나
2. 경구용 도네페질을 패취형 도네페질로 변경하면 ⋯▸ 위장부작용이 줄어들어 설사 등의
   증상이 개선되어 옥틸로늄을 감량하여 처방 가능할 수도 있음

# 노인에게 부적절한 약물

## 노인에게 부적절한 약물 리스트 정리집

- 한국 : 노인주의 DUR(2018년 개발, 2021년 개정)
- 미국 : Beers criteria(1991년 개발, 2012/2015/2019년 개정)
- 영국 : STOPP / START(2008년 개발, 2015/2021년 개정)
- 캐나다 McLeod criteria(1997년 개발)
- 프랑스 French consensus panel list(2007년 개발)
- 노르웨이 NORGEP criteria(2009년 개발)
- 독일 PRISCUS list(2010년 개발)
- 유럽 EURO-FORTA(2018년 개발, 2023년 개정)
- 유럽 7개국 European Union(EU)(7)-PIM list(2015년 개발)
- 일본 STOPP-J(2016년 개발)

## 한국 DUR 탑재 노인주의(2024.01.19. 공고 기준) [11]

"노인주의 성분"이란 노인에서 부작용 발생 빈도 증가 등의 우려가 있어 사용 시 주의가 필요한 유효성분을 말함

| 약물 종류 | 부적절한 이유 |
| --- | --- |
| 이미프라민, 아미트립틸린, 노르트립틸린, 독세핀, 아목사핀, 클로미프라민, 퀴누프라민 | 노인에서의 삼환계 항우울제 사용은 기립성 저혈압, 비틀거림, 항콜린 부작용(인지기능 저하, 섬망 악화, 구갈, 배뇨곤란, 변비 등)이 나타나기 쉬우므로 사용을 추천하지 않으며, 반드시 필요한 경우에만 저용량으로 시작함.<br>항콜린성 작용이 있는 약제와의 병용으로 인해 항콜린 부작용(인지기능 저하, 섬망 악화, 구갈, 배뇨곤란, 변비 등)이 증가하므로 동시 사용을 추천하지 않음 |

11) 한국의약품안전관리원

| | |
|---|---|
| 클로르디아제폭사이드(리브락스), 디아제팜, 큐아제팜, 플루라제팜(달마돔), 클로라제페이트, 클로나제팜(리보트릴) | 노인에서의 장기지속형 벤조다이아제핀 사용은 인지기능 저하, 섬망, 낙상, 골절 및 교통사고의 위험으로 사용을 추천하지 않으며, 단시간 작용 벤조다이아제핀 사용을 추천함 |
| Brompheniramine, Carbinoxamine, Chlorpheniramine, Clemastine, Cyproheptadine, Dexbrompheniramine, Dexchlorpheniramine, Dimenhydrinate, Diphenhydramine, Doxylamine, Hydroxyzine, Meclizine, Mequitazine, Pheniramine, Piprinhydrinate, Triprolidine, Chlordiazepoxide/ Clidinium, Belladonna alkaloid, Cimetropium, Clidinium, Dicyclomine, Scopolamine, Tiquizium, Fesoterodine, Flavoxate, Imidafenacin, Oxybutynin, Propiverine, Solifenacin, Tolterodine, Trospium, Benztropine, Procyclidine, Trihexyphenidyl | 항콜린 부작용(인지기능 저하, 섬망 악화, 구갈, 배뇨곤란, 변비 등)이 나타나기 쉽고 운동실조, 과진정으로 인한 낙상 및 골절이 나타나기 쉬우므로 사용을 추천하지 않음 |
| Levomepromazine, Haloperidol, Molindone, Perphenazine, Pimozide, Thiothixene, Chlorpromazine, Chlorprothixene | 노인에서의 정형 항정신병약물 사용은 추체외로 증상, 항콜린성 부작용 등이 나타나기 쉬우므로 사용을 추천하지 않으며, 비정형 항정신병약물 사용을 추천함. 항콜린성 작용이 있는 약제와의 병용으로 인해 항콜린 부작용(인지기능 저하, 섬망 악화, 구갈, 배뇨곤란, 변비 등)이 증가하므로 동시 사용을 추천하지 않음 |
| Aripiprazole, Clozapine, Olanzapine, Paliperidone, Quetiapine, Risperidone, Ziprasidone | 치매와 연관된 정신병과/또는 행동장애를 가진 노인 환자를 대상으로 한 위약 대조 임상시험 결과, 사망률과 뇌혈관 장애의 위험성 증가. 동일한 임상시험들에서 사망례를 포함한 뇌혈관 이상반응(예. 뇌졸중, 일시적인 허혈성 발작)이 보고됨. 항정신병약물을 장기간 사용하였을 때 지연운동이상증의 위험성은 증가하였으며 이러한 증후군의 발생율은 여성 고령자에게서 가장 높음 |
| Aspirin | 고령자에는 이상반응이 나타나기 쉬우므로 소량부터 투여를 시작하는 등 환자의 상태를 관찰하면서 신중히 투여. |
| Aceclofenac, Celecoxib, Cinnoxicam, Clonixin, Dexibuprofen, Dexketoprofen, Diclofenac, Ethenzamide, Etodolac, Etoricoxib, Flurbiprofen, Ibuprofen, Imidazole salicylate, Indomethacin, Ketoprofen, Ketorolac, Lornoxicam, Loxoprofen, Mefenamic acid, Meloxicam, Morniflumate, Nabumetone, Naproxen, Nimesulide, Pelubiprofen, Piroxicam, Polmacoxib, Pranoprofen, Proglumetacin, Sulindac, Talniflumate, Tiaprofenic acid, Zaltoprofen | 고령자는 중대한 위장관계 이상반응의 위험이 더 클 수 있음. 고령자는 이상반응이 나타나기 쉬우므로 소량부터 투여를 개시하고 필요한 최소량으로 투여하며, 이상반응의 발현에 특히 유의하는 등 환자의 상태를 관찰하면서 신중히 투여. |

# 미국 Beers Criteria
## (Potentially Inappropriate Medication) 2019 개정 [12]

| 약물 종류 | 부적절한 이유 | 권고안 |
|---|---|---|
| 1세대 항히스타민제<br>클로르페니라민, 시프로헵타딘, 히드록시진, 트리프롤리딘, 디멘히드리네이트, 디펜히드라민, 독시라민 | 항콜린성이 강하다.<br>나이가 들 수록 클리어런스가 감소한다.<br>수면유도제로 복용하면 내성이 생긴다.<br>혼란, 구강건조, 변비 같은 항콜린 부작용이 우려된다.<br>정~ 심할 때만 써라. | 피하시오 |
| 항콜린성 항진경제<br>벨라돈나 알칼로이드<br>스코폴라민(부스코판)<br>시메트로피움(알피움) | 항콜린성이 강하다.<br>노인에게 효과도 불확실하다. | 피하시오 |
| 항파킨슨병약<br>벤즈트로핀<br>트리헥실페니딜 | 항정신병약의 부작용인 손떨림 같은 추체외로 증후군을 방지할 목적으로 처방하는 약인데, 노인에게는 쓰지 마시오.<br>노인의 파킨슨병 치료제로는 레보도파 등을 처방하시오. | 피하시오 |
| 항혈전제<br>디피리다몰 속효성 제제<br>(아스피린 복합 서방형제제는 예외) | 기립성저혈압 위험이 높다.<br>다른 약을 쓰시오. | 피하시오 |
| 심혈관 약물–알파1 차단제<br>독사조신(카두라XL)<br>프라조신<br>테라조신(하이트린) | 노인에게 특히 기립성저혈압 위험이 높다<br>고혈압 치료제로 추천되지 않는다.<br>(전립선약으로는 써도 됨)<br>고혈압약은 다른 약을 쓰시오. | 다른<br>혈압약을<br>쓰시오 |
| 부정맥약<br>디소피라미드 | 심근 수축력 감소(negative inotropic effect) 효과가 강해서 노인에게 심부전을 유발할 수 있다.<br>항콜린 작용도 강하다.<br>다른 부정맥 약을 쓰시오. | 피하시오 |
| 부정맥약<br>드로네다론 | 영구형 심방세동 환자나 심부전이 동반된 환자에게 상태악화가 보고되었다 | 영구형 심방세동, 심부전 동반된 환자에게는 피하시오 |
| 부정맥약<br>아미오다론(코다론) | 동리듬(sinus rhythm) 유지에는 좋은 약이지만 심방세동에는 다른 부정맥약 보다 독성이 강하다.<br>그런데 심부전이 동반되어 있거나 좌심실 비대가 동반되어 있어서 rate control 보다 rhythm control 이 더 시급할 경우에는 써도 좋다. | 심방세동에 1차 선택약으로 쓰지 마시오 |

| | | |
|---|---|---|
| 강심제<br>디곡신(디고신) | 심방세동에 처방할 경우 :<br>심방세동에 1차 선택약으로 사용하지 말고 좀 더<br>안전하고 효과적인 rate control(딜티아젬, 비소프롤롤<br>등) 약물을 먼저 쓰시오.<br>심부전에 처방할 경우 :<br>HFrEF(좌심실 박출률 감소 심부전)에는 다른 약을 1<br>차 선택약으로 쓰시오. 디곡신은 위험부담이 있음.<br>노인 심부전에 디곡신 반 알 초과 처방은 추가 이득이<br>없을 뿐만 아니라 독성 부작용(시야흐림, 어지러움,<br>전해질 이상 등) 위험이 너무나 크다.<br>신장기능이 감소한 노인은 디곡신 배설이 줄어들어<br>독성 부작용이 나타날 가능성이 크다.<br>만성 신부전 4~5기 노인의 경우 용량을 반 알보다 더<br>줄여서 처방하시오. | >0.25mg<br>반 알 초과<br>사용을<br>피하시오. |
| 혈압약<br>니페디핀 속효성제제 | 순간적인 저혈압 위험이 크다<br>심근 허혈을 유발할 위험도 크다 | 피하시오. |
| 삼환계항우울제(TCA)<br>아미트립틸린(에트라빌)<br>이미프라민, 노르트립틸린(센시발)<br>클로미프라민(그로민)<br>독세핀(사일레노)<br>아목사핀(아디센)<br>파록세틴(세로자트) | 항콜린성이 매우 강하다.<br>졸리다.<br>기립성 저혈압을 유발한다.<br>(독세핀 6mg/day 이하는 플라시보와 별 차이 없음) | 피하시오. |
| 바르비탈 계열<br>페노바르비탈<br>등등 | 육체적 의존성이 높고 수면제로서 내성이 발생하며<br>저용량으로 투여하더라도 용량과량 독성 부작용 발생<br>위험이 높다. | 피하시오. |
| 벤조디아제핀 계열<br>단시간형<br>트리아졸람, 에티졸람,<br>알프라졸람, 에스타졸람,<br>로라제팜, 테마제팜, 브로마제팜<br>장시간형<br>플루니트라제팜, 클로나제팜,<br>디아제팜, 플루라제팜 | 노인은 벤조디아제핀 부작용에 더 민감해지고<br>장시간형 제제의 경우 대사 속도가 느려져 반감기가<br>더욱 연장이 된다<br>노인에게 벤조디아제핀은 인지장애, 섬망, 낙상, 골절,<br>자동차 운전 사고 위험을 높인다.<br>그러나 뇌전증(간질), 렘수면행동장애, 알코올<br>금단증상, 심한 불안장애, 수술전 마취 목적으로는<br>투여해도 좋다. | 피하시오. |
| 에스졸피클론<br>졸피뎀 | 노인에게 벤조디아제핀과 유사한 위험성이 있다.<br>(인지장애, 섬망, 낙상, 골절, 자동차 운전사고 위험)<br>응급실 방문율이나 입원율을 증가시킨다.<br>노인에게 수면잠복기와 유지시간에 이점이 미미하다. | 피하시오. |
| 안드로젠<br>메틸테스토스테론<br>테스토스테론 | 심장 위험이 높다<br>전립선암 환자에게 금기이다. | 성선저하증 진단이<br>아니면 피하시오. |
| 성장호르몬 | 근육증가 등의 체성분에 대한 영향이 미미하고 부종,<br>관절통, 손목 터널 증후군, 여성형유방, 공복 혈당<br>조절 기능이 엉망이 될 위험이 증가한다. | 성장호르몬<br>결핍증으로 진단된<br>경우가 아니면<br>피하시오. |

| 에스트로겐(±프로게스테론) | 유방암, 자궁경부암 위험을 높인다<br>노인 여성에게 심혈관 보호작용이나 인지기능 보호작용에 대한 근거가 부족하다<br>질건조에 대한 에스트로겐 질정은 안전하고 효과적이다<br>유방암 경력이 있는 여성으로서 통상적인 호르몬 대체요법에 반응하지 않는 경우 저용량 에스트로겐 질정(일주일에 두 번 25μg 미만 에스트라디올)을 투여할 수 있다 | 경구제나 패취제는 피하시오<br>질정은 성교불쾌증, 요로감염, 기타 질 증상 개선에 투여 가능하다 |
|---|---|---|
| 인슐린 슬라이딩 스케일<br>(기저인슐린을 사용하지 않고 속효성 인슐린으로만 현재 혈당수치만 기준으로 투여하는 방법) | 입원환자에게 철저하게 모니터링 하면서 투여하더라도 저혈당 위험이 높다<br>기저인슐린 없이 속효성 인슐린만 투여하지 마시오. | 피하시오 |
| 장시간형 설포닐유레아<br>클로르프로파미드<br>글리메피리드(아마릴)<br>글리부라이드 = 글리벤클라마이드<br>(다오닐) | 클로르프로파미드는 노인에게 반감기가 더 연장되어 저혈당이 오랜 시간 나타날 위험이 있고 SIADH도 발생 가능하다.<br>글리메피리드, 글리벤클라마이드는 노인에게 지속적인 저혈당을 유발할 위험이 높다 | 피하시오 |
| 메게스트롤 | 체중증가 효과는 미미하다<br>노인에게 혈전 발생 위험을 높이고 때로는 사망에 이르게 할 수 있다 | 피하시오 |
| 메토클로프로파미드 | 추체외로 부작용을 일으킬 수 있다<br>지연성운동장애 부작용을 일으킬 수 있다<br>장기적으로 투여하거나 노쇠한 노인에게 더 위험이 크다 | 피하시오<br>(장운동마비의 경우에는 12주 이내로 투여함) |
| 미네랄 오일 경구투여 | 흡인성 폐렴 위험이 너무 크다<br>(오일이 기도로 들어갈 가능성이 큼) | 피하시오 |
| PPI 위산분비 억제제 | 클로스트리디움 디피실리 감염 위험이 높아진다.<br>미네랄 흡수 감소로 골 소실과 골절 위험이 높아진다.<br>8주 초과로 연속 투여를 피하시오<br>(예외적으로 PPI 8주 초과 장기 복용해도 되는 경우 : 스테로이드나 NSAIDs 장기 투여자, 미란성 식도염 환자, 바레트 식도염 환자, 병리적인 위산 과다환자, 다른 위장약으로 치료 실패하여 유지요법으로 PPI가 필요한 환자) | 피하시오 |
| 메페리딘=데메롤=페치딘 | 경구투여 상용 용량에서 진통효과가 미미하다.<br>섬망 같은 신경독성 위험이 다른 마약류 진통제보다 높다.<br>다른 마약류 진통제를 선택하시오.<br>(주사제는 예외임 - 구급차에서 응급 진통제로 투여함) | 피하시오. |

| | | |
|---|---|---|
| 경구투여 NSAIDs<br>아스피린 >325mg/day<br>디클로페낙<br>에토돌락<br>이부프로펜<br>멜록시캄<br>나프록센<br>피록시캄<br>설린닥<br>메페남산 | 고위험군(75세 이상, 스테로이드 투여자, 항응고제 복용자, 항혈소판제 복용자)에게 위장출혈이나 위궤양 위험을 증가시킨다.<br>PPI나 미소프로스톨을 병용 투여하면 이러한 위험이 줄어들긴 하지만 완전히 막지는 못한다.<br>3∼6개월간 NSAIDs 투여로 상복부 궤양이나 위장출혈이나 위장 천공이 1% 정도 확률로 발생했다.<br>1년간 NSAIDs 투여로 상복부 궤양이나 위장출혈이나 위장 천공이 2∼4% 정도 확률로 발생했다.<br>NSAIDs를 장기간 투여할수록 위험은 더 늘어난다.<br>NSAIDs는 혈압을 상승시키고 신장을 손상 시킬 수 있다. NSAIDs 용량이 쎌 수록 위험은 증가한다 | 만성적 투여를 피하시오<br>대안이 없으면 위장 보호제(PPI나 미소프로스톨)를 병용투여하시오. |
| 인도메타신<br>케토롤락(주사제 포함) | 노인에게 위장출혈/위궤양 위험을 높인다.<br>노인에게 급성 신부전 위험을 높인다.<br>인도메타신은 다른 NSAIDs 보다 중추신경 부작용이 더 많다.<br>모든 NSAIDs 중에서 인도메타신이 부작용이 가장 심하다. | 피하시오. |
| 근육이완제<br>카리소프로돌, 클로르족사존,<br>사이클로벤자프린, 메토카르바몰,<br>올페나드린 | 대부분의 근육이완제는 노인에게 항콜린 부작용,<br>졸림, (낙상으로 인한)골절 위험을 높인다.<br>노인에게 적절한 용량의 근육이완제도 그 이점이 의문이다. | 피하시오. |
| 데스모프레신(미니린) | 저나트륨혈증 위험이 높다<br>다른 안전한 대안을 선택하시오 | 야뇨증에 처방을 피하시오. |

# Beers Criteria 질병 - 약물 상호작용

| 질병이나<br>증후군 | 부적절한 약물 | 부적절한 이유 | 권고안 |
|---|---|---|---|
| 심부전 | • 실로스타졸 : 피하시오<br>• Non DHP-CCB(딜티아젬, 베라파밀) : 박출량 감소 심부전(HFrEF)인 경우 피하시오<br>• NSAIDs, COX-2차단제 : 무증상 신부전 환자에게는 조심해서 투여하고 증상이 있는 심부전 환자에게는 피하시오<br>• TZDs(피오글리타존, 로지글리타존)<br>• 드로네다론 | Non DHP-CCB, NSAIDs, COX-2 차단제, 피오글리타존, 로지글리타존 : 수분 저류를 촉진하고 심부전을 악화 시킬 위험이 있다.<br><br>실로스타졸, 드로네다론 : 심부전 노인에게 사망률을 증가시킬 위험이 있다. | 피하거나 주의해서 투여하시오 |

| | | | |
|---|---|---|---|
| 실신 | • AChEIs(도네페질, 리바스티그민, 갈란타민)<br>• 비선택적 알파1 차단제 (독사조신, 프라조신, 테라조신)<br>• TCAs<br>• 항정신병약 (클로르프로마진, 티오리다진, 올란자핀) | AChEIs는 서맥을 유발하기 때문에 서맥으로 실신한 노인에게는 투여를 피해야 한다.<br>비선택적 알파1 차단제는 기립성 저혈압을 유발하기 때문에 기립성 저혈압으로 실신한 노인에게는 투여를 피해야 한다.<br>TCAs와 일부 항정신병약은 기립성 저혈압과 서맥을 동시에 유발한다. | 피하시오 |
| 섬망 | • 항콜린제<br>• 항정신병약, 벤조디아제핀<br>• 코르티코스테로이드(경구, 주사제)<br>• H2차단제(시메티딘, 파모티딘, 니자티딘)<br>• 메페리딘=페치딘<br>• 졸피뎀, 에스졸피클론 | 섬망 가능성이 높은 노인환자에게 섬망 악화 위험을 높이므로 피하시오.<br>치매노인의 행동장애 문제나 섬망이 있는 노인에게 투여를 피하시오.<br>(비약물요법이 실패하였거나 자신이나 타인에게 해를 끼치려는 경우에는 불가피하게 투여해도 됨)<br>항정신병약은 치매노인에게 뇌졸중 위험을 높여 치사율을 증가시킬 위험이 있다. | 피하시오 |
| 치매 인지장애 | • 항콜린제<br>• 벤조디아제핀<br>• 졸피뎀, 에스졸피클론<br>• 항정신병약(장기적 사용, 필요시 사용 모두 포함) | 중추신경계 부작용(인지장애, 섬망, 행동문제 등) 위험을 증가시키므로 투여를 피하시오.<br>치매노인의 행동장애 문제나 섬망이 있는 노인에게 투여를 피하시오.<br>(비약물요법이 실패하였거나 자신이나 타인에게 해를 끼치려는 경우에는 불가피하게 투여해도 됨)<br>항정신병약은 치매노인에게 뇌졸중 위험을 높여 치사율을 증가시킬 위험이 있다.(할로페리돌이 특히 위험) | 피하시오 |
| 낙상 경력이 있는 경우 골절 경력이 있는 경우 | • 뇌전증약(간질약)<br>• 항정신병약, 벤조디아제핀<br>• 졸피뎀, 에스졸피클론<br>• TCAs<br>• SSRIs<br>• SNRIs<br>• 마약류진통제 | 운동실조, 뇌에서 운동 조절능력 손상, 실신, 낙상 위험을 높인다.<br>벤조디아제핀은 장시간형 보다 단시간형 제제가 더 안전하다.<br>한 가기 약물을 반드시 써야 한다면 다른 약물(명단에 해당하는 약)을 감량하거나 삭제하는 것을 고려하고 낙상 위험을 줄일 수 있는 다른 보조적인 방법을 시행하시오.<br>어떤 항우울제(SSRIs)는 다른 항우울제보다 낙상 위험이 더 적다. | 더 안전한 대안이 없는 경우가 아니면 피하시오<br>뇌전증이나 기분조절장애가 아니면 항간질약 투여를 피하시오<br>심한 통증이 아니면 마약류 진통제 투여를 피하시오 |
| 파킨슨병 | • 항구토제(메토클로프로파미드, 프로클로르로페라진, 프로메타진)<br>• 모든 항정신병약(예외 : 쿠에티아핀, 클로자핀, 피마바세린) | 도파민 수용체 차단제 중에서 파킨슨병 증상을 심하게 악화시키는 약물이 명단에 올랐다.<br>피마바세린. 클로자핀은 파킨슨병 증상을 가장 악화시키지 않는 항정신병약이다.<br>쿠에티아핀은 신뢰도가 낮은 소규모 연구에서 파킨슨병 증상을 악화시키지 않았다. | 피하시오 |

**제1부 총론** 노인의 특성 및 약물관리 | 97

| 위궤양, 십이지장 궤양 경력이 있는 경우 | • 아스피린 >325mg/day<br>• COX2 비선택적 NSAIDs | 궤양을 악화시키거나 새로운/추가적인 궤양이 나타날 위험을 높인다. | 피하시오<br>(대안이 없으면 PPI같은 위장약을 같이 쓰시오) |
|---|---|---|---|
| 만성 신부전 4기 이상인 경우 (CrCl<30mL/min) | • NSAIDs(COX 선택적, 비선택적, 경구, 주사제 모두 다 포함) | 급성신부전 위험을 높이거나 신기능을 더욱더 악화시킬 수 있다. | 피하시오 |
| 노인 여성의 요실금 | • 경구용 에스트로겐, 에스트로겐 패취(예외 : 에스트로겐 질 국소제제)<br>• 알파1차단제(독사조신, 프라조신, 테라조신) | 에스트로겐 전신 투여에 대한 효과 이득이 부족하다<br>알파1차단제는 요실금을 악화시킬 수 있다. | 여성 노인에게 피하시오 |
| 하부요로증상 전립선 비대증 | • 항콜린성이 강한 약(예외 : 요실금 치료를 위한 항콜린제) | 요속(배출속도)을 감소시키고 요저류를 일으킬 수 있다. | 남성 노인에게 피하시오 |

## 미국 Beers Criteria 특정 노인에게 주의해서 써야 하는 약물

| 약물 | 권고안 | 부적절한 이유 |
|---|---|---|
| 아스피린 100mg | 70세 이상 주의 | 나이가 증가 할수록 출혈 위험이 눈에 띄게 높아진다.<br>단순 심혈관 예방목적으로는 이득이 부족하다.<br>진단된 기저질환인 심혈관 질환이 있는 경우에 2차적 예방 목적으로 처방하시오. |
| 다비가트란(프라닥사), 리바록사반(자렐토) | 75세 이상 주의 (심부정맥혈전증이나 심방세동에 주의해서 투약) | 75세 이상 심부정맥혈전증이나 심방세동 환자에게 장기간 투여 시 와파린에 비해 위장출혈 위험이 높다. |
| 프라수그렐 (에피언트) | 75세 이상 주의 | 노인에게 출혈 위험이 증가한다.<br>고위험 노인(심근경색 경력이 있거나 당뇨병이 있는 경우)의 경피적 관상동맥 중재술(PCI) 관련하여 투여하는 경우에는 투여해도 좋다. |
| 항정신병약, 카바마제핀, 이뇨제, 미르타자핀, SNRI, SSRI, TCA, 트라마돌 | 조심해서 투약 | SIADH, 저나트륨혈증을 일으키거나 악화시킬 수 있다.<br>노인에게 최초 투약하거나 용량을 변경 시킬 때 혈중 나트륨 수치를 잘 관찰해야 한다. |
| 덱스트로메토르판 / 퀴니딘 (뉴덱스타) | 조심해서 투약 | 항정신병약에 반응하지 않는 치매노인의 행동장애에 투여 시 효과가 미미하다.<br>낙상위험이 높고 다른 약물과 상호작용 위험이 크다.<br>감정실금(이유 없이 웃거나 울음) 치료목적으로 투여하지 마시오. |
| TMP/SMX (박트림) | CrCl 감소 노인이면서 ACEI, ARB 드시는 분의 경우 주의 | 크레아티닌 클리어런스가 감소한 노인에게 ACEI, ARB와 병용 투여 시 고칼륨혈증 위험이 증가한다. |

# Beers Criteria 약물상호작용

| 약물 | 또 다른 약물 | 상호작용 | 권고안 |
|---|---|---|---|
| ACEI, ARB, aliskiren, 칼륨저류이뇨제 (아밀로라이드, 트리암테렌) | ACEI, ARB, aliskiren | 고칼륨혈증 위험 증가 | 만성신부전 3a기 이상의 경우 루틴 투여를 피하시오. |
| 마약류 진통제 | 벤조디아제핀 | 부작용이 증가함 | 병용을 피하시오. |
| 마약류 진통제 | 가바펜틴, 프레가발린 | 졸음 부작용이 심하게 증가함 호흡마비, 사망 위험이 증가함 | 마약류 진통제를 줄이기 위해 사용하는 경우를 제외하고는 가능한 병용을 피하시오 |
| 항콜린제 | 항콜린제 | 인지장애 위험을 높임 | 가능하면 항콜린제 개수를 줄이시오 |
| 코르티코스테로이드 | NSAIDs | 위궤양, 위장출혈 위험을 높임 | 가능하면 병용을 피하시오. 불가능하면 위장약을 투여하시오. |
| 항우울제(TCA, SSRI, SNRI), 항정신병약, 항간질약, 벤조디아제핀, 졸피뎀, 에스졸피클론, 마약류 진통제 | 3가지 이상 병용투여 | 낙상, 골절 위험이 증가함 | 가능하면 개수를 줄이시오. |
| 리튬 | ACEIs 루프이뇨제 | 신장에서 리튬 배설이 감소하여 독성이 증가함 | 리튬 농도를 잘 관찰하고 가능한 병용을 피하시오. |
| 알파1차단제 | 루프이뇨제 | 노인 여성에게 요실금 증상을 악화시킴 | 특별한 경우가 아니면 여성노인에게 병용을 피하시오. |
| 페니토인 | TMP/SMX | 페니토인 독성이 증가함 | 병용을 피하시오. |
| 테오필린 | 시메티딘 시프로플록사신 | 테오필린 대사가 억제되어 테오필린 독성이 높아짐 | 병용을 피하시오. |
| 와파린 | 아미오다론 | 출혈 위험이 높아짐 (와파린 대사를 억제함) | 가능하면 병용을 피하시오 만약 동시 투여 시에는 INR을 잘 관찰하시오. |
| | 시프로플록사신 | | |
| | 마크로라이드 항생제 (아지스로마이신 포함) | | |
| | TMP/SMX | | |
| | NSAIDs | 출혈 위험이 높아짐 | |

# Beers Criteria 항콜린작용이 강한 약물

| 항부정맥제 | 디소피라미드 |
|---|---|
| 항우울제 | 아미트립틸린, 아목사핀, 클로미프라민, 독세핀, 이미프라민, 노르트립틸린, 파록세틴 |
| 항구토제 | 프로클로르페라진, 프로메타진 |
| 항히스타민제<br>(1세대) | 클로르페니라민, 클레마스틴, 시프로헵타딘, 디멘하이드리네이트, 디펜히드라민, 독시라민,<br>히드록시진, 메클리진, 트리프롤리딘 |
| 항무스카린제 | 옥시부티닌, 페소페로딘, 톨테로딘, 다리페나신, 플라복세이트, 솔리페나신, 트로스피움 |
| 항콜린제 | 디사이클로민, 호마트로핀, 히오스시아민, 프로판텔린 |
| 진경제 | 아트로핀, 벨라돈나 알칼로이드, 스코폴라민 |
| 근육이완제 | 사이클로벤자프린, 올페나드린 |
| 항정신병약 | 클로르프로마진, 클로자핀, 록사핀, 올란자핀, 퍼페나진, 티오리다진, 트리플루로페나진 |
| 항파킨슨병약 | 벤즈트로핀, 트리헥실페니딜 |

# 영국 Screening Tool of Older Persons' Prescriptions(STOPP) version 3

다음의 약물 처방은 65세 이상의 환자에게 부적절할 수 있습니다.

## STOPP 섹션 A : 의약품 적응증 – 부적절한 처방 케이스

A1. 증거 기반 임상 적응증 없이 처방된 모든 약물.

A2. 치료 기간이 잘 정의되어 있는데 권장 기간을 초과하여 처방된 모든 약물.

A3. 매일 복용하는(PRN 처방은 제외) 동일계열 중복처방

(예: NSAID, SSRI, 루프 이뇨제, ACE 억제제, 항응고제, 항정신병제, 아편유사 진통제 등을 동일 계열에서 두 가지 이상 동시에 처방) (중복해서 처방하지 말고 동일계열에서는 가능하면 1가지 약물만 써야 함).

## STOPP 섹션 B : 심혈관계 – 부적절한 처방 케이스

B1. 수축기 심실 기능이 보존된 심부전 환자에게 디곡신 처방(혜택에 대한 명확한 증거가 없음)

B2. 심부전 환자에게 베라파밀 또는 딜티아젬 처방(박출률 감소로 인해 심부전이 악화될 수

있음)

B3. 베라파밀 또는 딜티아젬과 베타 차단제 동시 처방(서맥 위험이 증가함)

B4. 서맥(〈 50/min)이 있는 환자에게 서맥 유발 약물(베타 차단제, 베라파밀, 딜티아젬, 디곡신) 처방

B5. 단순 고혈압에 베타 차단제 단독 요법(효능에 대한 확고한 증거 없음).

B6. 심실상 빈맥 부정맥의 1차 치료제로서 아미오다론 처방(베타 차단제, 디곡신, 베라파밀 또는 딜티아젬보다 주요 부작용 위험이 더 높음)

B7. 단순 고혈압의 1차 치료제로서 루프 이뇨제 처방(더 안전하고 효과적인 대안이 있음).

B8. 발목 부종에 대해 단순하게 루프 이뇨제 처방(심부전, 간부전, 신증후군 또는 신부전에 대한 임상적, 생화학적, 방사선학적 증거 없이 처방하는 경우)

B9. 현재 심각한 저칼륨혈증(혈청 K+ 〈 3.0mmol/l), 저나트륨혈증(혈청 Na+ 〈 130mmol/l), 고칼슘혈증(교정된 혈청 칼슘 〉2.65mmol/l) 또는 통풍 병력이 있는데 치아지드 이뇨제를 처방하는 경우(저칼륨혈증, 저나트륨혈증, 고칼슘혈증, 통풍은 치아지드 이뇨제에 의해 악화될 수 있음).

B10. 요실금이 있는 환자에게 고혈압 치료제로서 루프 이뇨제 처방(요실금을 악화시킬 수 있음)

B11. 중추 작용 항고혈압제 처방(예: 메틸도파, 클로니딘, 목소니딘, 릴메니딘, 구안파신) (중추 작용 항고혈압제는 노인에게 부작용이 심함).

B12. 고칼륨혈증(혈청 K 〉5.5mmol/L)이 있는 환자에게 ACEI 또는 ARB 처방.

B13. 알도스테론 길항제(예: 스피로노락톤, 에플레레논)와 칼륨 보존 약물(예: ACEI, ARB, 아밀로라이드, 트리암테렌)을 혈청 칼륨 모니터링 없이 처방하는 경우(고칼륨혈증 위험 높아짐 - 혈청 K를 최소 6개월마다 정기적으로 모니터링 해야 함).

B14. 심부전 또는 협심증 환자에게 PDE-5 억제제 처방(예: 실데나필, 타다라필, 바데나필)

B15. QT증가 위험이 있는 환자에게 QT증가 약물 처방(예: 퀴놀론, 마크로라이드, 온단세트론, 시탈로프람(용량 〉 20mg/일), 에스시탈로프람(1일 용량 〉 10mg), 삼환계 항우울제, 리튬, 할로페리돌, 디곡신, 항부정맥제, 티자니딘, 페노티아진, 아스테미졸, 미라베그론).

B16. 85세 이상이거나 기대 수명이 3년 미만인 노쇠한 노인에게 일차 심혈관 예방 목적으로서 스타틴 처방.(뇌경색, 심근경색, 당뇨 등의 심혈관 위험 노인인 경우에는 처방해도 됨)

B17. 관상동맥, 뇌 또는 말초 혈관 질환의 병력이 있는 노인에게 지속적으로 NSAID 처방.(혈전증 위험 증가).

B18. 관상동맥, 뇌 또는 말초 혈관 질환의 병력이 있는 노인에게 지속적으로 항정신병 약물 처방.

(혈전증 위험 증가).

B19. 루프 이뇨제 처방 받고 있는 심부전 노인에게 NSAID 또는 전신 코르티코스테로이드 처방 (부종 악화로 심부전 악화 위험).

B20. 중증 대동맥판막 협착증 환자에게 항고혈압제 처방(심한 저혈압, 실신 위험).

B21. 심방세동 환자에게 심실 박동수 조절을 위한 1차 치료제로서 디곡신을 장기간 처방(디곡신 장기간 복용으로 인해 사망률이 증가함, 베타 차단제가 일반적으로 더 바람직함).

## STOPP 섹션 C : 항응고제 – 부적절한 처방 케이스

※ 항응고제 = 비타민 K 길항제(와파린), 직접 트롬빈 억제제, 인자 Xa 억제제

C1. 매일 장기간 아스피린 100mg 초과로 처방(출혈 위험이 증가함, 용량 증가에 따른 효과 증거 없음)

C2. 주요 출혈 위험이 높은 사람에게 항혈소판제, 항응고제 처방(예 : 관리되지 않은 상태의 심각한 고혈압 환자, 출혈 체질, 출혈 위험이 높은 – 최근의 자연 출혈 환자)

C3. 2차 뇌졸중 예방으로서 아스피린 + 클로피도그렐 4주 이상 장기 처방(지난 12개월 동안 관상동맥 스텐트를 삽입했거나 급성 관상동맥 증후군이 있거나 높은 등급(〉50%)의 증상이 있는 경동맥 협착증이 있는 경우에는 예외로 2중 항혈소판제 요법 처방을 함)

C4. 만성 심방세동 환자에게 항혈소판제 + 항응고제 병용 처방(지난 12개월 동안 관상동맥 스텐트를 삽입했거나 높은 등급(〉50%)의 증상이 있는 경동맥 협착증이 있는 경우에는 예외로 항혈소판제 + 항응고제 요법 처방을 할 수 있음)

C5. 안정형 협심증, 뇌혈관 또는 말초동맥 질환 환자에게 항혈소판제 + 항응고제 병용 처방 (지나친 항혈소판제 + 항응고제 요법 처방에 대한 이득 증거가 없음)

C6. 어떠한 상황이던지 티클로피딘 처방(클로피도그렐과 프라수그렐이 효능이 비슷하고 증거가 더 강력하며 부작용이 더 적음).

C7. 만성 심방세동 환자의 뇌졸중 예방을 위해 항응고제를 처방하지 않고 항혈소판제를 처방하는 경우 (유효성 증거 없음).

C8. 6개월 이상 응고항진상태 같은 위험 요인이 발생하지 않는 초기 심부정맥 혈전증에 항응고제 처방(증명된 추가 이점 없음).

C9. 6개월 이상 응고항진상태 같은 위험 요인이 발생하지 않는 초기 폐색전증에 항응고제 처방 (증명된 추가 이점 없음).

C10. NSAID + 항응고제 병용 처방(위장 출혈 위험).

C11. 심방세동에 대한 1차 항응고제로 와파린을 처방하는 경우(단, 기계판막, 중증 승모판 협착증, eGRF 〈 15 mls/min/1.73m2 인 경우는 예외적으로 와파린을 선택해서 처방함) (그렇지 않은 보통의 경우에는 와파린 보다는 직접 트롬빈 억제제 또는 인자 Xa 억제제 처방이 효과적이고 안전함).

C12. 이전에 주요 출혈 병력이 있는 환자에게 SSRI + 항응고제 처방(SSRI가 항혈소판제 특성이 약간 있어서 출혈 위험이 증가함)

C13. 직접 트롬빈 억제제(예: 다비가트란) + 딜티아젬 or 베라파밀(출혈 위험 증가)

C14. 아픽사반, 다비가트란, 에독사반, 리바록사반 + P-glycoprotein(P-gp) 약물 유출 펌프 억제제

(예: 아미오다론, 아지스로마이신, 카르베딜롤, 사이클로스포린, 드로네다론, 이트라코나졸, 케토코나졸, 마크로라이드, 퀴닌, 라놀라진, 타목시펜, 티카그렐러, 베라파밀)

(약물상호작용으로 항응고제의 혈중 농도가 올라가서 출혈 위험 증가).

C15. 정맥혈전색전증 병력이 있는 환자에게 전신 에스트로겐 또는 안드로겐 처방(재발성 정맥혈전색전증의 위험 증가).

C16. 심혈관 질환의 일차 예방을 위한 저용량 아스피린(별다른 심혈관 위험이 없는 사람에게 무조건 처방하는 경우에는 이득에 대한 증거가 부족함)

## STOPP 섹션 D : 중추신경계 – 부적절한 처방 케이스

D1. 치매, 협우각 녹내장, 심장 전도 이상, 양성 전립선 비대증과 관련된 하부 요로 증상, 만성 변비, 최근 낙상, 요폐 병력이 있는 환자에게 삼환계 항우울제(TCA) 처방(TCA 부작용으로 증상을 악화시킬 수 있음).

D2. 주요 우울증에 대한 1차 치료법으로 삼환계 항우울제(TCA) 처방(SSRI, SNRI보다 TCA의 약물 이상 반응 위험이 더 높음).

D3. 중증 고혈압(수축기 혈압 〉180mmHg +/- 확장기 혈압 〉105mmHg) 환자에게 SNRI (예: 벤라팍신, 둘록세틴) 처방 (고혈압을 악화시킬 가능성이 있음).

D4. 양성 전립선 비대증 또는 이전 요폐(고위험)와 관련된 하부 요로 증상의 병력이 있는 환자에게 중등도의 항무스카린/항콜린 효과가 있는 항정신병제(아세프로마진, 클로르프로마진, 클로자핀, 플루펜틱솔, 플루펜진, 레보메프로마진, 올란자핀, 피포티아진, 프로마진, 티오리다진) 처방.

D5. 치매노인의 행동심리증상(BPSD)를 치료하기 위해 항정신병약을 처방하는데 3개월 이상

약물 용량 검토를 안 하고 계속 기존 처방만 복사 하는 경우

(추체외로 부작용 여부를 계속 관찰하고 인지능력 악화 여부를 계속 관찰하고 주요 심혈관 질환 및 뇌졸중 위험 증가 여부를 계속 관찰하면서 항정신병약 용량이 적절한가? 용량을 줄일 필요가 있는가? 다른 항정신병약으로 변경이 필요한가? 등의 약물 검토를 지속적으로 해주어야 함).

D6. 저나트륨혈증(혈청 Na+ 〈 130mmol/l)이 있는 사람에게 SSRI 처방(SSRI는 저나트륨혈증을 악화시키거나 촉진시킬 위험이 있음).

D7. 현재 또는 최근에 상당한 출혈이 있던 사람에게 SSRI 처방(SSRI는 항혈소판 효과가 있어서 출혈을 악화 또는 재발 시킬 위험이 있음).

D8. 4주 이상 벤조디아제핀을 처방 하는 경우(장기 치료에 대한 적응증 없음: 장기간 진정, 혼란, 균형 장애, 낙상, 교통사고 위험이 증가함: 벤조디아제핀을 4주 이상 복용한 경우 갑자기 중단하면 벤조디아제핀 금단 증상을 유발할 위험이 있으므로 점차적으로 중단함).

D9. 치매 노인의 초조, 공격적인 증상, 정신증적 증상에 벤조디아제핀 처방(효능 증거 없음).

D10. 불면증에 2주 이상 벤조디아제핀 장기처방(의존성 높음, 낙상, 골절, 교통사고 위험 증가).

D11. 불면증에 2주 이상 Z-Drugs(졸피뎀, 에스졸피클론) 장기처방(낙상, 골절 위험 증가).

D12. 파킨슨병 또는 루이소체 치매가 있는 환자에게 항정신병제 처방(추체외로 부작용 위험 증가) (클로자핀, 쿠에티아핀, 피마반세린은 추체외로 부작용 위험이 매우 낮은 약이라서 예외임)

D13. 항정신병 약물의 추체외로 부작용을 치료하기 위해 항콜린제/항무스카린성 약물(벤즈트로핀, 트리헥시페니딜, 프로사이클리딘, 올페나드린)을 처방하는 경우(항콜린 부작용 독성 증가)

D14. 섬망 또는 치매 환자에게 강력한 항콜린제/항무스카린성 약물을 처방하는 경우.

　　※ 강력한 항콜린성/항무스카린성 효과가 있는 약물 : 삼환계 항우울제(예: 아미트립틸린, 독세핀, 임프라민, 노르트립틸린), 특정 항정신병약(예: 클로르프로마진, 클로자핀, 티오리다진), 1세대 항히스타민제(예: 디펜히드라민, 클로르페니라민), 특정 방광 항경련 제(예: 톨테로딘, 옥시부티닌), 히오스신, 프로시클리딘, 벤즈트로핀, 티자니딘.등

D15. 치매노인의 행동심리증상(BPSD)에 항정신병 약물을 12주 이상 장기적으로 처방하는 경우 (뇌졸중, 심근경색 위험 증가 우려 때문) (BPSD 증상이 심하고 비약물 요법에 실패 한 경우는 예외)

D16. 졸린 특성을 가진 항정신병 약물을 수면제로서 처방하는 경우(혼란, 저혈압, 추체외로 부작용, 낙상 위험 때문) (치매노인의 행동심리증상(BPSD)이 있거나 정신증이 있는 노인에게 수면제로서 항정신병 약물을 처방하는 것은 예외)

D17. 지속적인 서맥(분당 60회 미만), 심방 차단, 설명할 수 없는 재발성 실신(심장 전도 장애, 실신 및 부상의 위험)의 병력이 있는 노인에게 치매약인 아세틸콜린에스테라제 억제제를 처방하는 경우(실신 위험이 높기 때문)

D18. 베타 차단제, 디곡신, 딜티아젬, 베라파밀과 같은 심박수를 감소시키는 약물과 아세틸콜린에스테라제 억제제 병용 처방(심장 전도 부전, 실신 위험 증가)

D19. 뇌전증(간질) 발작 경력이 있는 환자에게 메만틴 처방(발작 위험 증가).

D20. 치매 환자에게 두뇌 영양제(은행잎 추출물, 피라세탐, 프라미라세탐, 페닐피라세탐, 애니라세 탐, 포스파티딜세린, 모다피닐, L-테아닌, 오메가-3, 인삼, 로디올라, 크레아틴) 처방(효능 증거 없음).

D21. 치매환자의 행동심리증상(BPSD)에 페노티아진을 1차 선택약으로 사용하는 경우(페노치아진은 졸림, 진정작용이 매우 강하고 항콜린 독성도 강하기 때문) (클로르프로마진을 지속적인 딸꾹질에, 프로클로페라진을 오심/구토/현기증에 쓰는 경우는 예외).

D22. 본태성 떨림증에 레보도파 또는 도파민 작용제를 처방하는 경우(효능의 증거 없음).

D23. 항정신병약의 추체외로 부작용 또는 기타 약물로 인한 파킨슨 증상 부작용 치료를 위해 레보도파 또는 도파민 작용제를 처방하는 경우(부적절한 연쇄처방의 예임).

D24. 알레르기 또는 소양증에 대한 1차 치료제로 1세대 항히스타민제를 처방하는 경우(노인에게 더 안전하고 독성이 낮으며 부작용이 적은 2세대 항히스타민제가 있음).

D25. 불면증에 1세대 항히스타민제를 수면제로서 처방하는 경우(부작용 위험이 높음, Z 약물이 더 안전하고 단기 사용에 더 적합함).


**STOPP 섹션 E** : 급성, 만성 콩팥부전 환자에게 – 부적절한 처방 케이스

E1. eGFR 〈 30 ml/min/1.73m$^2$ 인 환자에게 디곡신 반 알(0.125μg/일) 이상 용량으로 90일 이상 장기적으로 처방하는 경우(혈장 디곡신 수치를 확인하지 않으면 디곡신 독성 위험 우려가 큼).

E2. eGFR 〈 30 ml/min/1.73m$^2$ 인 환자에게 직접 트롬빈 억제제(예: 다비가트란)를 처방하는 경우(출혈 위험 증가함).

E3. eGFR 〈 15 ml/min/1.73m$^2$ 인 환자에게 직접 Xa 인자 억제제(예: 리바록사반, 아픽사반)를 처방하는 경우(출혈 위험 증가함).

E4. eGFR 〈 15 ml/min/1.73m$^2$ 인 환자에게 NSAID를 처방하는 경우(신장 기능 저하 위험).

E5. eGFR 〈 10 ml/min/1.73m$^2$ 인 환자에게 콜키친을 처방하는 경우(콜키친 독성 위험).

E6. eGFR 〈 30 ml/min/1.73m² 인 환자에게 메트포르민을 처방하는 경우(유산산증(lactic acidosis) 위험 증가함).

E7. eGFR 〈 30 ml/min/1.73m² 인 환자에게 미네랄코르티코이드 수용체 길항제(예: 스피로노락톤, 에플레레논)을 처방하는 경우(고칼륨혈증 위험 증가함).

E8. eGFR 〈 45 ml/min/1.73m² 인 환자에게 니트로푸란토인을 처방하는 경우(니트로푸란토인 독성 증가).

E9. eGFR 〈 30 ml/min/1.73m² 인 환자에게 비스포스포네이트를 처방하는 경우(급성콩팥부전 위험 증가).

E1. eGFR 〈 30 ml/min/1.73m² 인 환자에게 메토트렉세이트를 처방하는 경우(메토트렉세이트 독성 증가).

## STOPP 섹션 F : 위장관계 – 부적절한 처방 케이스

F1. 파킨슨병이 있는 환자에게 항구토제인 프로클로르페라진 또는 메토클로프라미드를 처방 (파킨슨병 증상을 악화시킬 위험).

F2. 합병증이 없는 소화성 궤양 질환 환자에게 고용량 PPI를 8주 이상 처방하는 경우(PPI 용량을 감소시키거나 8주 이내로 처방하거나 H2 길항제로 변경해서 유지요법을 시행해주어야 좋음).

F3. 만성 변비 환자에게 변비를 악화시킬 수 있는 약물 처방(예: 항무스카린제/항콜린제, 경구용 철분제, 마약류 진통제, 베라파밀, 알루미늄 제산제 등) (변비 악화 위험).(다른 대안의 약물이 없는 경우는 예외)

F4. 철로서 매일 200 mg 이상의 철분 경구 투여(예: 푸마르산 제1철 〉 600 mg/일, 황산 제1철 〉 600 mg/일, 글루콘산 제1철 〉 1800 mg/일) (이 용량 이상으로 투여해도 철 흡수가 강화된다는 증거는 없음).

F5. 소화성 궤양 질환 또는 미란성 식도염 병력이 있는 환자에게 코르티코스테로이드 처방(PPI를 함께 처방하지 않으면 재발 위험이 증가하므로 스테로이드를 투여해야 하는 경우 PPI를 같이 처방함)

F6. 위전정부 혈관 확장증(GAVE, "수박처럼 생긴 위장") 병력이 있는 환자에게 항혈소판제 또는 항응고제 처방(주요 위장 출혈 위험).

F7. 삼킴곤란(연하곤란)을 동반한 환자에게 항정신병약 처방(흡인성 폐렴의 위험 증가).

F8. 식욕 촉진제로서 메게스트롤 아세테이트 처방(입증되지 않은 효능으로 인해 혈전증 및 사망

위험 증가).

## STOPP 섹션 G : 호흡기계 – 부적절한 처방 케이스

G1. COPD에 대한 단독요법으로 테오필린 처방(더 안전하고 효과적인 대안이 있음, 테오필린은 치료계수가 좁고 부작용 위험이 큼).

G2. 중등도–중증 COPD의 유지 요법을 위해 흡입용 코르티코스테로이드 대신 전신 코르티코스테로이드 사용(전신 코르티코스테로이드는 부작용 증가).

G3. 협우각 녹내장(녹내장을 악화시킬 수 있음) 또는 방광 유출 폐쇄(배뇨곤란을 유발할 수 있음)의 병력이 있는 환자에게 위장관 진경제로서 지속성 무스카린 길항제를 처방하는 경우(예: 티오트로피움, 아클리디늄, 유메클리디늄, 글리코 피로니움).

G4. 급성 또는 만성 호흡 부전(pO2 〈 8.0 kPa ± pCO2 〉 6.5 kPa)이 있는 환자에게 벤조디아제핀 처방(호흡 부전 악화 위험).

## STOPP 섹션 H : 근골격계 – 부적절한 처방 케이스

H1. 소화성 궤양 질환 또는 위장 출혈 병력이 있는 환자에게 PPI 또는 H2 길항제 없이 NSAID를 처방(소화성 궤양 재발 위험이 증가하므로 PPI 또는 H2 길항제를 같이 처방해주어야 좋음)

H2. 중증 고혈압(수축기 혈압이 지속적으로 170mmHg를 초과하거나 확장기 혈압이 지속적으로 100mmHg를 초과)이 있는 상태에서 NSAID 처방(고혈압 악화 위험).

H3. 아세트아미노펜은 시도해 보지 않고 골관절염 통증 증상 완화를 위해 NSAID를 3개월 이상 장기간 처방(부작용이 적은 진통제가 바람직하며 아세트아미노펜도 일반적으로 통증 완화에 효과적임)

H4. 류마티스 관절염의 단독요법으로서 코르티코스테로이드를 3개월 이상 장기간 처방(부작용 위험 증가)

H5. 골관절염에 전신 코르티코스테로이드 처방(스테로이드 부작용 위험) (관절 통증에 대한 주기적인 관절 내 국소적 주사는 예외).

H6. 잔틴–산화효소 억제제(예: 알로푸리놀, 페북소스타트)에 대한 금기에 해당하지 않는 환자인데도 통풍 재발 예방을 위해 NSAID 또는 콜키친을 3개월 이상 장기간 처방(잔틴–산화효소 억제제가 통풍의 1차 선택 예방 약물임)

H7. 관절염/류머티즘 치료를 위해 코르티코스테로이드 + NSAID 병용 처방(소화성 궤양 질환의 위험 증가).

H8. 상부 위장관 질환(연하곤란, 식도염, 위염, 십이지장염 또는 소화성 궤양 질환)의 병력이 있거나 상부 위장관 출혈(식도염, 식도궤양, 식도 협착의 재발/악화 위험)이 있는 환자에게 비스포스포네이트 처방(위장 부작용 우려)

H9. 골관절염에 장기간 마약류 진통제 처방(효능 증거 부족, 심각한 부작용 위험 증가).

## STOPP 섹션 I : 비뇨생식기계 – 부적절한 처방 케이스

I1. 치매 또는 만성 인지 장애 환자에게 전신 항무스카린성 요실금약(예: 옥시부티닌, 톨테로딘, 트로스피움) 처방(혼란, 초조 위험 증가).

I2. 협우각 녹내장 환자에게 전신 항무스카린성 요실금약(예: 옥시부티닌, 톨테로딘, 트로스피움) 처방(녹내장 악화).

I3. 양성 전립선 비대증 및 배뇨 후 잔존량이 200ml를 초과하는 하부 요로 증상이 있는 환자에게 전신 항무스카린성 요실금약(예: 옥시부티닌, 톨테로딘, 트로스피움) 처방(노인 남성에서 효능이 불확실하고 요폐의 위험이 증가함).

I4. 변비 환자에게 전신 항무스카린성 요실금약(예: 옥시부티닌, 톨테로딘, 트로스피움) 처방(변비 악화).

I5. 기립성 저혈압 또는 실신 병력이 있는 환자에게 실로도신 외의 알파-1 수용체 길항제(예: 알푸조신, 독사조신, 인도라민, 탐수로신, 테라조신) 처방(재발성 실신을 유발할 위험).

I6. 불안정하거나 중증의 고혈압이 있는 환자에게 미라베그론 처방(고혈압 악화 위험).

I7. 절박성 요실금에 둘록세틴 처방(둘록세틴은 복압성 요실금에는 효과가 있을 수 있지만 절박성 요실금에는 효과 없음).

I8. 무증상 세균뇨에 대한 항생제 사용(적응증 없음. 노인의 무증상 세균뇨는 치료하지 않음).

## STOPP 섹션 J : 내분비기계 – 부적절한 처방 케이스

J1. 제2형 당뇨병에 장시간형 설포닐우레아(예: 글리벤클라미드, 클로르프로파미드, 글리메피리드) 처방 (지속적인 저혈당 위험)

J2. 심부전이 있는 당뇨병 환자에게 티아졸리데네디온(예: 로시글리타존, 피오글리타존) 처방 (심부전 악화 위험)

J3. 저혈당 증상이 자주 나타나는 당뇨병 환자에게 비선택적 베타 차단제 처방(베타차단제는 저혈당 증상 은폐 위험)

J4. 저혈압이 있는 당뇨병 환자에게 SGLT2 억제제(예: 카나글리플로진, 다파글리플로진,

엠파글리플로진, 에르투글리플로진) 처방(저혈압 악화 위험)

J5. 유방암 병력이 있는 환자에게 호르몬 대체요법으로서 전신 에스트로겐 처방(재발 위험 증가)

J6. 정맥혈전색전증 병력이 있는 환자에게 호르몬 대체요법으로서 전신 에스트로겐 처방(재발 위험 증가)

J7. 협착성 관상동맥질환, 뇌 또는 말초 동맥 질환 병력이 있는 환자에게 폐경기 호르몬 요법 (에스트로겐 + 프로게스틴) 처방 (급성 동맥 혈전증의 위험 증가)

J8. 자궁이 손상되지 않은 환자(자궁적출술을 시행하지 않은 환자)에게 프로게스토겐이 없는 전신 에스트로겐 처방(자궁내막암 위험)

J9. 무증상 갑상선 기능 저하증(free T4는 정상, TSH는 약간 상승) 환자에게 레보티록신 처방 (이득의 증거 없음, 의인성 갑상선 중독증 위험만 증가함)

J10. 요실금 또는 빈뇨 환자에게 바소프레신 유사체(예: 데스모프레신, 바소프레신) 처방 (저나트륨혈증 위험 증가함)

**STOPP 섹션 K** : 낙상 위험을 증가시키는 약물 – 부적절한 처방 케이스

K1. 낙상 경력이 있는 노인에게 벤조디아제핀 처방(신체균형 감각 감소를 유발할 수 있음).

K2. 낙상 경력이 있는 노인에게 항정신병약 처방(파킨슨증을 유발할 수 있음)

K3. 낙상 경력이 있고 지속적인 기립성 저혈압이 있는 노인에게 혈관확장제 처방(실신, 낙상 위험을 높임)

K4. 낙상 경력이 있는 노인에게 Z–drugs(졸피뎀, 에스졸피클론) 처방(지속적인 주간 진정, 운동실조를 유발할 수 있음)

K5. 낙상 경력이 있는 노인에게 뇌전증약, 항간질약 처방(감각 손상, 소뇌 기능에 부정적인 영향을 미칠 수 있음)

K6. 낙상 경력이 있는 노인에게 1세대 항히스타민제 처방(감각 장애를 일으킬 수 있음)

K7. 낙상 경력이 있는 노인에게 마약류 진통제 처방(감각 장애를 일으킬 수 있음)

K8. 낙상 경력이 있는 노인에게 항우울제 처방(감각 장애를 일으킬 수 있음)

K9. 낙상 경력이 있는 노인에게 고혈압약으로서 알파 차단제 처방(기립성 저혈압을 일으킬 수 있음)

K10. 낙상 경력이 있는 노인에게 전립선 비대증약으로서 알파 차단제 처방(기립성 저혈압을 일으킬 수 있음) (실로도신은 기립성 저혈압 위험이 적어서 제외)

K11. 중추성 항고혈압제 처방(감각을 손상시키고 기립성 저혈압을 유발할 수 있음).

K12. 과민성 방광 또는 절박 요실금 치료를 위한 항무스카린제(예: 옥시부티닌, 톨테로딘, 트로스피움) 처방(감각 장애를 일으킬 수 있음)

## STOPP 섹션 L : 진통제 – 부적절한 처방 케이스

L1. 가벼운 통증에 대한 1차 치료법으로 강력한 마약성 진통제(모르핀, 옥시코돈, 펜타닐, 부프레노르핀, 디아모르핀, 메타돈, 트라마돌, 페티딘, 펜타조신) 처방(WHO 진통제 사다리를 고려하지 않고 아세트아미노펜 또는 NSAID를 1차 치료법으로 시도해 보지 않은 경우)

L2. 완하제(변비약)를 병용하지 않고 (PRN이 아닌) 정기적 복용 목적으로 마약성 진통제를 처방(심각한 변비의 위험).

L3. 갑자기 발생하는 중등도 또는 중증 통증에 대해 속효성 아편유사제가 아닌 지속성 아편유사제를 처방(갑자기 나타난 심각한 통증을 조절하지 못할 위험이 있음 – 속효성 마약성 진통제를 PRN으로 처방해주어야 바람직함)

L4. 만성 골관절염 통증 치료에 국소 리도카인 패치 처방(효능에 대한 명확한 증거 없음).

L5. 신경통이 아닌 통증에 가바펜티노이드(예: 가바펜틴, 프레가발린) 처방(효능 증거 부족).

L6. 영양 상태가 좋지 않은 환자(BMI < 18) 또는 만성 간 질환이 있는 환자에게 아세트아미노펜 3,000 mg/day 이상 처방(간독성 위험)

## STOPP 섹션 M : 항콜린제 – 부적절한 처방 케이스

M1. 항무스카린성/항콜린성 특성을 지닌 약물(예: 방광 진경제, 장내 진경제, 삼환계 항우울제, 1세대 항히스타민제, 항정신병제)을 두 가지 이상 처방(항무스카린성/항콜린성 독성 증가 위험).

# 영국 Screening Tool to Alert to Right Treatment (START), version 3.

노인 환자의 임상 상태가 말기라서 보다 완화적인 약물 요법이 필요한 경우를 제외하고, 대부분의 노인에게 다음의 약물 요법을 권장 합니다.
(각 약물별로 각 환자별로 특수한 금기 사항이 있는 경우는 제외)

## START 섹션 A : 적응증 약물

A1. 약물 적응증에 해당되고 명확한 금기 사항이 없고 해당 약물을 용량 및 기간에 대한 처방
  지침에 따라 처방하는 경우

## START 섹션 B : 심혈관계 – 적극 권장 케이스

B1. 수축기 혈압 〉140mmHg 및/또는 확장기 혈압 〉90mmHg인 사람에게 항고혈압제 처방
  (단, 중등도 또는 중증 노쇠 노인인 경우는 수축기 혈압 150mmHg 및/또는 확장기 혈압
  90mmHg으로 약하게 혈압약을 처방함)

B2. 관상동맥, 뇌 또는 말초혈관 질환의 병력이 있는 사람에게 스타틴 처방(환자가 임종 상태
  이거나 중등도 또는 중증 노쇠인 경우는 제외)

B3. 관상동맥 질환을 동반한 환자에게 안지오텐신 전환 효소(ACE) 억제제 처방

B4. 유증상의 관상동맥질환 환자에게 베타차단제 처방

B5. 박출률이 감소된 심부전 환자에게 안지오텐신 전환 효소(ACE) 억제제 처방

B6. 박출률이 감소된 안정 심부전 환자에게 심장 선택성 베타 차단제(비소프롤롤, 네비볼롤,
  메토프롤롤, 카르베딜롤) 처방

B7. 심부전 환자에게 미네랄 코르티코이드 수용체 길항제(스피로노락톤, 에플레레논) 처방(중증
  콩팥기능장애(eGFR 〈 30 ml/min/m2)가 있는 경우는 예외)

B8. (당뇨병 유무에 관계없이, 박출률 감소 여부에 관계없이) 증상이 있는 심부전 환자에게
  SGLT–2 억제제(카나글리플로진, 다파글리플로진, 엠파글리플로진, 에르투글리플로진)
  처방

B9. ACEI 또는 ARB의 최적 용량에도 불구하고 지속적인 심부전 증상을 유발하는 박출률 감소
  심부전 환자에게 사쿠비트릴/발사르탄 처방

B10. 심박수가 조절되지 않는 만성 심방세동 환자에게 베타 차단제 처방

B11. 박출률 감소 + 철분 결핍을 동반한 심부전 증상 환자에게 철분 정맥 주사.

## START 섹션 C : 항응고제 – 적극 권장 케이스

C1. 만성 또는 발작성 심방세동이 있는 환자에게 항응고제(비타민 K 길항제, 직접 트롬빈 억제제,
  Xa 인자 억제제) 처방

C2. 관상동맥, 뇌 또는 말초 혈관 질환의 병력이 있는 환자에게 항혈소판제(아스피린, 클로
  피도그렐, 프라수그렐, 티카그렐러) 처방

## START 섹션 D : 중추신경계 – 적극 권장 케이스

D1.  기능 장애 및 그에 따른 장애가 있는 특발성 파킨슨병 환자에게 레보도파 처방

D2.  주요 우울장애 환자에게 비TCA 항우울제(SSRI, SNRI 등) 처방.

D3.  경증–중등도 알츠하이머 치매 환자에게 아세틸콜린에스테라제 억제제(도네페질, 리바스티그민, 갈란타민) 처방

D4.  루이소체 치매 또는 파킨슨병 치매 환자에게 리바스티그민 처방

D5.  독립적인 기능과 삶의 질에 영향을 미치는 지속적이고 심각한 불안 증상을 가진 환자에게 SSRI 처방(SSRI가 금기인 경우에는 SNRI 등을 처방)

D6.  하지불안증후군 환자에게 도파민 작용제(로피니롤, 프라미펙솔, 로티고틴) 처방(심한 철분 결핍이나 중증 만성 신장 질환(eGFR < 30 ml/min/m²)이 있어서 하지불안증후군 증상이 나타고 있는 경우는 제외)

D7.  (기능 장애 및 그에 따른 장애를 동반한) 본태성 떨림 환자에게 프로프라놀롤 처방

## START 섹션 E : 급성, 만성 콩팥부전 환자에게 – 적극 권장 케이스

E1.  저칼슘혈증(교정 혈청 칼슘 < 2.10 mmol/l) 및 관련 이차 부갑상선 기능항진증을 동반한 중증 만성 신장(eGFR < 30 ml/min/m²) 질환 환자에게 비타민 D(1–알파 하이드록시콜레칼시페롤 또는 칼시트리올) 처방

E2.  신장 식이요법 준수에도 불구하고 혈청 인산염 농도가 지속적으로 >1.76mmol/l(5.5mg/dl)인 중증 만성 신장(eGFR < 30 ml/min/m²) 질환 환자에게 인산염 결합제 처방

E3.  (조혈이나 철분 결핍이 원인이 아닌) 빈혈증상이 있는 중증 만성 신장(eGFR < 30 ml/min/m²) 질환 환자에게 에리스로포이에틴(EPO) 유사체 주사

E4.  단백뇨 (알부민 배설량 >300mg/24hours)가 있는 만성 콩팥질환 환자에게 ARB or ACEI 처방

## START 섹션 F : 위장관계 – 적극 권장 케이스

F1.  심각한 위식도 역류 질환 또는 확장이 필요한 소화성 식도 협착이 있는 환자에게 프로톤 펌프 억제제(PPI) 처방

F2.  소화성 궤양이나 역류성 식도염의 병력이 있는 환자에게 저용량 아스피린을 투약할 때 PPI 병용 처방

F3.  단기(< 2주) 또는 장기(> 2주) NSAID를 처방받는 환자에게 PPI 병용 처방

F4.  변비 병력이 있는 게실증 환자에게 섬유질 보충제(예: 밀기울, ispaghula, 메틸셀룰로오스, sterculia) 처방

F5.  (만성 지속성 특발성 또는 이차성 양성) 변비 환자에게 삼투성 완하제(예: 락툴로스, 수산화마그네슘, 소르비톨) 처방

F6.  Clostridioides difficile 관련 설사 예방을 위해(면역력이 저하되지 않았거나 심각하게 쇠약해지지 않은) 환자에게 항생제와 함께 프로바이오틱스 처방

F7.  헬리코박터균 관련 활동성 소화성 궤양 질환 환자에게 헬리코박터 제균 요법 처방

## START 섹션 G : 호흡기계 – 적극 권장 케이스

G1.  GOLD 1 또는 2 단계의 증상성 COPD 및 만성 천식 환자에게 LAMA 혹은 LABA 처방

(LAMA : 티오트로피움, 아클리디늄, 우메클리디늄, 글리코피로늄)

(LABA : 밤부테롤, 포르모테롤, 인다카테롤, 올로다테롤, 살메테롤)

G2.  중등도 천식 또는 GOLD 3 또는 4 단계의 COPD에 정기적인 흡입용 코르티코스테로이드 처방(흡입용 코르티코스테로이드 : 베클로메타손, 부데소니드, 시클레소니드, 플루티카손, 모메타손)

G3.  만성 저산소혈증(pO2 〈 8.0 kPa 또는 60 mmHg 또는 SaO2 〈 89%) 환자에게 가정용 산소 공급장치 사용

## START 섹션 H : 근골격계 – 적극 권장 케이스

H2.  스테로이드 유발 골다공증 예방을 위해 장기간 전신 코르티코스테로이드 치료를 받는 환자에게 비스포스포네이트, 비타민 D, 칼슘 처방

H3.  골다공증 환자나 노쇠로 인한 골절 경력이 있거나 T–점수가 –2.5 미만인 노인에게 비타민 D 처방

H4.  골다공증 환자에게 골 흡수 방지제(비스포스포네이트, SERM, 데노수맙) 또는 동화작용 요법제(테리파라타이드) 처방

H5.  집에만 있거나 낙상 경력이 있거나 골감소증이 있는 노인이 비타민 D 혈중 수치가 결핍 (〈 20 마이크로그램/L, 〈 50 nmol/L)인 경우 비타민 D 처방

H6.  최소 2회 이상의 데노수맙 투여 후 중단했을 경우 골 흡수 방지제(비스포스포네이트, SERM) 처방(데노수맙 중단 후 반동성으로 BMD 손실 및 척추 골절 위험이 증가하기 때문임).

H7.  골다공증에 대한 테리파라타이드/아발로파라타이드 치료 중단 후 골 흡수 방지제 치료

H8. 재발성 통풍 병력이 있는 환자에게 잔틴-산화효소 억제제(예: 알로푸리놀, 페북소스타트) 처방

H9. 메토트렉세이트(MTX)를 복용하는 환자에게 엽산 처방

## START 섹션 I : 비뇨생식기계 – 적극 권장 케이스

I1. 전립선 절제술이 필요하지 않거나 적절하지 않거나 안전하지 않은 것으로 간주되는 양성 전립선 비대증과 관련된 하부 요로 증상 환자에게 선택적 알파-1 수용체 차단제(예: 탐수로이신, 실로도신) 처방

I2. 전립선 절제술이 필요하지 않거나 적절하지 않거나 안전하지 않은 것으로 간주되는 양성 전립선 비대증과 관련된 하부 요로 증상 환자에게 5-알파 환원효소 억제제(예: 피나스테리드, 두타스테리드) 처방

I3. 증상이 있는 위축성 질염 환자에게 국소 질 에스트로겐 처방

I4. 재발성 요로 감염 여성에게 국소 질 에스트로겐 처방

I5. 불만족을 유발하는 지속적인 발기 부전 환자에게 PDE-5 억제제(예: 아바나필, 실데나필, 타다라필, 바르데나필) 처방

## START 섹션 J : 내분비계 – 적극 권장 케이스

J1. 단백뇨가 동반된 당뇨병 환자에게 ARB or ACEI 처방
(eGFR 〈 30 ml/min/m2인 경우는 예외)

## START 섹션 K : 진통제 – 적극 권장 케이스

K1. 아세트아미노펜, NSAID, 저강도 마약성 진통제로 효과가 없는 중등도 및 중증 비관절염 통증에 고강도 마약성 진통제 처방

K2. 정기적으로 마약성 진통제를 투여 받는 환자에게 완하제(변비약) 처방

K3. 국소적인 신경병증성 통증(예: 대상포진 후 신경통)에 국소 5% 리도카인 패치 처방

## START 섹션 L : 예방접종 – 적극 권장 케이스

L1. 매년 계절성 인플루엔자 백신을 접종합니다.

L2. 국가 지침에 따라 최소 1회 폐렴구균 백신을 접종합니다.

L3.  국가 지침에 따른 대상포진 백신을 접종합니다.

L4.  국가 지침에 따른 코로나(SARS-CoV2) 백신을 접종합니다.

# 약물상호작용 : 약동학적 기본원리

## 약물 흡수 단계에서의 상호작용

기본 공식 : 약물은 빈속에 복용하면 흡수속도가 빨라서 약효가 빠르고 초반에 강하게 나타나고 식후에 복용하면 흡수속도가 느리고 약효가 상대적으로 서서히 완만하게 나타납니다. 그러나 총 흡수량은 거의 같습니다.

(식후에 흡수량이 증가하는 약물도 있는데 지용성 약물의 경우 음식의 지방성분과 담즙산 분비 촉진으로 인해 식후에 복용해야 흡수량이 더 많아집니다)

(그 외 약물상호작용으로 킬레이션이나 위산농도 등의 영향이 추가됩니다)

- 킬레이션으로 흡수 저해 : (테트라사이클린, 시프로플록사신, 레보티록신, 퀴놀론계 항생제 + 2가 3가 양이온 미네랄(Mg, Ca, Fe, Al) 등)
- 위장관 운동속도 변경으로 인해 흡수 속도 변화 : (항콜린제 ⋯▸ AAP 흡수속도 지연, 메토클로프라미드 ⋯▸ AAP 흡수속도 빠르게)
- 장내 프로바이오틱스에 의한 흡수 변화 : 항생제 복용 후 디곡신 ⋯▸ 장내세균총 변화 ⋯▸ 디곡신 흡수 증가 (디곡신은 장내미생물의 의해 분해되기 때문)
- 위산변화로 인한 흡수 저해 : (위장약 ⋯▸ 이트라코나졸 흡수 억제)
  - ▸ 이트라코나졸은 산성에서 흡수가 잘됨 (위장약에 의해 흡수 저하됨) 그러나 공복 시에 위가 더 산성이고 식후에는 일시적으로 위산이 희석되어 산도가 낮아짐 (pH↑)
  - ▸ 이트라코나졸 식후 즉시 복용 이유 : 지용성 약물이라서 음식 중에 지방성분이 있으면 담즙산 분비에 의해 흡수가 더욱 촉진됨 (지용성 약물은 거의 다 식후에 흡수가 증가함)
  - ▸ 참고로 이트라코나졸을 콜라 같은 산성음료와 함께 먹으면 흡수율이 증가함

| pH-dependent drugs : 위장약에 의해 흡수량이 감소하는 약물 | |
|---|---|
| pH-dependent drugs ⋯▸ 위산 농도에 민감 ⋯▸ 약산성 약물은 산성에서 비이온화 형태가 증가하여 흡수 잘됨 | |
| Henderson – Hasselbalch equation<br>$pH = pK + log(A-/HA)$ | 수동수동 ⋯▸ 비이온화 형태가 세포막 잘 통과<br>능동수송 ⋯▸ 이온화 형태가 수용체에 잘 통과 |

제산제 ⋯ 2시간 간격이면 괜찮음
파모티딘, 니자티딘, 시메티딘 등⋯ 12시간 간격이면 괜찮음
PPI ⋯ 지속적으로 흡수 저하 유발함

| ACEI | 알로푸리놀 | 비타민C | 멀티비타민 |
|---|---|---|---|
| 비사코딜 | 비스포스포네이트 | 비타민D | 칼슘, 철분, 인 |
| 세푸록심 | 클로르퀸 | 코르티코스테로이드 | 몇몇 항암제 |
| 결핵약 | 펙소페나딘 | 가바펜틴 | 이트라코나졸 |
| 씬지로이드 | 퀴닌 | 각종 에이즈약 | 퀴놀론 항생제 |
| 갑상선 약 | 마이코펜톨레이트 | 미소프리스톨 | 테트라사이클린 |
| 구연산 | 다비가트란 | 메살라민 | 스트론튬 |

- 위장약에 의해 흡수가 감소하는 Tyrosine Kinase Inhibitors(TKI) 항암제

  다사티닙(스프라이셀) : H2 차단제와 병용 양호, PPI와 병용 불가

  엘로티닙(타쎄바) : H2 차단제와 병용 양호, PPI와 병용 불가

  제피티닙(이레사) : H2 차단제와 병용 불가, PPI와 병용 불가

  라파티닙(타이커브) : H2 차단제와 병용 불가, PPI와 병용 불가


- 약물 흡수 단계에서 P-glycoprotein 상호작용(P-glycoprotein 억제약물, 유도약물에 의해 영향을 받음) (P-glycoprotein은 위장관의 장세포에서 약물을 밖으로 배출해 버리는 수송체 단백질임)

  ▶ 디곡신 + 리팜핀 ⋯ P-glycoprotein 다량생성 ⋯ 디곡신 흡수 감소 ⋯ 디곡신 혈중농도 감소

  ▶ 퀴니딘, 베라파밀, 클래리스로마이신, 에리스로마이신, 이트라코나졸, 리토나비어는 P-glycoprotein 억제제로 작용하여 ⋯ 디곡신의 혈중 농도를 높인다.

  ▶ 사이클로스포린, 딜티아젬은 P-glycoprotein 억제제로 작용하여 ⋯ 아토르바스타틴, 로바스타틴, 심바스타틴 농도를 증가 시킨다.


- P-glycoprotein 억제약물, 유도약물에 의해 영향을 받는 기질약물

  ▶ CCB(칼슘채널차단제) – 베라파밀, 딜티아젬, 니페디핀, 펠로디핀

  ▶ 에이즈약(protease inhibitor) – 리토나비어, 사퀴나비어, 암프레나비어, 넬피나비어, 로피나비어

  ▶ 면역억제제 – 사이클로스포린, 타크로리무스, 시로리무스

  ▶ 콜레스테롤약 – 심바스타틴, 아토르바스타틴, 로바스타틴

- 마약류 – 모르핀, 메싸돈, 펜타닐, 로페라마이드(지사제)

- 베타차단제 – 카르베딜롤, 셀리프로롤, 탈리노롤

- 항암제 – 탁센, 빈카알칼로이드, 에토포시드, 안트라사이클린, 이마티닙, 로나파디닙

- 항생제 – 에리스로마이신, 리팜피신

- 기타 – 프라조신, 아미트립틸린, 디곡신, 미다졸람, 라니티딘, 메토트렉세이트


- P-glycoprotein 유도제
   - 항경련제 – 페니토인, 카바마제핀, 바르비트레이트
   - 세인트존스워트
   - 리팜피신
   - 역전사효소억제제 (에이즈약 NRTI)
   - 피오글리타존
   - 글루코코르티코이드


- P-glycoprotein 억제제
   - 강력 억제제 – 에이즈약(protease inhibitor), 무좀약(케토코나졸, 이트라코나졸)
   - 약한 억제제 – Non-DHP 칼슘채널차단제, 마크로라이드, H2 차단제
   - 강도가 밝혀지지 않은 억제제 – 아미오다론, 퀴놀론, SSRI


## 약물 분포 단계에서 상호작용

| 단백결합<br>(혈장 알부민) | 페니토인 + 발프론산 ⋯▸ 페니토인 알부민 결합과 발프론산이 서로 경쟁함 ⋯▸ 페니토인 혈장농도 증가 혹은 감소 ⋯▸ 임상적으로 발작 증가(상호작용 강도는 임상적으로 미미함) |
|---|---|
| 수용체결합<br>(알부민 외) | 퀴니딘 + 디곡신 ⋯▸ 근육에 붙어있는 디곡신을 치환 ⋯▸ 디곡신 혈중 농도증가 |

## 약물 대사 단계에서 상호작용

- 기질약물 : 그 효소에 의해 대사가 되는 약물
   - Sensitive substrate : 25% 이상이 그 효소에 의해 대사되는 약물
   - Non-sensitive substrate : 25% 미만이 그 효소에 의해 대사되는 약물

- 억제제 : 그 효소를 억제하는 약물 두 가지 약물이 같은 효소에 의해 대사되면 서로 경쟁적으로 효소가 필요하기 때문에 병목현상으로 대사 속도가 줄어들고 대사가 잘 안 되는 원리임. (보통은 대사가 억제되어 기질약물의 혈중 농도가 올라간다. 그러나 Prodrug의 경우에는 반대로 약효가 감소한다. Prodrug은 대사를 받아 활성형으로 변하는 약물이기 때문이다)
    - ▶ Strong inhibitor : AUC 5배 이상 증가시키거나 클리어런스 80% 이상 감소시키는 억제제
    - ▶ Moderate inhibitor : AUC 2배~5배 증가시키거나 클리어런스 50~79% 감소시키는 억제제
    - ▶ Weak inhibitor : AUC 1.25배~2배 이상 증가시키거나 클리어런스 20%~49% 감소시키는 억제제
- 유도제 : 그 효소가 더 많이 나오도록 촉진하여 약물대사를 더 많이 시키게 하는 약물 유도제는 약물을 대사시키는 효소의 합성 자체를 증가시켜주기 때문에 상호작용이 발생하는 원리인데 유도제 작용은 보통 효소 합성 시간이 필요하기 때문에 최소 며칠 이상 지연 반응으로 나타남.
    - ▶ Strong inducer : AUC 80% 이상 감소시키는 유도제
    - ▶ Moderate inducer : AUC 50 ~ 79% 감소시키는 유도제
    - ▶ Weak inducer : AUC 20 ~ 49% 감소시키는 유도제

- 대표적인 기질약물

| CYP 450 isoenzyme | 비율 % | Substrate |
|---|---|---|
| CYP1A2 | 5 | 올란자핀, 테오필린, 카페인 |
| CYP2C9/19 | 15 | 페니토인, 와파린, NSAIDs, 글리피짓, 로사르탄, 클로피도그렐 |
| CYP2D6 | 20–30 | 코데인, TCA, SNRI, 파록세틴(정신과약)<br>항정신병약, 트라마돌, 타목시펜(유방암약) |
| CYP2E1 | 2–4 | 클로르족사존, 에탄올(술), 타이레놀(과량 시 간독성) |
| CYP3A4 | 40–45 | 항생제, 부정맥약, 수면진정제, 면역억제제, 에이즈약, 항히스타민제, CCB, 스타틴, 스테로이드 등 |

- 대표적인 억제제 (기질약물의 대사를 막아 기질약물의 부작용을 증가시킴)

| CYP 450 isoenzyme | 비율 % | Inhibitors |
|---|---|---|
| CYP1A2 | 5 | 카페인, 퀴놀론항생제, 플루복사민 |
| CYP2C9/19 | 15 | 이부프로펜 등, 플루코나졸 등, 오메프라졸, 플루옥세틴, 젬피브로질 |

| CYP2D6 | 20-30 | 플루옥세틴, 파록세틴, 퀴니딘, 리토나비어, 시메티딘 |
|---|---|---|
| CYP2E1 | 2-4 | 다이설피람, 미코나졸 |
| CYP3A4 | 40-45 | 에이즈약, 클래리스로마이신, 이트라코나졸 |

- 대표적인 유도제(기질약물의 대사를 증가시켜 기질약물의 약효를 감소시킴)

| CYP 450 isoenzyme | 비율 % | Inducers |
|---|---|---|
| CYP1A2 | 5 | 흡연, 간질약, 결핵약 |
| CYP2C9/19 | 15 | 간질약, 결핵약 |
| CYP2D6 | 20-30 | 리팜핀 |
| CYP2E1 | 2-4 | 에탄올(만성적 음주), 이소니아지드 |
| CYP3A4 | 40-45 | 간질약, 결핵약 |

- CYP3A4에 의해 대사 받는 약물

| 항생제 | 클래리스로마이신, 에리스로마이신(아지스로마이신X) |
|---|---|
| 부정맥약 | 퀴니딘 |
| 수면진정제 | 알프라졸람, 디아제팜, 미다졸람, 트리아졸람 |
| 면역억제제 | 사이클로스포린, 타크로리무스 |
| 에이즈약 (PI) | 인디나비어, 리토나비어, 사퀴나비어 |
| 항응고제 | 아픽사반, 리바록사반 |
| CCB | 암로디핀, 딜티아젬, 펠로디핀, 니페디핀, 베라파밀 |
| 콜레스테롤약 | 아토르바스타틴, 로바스타틴, 심바스타틴 |
| 스테로이드 | 에스티라디올, 코르티솔, 프로게스테론, 테스토스테론 |
| 기타 | 카바마제핀, 실로스타졸, 돔페리돈, 피나스테리드, 프로프라놀올, 살메테롤, 실데나필, 트라조돈, 졸피뎀, 아리피프라졸, 부스피론, 에티닐에스트라디올 |

- 대표적인 CYP3A4 억제제(기질약물의 대사를 막아 기질약물의 부작용을 증가시킴)

| 에이즈약 (PI)(강력 억제제) | 인디나비어, 리토나비어, 사퀴나비어, 넬피비어 |
|---|---|
| 항생제(강력 억제제) | 클래리스로마이신 |

| 무좀약(강력 억제제) | 이트라코나졸, 케토코나졸 |
|---|---|
| 기타(중간강도 억제제) | 네파조돈, 에리스로마이신, 플루코나졸, 자몽주스, 베라파밀, 딜티아젬, 시메티딘 |

- 대표적인 CYP3A4 유도제(기질약물의 대사를 증가시켜 기질약물의 약효를 감소시킴)

| 에이즈약 (NNRTI) | 에파비렌즈, 네비라핀 |
|---|---|
| 항전간제 | 카바마제핀, 페노바르비탈, 페니토인 |
| 결핵약 | 리팜핀, 리파부틴 |
| 우울증 일반의약품 | 세인트존스워트(노이로민정) |

# 약물 배설 단계 상호작용

| 세뇨관의 능동수송을<br>변화시키는 경우 | 프로베네시드 ⋯▶ 페니실린, 세파, 퀴놀론의 농도↑<br>NSAIDs ⋯▶ 메토트렉세이트의 농도↑ |
|---|---|
| 소변의 pH를 산성으로<br>변화시키는 경우 | 페노바르비탈, 살리실산, 퀴니딘, 암페타민<br>⋯▶ 약염기성 약물 배설 증가 |
| 신장의 나트륨 농도에<br>영향을 받는 경우 | 저염식은 ⋯▶ 리튬 배설을 감소시켜 농도↑ |
| 신장의 P–glycoprotein에<br>영향을 주는 경우 | 퀴니딘은 ⋯▶ 근위세뇨관에서 P–glycoprotein을 차단해 디곡신의 혈중농도를<br>높임 |

# 약물 – 약물 상호작용

## 대표적인 DUR 병용금기

가장 대표적이므로 알아둘 필요가 있습니다.
(기질약물의 부작용 강도 및 심각도가 5배 이상 증가할 수 있는 케이스임)

- 이트라코나졸 ⋯▸ 3A4 대사 강력억제 ⋯▸ 기질약물 부작용 증가

| | |
|---|---|
| 고지혈증약 | 심바스타틴, 로바스타틴, 아토르바스타틴, 에제티미브(복합제) |
| 벤조디아제핀 | 알프라졸람, 트리아졸람, 미다졸람 |
| 비뇨기 | 바데나필, 아바나필(제피드), 실로도신, 다폭세틴 |
| 심혈관 | 피모짓, 퀴니딘, 톨밥탄, 이바브라딘, 니솔디핀 , 레르카르디핀, 드로네다론, 티카그렐러, 다비가트란, 리바록사반(출혈) |
| 편두통약 | 에르고타민(크래밍), 맥각알칼로이드 |
| 항히스타민제 | 미졸라스틴 |
| 기타 | 돔페리돈, 이리노테칸, 트라스트주맙, 팔보시클립 |

- 플루코나졸 ⋯▸ 3A4 대사 강력억제 ⋯▸ 기질약물 부작용 증가

| | |
|---|---|
| 편두통약 | 에르고타민(크래밍), 맥각알칼로이드 |
| 벤조디아제핀 | 트리아졸람(졸민) |
| 기타 | 에리스로마이신, 돔페리돈, 피모짓, 아수나프레비르 |

- 클래리트로마이신 ⋯▸ 3A4 대사 강력억제 ⋯▸ 기질약물 부작용 증가

| | |
|---|---|
| 고지혈증약 | 심바스타틴/페노피브레이트(콜립)/에제티미브(바이토린) |
| 항암제 | 트라스투주맙(허셉틴), 팔보시클립 |

| 비뇨기 | 아바나필(제피드), 실로도신(트루패스) |
|---|---|
| 심혈관 | 티카그렐러, 톨밥탄, 피모짓 |
| 편두통약 | 에르고타민/카페인 무수화물(크래밍) |
| 항히스타민제 | 미졸라스틴 |
| 기타 | 돔페리돈, 콜키친, 아수나프레비르, 할로페리돌 |

- 록시스로마이신 ···▸ 대사 억제 ···▸ 기질약물 부작용 증가

| 편두통약 | 에르고타민, 카페인 무수화물(크래밍) |
|---|---|
| 항히스타민제 | 미졸라스틴 |
| 심혈관 | 피모짓 |

- 심바스타틴(기질약물) : 3A4 대사 강력억제 당함

| 항생제 | 클래리스로마이신, 에리스로마이신, 텔리스로마이신 |
|---|---|
| 무좀약 | 이트라코나졸, 케토코나졸, 포스코나졸 |
| 에이즈약 | 인디나비어, 아타자나비어, 로피나비어, 다루나비어, 넬피나비어, 글레카프레비르/피브렌타스비르(마비렛), 엘비테그라비르/코비시스타트/엠트리시타빈(젠보야) |
| 기타 | 사이클로스포린, 푸시딘산 |

- 아토르바스타틴(기질약물) : 3A4 대사 강력억제 당함

| 무좀약 | 이트라코나졸, 케토코나졸, 포스코나졸 |
|---|---|
| 에이즈약 | 글레카프레비르/피브렌타스비르(마비렛) |
| 기타 | 사이클로스포린, 푸시딘산 |

- 알프라졸람(기질약물) : 3A4 대사 강력억제 당함

| 무좀약 | 이트라코나졸, 케토코나졸 |
|---|---|

- 트리아졸람(기질약물) : 3A4 대사 강력억제 당함

| 무좀약 | 이트라코나졸, 케토코나졸, 플루코나졸 |
|---|---|
| 에이즈약 | 엘비테그라비르/코비시스타트/엠트리시타빈(젠보야) |
| 항생제 | 에리스로마이신 |

- 수마트립탄 ···→ 혈관수축, 혈압상승

| 세로토닌성 약 | 다폭세틴, 클로미프라민, 독세핀 |
|---|---|
| 조증약 | 리튬 |
| 편두통약 | 나라트립탄, 졸미트립탄, 알모트립탄, 에르고타민 |
| MAOI | 셀레길린, 모클로베미드 |

- NSAIDs ···→ 신세뇨관 혈관 수축 부작용 ···→ 근위세뇨관에서 능동수송체 배설 차단 ···→ 배설이 지연되어 혈액학적 독성 증가

| 항류마티스약 | 메토트렉세이트(MTX) |
|---|---|

- NSAIDs ···→ NSAIDs 부작용 과다 증가(위장출혈, 신부전 등)

| 진통제 주사제 | 케토롤락 |
|---|---|

- 이소트레티노인(이소티논, 트레인) ···→ 가성뇌종양, 두개내 고혈압(사망가능), 비타민A 과잉증(레티노인산 증후군)

| 테트라사이클린 계열 | 독시사이클린, 미노사이클린, 테트라사이클린, 옥시테트라사이클린, 메타사이클린 |
|---|---|
| 건선 치료제 | 트레티노인(베사노이드 연질캅셀) |

- 실데나필, 타다라필, 바데나필, 유데나필 등 ···→ 혈관 확장, 혈압강하 작용 증가, 3A4 기질약물로서 강력억제 당함

| 협심증약 | 이소소르비드, 몰시도민(NO donor), 니트로글리세린, 니코란딜, 리오시구앗 |
|---|---|
| 에이즈약 | 아타자나비르, 다루나비르, 인디나비르, 넬피나비르, 리토나비르, 로피나비르, 젠보야 |
| 동일계열 | 실데나필, 타다라필, 바데나필, 유데나필, 미로데나필, 아바나필 |

• 세로토닌 증후군 우려 병용금기 명단(세로토닌 + 세로토닌 = 병용금기)

※ 떨림, 설사, 혈압상승, 불안, 초조, 안절부절, 발열 ⋯▸ 심하면 사망!!

| TCA | 노르트립틸린, 이미프라민, 아미트립틸린, 독세핀 등 |
|---|---|
| ADHD | 메틸페니데이트 |
| 조루약 | 다폭세틴 |
| SSRI | 플루옥세틴, 설트랄린 등 |

• QT 증가 병용금기 명단(QT 증가 + QT 증가 = 병용금기)

| Class Ia, III 부정맥약 | 아미오다론, 디소피라미드, 드로네다론, 프로카이나미드, 퀴니딘, 소타롤 |
|---|---|
| 퀴놀론계 항생제 | 시프로플록사신, 레보플록사신, 목시플록사신, 제미플록사신 |
| 마크로라이드 항생제 | 아지스로마이신, 에리스로마이신, 클래리스로마이신, 텔리스로마이신 |
| 무좀약 | 플루코나졸, 이트라코나졸, 케토코나졸, 보리코나졸 |
| TCA | 아미트립틸린, 노르트립틸린, 독세핀 |
| 항정신병약 | 대부분 다 포함, 클로르프로마진, 티오리다진, 피모짓, 지프라시돈, 할로페리돌 |
| 위장운동 | 돔페리돈, 메토클로프라미드 |
| 기타 | 아포몰핀, 드로페리돌, 포스카넷, 메타돈, 펜타미딘 |

# 심혈관계 약물 주요 상호작용

| 상호작용 약물 | 상호작용 내용 | 대처법 |
|---|---|---|
| 아미오다론 + 와파린<br>심방세동에는 동시처방 할 수 있음<br>아미오다론은 리듬조절, 와파린은<br>혈전 방지 목적) | 아미오다론이 CYP2C9을 억제하여<br>와파린 대사 방해 ⋯ INR↑ ⋯<br>출혈위험↑ | 둘 다 써야 한다면 아미오다론 먼저<br>셋팅하고 와파린은 저용량부터 조절<br>(보통 와파린 용량 30~50%<br>감량함) |
| 아미오다론 + 디곡신<br>부정맥에는 동시처방 할 수 있음<br>(아미오다론은 리듬조절, 디곡신은<br>심박수 조절이나 심부전 개선 목적) | 아미오다론이 P-gp를 억제,<br>디곡신은 P-gp 기질약물임 ⋯<br>디곡신 배설이 줄어들어 독성증가<br><br>아미오다론, 디곡신은 둘 다<br>심박수를 느리게 함<br>⋯ 서맥 위험 증가 | 둘 다 써야 한다면 디곡신 용량<br>50% 감량(디곡신 독성 : 오심,<br>식욕부진, 어지러움, 시야가<br>하얗거나 노랗게 보임)<br><br>서맥을 유발하는 다른 약물인<br>베타차단제, 딜티아젬, 베라파밀<br>등과 복용 시 서맥 체크 필요 |
| 디곡신 + 루프이뇨제<br>(심부전과 신부전이 동시에 발생 할<br>수 있음)<br>디곡신은 P-gp로 배설되고<br>신장으로 배설됨; 신부전은 디곡신<br>농도를 높여 독성을 증가시킴 | 루프이뇨제는 K, Mg, Na 농도를<br>모두 낮춤<br>K, Mg, Na 농도가 낮으면 부정맥이<br>악화됨<br><br>디곡신은 K, Mg 농도가 낮으면<br>독성이 증가함 | 전해질 수치를 면밀히 관찰해야 함<br><br>신기능 저하의 경우 디곡신 용량을<br>줄이거나 투여중지 함 |
| 심박수를 감소시키는 약물들<br>심박수 조절을 위한<br>딜티아젬/베라파밀이나 베타차단제<br>혈압을 낮추기 위한<br>클로니딘이나 베타차단제 | 아미오다론, 디곡신 등과 동시<br>복용하면 심박수가 더욱 느려짐 | 심박수 관찰 필요<br>(정상은 60~100회) |
| 스타틴 + CYP3A4억제제<br>(리토나비어 등 PI,<br>클래리스로마이신, 이트라코나졸,<br>사이클로스포린, 자몽주스 등) | 로바스타틴, 심바스타틴,<br>아토르바스타틴 같은 CYP3A4<br>기질약물의 농도를 높여 근육병증<br>부작용 위험을 높임 | 심바스타틴과 로바스타틴은<br>병용금기임<br>피타바스타틴, 프라바스타틴,<br>로수바스타틴으로 변경 필요 |
| 와파린 + CYP2C9 억제제나<br>유도제<br>(억제제 : 아졸계 진균제, SMX/<br>TMP, 아미오다론, 메트로니다졸)<br>(유도제 : 리팜핀, 세인트존스워트) | 억제제는 와파린 농도를 높임 ⋯<br>출혈 위험<br>유도제는 와파린 농도를 낮춤 ⋯<br>혈전 위험 | INR 모니터링<br>(정상은 2~3) |

# 억제제가 기질약물 농도를 높이는 약동학적 상호작용

| 상호작용 약물 | 상호작용 내용 | 대처법 |
|---|---|---|
| CYP3A4억제제<br>+ CYP3A4기질약물(매우 많음)<br>펜타닐, 히드로코돈, 옥시코돈, 메타돈 같은 마약류 포함 | CYP3A4기질약물의 대사 감소 ⋯ 농도 증가 ⋯ 부작용 증가<br><br>마약류의 경우 졸음 증가 ⋯ 호흡마비 | CYP3A4에 의해 대사되는 마약류진통제는 CYP3A4 억제제와 동시 투여 시 부작용이 증가하고 때로는 치명적일 수 있음<br><br>자몽주스는 CYP3A4기질약물과 같이 섭취하지 말 것(아미오다론, 심바스타틴, 로바스타틴, 니페디핀, 암로디핀, 타크로리무스 등) |
| 발프론산 + 라모트리진<br>발프론산은 라모트리진의 대사를 방해함 | 발프론산 ⋯ 라모트리진 대사↓ ⋯ 라모트리진 농도↑ ⋯ 피부 부작용 증가(SJS/TEN 위험 포함) | 라모트리진 용량을 최소로 줄이고 2주에 걸쳐서 서서히 증량하면서 셋팅한다.<br>피부 발진이 나타나면 응급실 방문이 필요함 |
| MAOI<br>(이소카르복사지드, 페넬진, 트라닐사이프로민, 리네졸리드, 메틸렌블루)<br>+ 에핀에프린, 노르에핀에프린, 도파민 농도를 높이는 약물<br>(슈도에페드린, 페닐에프린, 도부타민, SNRI, 부프로피온, 암페타민, 페닐페니데이트 등)<br>+ 세로토닌 농도를 높이는 약물<br>항우울제(SSRI, SNRI, TCA, MAOI, 미르타자핀, 트라조돈)<br>마약류(펜타닐, 메타돈, 트라마돌)<br>기타(부스피론, 덱스트로메토르판, 리튬, 세인트존스워트) | 모노아민 산화 효소(MAO)는 EPi(에핀에프린), NE(노르에핀에프린), DA(도파민), 5-HT(세로토닌)를 모두 대사시킨다.<br><br>MAO를 억제하면 EPi, NE, DA, 5-HT 농도가 모두 상승한다.<br><br>EPi, NE, DA 농도가 상승하면 고혈압성 위기가 올 수 있다.<br><br>5-HT 농도가 상승하면 세로토닌 신드롬 부작용이 나타날 수 있다. | 동시 처방하지 않는다.<br><br>세로토닌성 약물과 2주 이상의 간격을 두어 워시아웃 시킨다.<br><br>만약 플루옥세틴을 MAOI로 변경하고자 할 때는 5주 간격을 둔다. |
| MAOI (이소카르복사지드, 페넬진, 트라닐사이프로민, 리네졸리드, 메틸렌블루)나 MAO-BI(라사길린, 셀레길린)<br>+ 티라민 함유 음식 | MAO효소는 tyramine을 대사시킨다.<br><br>티라민 대사가 막히면 노르에핀에프린 농도가 올라가서 고혈압성 위기가 올 수 있다 | 티라민이 많은 음식은 발효식품, 훈연식품, 절임, 젓갈류 등이다.<br>(치즈, 육포, 와인, 맥주 등)<br><br>티라민 함유 음식을 먹지 않는다. |
| CYP 2D6 억제제<br>(아미오다론, 플루옥세틴, 파록세틴, 플루복사민)<br>+ CYP 2D6 기질약물 | 기질약물 대사를 막아서 부작용이 증가한다. | 동시복용을 피하거나 기질약물 용량을 줄인다. |
| CYP 3A4억제제, P-gp억제제<br>+ 칼시뉴린 억제제(CNI)<br>(타크로리무스, 사이클로스포린)<br>mTOR kinase 억제제(면역억제제)<br>(sirolimus, everolimus) | 기질약물 대사를 막아서 부작용이 증가한다.<br><br>혈압상승, 신독성, 대사증후군 등 증가 | 동시복용을 피하거나 기질약물 용량을 줄인다.<br><br>장기이식약물(면역억제제) 혈중농도를 모니터링 한다. |

# 유도제가 기질약물 농도를 낮추는 약동학적 상호작용

| 상호작용 약물 | 상호작용 내용 | 대처법 |
|---|---|---|
| 페니토인, 페노바르비탈, 프리미돈, 카바마제핀, 옥스카바제핀 + CYP에 의해 대사되는 다른 약물들 (경구용피임제, 다른 간질약, 카바마제핀(오토 유도제) 등) | 기질약물의 대사↑ … 기질약물 농도↓ … 약물 효과↓ 간질약의 경우에는 발작 조절 실패 | 약물 농도를 모니터링. 유도제의 효과는 4주 후에나 상호작용 효과가 최대로 나타난다. 기질약물 투여량을 증가시켜줄 필요가 있음. 기질약물이 라모트리진 이라면 높은 용량으로 투약한다. |
| 리팜핀 + CYP, P-gp 기질약물 | 기질약물의 농도가 크게 감소함 | 기질약물 농도를 모니터링. 와파린의 경우 INR 관찰 기질약물 투여량을 필요한 만큼 늘려준다. |
| CYP 3A4 유도제 + CYP3A4 기질약물인 마약류 (펜타닐, 히드로코돈, 옥시코돈, 메타돈) | 기질약물의 대사↑ … 농도↓ … 진통 효과↓ | 환자의 진통제 사용 빈도나 요구를 잘 관찰하여야 함. 그렇다고 너무 과용량의 마약류진통제를 주면 호흡마비가 올 수 있음 |
| CYP2D6 울트라 대사자 + 프로드럭(코데인, 트라마돌) | 보통사람 보다 2배 이상으로 효소를 많이 가지고 있는 2D6 울트라 대사자는 대사를 빠르게 시킴 … 활성형 대사체 농도↑ … 독성 부작용(호흡마비)↑ | 코데인, 트라마돌은 12세 미만 금기인데 편도선 절제나 아데노이드 절제술의 경우에는 18세 미만 금기임. 울트라 대사자가 아님이 확인 되지 않는 한 수유부 금기 |
| CYP3A4, P-gp 유도제 + 칼시뉴린 억제제(CNI) (타크로리무스, 사이클로스포린) mTOR kinase 억제제(면역억제제) (sirolimus, everolimus) | 조직이식 면역억제제의 대사↑ … 면역억제제 농도↓ … 조직거부반응 ↑ | 병용을 피하시오. 병용 시에는 CNI, mTOR kinase 억제제 용량을 증량시킬 필요가 있음 |
| 흡연 (CYP1A2 유도제) + 몇몇 항정신병약, 항우울제, 수면제, 항불안제, 카페인, 테오필린, 와파린 | 흡연자에게는 기질약물 대사가 빨리 이루어진다. 갑자기 금연하면 기질약물 농도가 갑자기 올라가서 독성 부작용 발생 | 금연 시도 시 와파린이나 정신과약 용량 조절이 필요함 |

# 상가작용을 통한 약력학적 상호작용(2가지 이상 중복적으로 복용 시 주의)

| 세로토닌 신드롬 위험 | 상호작용 내용 | 대처법 |
|---|---|---|
| 항우울제 (SSRI, SNRI, TCA, 미르타자핀, 트라조돈)<br>MAOI(이소카르복사지드, 페넬진, 트라닐사이프로민)<br>MAO-BI(셀레길린, 라사길린)<br>부스피론<br>덱스트로메토르판(고용량의 경우)<br>디히드로에르고타민<br>리튬<br>마약류(펜타닐, 메페리딘, 메타돈, 트라마돌)<br>메토클로프라미드<br>트립탄 계열(PRN 사용은 괜찮음)<br>세인트존스워트<br>L-트립토판 | 세로토닌성 약물 2가지 이상 복용 시 위험 증가<br><br>경증부터 중증, 치명적 증상까지~<br>자율신경 이상(발한, 오심, 구토, 고체온),<br>정신상태 변화(좌불안석, 불안, 동요 (초조), 섬망),<br>근신경 흥분(자율신경 과다반사, 떨림, 경직, 대발작) | 세로토닌성 약물 중복 복용을 피한다.<br><br>경증 세로토닌 증후군 발생 시 잘 기록해둔다.<br>중증 세로토닌 증후군 발생 시 즉시 응급실로 간다.<br>세로토닌 약물을 변경 시 2주간 워시아웃 공백기를 두면 좋다.<br>플루옥세틴 같이 반감기가 긴 약물은 5주간의 공백기를 두고 다른 약으로 변경한다. |

| 출혈 위험 | 상호작용 내용 | 대처법 |
|---|---|---|
| 항응고제(와파린, 다비가트란, 아픽사반, 에도사반, 리바록사반, 베트릭사반, 헤파린, 에녹사파린, 델테파린, fondaparinux, argatroban, bivalirudin)<br>항혈소판제(아스피린, 디피리다몰, 클로피도그렐, 프라슈그렐, 티카그렐러)<br>NSAID(이부프로펜, 나프록센, 플루비프로펜, 아세클로페낙 등)<br>SSRI, SNRI(에스시탈로프람, 플루옥세틴, 파록세틴, 설트랄린, 둘록세틴, 벤라팍신 등)<br>보조식품(마늘, 생강, 은행잎, 인삼, 비타민E, 오메가3 등) | INR 같은 항응고상태 모니터링 없이 병용 투여하면 출혈 위험↑ | 일반적으로는 병용을 피함.<br><br>저용량 아스피린 복용 중 NSAID 를 추가로 복용 할 경우 : 상세한 지식이 필요함(이부프로펜 X, 저용량 세레콕시브 OK) (각론 참고)<br>SSRI/SNRI 복용 중 중 NSAID를 추가로 복용 할 경우 : 보통 복용 가능함<br>필요 할 경우 혈소판제 2가지를 동시에 처방하기도 함(각론 참고)<br>항응고제 중복 투여 등의 용법이 상세 케이스별로 있음(각론 참고) |

| 고칼륨혈증 위험 | 상호작용 내용 | 대처법 |
|---|---|---|
| 스피노로락톤, 에플레레논 – 고위험<br>레닌-안지오텐신-알도스테론 약물 (ACEI, ARB, aliskiren, sacubitril/ valsartan)<br>아밀로라이드, 트리암테렌<br>KCl<br>칼시뉴린 억제제(타크로리무스, 사이클로스포린)<br>SGLT2 억제제(카나글리플로진, 다파글리플로진)<br>SMX/TMP<br>드로스피레논이 포함된 경구용피임제 | 고칼륨혈증<br>(허약, 심계항진, 부정맥)<br><br>신기능저하자의 경우 위험이 더욱 증가함 | ACEI와 ARB를 동시 투여하지 말 것.<br>sacubitril/valsartan과 ACEI나 ARB 를 동시 투여하지 말 것<br>고칼륨혈증 위험이 있다고 판단되면 SGLT2i 당뇨제, SMX/TMP 항생제, 드로스피레논(스피노로락톤 유사 효과) 말고 다른 약을 선택하시오.<br><br>칼륨대체 소금을 먹지 말라고 교육 시키시오.<br><br>혈중 칼륨 농도 모니터링 |

| QT증가(심방세동) 위험 | 상호작용 내용 | 대처법 |
|---|---|---|
| 부정맥약<br>(아미오다론, 드로네다론, 도페틸리드, 이부틸리드, 소타롤)<br>항생제/항진균제<br>(퀴놀론, 마크로라이드, 아졸계 진균제)<br>항우울제<br>(TCA, SSRI, SNRI, 미르타자핀, 트라조돈)<br>항정신병약(대부분)<br>(페노티아진 계열, 할로페리돌, 지프라시돈)<br>항구토제(5-HT 수용제 차단제 (온단세트론 등), 드로페리돌, 페노티아진 계열 (프로클로페라진))<br>기타(도네페질, 핀고리모드, 메타돈) | QT 증가가 심해져 치명적인 부작용인 torsades de pointes(TdP) 위험이 높아지는 경우는 다음과 같다.<br><br>• 고용량인 경우<br>• 대사효소 억제제와 동시 복용하여 혈중 농도가 높아질 경우<br>• 신장, 간 기능저하로 배설이 저하되어 혈중 농도가 높아질 경우<br>• QT 증가 약물을 중복적으로 복용할 경우<br>• 부정맥, 심부전, 심근경색 같은 심혈관 질환이 있는 60세 이상 환자의 경우 | 모든 QT증가 약물은 TdP 위험을 가능한 줄여야 한다.<br><br>노인에게는 가능한 저용량으로 투여한다.<br><br>가능한 QT 위험이 낮은 약으로 선택한다.(심부전을 동반한 부정맥 환자에게 아미오다론 사용은 예외)<br><br>QT 증가 약물 대사를 억제시키는 억제제 병용을 피한다.<br><br>노인에게 에스시탈로프람 10mg/day 초과 사용을 피한다. (심혈관 질환이 있으면 설트랄린이 더 안전함) |

| CNS 억제 위험 | 상호작용 내용 | 대처법 |
|---|---|---|
| 마약류진통제, 근육이완제, 항간질약, 벤조디아제핀, 바르비탈, 수면제, 미르타자핀, 트라조돈, 드로나비놀, 나빌론, 프로프라놀올, 클로니딘, (졸린)항히스타민제, 코푸시럽류.<br><br>마약류와 벤조디아제핀이나 기타 CNS 억제제와 동시 투여하면 특히 더 위험하다 | CNS 억제 증상(나른함, 어지러움, 혼란, 인지장애, 섬망, 보행곤란, 균형잡기 어려움, 낙상, 자동차 운전 사고 등)<br><br>벤조디아제핀이 주요 노인주의 약물임 (Beers 리스트 내용 참고)<br><br>마약류 진통제도 노인의 통증에 남용, 의존성, 중독 위험이 큼 | 술 병용 금지.<br><br>운전이나 위험한 기계조작 주의<br><br>낙상과 혼란 주의<br><br>CNS억제가 심해지면 호흡곤란<br><br>불안에는 SSRI, SNRI, 부스피론을~<br>불면에는 인지행동치료나 다른 보조제를~<br>통증에는 아세트아미노펜, NSAIDs, 신경통약, 물리치료, 침을 권고함.<br><br>마약류 진통제 투여 시 특히 주의 (벤조디아제핀 같은 다른 약이나 술과의 병용 등 주의, 서방형제제는 더 위험이 큼, 신장기능 저하자는 모르핀 반감기 연장됨, CYP2D6 울트라대사자는 코데인 주의, 간대사 3A4, 2D6 상호작용 주의) |

| 청각독성 위험 | 상호작용 내용 | 대처법 |
|---|---|---|
| 아미노글리코사이드, 시스플라틴, 루프이뇨제(특히 IV로 빠르게 정맥주사 할 때), 아스피린 고용량, 반코마이신 | 청력감소, 이명, 현운(빙빙 도는 것) | 투여 시작 전 청력테스트를 하고 투여 후 모니터링.<br><br>청각독성 위험약물들을 동시투여 하지 마시오 |

| 신장독성 위험 | 상호작용 내용 | 대처법 |
|---|---|---|
| 아미노글리코사이드, 암포테리신B, 폴리믹신, 반코마이신, 시스플라틴, CNIs (사이클로스포린, 타크로리무스) 루프이뇨제(특히 IV), NSAIDs, 조영제, | 신장기능 악화.<br><br>급성신부전(ARF)은 소변량이 줄어들거나 SCr/BUN 상승으로 예측할 수 있음 | 시스플라틴 : 신장보호를 위해 amifostine을 병용투여 함.<br><br>탈수상태에서 신장손상이 심해지니 수분섭취를 잘 해야 함.<br><br>혈중 약물 농도를 모니터링 (아미노글리코사이드, 반코마이신, 타크로리무스)<br><br>급성신부전 증후가 나타나면 즉시 투여중지, SCr/BUN 모니터링 |

| 항콜린 부작용 위험 | 상호작용 내용 | 대처법 |
|---|---|---|
| 파록세틴, TCA, 1세대 항히스타민제(디펜히드라민, 클로르페니라민, 독시라민, 히드록시진, 시프로헵타딘) 아트로핀, 벨라돈나, 디사이클로민, 메클리진 벤즈트로핀, 트리헥실페니딜 근육이완제(바클로펜, 카리소프로돌, 사이클로벤자프린) 과민성방광약(옥시부티닌, 톨테로딘 등) | 항콜린 부작용 증상 : CNS 억제(졸음 등), 말초 항콜린작용(구강건조, 안구건조, 시야흐림, 변비, 요저류)<br><br>노인에게 특히 위험이 높음 | 2세대 항히스타민제 로라타딘, 세티리진, 펙소페나딘)로 가능하면 변경.<br>비염에는 생리식염수 비강세척액 사용 권고.<br><br>수면유도제로 디펜히드라민, 독시라민 사용을 가능하면 피하고 수면위생교육을 제공함.<br><br>구강건조, 안구건조 완화법 교육.<br><br>변비약 복약지도나 생활습관 교육. |

| 기립성저혈압 위험 | 상호작용 내용 | 대처법 |
|---|---|---|
| PDE-5 차단제<br>+<br>CYP3A4 억제제<br><br>혹은<br>Nitrates(니트로글리세린, 니코란딜 등)<br><br>혹은<br>알파1 차단제(테라조신 등) | CYP3A4 억제제는 PDE-5 차단제 대사를 억제하여 부작용을 증가시킨다. (두통, 안면홍조, 기립성 저혈압으로 인한 어지러움, 낙상)<br><br>PDE-5 차단제, Nitrates, 알파 1 차단제는 모두 혈관확장 작용이 있어 상가적으로 기립성 저혈압으로 인한 어지러움과 낙상 위험을 증가 시킨다.<br><br>Nitrates로 혈압이 급격하게 떨어지면 흉통, 심정지 등이 올 수 있다. | CYP3A4 억제제와 동시 복용 시 PDE-5 차단제 용량을 반으로 줄인다.<br><br>Nitrates와 동시 복용은 금기인데 니트로글리세린은 심근경색에 필요에 따라 병용 투여 가능하다.<br><br>알파1 차단제와 동시 복용 시 PDE-5 차단제 용량을 반으로 줄인다. 그러나 혈압이 떨어지면 투여 중지한다. |

# 건강기능식품 – 약물 상호작용

## 출혈 위험을 증가시키는 건강기능식품 + 약물 상호작용

| 건강기능식품 | 약물 | 상호작용 |
|---|---|---|
| 지방산 종류(EPA/DHA 함유 유지, 감마리놀렌산, 공액리놀레산)<br><br>생약/한약 추출물(인삼/홍삼, 녹차, 은행잎, 나토, 당귀, 강황, 오가피, 숙지황, 돌외잎, 아티초크, 민들레, 동충하초, 아마인, 프랑스해안송, 상황버섯, 오미자)<br><br>갱년기 여성 제품(프랑스해안송, 백수오, 석류, 오미자, 홍삼)<br><br>기타(쏘팔메토, 클로렐라, 스피루리나, 가르시니아, 글루코사민, 비타민E) | 항혈소판제<br>(아스피린 등)<br><br>항응고제(와파린 등)<br><br>기타 출혈 위험을 증가시킬 수 있는 약 | 출혈 위험 증가 |

## 심장 위험을 증가시키는 건강기능식품 + 약물 상호작용

| 건강기능식품 | 약물 | 상호작용 |
|---|---|---|
| 다이어트 제품,<br>오가피,<br>세인트존스워트 등 | 심부전, 부정맥 약<br>(디곡신, 베라파밀 등) | 디곡신, 베라파밀 등의 심장 기능 관련 독성이 증가 할 수 있음<br>(서맥, 빈맥 등의 위험) |

## 저혈당, 고혈당 위험을 증가시키는 건강기능식품 + 약물 상호작용

| 건강기능식품 | 약물 | 상호작용 |
|---|---|---|
| 비타민B3 고함량, 글루코사민,<br>홍삼, 다이어트 제품 등 | 당뇨약(글리메피리드 등) | 저혈당, 고혈당 등 혈당위험 증가 |

## 위장관 위험을 증가시키는 건강기능식품 + 약물 상호작용

| 건강기능식품 | 약물 | 상호작용 |
|---|---|---|
| 프리바이오틱스, 오메가 3,<br>관절영양제, 각종 식물 추출물 등 | 위장약, 설사약<br>과민성대장 질환약들 | 위장관 불편 위험 증가 |

# 정신과 위험을 증가시키는 건강기능식품 + 약물 상호작용

| 건강기능식품 | 약물 | 상호작용 |
|---|---|---|
| 다이어트 제품, 은행잎, 인삼, 홍삼 등의 자양강장제, 세인트존스워트 | 우울, 불안, 불면증 약 (트라조돈, SSRI, SNRI, TCA, MAOI, 기타 세로토닌성약) | 감정변화, 조증, 두통, 세로토닌 증후군 등 위험 증가 |

# 카페인 위험을 증가시키는 건강기능식품 + 약물 상호작용

| 건강기능식품 | 약물 | 상호작용 |
|---|---|---|
| 녹차 추출물, 그린마테추출물, 그린커피빈, 보이차추출물, 테아닌, 카카오분말 | 카페인 함유 진통제, 카페인 함유 드링크, 에너지음료, 카페인 함유 건강기능식품, 커피, 홍차, 녹차 | 카페인 과잉 관련 위험 증가 (심박수 증가, 심장 두근거림 증가, 손떨림 증가, 초조, 불면 등) |
| 인삼/홍삼 | | 카페인 등의 각성제 복용 시 심박수 증가 등이 나타날 수 있음 |
| 크레아틴 | | 카페인은 크레아틴의 기능을 감소시킬 수 있음 |

# 비타민 미네랄 상호작용

| | |
|---|---|
| A | 여러 제품을 중복 섭취로 용량초과 주의, 이소트레티노인, 미노사이클린은 비타민A 과다 부작용 |
| B1 | 커피, 녹차의 탄닌 성분은 티아민을 흡수율을 감소시킴 |
| B3 | 여러 제품을 중복 섭취로 용량초과 주의 – 고용량 섭취 초과 시 안면홍조, 가려움, 오심, 구토, 두통, 통풍 악화 부작용 주의, 글리메피리드 복용자 고혈당 위험 |
| B5 | 여러 제품을 중복 섭취로 고용량 섭취 시 위장불편 |
| B6 | 여러 제품을 중복 섭취로 용량초과 주의, 100mg 초과 장기복용 시 신경손상 주의 |
| B12 | 엽산 부족한 사람이 섭취하면 혈액학적 이상 증가, 스텐트 재협착 증가 |
| C | 여러 제품을 중복 섭취로 용량초과 주의, 속쓰림 부작용 장기간 고용량을 섭취할 경우 내성이 생길 수 있음 |
| D | 여러 제품을 중복 섭취로 용량초과 주의, 고칼슘혈증 등 우려 |
| E | 여러 제품을 중복 섭취로 용량초과 주의, 400mg(IU)초과 시 출혈 주의, 장기간 800IU 이상 섭취하면 출혈성 뇌졸중 등 부작용 증가 |
| 비오틴 | 심부전 검사 오류 유발, 임신테스트 오류 유발 |
| 엽산 | 항암제, 메토트렉세이트, 간질약과 복용 시 질환 악화 가능, 과다한 엽산 섭취는 B12 결핍 증상 은폐, NK세포 독성 감소로 암위험 증가 |
| K1 | 혈액순환 항응고제 복용하시는 분 주의, 와파린 복용자 금기 |

| 칼슘 | 혈관석회화 이슈(조언 : 마그네슘 보충으로 상쇄) |
|---|---|
| 마그네슘 | 여러 제품을 중복 섭취로 용량초과 주의, 설사 부작용 |
| 철분 | 철분이 부족하지 않은 노인이 과량 섭취 시 노화촉진 및 산화 스트레스적인 독성 가능 |
| 아연 | 장기 섭취 시 주의, 여러 제품을 중복 섭취 주의<br>만성독성 : 메스꺼움, 구토, 구리결핍, 면역기능저하, 두통, 오한, 발열, 피로 |
| 셀레늄 | 400 μg 초과 시 설사 부작용 등 |
| 칼륨 | ARB 혈압약 복용자 주의, 과량섭취 시 고칼륨혈증으로 심장에 위험 가능 |
| 구리 | 구리 과잉 시 CNS 부작용, 아연과 구리는 서로의 흡수를 감소시킴 |
| 요오드 | 갑상선 환자는 주의 |

# 주요 건강기능식품 상호작용

| 건강기능식품 | 상호작용 |
|---|---|
| L-카르니틴 | 갑상선약, 와파린과 주의 |
| 가르시니아 캄보지아 | 당뇨약, 스타틴, 와파린, 항우울제, 트라조돈과 주의 |
| 가시오가피 | 항혈소판제, 항응고제, 디곡신, 졸음 유발약, 에스트로겐과 주의 |
| 강황 | 항혈소판제, 항응고제, 당뇨약, 항암제, 에스트로겐과 주의 |
| 녹차추출물 | 항혈소판제, 항응고제, 간독성 약물과 주의, 미네랄 흡수 억제 |
| 단백질 | 파킨슨병약 레보도파와 상부소장과 BBB에서 흡수될 때 서로 경쟁함 |
| 당귀 | 항혈소판제, 항응고제, 피임약, SSRI와 주의 |
| 밀크씨슬 | 타목시펜, 에스트로겐, 당뇨약과 주의 |
| 숙지황 | 항혈소판제, 항응고제, 갑상선호르몬 약물, 스테로이드와 주의 |
| 시서스 | 항혈소판제, 항응고제, 당뇨약, 혈압약과 주의 |
| 식이섬유 | 식이섬유의 피트산(phytic acid) ⋯ 음식이나 보충제의 철분, 칼슘, 아연 흡수 저하 |
| 쏘팔메토 | 항혈소판제, 항응고제, 호르몬제와 주의 |
| 아티초크 | 항혈소판제, 항응고제, 스타틴과 주의 |
| 알로에전잎 | 칼륨수치 감소약물, 설사유발 약물과 주의 |
| 인삼/홍삼 | 항혈소판제, 항응고제, 당뇨약, 고혈압약, MAOI, 카페인, 수면제, 면역억제제와 주의 |
| 코엔자임Q10 | 고혈압약, 와파린, 항암제와 주의 |
| 프로바이오틱스 | 항생제, 면역억제제와 주의 |
| 홍국 | 스타틴과 주의, 3A4 억제제와 주의 |

# 음식 – 약물 상호작용

## 식전에 복용하는 약물

| | |
|---|---|
| 알렌드로네이트 | 흡수율<1%(음식, 약과 킬레이션) |
| 펠로디핀 | 위장관 안에서 거의 다 분해됨(first–pass effect)<br>빈속에서 흡수율 20%(위내 배출시간이 관건)<br>소량의 음식(지방, 탄수화물 적은 음식)과는 같이 복용 가능 |
| 레보티록신 | 식사 30~60분전 복용<br>음식과 흡착(철분, 섬유소, 콩과 결합) |
| 레파글리나이드<br>나테글리나이드<br>글리피짓 | 식사 30분전 복용<br>(음식이 흡수시간을 40분 지연시킴) |
| 아테놀올 | 흡수율=50%(음식이 흡수율을 20% 감소시킴)<br>빈속에 복용 추천 |
| 졸피뎀<br>에스조피클론 | 흡수율=70%<br>음식 F 15% 감소, Cmax 25%감소, Tmax 1.4h ⋯ 2.2h<br>(지방이 많이 함유된 음식에서 심함)<br>(여성은 Cmax, AUC 40% 이상 증가) |
| 파모티딘 | 식전 30분 복용, 음식에 영향 X(식후복용 가능)<br>But 식사로 인한 속쓰림 방지 위해 식전 복용 |
| 캡토프릴 | 물속에서 불안정<br>식전 1시간 복용(위 배출 빠름) |
| 에스오메프라졸<br>란소프라졸 | 아침식사 1시간 전 복용이 효과 최상 |
| 로라타딘<br>(클라리틴) | 식후에 AUC 40%증가<br>Tmax 1h 지연, Cmax 변화 없음 |
| 알벤다졸 | 구충제는 빈속에 복용 : 흡수율<5%<br>(음식이 흡수율을 5배 증가시킴) |
| 엔테카르비어<br>(바라크루드) | 흡수율=100%(but. 음식이 흡수율을 50% 감소시킴)<br>빈속에 복용 |
| 리팜핀<br>이소니아지드 | 식사 1시간 전 복용<br>(음식으로 흡수율 약 20% 감소) |
| 아지스로마이신<br>록시스로마이신 | 식전 30분 복용<br>빈속에 복용하면 일시적으로 빠르고 강하게 흡수되어 세균에게 왕펀치를 날리고<br>식후에 복용하면 천천히 완만하게 흡수되어 세균을 살살 지속적으로 때림. 그러나<br>임상적으로 약효가 크게 차이는 안남 |

# 음식이 약물의 흡수 속도를 지연시키는 경우

| 의약품 | 상호작용 메커니즘 | 권장사항 |
|---|---|---|
| 아세트아미노펜 | 펙틴 함량이 높은 식품은 흡착제 역할을 하여 약물 흡수를 지연시키거나 감소시킬 수 있음 | 공복에 복용하세요. |
| 디곡신 | 고섬유질, 고펙틴 식품은 디곡신과 결합함 | 음식과 함께 약을 복용해도 되는데 섬유질이 많은 음식하고는 함께 복용하지 마세요. |
| 레보도파 | 아미노산이 레보도파와 흡수 수송체에서 경쟁함 | 고단백 음식과 동시에 약물을 복용하지 마세요. |
| 글리피짓 | 메커니즘 알려져 있지 않음 | 혈당에 영향을 미칩니다. 식사 30분 전에 복용해야 가장 효과가 좋음 |
| 퀴니딘 | 단백질과 결합하는 것으로 알려져 있음 | 위장 장애를 예방하기 위해 음식과 함께 복용 가능 |
| 메틸도파 | 경쟁적 흡수 | 고단백 음식과 함께 복용하지 마세요. |
| 설폰아마이드 | 메커니즘 알려져 있지 않음 | 식사와 함께 복용하면 위 배출이 지연되어 흡수속도가 느려질 수 있습니다. |
| 테트라사이클린 | 음식중의 칼슘 이온이나 철분과 결합하여 불용성 킬레이트를 형성 | 식사 1시간 전 또는 식후 2시간 이후에 복용하세요. 우유와 함께 복용하지 마세요. |

# 음식이 약물 흡수를 촉진하는 경우

| 의약품 | 상호작용 메커니즘 | 권장사항 |
|---|---|---|
| 그리세오풀빈 | 지용성 약물은 지방이 많은 식품과 함께 흡수가 증가됨 | 고지방 음식과 함께 섭취하세요. |
| 프로프라놀올 | 식품이 위장관에서 초회효과 대사를 감소시켜 프로프라놀올의 분해를 줄여줄 수 있음 | 음식과 함께 섭취하세요. |
| 스피로노락톤 | 음식으로 위 배출시간이 지연되면 스피노로락톤의 용해 및 흡수 시간이 늘어나고 담즙이 스피노로락톤을 더 잘 용해시킬 수 있음 | 음식과 함께 섭취하세요. |

# 대표적인 음식 - 약물 상호작용

| 의약품 | 음식과의 상호작용 및 주의사항 |
|---|---|
| 항생제 세팔로스포린, 페니실린, 에리스로마이신, 테트라사이클린 | 약물의 흡수 속도를 높이려면 공복에 복용하십시오. 위장 부작용을 줄이기 위해서는 식후에 복용하세요. 과일주스, 와인(탄닌)과 함께 복용하면 약효가 감소하므로 복용하지 마세요.<br><br>유제품은 테트라사이클린의 효과를 감소시킵니다. |

| 항경련제<br>페니토인, 페노바르비탈 | 엽산, 비타민 B6 결핍으로 인해 빈혈 및 신경 문제의 위험이 증가합니다. |
|---|---|
| 항우울제 플루옥세틴 | 식욕을 감소시키고 과도한 체중 감소로 이어질 수 있습니다. |
| 리튬 | 저염식은 리튬 독성의 위험을 증가시킵니다.<br>과도한 소금은 리튬의 효능을 감소시킵니다. |
| 삼환계 항우울제 | 콩, 식물, 고기, 생선 등의 음식은 약물 흡수를 감소시킵니다. |
| MAOI | 티라민 함유량이 높은 음식(치즈, 발효된 고기류), 맥주나 와인, 고카페인 음료 등을 피하세요. 심한 고혈압, 빈맥 등이 나타날 수 있습니다. |
| 심장약<br>ACE 억제제 | 캡토프릴, 모엑시프릴은 식후에 복용하면 흡수가 감소되므로 식사 1시간 전에 드시면 좋습니다.<br>ACEI, ARB, 칼륨 보존 이뇨제 등은 혈중 칼륨수치를 늘릴 수 있으므로 매실, 바나나, 오렌지, 녹황색 채소 및 저염소금(칼륨함유 식염 대체소금) 등 칼륨이 다량 함유된 식품은 조금만 드셔야 합니다.(하루 1개 정도만 허용) |
| 알파 차단제 | 과도한 혈압 강하를 피하기 위해서는 음료나 음식과 함께 섭취하십시오. |
| 디기탈리스(디곡신) | 공복에 복용하세요. 우유 및 식이섬유가 많은 음식과 같이 먹으면 디곡신 흡수량이 감소합니다.<br>감초를 많이 먹으면 감초가 칼륨 농도를 낮추어 디곡신의 부정맥과 심장마비 위험을 증가 시킵니다. |
| 이뇨제 | 칼륨 결핍의 위험이 증가합니다.<br>과일, 야채 많이 드시면 좋습니다.(칼륨이 많음) |
| 칼륨보존 이뇨제 | 칼륨 과잉을 유발할 수 있는 칼륨 보충제와 함께 칼륨보존 이뇨제를 복용하지 마십시오. |
| 카르베딜롤 | 빈속에서 빠르게 흡수되고 식후에는 천천히 완만하게 흡수가 됩니다. 빈속에 드시면 갑작스런 혈압 하락으로 일시적으로 어지러운 경우가 있을 수 있습니다. 어지러운 것 같으면 식후에 드세요. |
| 칼슘채널 차단제<br>암로디핀 등 | 자몽주스가 3A4 효소를 억제하여 3A4 기질약물(암로디핀 등)의 대사를 막아 혈중농도를 올리고 부작용을 증가시킬 수 있습니다. |
| 항응고제<br>와파린 | 각론의 와파린 상호작용 참고. 비타민K가 많은 식품 섭취에 주의 합니다.<br>출혈 위험을 증가시키는 식품 섭취에 주의 합니다. |
| 기관지 약물 슈도에페드린 | 불안과 초조함을 증가시키는 카페인 섭취를 피하십시오. |
| 테오필린 | 고단백, 고탄수화물 식단은 흡수를 감소시킵니다.<br>고지방 식품은 흡수를 증가시킵니다.<br>카페인은 약물 독성의 위험을 증가시킵니다. |
| 위장약<br>제산제 | 위장약은 미네랄의 흡수를 방해합니다.<br>제산제는 최대한의 효과를 얻기 위해 식사 후 1시간 후에 약을 복용하십시오. |
| 시메티딘, 파모티딘,<br>수크랄페이트 | H2차단제는 식전 30분에 복용하면 좋습니다.<br>위산도를 증가시키는 고단백 식품, 카페인 및 기타 음식을 피하십시오. |
| 호르몬제<br>경구 피임약 | 짠 음식은 체액 저류를 증가시킵니다. 여성호르몬제는 엽산, 비타민 B6 및 기타 영양소의 흡수를 감소시킵니다. 결핍을 피하기 위해 이러한 영양소가 풍부한 음식 섭취를 늘리십시오. |

| 스테로이드 | 짠 음식은 체액 저류를 증가시킵니다.<br>칼슘, 비타민 K, 칼륨, 단백질 함량이 높은 식품 섭취를 늘리십시오.(스테로이드 장기 복용 시 뼈 손실 근육 손실이 증가되기 때문) |
|---|---|
| 메티마졸, 로필티오우라실 | 요오드가 풍부한 음식은 약물의 효능을 저하시킵니다. |
| 레보티록신 | 음식은 레보티록신 흡수를 방해하므로 아침에 일어나자 마자 공복에 복용합니다. |
| 완하제 미네랄 오일 | 과도하게 사용하면 비타민 A, D, E, K가 결핍될 수 있습니다. |
| 진통제 아스피린,<br>고강도 NSAID | 위장장애 위험을 낮추려면 음식과 함께 섭취하세요.<br>술을 드시면 출혈 위험이 더욱 증가할 수 있습니다.<br>진통소염제를 자주 복용하면 엽산과 비타민 C의 흡수가 줄어들 수 있습니다. |
| 마약류 진통제 | 변비를 예방하려면 섬유질과 물 섭취량을 늘리세요. |
| 수면진정제<br>벤조디아제핀 | 술과 함께 복용하지 마십시오.<br>카페인은 불안을 증가시키고 약물의 효과를 감소시킵니다. |
| 항히스타민제<br>펙소페나딘 | 과일주스는 위산도에 영향을 주어 펙소페나딘 등의 흡수를 저하시키므로 맹물로 약을 드셔야 합니다. 술과 함께 복용하지 마십시오. |
| 통풍약 | 고기, 등 푸른 생선, 조개, 멸치, 새우, 시금치, 맥주 등 퓨린이 많은 식품을 과다 섭취할 경우 요산의 농도가 증가하게 되어 통풍이 악화될 수 있습니다.<br>과당을 첨가한 빵류나 청량음료도 요산을 증가시킵니다.<br>물을 많이 드시면 요산 결정이 배설되는데 도움이 되므로 물을 자주 드세요. |
| 골다공증약<br>비스포스포네이트 | 아침에 일어나자마자 공복에 복용해야 흡수율이 좋습니다.<br>약 드시고 1시간 동안 맹물 이외에 아무것도 드시지 마세요.<br>식후에 드시면 약이 흡수되지 않아 효과가 없습니다.<br>식도 자극을 줄이기 위해 물 200mL 이상으로 약을 드세요.<br>커피, 홍차, 콜라, 탄산음료 등은 칼슘 배설을 촉진하여 골다공증에 좋지 않습니다. |

## 자몽주스 - 약물 상호작용

| 의약품 | 상호작용 메커니즘 | 상호작용 결과 |
|---|---|---|
| 심바스타틴, 로바스타틴, 토르바스타틴 | | 스타틴의 근육병증 부작용을 증가시킴 |
| 에리스로마이신, 테르페나딘, 아미오다론, 드로네다론, 돔페리돈, 닐로티닙 등 | | QT증가 부작용 위험을 더욱 증가시킴 |
| 펠로디핀, 암로디핀, 마니디핀, 니솔디핀 등 | | 저혈압, 안면홍조, 두통, 발목부종 부작용 위험이 증가함 |
| 경구용 피임약 | 자몽주스의 푸라노쿠마린(FJ)이 약물의 대사를 억제함 | 혈전 생성 위험이 증가함 |
| 타크로리무스, 시로리무스, 사이클로스포린 | | 신독성 위험이 증가함 |
| 옥시코돈, 펜타닐, 알펜타닐 | | 호흡억제 부작용 위험이 증가함 |
| 디아제팜, 트리아졸람, 알프라졸람, 미다졸람 | | 심한 진정, 졸음, 기억상실 부작용 위험이 증가함 |
| 플루옥세틴, 설트랄린 | | 세로토닌 신드롬 위험이 증가함 |

# 기타 주스 - 약물 상호작용

| 주스 | 의약품 | 상호작용 메커니즘 | 상호작용 결과 |
|------|--------|------------------|---------------|
| 사과 주스 | 펙소페나딘, 사이클로스포린, Aliskiren | 애플주스가 OATP(약물을 안쪽으로 들여보내는 수송체)를 억제하고 약물 흡수를 감소시킴 | 약물효과 감소 |
| 오렌지 주스 | 플렉소페나딘, Aliskiren, 베타차단제, 시프로플록사신, 레보플록사신 | OATP(약물을 안쪽으로 들여보내는 수송체)를 억제하여 약물 흡수를 감소시킴 | 약물효과 감소 |
| 포멜로 오렌지 주스 | 펠로디핀, 사이클로스포린, 타크로리무스 | CYP3A4 대사를 억제하여 약물 대사를 막음 | 약물 부작용 증가 |
| 세빌 오렌지 주스 | 덱스트로메토르판, 펠로디핀 | 세빌 오렌지의 푸라노쿠마린(FJ)이 CYP3A4 대사를 억제하여 약물 대사를 막음 | 약물 부작용 증가 |

# 입원, 퇴원 시의 약물관리

## 입원 시 약물관리[18]

- 입원 전 복용약과 입원 후 처방약 간의 의도하지 않은 불일치(discrepancy) 및 차이(vari-ance)가 발생 가능하기 때문에 환자가 입원 전 복용하던 약의 투약목록(medication list)을 확인하여 입원 시에 병원에서 사용하는 약품 처방목록과 비교하여 조정이 필요함
- 환자가 입원 시 해당 병동의 간호사는 입원 전 환자가 복용중인 약품의 유무를 확인한 후 병원 컴퓨터 시스템에 등록
- 약사는 등록된 관리 대상 환자를 확인하고 해당 병동을 방문하여 환자 상담 등을 통해 약품 식별 및 대체 가능한 동일성분의 약품 목록 등의 정보를 의사에게 제공
- 의사는 약사로부터 회신된 약품식별 및 약품정보를 참고하여 투약여부를 결정하여 처방

## 입원 중 약물관리

- 수술 전에는 환자가 복용하던 약물 정보 및 출혈경향성이 있는 약품을 확인
- 항혈전/항응고약제에 대한 약물중재
- digoxin, voriconazole과 같이 치료역이 좁은 약제에 대해서 나이, 신기능, 투약 이력을 고려한 혈중농도 모니터링이나 용량 수정 권고
- 환자의 신기능을 고려하여 신기능 장애를 유발할 수 있는 약품에 대한 변경
- 약물 상호작용을 고려한 약품의 변경

## 퇴원 시의 약물관리[19]

- 퇴원 시점에서 지참약과 퇴원약을 전체적으로 검토

18) J. Kor. Soc. Health-Syst. Pharm., Vol. 27, No. 2, 119 ~ 131 (2010)
19) J. Kor. Soc. Health-syst. Pharm., Vol. 38, No. 3, 306 ~ 318 (2021)

- 퇴원 시점에서 환자의 입원 전과 입원 중 약물 사용 이력을 점검
- 퇴원 시 유지하거나 새로 시작해야 할 약품의 선택 및 용량 확인
- 지속적으로 복용하던 혈압약, 당뇨약 등의 만성질환 복용 약품의 누락 확인
- 입원 시 정맥 투여한 마약성 진통제의 경구제형 변환 시 적절한 용량 제안
- 검사로 인해 잠시 중단 후 복용해야 하는 항혈전제 처방 누락 확인
- 주 1회 복용과 같이 투여 주기가 매일 반복되지 않는 용법을 가지는 약품의 퇴원 처방 누락 확인 등
- 퇴원 시와 퇴원 후, 치료 연속성을 유지할 수 있도록 약료서비스 제공 필요

# 수술 전 약물 중단

수술을 앞두고 수술 중 출혈 위험성을 증가시킬 수 있는 약물을 중단하길 원하는 경우 언제부터 중단하면 되는지 다음과 같이 안내할 수 있다. 그러나 출혈 위험성이 낮은 수술이거나 내시경을 이용한 수술, 로봇을 이용한 수술 등의 경우에는 최소 침습 수술이고 수술 후 노인환자가 누워 있는 기간 동안 혈전 생성 우려가 큰 경우에는 수술 전에도 다음과 같은 약물을 중단하지 말고 계속 복용하라고 의사가 지시 할 수도 있다.

## Short-acting NSAIDs [20] [21] [22]

| 성분명 | 수술 전 중단시기 | 성분명 | 수술 전 중단시기 |
|---|---|---|---|
| 아세클로페낙 | 1일 전 | 로녹시캄 | 1일 전 |
| 에토돌락 | 1일 전 | 메페남산 | 1일 전 |
| 페노프로펜 | 1일 전 | 니메술리드 | 1일 전 |
| 이부프로펜 | 1일 전 | 모니플루메이트 | 1일 전 |
| 케토돌락 | 1일 전 | 탈니플루메이트 | 1일 전 |

## Long-acting NSAIDs

| 성분명 | 수술 전 중단시기 | 성분명 | 수술 전 중단시기 |
|---|---|---|---|
| 나프록센 | 2~3일 전 | 피녹시캄 | 7~10일 전 |
| 잘토프로펜 | 2~3일 전 | 멜록시캄 | 7~10일 전 |
| 펠루비프로펜 | 2~3일 전 | 나부메톤 | 7~10일 전 |
| 설린닥 | 2~3일 전 | 폴마콕시브 | 최소 10일 전 |
| 세레콕시브 | 2~3일 전 | 에토리콕시브 | 7일 전 |

20) Antithrombotic Therapy and Prevention of Thrombosis, 9th ed: American College of Chest Physicians Evidence-Based Clinical Practice Guidelines(Chest, 2012 Apr;141(4):1129.)
21) 제품별 국내 허가사항(제품설명서)
22) 서울대학교병원 약제부 뉴스레터(2013년 9월호), 삼성서울병원 약제부 뉴스레터(2010년 3월호)

# 항응고제

| 성분명 | 수술 전 중단시기 |
| --- | --- |
| 비분획 헤파린 | 4시간 전 |
| 에녹사파린, 델타파린(LMWH) | 24시간 전 |
| 폰다리눅스(아릭스트라 주사) | 2~4일 전 |
| 와파린 | 4~5일 전 |
| 리바록사반(자렐토) | 1일 전 |
| 아픽사반(엘리퀴스) | 큰 수술 : 48시간 전, 작은 수술 : 24시간 전 |
| 에독사반(릭시아나) | 1일 전 |
| 다비가트란(프라닥사) | CrCl<50 : 3~5일 전, CrCl≥50 : 1~2일 전 |

# 항혈소판제

| 성분명 | 수술 전 중단시기 |
| --- | --- |
| 아스피린 | 7~10일 전 |
| 트리플루살(디스그렌) | 7일 전 |
| 티클로피딘(크리드) | 10~14일 전 |
| 티카그렐러(브릴린타) | 5~7일 전 |
| 클로피도그렐(플라빅스) | 5~7일 전 |
| 프라수그렐(에피언트) | 최소 7일 전 |
| 인도부펜(이부스트린) | 2~3일 전 |
| 실로스타졸(프레탈) | 3~4일 전 |
| 디피리다몰(아디녹스) | 2~3일 전 |
| 펜톡시필린(트렌탈) | 7~10일 전 |
| 베라프로스트(베라실) | 1일 전 |
| 리마프로스트(오팔몬) | 1일 전 |
| 사포그릴레이트(안플레이드) | 1일 전 |
| 나프로닐(나푸릴) | 7일 전 |
| 피라세탐 | 7일 전 |

| | |
|---|---|
| 압식시맙 (클로티냅 주사) | 1~2일 전 |

## 기타의 Hemorrheologic agents

| 성분명 | 수술 전 중단시기 |
|---|---|
| 메소글리칸(메소칸) | 3~4일 전 |
| 니세르골린(사미온) | 1일 전 |
| 이부딜라스트(케타스) | 3일 전 |
| 칼리디노게나제(크레인) | 7일 전 |
| 설로덱시드(베셀듀에프) | 4일 전 |
| 딜라제프(코멜리안) | 3일 전 |
| 아나그렐리드(아그릴린) | 처방한 병원에 문의 |
| 메토트렉세이트(MTX) | 특수한 경우 2주전 |
| 아자티오프린(아자비오) | 7일 전 |

## 경구용 피임약 및 호르몬 대체요법[23]

경구용 피임약 및 호르몬 대체 요법을 위한 약물은 혈전색전증의 위험을 증가시킬 우려가 있으므로 장기부동화 기간인 수술 전 4주, 수술 후 2주 간 중단하는 것이 권고된다.

## 생약 성분의 약, 건강 보조 식품/허브 제제

성분을 정확히 알기 어렵고, 수술 중 마취 유도 및 지혈에 영향을 줄 수 있으므로 수술 1주일 전 중단 권고된다.

## Metformin 성분을 포함하는 당뇨병 용제

조영제 사용 검사 시 신기능 악화로 인한 metformin 유도 유산증의 위험이 있으므로 조영제 사용 당일 아침부터 CT 촬영 후 48시간 동안 중단이 권고된다.(신장 기능상태 별 상세 내용은

23) 국립암센터 약제부 의약정보 Feb 2017 Vol.16(1)

각론 노인의 당뇨병 부분 참조)

## 당뇨병 치료제

수술 전 금식 기간 동안에 저혈당 위험이 있으니 중단할 필요가 있고, 수술 후 정상식사 시점부터 다시 복용하는 것이 일반적으로 권고되나 의료진과 상의하도록 한다.

## 고혈압 치료제

일반적으로 수술 당일 날까지 정상적으로 복용하지만, ARB · ACEI의 경우에는 전신 마취제와의 상호작용으로 과도한 저혈압이 발생할 수 있기 때문에 수술 당일 날 아침에는 복용 하지 않을 수 있다. 수술 담당 의료진과 상의 하도록 한다.

## 항전간제(뇌전증약), 파킨슨병약, 중증근무력증약

수술과 상관없이 수술 당일에도 계속 복용하는 것이 권고되나 의료진과 상의하도록 한다.

## 섬망 발생 유발 위험 약물

벤조디아제핀, 항콜린성 약물 같은 수술 전, 후 섬망 유발 가능성을 높이는 약은 가능하면 수술 전에 중단하거나 다른 약으로 변경한다. (자세한 내용은 각론의 노인의 섬망 부분 참조)

# 장기요양시설에서의 약물 관리

## 장기요양시설에서 촉탁의사의 역할

장기요양시설(요양원 등)에서는 입소 노인에 대한 적정한 의료서비스를 제공하기 위해 촉탁의사 규정에 따라 촉탁의사가 월 2회 시설을 방문하여 입소 노인의 건강상태를 확인하고 적절한 조치를 취하도록 하고 있음.

| 진료범주 | 진료 내용 |
|---|---|
| 행동문제 진단 | • 행동문제 확인(배회, 수면장애, 폭력적 행동, 목욕거부 등)<br>• 문제행동의 의학적 원인 파악(치매, 우울증, 식사장애, 위장질환, 비뇨기계 질환, 통증 등)<br>• 정신과 진료 필요성 평가 |
| 낙상 진단 | • 낙상 위험도 평가(여성, 75세 이상, 보행 보조기 사용, 운동 여부, 시력장애, 청각장애, 어지럼증, 인지장애, 하지 위약감, 관절염 등)<br>• 낙상의 결과 확인(염좌, 타박상, 찰과상, 탈구, 골절, 뇌진탕, 뇌출혈 등) |
| 탈수 진단 | • 탈수여부 확인(점막건조, 배뇨량 감소, 피부 긴장도 감소, 졸림, 피로, 체중감소)<br>• 탈수의 원인 평가(수분섭취 부족, 위장관 질환, 신장질환, 소변 배출을 증가시키는 약물 복용) |
| 실금 진단 | • 소변과 대변실금 여부 확인<br>• 실금의 원인평가(방광의 기능 장애, 요로 감염, 전립선 비대, 악성종양 등) |
| 영양상태 진단 | • 이유 없는 체중감소 확인<br>• 의학적 원인파악(정신적 문제, 악성종양, 위장관 질환, 갑상선 질환, 당뇨병 등)<br>• 약물 부작용으로 인한 영양불균형 가능성 평가<br>• 저작능력 저하도 파악(고단백 유동식 등 특별식의 필요성 등) |
| 통증 진단 | • 통증 부위, 양상, 시간, 기간, 악화 및 완화요인, 동반질환, 통증전이 여부 확인<br>• 진통제 사용 필요성, 효과 평가<br>• 진통제 부작용 점검(심한 변비, 낙상, 무기력, 식욕부진 등) |
| 피부 손상 진단 | • 피부손상 확인<br>• 상처의 발병이나 치유에 직간접적으로 영향을 줄 수 있는 요소 탐색(의식상태, 식욕 및 영양상태, 수분공급 상태 등) |
| 빈혈 진단 | • 빈혈 위험요인 평가(철결핍성 빈혈, 미량원소 결핍, 실혈, 감염증, 악성종양, 간질환, 갑상선 질환) |
| 약물 부작용 평가 | • 약물 부작용 징후 확인(반복되는 낙상, 착란 증가, 악화되는 행동장애, 식욕부진, 체중감소 등) |

# 장기요양시설에서 간호(조무)사의 역할

- 기본 간호와 전문 간호 서비스(정맥 내 약물투여, 상처 치료 등)를 제공함

# 장기요양시설에서 물리치료사/작업치료사의 역할

- 물리치료사 : 보행/균형 훈련, 쇠약해진 신체의 재활 훈련, 운동 등을 도와줌

- 작업치료사 : 감각훈련, 활동훈련, 작업적 일상생활훈련, 인지재활치료, 삼킴장애재활치료, 상지보조기 제작 및 훈련 등을 수행함

# 장기요양시설에서 요양보호사의 역할

- 신체활동 지원
  - ▶ 화장실 이용, 몸 씻기, 옷 입기, 식사 도움, 이동 도움 등 기본적인 신체활동을 도와드리는 업무

- 인지활동 지원
  - ▶ 인지기능 저하를 예방하기 위해 퍼즐, 게임, 미술, 음악 등 다양한 인지활동 프로그램을 수행하거나, 물건 사기, 돈 계산하기와 같은 일상생활을 도와줌

- 정서지원
  - ▶ 대화와 위로, 격려, 공감을 통해 정서적 안정을 유지할 수 있도록 지원

- 가사 및 일상생활 지원
  - ▶ 청소, 세탁, 장보기, 식사준비 등 가사 및 일상생활에 필요한 일들을 도와드리는 업무

- 개인활동 지원
  - ▶ 병원동행, 관공서 업무, 은행업무 등 개인 용무를 수행하실 수 있도록 도와줌

# 장기요양시설에서의 약물 관리 프로그램

- 미국 : 모든 장기요양시설 거주자는 적어도 한 달에 한 번 약사에 의한 약물 요법 검토를 받도록 하고 있음

- 캐나다 : 장기요양시설 거주자 중 만성질환 처방의약품을 3가지 이상 복용하는 환자를 대상으로 1년에 4회 정도 약물 요법 검토를 함

- 호주 : 의사가 임상적 필요성을 확인하여 추천서 작성 시 1년에 1회 정도 약물 요법 검토를 함

- 일본 : 의사가 방문약제관리 요청 시 약물 요법 검토를 함

# 장기요양시설에서 약물 요법 검토에 참여하는 (촉탁)약사의 역할[24]

- 장기요양시설 거주자의 처방과 투약 기록, 간호 기록, 여러 검사 기록 등을 활용하고 필요한 경우에는 거주자나 가족 등과 면담을 실시함

- 수집한 정보를 토대로 약사는 다양한 처방 지표 도구를 활용하여 약물 선택의 적절성, 용법·용량, 약물 알레르기, 부작용, 약물-약물/음식 상호작용, 투약 오류와 같은 약물 관련 문제를 확인함

- 확인된 문제에 대해서는 임상적 관련성을 평가하고 우선순위를 매겨 약물 변경, 교육, 약물 순응도 향상 전략, 추가적인 모니터링, 약물이 환자에 미치는 실제 또는 잠재적인 영향에 대한 의견과 같은 적절한 권장사항을 서면 보고서로 작성하여 보관함

- 약사의 약물 요법 검토 결과는 의사에게 서면 보고서 형태로 제공되며, 중요한 문제는 약사가 직접 구두로 전달할 수 있음. 의사는 약사의 약물 요법 검토 결과를 확인하여 약물 관

---

24) 약학회지 제64권 제2호 166~172 (2020)

련 문제가 있는 경우 약물 처방을 변경하거나 변경하지 않는 경우 그 이유를 기록함. 약사는 추후 약물 처방 변경 결과를 확인하여 적절한 모니터링 지표를 추천하는 등 필요한 후속 조치를 취할 수 있음. 적절한 약물 관리를 위해서는 의사뿐만 아니라 간호사, 시설 직원 등과도 협력을 함.

# 장기요양시설에서의 대표적인 부적절한 약물 처방 사례[25]

- **심혈관계 약물**
  - ▶ 고혈압의 1차 단독요법으로 루프 이뇨제를 처방
  - ▶ 만성 변비가 있는 노인에게 non-DHP 칼슘 채널 차단제 처방
  - ▶ 관상동맥, 뇌, 말초동맥 증상이나 폐쇄성 동맥 질환의 병력이 없는 노인에게 단순 예방 요법으로 아스피린 처방
  - ▶ 현재 멍이 들거나 코피가 나는 등의 출혈징후가 있는 노인에게 아스피린, 클로피도그렐, 디피리다몰, 와파린 등 처방

- **중추신경계 약물**
  - ▶ 치매가 있는 노인에게 TCA(삼환계 항우울제) 처방
  - ▶ 녹내장이 있는 노인에게 TCA 처방
  - ▶ 변비가 있는 노인에게 TCA 처방
  - ▶ 마약류 진통제 또는 non-DHP 칼슘 채널 차단제를 복용 중인 노인에게 TCA 처방
  - ▶ 전립선 비대증 또는 요폐 병력이 있는 노인에게 TCA 처방
  - ▶ 장기간(예: 1개월 이상) 장시간형 벤조디아제핀(디아제팜 등)을 처방
  - ▶ 파킨슨증 환자에게 항정신병약을 장기간(>1개월) 처방
  - ▶ 1세대 항히스타민제를 장기간(>1주) 처방

- **위장관계 약물**
  - ▶ 소화성 궤양에 고용량 PPI를 8주 이상 처방
  - ▶ 만성 변비가 있는 노인에게 항콜린성 진경제를 처방

25) Korean J Fam Pract. 2015;5(3, suppl. 2):277-282

- 호흡기계 약물
  - ▶ COPD 단독요법으로 경구용 테오필린을 처방

- 근골격계 약물
  - ▶ 와파린과 NSAID를 함께 처방

- 비뇨생식기계 약물
  - ▶ 치매 환자에게 요실금, 과민성 방광 약으로 항무스카린성 요실금약(톨테로딘, 페소테로딘 등)을 처방
  - ▶ 만성 변비가 있는 환자에게 항무스카린성 요실금약(톨테로딘, 페소테로딘 등)을 처방
  - ▶ 만성 전립선 비대증이 있는 환자에게 항무스카린성 요실금약(톨테로딘, 페소테로딘 등)을 처방
  - ▶ 요실금이 자주 발생하는 남성에게(매일 1회 이상 요실금 발생) 알파 차단제 처방

- 내분비계 약물
  - ▶ 당뇨병이 있고 빈번하게 저혈당 증상이 있는 환자에게 베타 차단제 처방

- 낙상 위험 약물
  - ▶ 낙상 경력과 위험이 높은 노인에게 벤조디아제핀 처방
  - ▶ 낙상 경력과 위험이 높은 노인에게 항정신병약 처방
  - ▶ 낙상 경력과 위험이 높은 노인에게 마약류 진통제 처방
  - ▶ 만성 변비로 고생하는 환자에게 변비약 처방 없이 2주 이상 장기적인 마약류 진통제 처방

- 동일계열 약물을 2가지 이상 중복해서 처방
  - ▶ 항콜린제 2종 이상 처방
  - ▶ 항히스타민제 2종 이상 처방
  - ▶ NSAIDs 2종 이상 처방
  - ▶ 위장관운동조절제 3종 이상 처방
  - ▶ 벤조디아제핀 2종 이상 처방

# 말기환자 완화치료 Palliative Care

## 말기환자의 약동학적 변화 :

- nasogastric suction을 하기 때문에 약을 경구 투여하기 어려울 수 있다.
- 마약류 진통제 투여로 위장운동이 지연될 수 있다.
- 말기 환자는 스트레스로 인해 위산분비가 항진되어 NSAID 투여 시 궤양 위험이 증가한다.
- 부종으로 분포용적이 늘어날 수 있다.
- 간 기능이 저하되어 있거나 단백질 섭취를 못하고 있으면 알부민 수치가 저하된다.(정상 약물 용량에서도 독성 부작용 발현)
- 간 부전 환자는 약물 대사가 안 되어 약물 독성이 증가한다.

## 말기환자의 약물 조제 :

- 요양원 환자의 경우 환자 이름과 용법이 표기될 수 있는 ATC 조제기기가 큰 도움이 된다.
- 요양원 환자의 경우 가루약으로 조제해야 하는 경우가 상당히 많다.
- 가루약의 경우 당뇨약 따로 갈고(혈당에 따라 투여량 조절) 변비약 따로 갈고(변 상태에 따라 투여량 조절), 수면제 따로 갈고, 위장약 따로 갈고, 통증약 따로 갈고.. 등등 매우 많은 약포지 조제가 필요할 수 있다.
- 구강붕해정이나 패취제 제형이 매우 유용할 수 있다.

## 말기환자 약물 조정 :

- 기대여명 6개월 이내이면 스타틴은 중단해도 된다.(기대여명 3년 이하인 경우에도 심혈관 위험이 낮으면서 노쇠한 노인의 경우 의사 판단 하에 스타틴 중단 가능)
- 말기 치매이면 더 이상 도네페질, 메만틴 같은 치매약을 계속 투약할 필요가 없다.
- 기대여명이 매우 짧은 경우에는 예방적 성격의 약물은 투약을 중단해도 좋다. 항혈소판제,

항응고제, 디곡신, 이뇨제, 스타틴, 골다공증약 등을 중단 할 수 있다.

- 베타차단제, 항우울제 중단 시에는 금단증상이 있으므로 서서히 용량을 조절한다.
- 스코폴라민 패취는 말기환자의 terminal secretions을 막기 위해 흔히 처방하는 약물이다.
  (노인주의에서 예외 사유가 됨)
- 장시간형 벤조디아제핀은(침대에만 누워있는) 와상환자에게 처방해도 좋다.(노인주의에서
  예외 사유가 됨)

## 말기환자 통증 관리 :

- 경증 ~ 중등도의 통증은 아세트아미노펜, NSAIDs를 우선적으로 시도해 본다.
- 말기 환자의 뼈 통증, 내장통 등에는 덱사메타손이 효과가 있다.
- 중증 통증은 마약류 진통제가 효과가 있다.
- 모르핀 일반 정제는 4시간 간격이 아닌 1~2시간 간격으로 투여해도 된다.
- 신경통에는 항경련제, TCAs, SNRIs, 국소 마취제를 사용한다. 저용량부터 시작해서 2~3
  주 기간에 걸쳐 서서히 용량을 올려야 한다.
- 협심증 흉통에는 nitrates, 베타차단제, CCB, 라놀라진(ranolazine. 미세혈류이상 협심증
  약)이 효과가 있다.

## 말기환자 변비 관리 :

- 말기환자는 마약류 진통제 투여로 인해 변비가 흔하다.
- 마약진통제로 인한 변비에는 비사코딜, 센나엽 같은 자극성 변비약이 효과가 있다. 여기에
  마그밀, 락툴로오스, 폴리에틸렌 글리콜(PEG) 같은 삼투성 변비약을 추가해도 좋다.
- 말기 환자가 물을 마실 수 있으면 많이 마시게 한다.
- 마약진통제로 인한 변비 해독제는 methylnaltrexone 주사제 이다. BBB를 통과하지 않아
  진통효과를 줄이지 않으면서 위장관에서 오피오이드 수용체 길항 해주어 위장관 운동을 정
  상적으로 돌려준다.

## 말기환자 소양증(피부 가려움) 관리 :

- 말기환자에게 피부가려움이 흔하진 않으나 매우 환자를 불편하게 만든다.
- 요독증, 담즙정체, 마약진통제 투여, 고형 암, 혈액학적 질환이 있는 경우에는 심한 소양증이 잘 생긴다.
- 증상이 심한 경우에 항히스타민제는 효과가 약하고 스테로이드가 좀 더 강하게 듣는다.
- SSRI를 심한 소양증에 투여해도 효과가 좋고 24~48시간 내로 효과를 보인다. 그 외 미르타자핀(레메론) 15mg 취침전 복용도 좋다.
- 온단세트론(5-HT3 수용체 차단제)도 효과가 있는데 가격이 비싸고 변비 부작용이 있다.

## 말기환자 우울 관리 :

- 말기환자 우울증은 설트랄린, 에스시탈로프람이 약물 상호작용과 부작용이 적어서 1차 선택약이다.
- 환자가 잠을 잘 못 자면 미르타자핀이 수면을 촉진하기 때문에 좋다.
- 환자가 통증을 호소하면 TCAs, SNRIs를 투여해도 좋다.
- 이런 약물은 최소 4~6주 정도 투여해야 항우울효과가 나온다.
- 환자 기대여명이 2개월 이내인 경우에는 메틸페니데이트, 덱스트로암페타민 같은 각성제가 빠르게 기분전환 효과를 준다.

## 말기환자 불안 관리 :

- 말기환자에게 불안은 매우 흔하고 통증이나 호흡곤란이 심하면 더 불안해한다.
- SSRI, 부스피론이 범불안 장애에 선호되나 기대여명이 2개월 이내인 경우에는 빠른 약효를 가진 벤조디아제핀을 투여한다.(로라제팜이 선호됨)
- 환자에게 섬망 증세가 같이 있으면 항정신병약을 투여한다.(리스페리돈, 할로페리돌이 선호됨)

# 말기환자 오심, 구토 관리 :

- 기대여명 6주 이내의 환자의 70%가 오심, 구토 증상이 있다.
- 관리되지 않는 오심, 구토는 환자를 몹시 불편하게 하고 삶의 질을 하락시킨다.
- 변비, 장폐색, 약물 부작용, 항암제 투여, 감염, 뇌압 상승, 관리되지 않은 통증 등이 오심, 구토를 유발한다.

| 오심, 구토의 원인 | 원인의 예 | 약물치료 |
|---|---|---|
| Chemoreceptor trigger Zone 유발 | 마약류 진통제<br>세포독성 항암제<br>세균 독소<br>요독증 | 할로페리돌<br>프로클로페라진<br>메토클로프로파미드<br>온단세트론, 그라니세트론 |
| GI tract 유발 | 위장운동 지연, 장 폐색<br>위배출시간을 줄이는 약물, 질병 때문<br>(마약류, 당뇨병, 신부전, 신경병증)<br>위장관 암<br>세균 독소<br>세포독성 항암제<br>방사선치료 | 메토클로프라미드<br>항콜린제(디멘히드리네이트) |
| Cerebral cortex 유발 | 불안, 냄새, 맛 등으로 인한 경우 | 벤조디아제핀(로라제팜, 알프라졸람) |
| | 뇌척수압 상승 | 덱사메타손 |
| Vestibular activity 유발 | 마약류 진통제<br>귀(내이)의 이상 | 항히스타민제(메클리진, 디멘히드리네이트)<br>항콜린제(스코폴라민) |

# 말기환자 식욕부진 관리 :

- 중증질환자는 거의 식욕부진이 있다. 말기환자는 더 심하다.
- 통증, 구내염, 섬망, 변비, 오심, 구토, 위장운동 지연, 우울, 갑상선호르몬, 대사장애 등의 원인 요소를 먼저 체크해보고 관리해준다.
- 소량의 음식으로 하루 종일 나누어서 자주 공급해 준다.
- 임종을 앞둔 환자는 미각이상으로 맛이 고약하게 느껴져서 뱉어낼 수 있다.
- 식욕 촉진제 : 메게스트롤, 코르티코스테로이드, 칸나비노이드(dronabinol, nabilone)
- 기대여명 6주 이내인 경우 스테로이드를 부작용 상관하지 않고 투여한다.

## 말기환자 호흡곤란 관리 :

- 호흡이 짧아짐, 가슴 답답, 충분한 양의 공기를 들이마실 수 없음, 질식할 것 같은 느낌이 임종 몇 주 전에 느껴진다.
- 항암제나 근감소증, 심부전에 의한 폐부종, 말기 신부전에 의한 빈혈, 감염증, 기관지경련, 불안증 환자에게 호흡곤란이 더 심하게 나타난다.
- 치료제 : 마약류 진통제 – 저산소증과 과탄산혈증에 대한 반응을 줄여주어 환자가 호흡 상태에 대한 불안을 덜 느끼고 편안하게 해준다.
- 치료제 : 벤조디아제핀(로라제팜 0.25mg 6~8시간 간격) – 호흡을 못 하고 있는 것에 대한 불안 완화

## 말기환자 동요, 섬망 관리 :

- 감염, 통증, 탈수, 대사 장애, 약물 부작용, 요저류, 변비, 약물 금단증상 등으로 섬망이 나타나곤 한다.
- 임종을 앞둔 말기환자의 80% 이상에서 섬망이 발생한다.
- Sundowning : 낮에는 자고 밤에 동요나 발작을 일으키는 현상
- 치료제 : 할로페리돌, 클로르프로마진(할로페리돌 보다 더 졸림, 진정), 리스페리돈, 올란자핀, 벤조디아제핀

## 말기환자 terminal secretions 관리 :

- death rattle(죽어가는 사람의 호흡에서 나는 소리)은 임종 하루에서 몇 시간 전 부터 나타난다.
- terminal secretions이 나타나기 시작하면 76%가 48시간 이내로 사망한다.
- 환자는 구강 분비물을 삼킬 수 없고 기도에 축적되어 가글링하는 소리가 난다.
- 침대 머리 쪽을(위쪽으로)세우면 좀 나아지기도 한다.
- 치료제 : 항콜린제(아트로핀, 히요스시아민, 글리코피롤레이트) – 추가적인 분비물이 분비되지 않게 해준다.

# 말기환자 완화 진정 :

- 환자가 오심, 구토, 통제되지 않는 통증, 섬망, 호흡곤란 등으로 고통스럽게 죽어갈 때는 완화 진정을 실시한다.
- 완화 진정은 마취와 다르고 무의식을 목적으로 하지 않는다. 다만 고통을 줄여줄 목적으로 진정제를 투여하는데.. 무의식이 결과적으로 뒤따를 뿐이다.
- 약물 투여는 상황에 맞게 환자 가족과 상의하면서 의료진에 의해 결정된다.
- 투여 약물 : 미다졸람, 로라제팜, 페노바르비탈

| 마약류 진통제 | 처방 목적 | 말기 노인 초기 투여 용량 | 고려사항 |
|---|---|---|---|
| 펜타닐 패취 | 통각수용기성 통증 | 12.5mcg/hr | Opioid-naïve 환자에게 투여 금지 |
| 히드로코돈/ 아세트아미노펜 | 통각수용기성 통증, 기침 | 2.5/325~5/325mg 6시간 마다 prn | AAP 하루 최대용량 3g |
| 히드로몰폰 | 통각수용기성 통증, 신경통 | 1~2mg 4시간 마다 prn | Opioid-naïve 환자에게 좋지 않음 |
| 메타돈 | 통각수용기성 통증, 호흡곤란 | 2.5mg 12시간 마다 | Opioid-naïve 환자에게 투여 금지 |
| 모르핀 서방정 | 통각수용기성 통증, 호흡곤란 | 15mg 12시간 마다 | 신부전의 경우 활성형 대사체가 축적됨 |
| 모르핀 속방정 | 통각수용기성 통증, 호흡곤란 | 2.5~5mg 1시간 마다 prn | 신부전의 경우 활성형 대사체가 축적됨 |
| 옥시코돈 서방정 | 통각수용기성 통증, 호흡곤란 | 10mg 12시간 마다 | 노인에게 1차 선택약 |
| 옥시코돈 속방정 | 통각수용기성 통증, 호흡곤란 | 2.5~5mg 1시간 마다 prn | 노인에게 1차 선택약 |
| 타펜타돌 | 통각수용기성 통증, 신경통 | 25~50mg 6시간 마다 | 하루 최대용량 600mg, 간기능/ 신기능 저하 시 용량 감소 필요, 세로토닌성 약물과 병용 투여 시 세로토닌 신드롬 주의 |
| 트라마돌 | 통각수용기성 통증, 신경통 | 25~50mg 8시간 마다 | |

| 비마약류 진통제 | 처방 목적 | 말기 노인 초기 투여 용량 | 고려사항 |
|---|---|---|---|
| 아세트아미노펜 | 경도~중등도 통증 | 325~650mg 6시간 마다 | 하루 최대용량 3g |
| 이부프로펜 | 뼈 통증, 염증성 통각수용기성 통증 | 400mg 8시간 마다 | 하루 최대용량 3200mg |

| 멜록시캄 | 뼈 통증,<br>염증성 통각수용기성 통증 | 7.5mg 24시간 마다 | 하루 최대용량 15mg |
|---|---|---|---|
| 나프록센 | 뼈 통증,<br>염증성 통각수용기성 통증 | 250mg 12시간 마다 | 하루 최대용량 1500mg,<br>PPI와 함께 투여 |

| 비스포스포네이트 | 처방 목적 | 말기 노인 초기 투여 용량 | 고려사항 |
|---|---|---|---|
| 졸렌드론산 | 뼈 통증, 골절 예방 | 4mg IV 3~4주 간격 | CrCl < 60mL/min이면 용량<br>감량<br>CrCl < 30mL/min이면<br>투여금지 |
| 파미드론산 | 뼈 통증, 골절 예방 | 90mg 2.5 시간 동안 IV<br>3~4주 간격 | 중증 신부전 환자에게 투여<br>금기 |

| 골다공증약 | 처방 목적 | 말기 노인 초기 투여 용량 | 고려사항 |
|---|---|---|---|
| 데노수맙 | 뼈 통증, 골절 예방 | 120mg SC 4주 간격 | |

| 보조 진통제 | 처방 목적 | 말기 노인 초기 투여 용량 | 고려사항 |
|---|---|---|---|
| 둘록세틴 | 신경통, 우울증 | 20mg 24시간 마다 | 하루 최대용량 60mg<br>간부전이나 CrCl < 30mL/min<br>이면 투여하지 않음 |
| 벤라팍신 | 신경통, 우울증 | 속방형은 25~50mg 하루<br>2번<br>서방캅셀은 37.5mg 하루<br>1번 | 하루 최대용량 225mg<br>간부전/신부전 환자에게 용량<br>감소 필요 |
| 가바펜틴 | 신경통 | 100mg 하루 2번 | 하루 최대용량 3600mg,<br>신부전 환자에게 용량 감소<br>필요 |
| 프레가발린 | 신경통 | 25mg 하루 3번 | 하루 최대용량 600mg, 신부전<br>환자에게 용량 감소 필요 |
| 노르트립틸린 | 신경통, 우울증 | 10~25mg 취침전 | TCA 중에서는 노인에게 1차<br>선택약<br>아미트립틸린이나 독세핀 등에<br>비해<br>항콜린 부작용이 적음 |
| 데시프라민 | 신경통, 우울증 | 10~25mg 취침전 | 아미트립틸린이나 독세핀 등에<br>비해<br>항콜린 부작용이 적음 |
| 리도카인 패취 | 신경통 | 12시간 붙이고 12시간<br>뗀다 | 하루 최대용량 한 번에 3개<br>패취 |

| 코르티코스테로이드 | 처방 목적 | 말기 노인 초기 투여 용량 | 고려사항 |
|---|---|---|---|
| 덱사메타손 | 뼈 통증<br>통각수용기성 통증<br>내장통(장폐색 등)<br>식욕부진<br>오심(특히<br>뇌압상승으로 인한) | 2~6mg 유효 효과가 있는<br>범위 안에서 가능하면<br>저용량으로 | 수면장애 부작용을 줄이기 위해<br>아침 일찍 복용한다 |

| 항정신병약 | 처방 목적 | 말기 노인 초기 투여 용량 | 고려사항 |
|---|---|---|---|
| 클로르프로마진 | 섬망, 초조(동요) | 10mg 8~12시간 마다 | 외국에서는 설하정이나 좌제로<br>투여가능 |
| 할로페리돌 | 섬망, 초조(동요)<br>심한 오심, 구토 | 0.25~0.5mg 2시간 마다 | 주로 선호하는 약임<br>외국에서는 경구제, IV, SC,<br>설하정, 좌제 제형이 다 있음 |

| 벤조디아제핀 | 처방 목적 | 말기 노인 초기 투여 용량 | 고려사항 |
|---|---|---|---|
| 로라제팜 | 불안 | 0.25~0.5mg 12시간 마다 | 벤조디아제핀 중에서 노인에게<br>가장 선호되는 약임<br>노인에게 하루 최대 3mg<br>초과로 투여 금지 |
| 옥사제팜 | 불안 | 10mg 하루 3번 | 하루 최대용량 45mg<br>천천히 용량을 증량함 |
| 미다졸람 | 말기 완화 진정 | 초기 투여량 : 0.5~2.5mg<br>IV(2분 동안 천천히)<br>유지용량 :<br>0.02mg~0.2mg/kg/hr | IV나 SC로 투여 가능 |

| 항우울제 | 처방 목적 | 말기 노인 초기 투여 용량 | 고려사항 |
|---|---|---|---|
| 에스시탈로프람 | 우울, 불안<br>공황장애<br>소양증(가려움) | 5~10mg 하루 1번 | 하루 최대 용량 20mg |
| 설트랄린 | 우울, 불안<br>공황장애<br>소양증(가려움) | 25mg 하루 1번 | 하루 최대 용량 200mg |
| 미르타자핀 | 우울<br>불면<br>식욕부진<br>소양증(가려움) | 7.5mg 하루 1번 | 하루 최대 용량 45mg<br>간기능/신기능에 따라 용량<br>조절 필요 |

| 각성제 | 처방 목적 | 말기 노인 초기 투여 용량 | 고려사항 |
|---|---|---|---|
| 메틸페니데이트 | 말기 환자의 우울증<br>중증질환의 피로 개선 | 2.5mg 아침에 복용 | 하루 최대 용량 20mg<br>하루 2번 복용 시 2번째 복용은<br>낮12시 전에 복용한다 |

| 기타 항불안제 | 처방 목적 | 말기 노인 초기 투여 용량 | 고려사항 |
|---|---|---|---|
| 부스피론 | 불안증 | 7.5mg 하루 2번 복용 | |

| 식욕촉진제 | 처방 목적 | 말기 노인 초기 투여 용량 | 고려사항 |
|---|---|---|---|
| 메게스트롤 | 식욕부진 | 160mg/day | 하루 최대 용량 800mg |
| 드로나비놀(THC) | 식욕부진 | 2.5mg 하루 2번 복용 | 하루 최대 용량 20mg |
| 메토클로프로파미드 | 식욕부진 위장운동 정체로 인한 오심, 구토 | 5mg 하루 2번 복용 | 하루 최대 용량 80mg |

| 항콜린제 | 처방 목적 | 말기 노인 초기 투여 용량 | 고려사항 |
|---|---|---|---|
| 아트로핀 | terminal secretions | 0.4~0.6mg 4~6시간 마다 피하주사 prn | 아트로핀 안약을 설하 투여해도 됨(1방울에 0.5mg인데 1~4 방울 투여함) 항콜린 부작용으로 섬망, 무기력, 요저류, 변비 증상이 나타날 수 있다. |
| 스코폴라민 (Hyoscine hydrobromide) | terminal secretions | 0.4mg 4~6시간 마다 피하주사 prn | 하루 최대 용량 2.4mg 항콜린 부작용으로 섬망, 무기력, 요저류, 변비 증상이 나타날 수 있다. 다른 약 보다 더 졸림 |
| 히오스시아민 (Hyoscine butylbromide) (부스코판) | terminal secretions | 20~40mg 4~6시간 마다 경구투여 prn | 하루 최대 용량 100mg 항콜린 부작용으로 섬망, 무기력, 요저류, 변비 증상이 나타날 수 있으나 BBB를 통과하지 않으므로 부작용이 조금 양호하다. |
| 글리코피롤레이트 | terminal secretions | 0.2~0.4mg 4~6시간 마다 피하주사 prn | 항콜린 부작용으로 섬망, 무기력, 요저류, 변비 증상이 나타날 수 있으나 BBB를 통과하지 않으므로 부작용이 조금 양호하다. 말기 신부전 환자는 용량을 반으로 줄인다. |

## 제1부 총론

# 노인학대

## 노인학대

노인복지법 제1조 2항 : 노인에 대하여 신체적, 정신적, 성적 폭력 및 경제적 착취 또는 가혹
행위를 하거나 유기 또는 방임을 하는 것

## 노인학대 유형

* **신체적 학대**

  노인에게 물리적인 힘 또는 도구를 사용하여 신체적 또는 정신적 손상, 상해, 고통, 장애
  등을 유발시키는 행위
* **정서적 학대**

  비난, 모욕, 협박, 위협 등의 언어적 또는 비언어적 행위를 통하여 노인에게 정서적,
  심리적으로 고통을 유발시키는 행위
* **경제적 학대**

  노인의 의사에 반하여 노인으로부터 재산 또는 권리를 빼앗은 행위로서 경제적 착취, 노인
  재산에 관련한 법률 권리 위반, 경제적 권리와 관련된 의사결정에서의 통제 등을 하는 행위
* **성적 학대**

  성적 수치심 유발행위 및 성폭력 등의 노인의 의사에 반하여 강제적으로 행하는 모든 성적
  행위
* **방임**

  부양 의무자로서 책임이나 의무를 거부, 불이행 혹은 포기하여 노인의 의식주 및 의료를
  적절하게 제공하지 않는 행위
* **자기방임**

  노인 스스로 의식주 제공 및 의료 처치 등의 최소한의 자기 보호 관련 행위를 의도적으로
  포기 또는 비의도적으로 관리하지 않아 심신이 위험한 상황이나 사망에 이르게 하는 행위

- **유기**

  보호자나 부양의무자가 노인을 버리는 행위
- **중복학대**

  신체적 학대, 정서적 학대, 성적 학대, 경제적 학대, 방임, 자기방임 유형이 두 가지 이상
  복합적으로 발생한 학대 유형

## 노인학대 발생 장소

- **가정내 학대**

  노인과 동일가구에서 생활하고 있는 노인의 가족구성원인 배우자, 성인 자녀뿐만 아니라
  노인과 동일 가구에서 생활하지 않는 부양의무자 등 그 밖의 친족에 의한 노인학대
- **생활시설 학대**

  노인복지법 제31조의제1호, 제2호에 따른 노인주거복지시설(양로시설, 노인공동생활가정,
  노인복지주택)과 노인의료복지시설(노인요양시설, 노인요양공동생활가정) 같은 생활시설
  에서 발생한 노인학대
- **이용시설 학대**

  노인복지법 제31조의제3호, 제4호에 따른 노인여가복지시설(노인복지관, 경로당 등)과
  재가노인복지시설(방문요양서비스, 재가노인 지원서비스, 단기보호서비스 등) 같은 이용
  시설에서 발생한 노인학대
- **병원 학대**

  의료법 제3조에 따른 의료기관(일반병원, 요양병원 등)에서 발생한 노인학대
- **공공장소 학대**

  사람들이 공동으로 이용할 수 있는 장소나 여럿이 함께 있는 장소에서 발생한 노인학대

## 노인학대 징후

- **신체적 징후**

  ▶ 탈수 증세 또는 비정상적인 체중 감소

    » 소변을 증가시키는 약물, 위장질환, 신장질환, 갑상선질환, 대사성질환, 암 때문일
      수도 있음

- ▶ 원인불명의 부상, 골절, 멍, 상처, 통증 등
  - » 골다공증, 병인성 골절, 혼자서 낙상, 낙상위험을 증가시키는 약물, 스테로이드 장기 복용으로 인한 골절, 노화로 인한 피부 약해짐, 피부 건조, 당뇨 합병증으로 인한 말초신경병증 등 때문일 수도 있음
- ▶ 찢어졌거나 얼룩, 피 등이 묻어 있는 속옷
  - » 항응고제, 항혈소판제, 출혈 위험을 증가시키는 건강기능식품, 치질, 장출혈, 대장암, 신장질환, 비뇨기암 등 때문일 수도 있음
- ▶ 원인불명의 성전파 감염
  - » 요로감염, 질염, 질칸디다증은 성병이 아님
- ▶ 필요한 치료를 받지 못하고 있는 경우
- ▶ 필수 의료기기가 없는 경우(안경, 보행기, 약 등)

- 정서적 & 행동적 징후
  - ▶ 두려움 또는 불안증세
    - » 불안장애, 약물로 인한 부작용 등 때문일 수도 있음
  - ▶ 비정상적인 행동 및 수면 패턴 변화
  - ▶ 친구 또는 가족으로부터 소외
  - ▶ 일상적인 활동에 참여하지 않는 경우
    - » 노인성 우울증, 치매 노인의 행동심리증상 등 때문일 수도 있음

- 경제적 징후
  - ▶ 각종 서류에 위조가 의심되는 서명이 있는 경우
  - ▶ 각종 요금 체납
  - ▶ 비정상적이거나 갑작스러운 소비 습관 변화
    - » 노인의 정신과 질환, 노인성 우울증, 치매 노인의 행동심리증상 등 때문일 수도 있음

# 노인에게 흔한 질환

# 노인의 기립성저혈압

## 기립성 저혈압

일어나서 3분 이내로 수축기 혈압(SBP) 20mmHg 이상 혹은 이완기 혈압(DBP) 10mmHg 이상↓ (수축기 10~15mmHg, 이완기 5~10mmHg 정도 감소는 정상적인 노인임)

## 역학[28]

65세 이상 20%, 75세 이상 30%, 요양원 입소 중인 노쇠한 고령노인 50%

## 특징

누웠을 때 혈압 증가, 일어서면 혈압 감소

## 유발원인

자율신경 실조와 체액용적 고갈

## 악화시키는 원인

탈수, 설사, 여름 더위, 심근 허혈, 부신 부전, 구토, 폐혈증

## 악화시키는 약물

이뇨제, 혈압약, 혈관확장제, 발기부전 치료제, 항정신병약, 수면진정제, 삼환계 항우울제(TCA), 마약류진통제, 도파민효능제, 레보도파

## 만성적 기립성 저혈압

서서히 점차적으로 발생, 바로리셉터 기능 감소, 심장 이완기 장애, 노인성 고혈압, 자율신경 기능장애(Synucleinopathy 뇌줄기 문제, 루이소체 치매, 파킨슨병, 뇌졸중 등으로 인한), 정

---

28) J. Kor. Soc. Health-Syst. Pharm., Vol. 33, No. 4, 321 ~ 332 (2016) 등

맥부전, 알코올 중독, 당뇨병, 빈혈 등으로 나이 들면서 더 심해짐

## 임상적 증상
일어나면서 어지러움, 머리가 하얘짐, 시야흐림, 두통, 목 뻣뻣함, 전신 무력감, 소변 또는 대변 마려운 느낌, 호흡곤란, 협심증, 허혈성 심근장애, 실신

## 노인의 경우
일어나면서 말이 어눌해지고 낙상이나 혼란, 인지장애가 더 심해질 수 있다

## 원인약물 감량
복용하는 약 중에서 악화시키는 약물을 찾아봄

## 천천히 일어나기
장기간 누워 있었거나 침대에서 일어나는 경우 특히 주의

## 생활 주의[29]
서있는 상태에서 기침, 힘주기, 오래 서있기 할 때 주의(특히 더운 날에), 침대 머리 각도를 20~30도 정도 올려주기, 허리까지 올라오는 압박 스타킹 착용, 복대 착용
A 다리 교차하기, B 서있을 때 종아리 수축 운동, C 스쿼트 자세, D 일어날 때 앞으로 숙이고 일어나기(복부압박 ⋯▸ 정맥환류량 증가)

## 치료법[30]
다리쪽으로 혈액이 쏠리는 것을 방지하기 위하여 ⋯▸ 복대, 압박스타킹
노르에핀에프린을 증강시키기 위하여 ⋯▸ 피리도스티그민, 아토목세틴
노르에핀에프린 부족을 대체하기 위하여 ⋯▸ 미도드린, 드록시도파

29) Research in Vestibular Science Vol. 16, No. 3, September 2017 등
30) The American Journal of Medicine Volume 135, Issue 1, January 2022, Pages 24–31

# 약물요법

| 약물 | 분류 및 효능 | 용량 | 특징 |
|---|---|---|---|
| 미도드린 | 속효성 알파1효능제 | 2.5~10mg 하루 3번 | 말초저항을 늘려줌 (말초혈관 수축제) |
| 드록시도파 (돕스오디) | 속효성 알파/베타 효능제 | 100~600mg 하루 3번 | 노르에핀에프린으로 대사됨 (희귀필수의약품 임) |
| 플루드로코르티손 (플로리네프) | 미네랄로 코르티코스테로이드 (당질 코르티코스테로이드 아님) | 0.1~0.3mg 하루 1번 | 수분저류를 유발시킴 |
| 피리도스티그민 (도스민, 메스티논) | 속효성 아세틸콜린에스테라제 차단제 신경절후 교감신경의 노르에피네프린 방출을 증가시킴 | 60mg 하루 3번 | 누운 자세 고혈압을 유발하지 않음 단독 사용 시 효과 약함 미도드린이나 아토목세틴과 같이 사용 |
| 아토목세틴 (스트라테라) | 속효성 노르에핀에프린 선택적 재흡수 차단제 | 10~18mg 하루 1~2번 | ADHD 치료제 임 |

- 미도드린 : 말초 선택성 알파1수용체 효능제(BBB를 통과하지 않음)

  말초 혈관저항성을 높여 하지, 복부 정맥으로 혈류를 줄이고 혈압을 유지시켜줌

  효능은 30분~1시간 사이 나타나며 4시간까지 지속(작용시간이 길지 않음)[31]

  주요 부작용 : 요저류, 심혈관위험 증가(중증의 심장질환, 조절되지 않는 고혈압 환자 금기)

- 미도드린과 드록시도파는 누운 자세 고혈압 부작용 때문에 기상 후, 점심 전, 늦은 오후(늦어도 취침 4시간 전)에 복용해야 함

- 드록시도파 : 파킨슨병에서 보행동결, 일어섰을 때 느끼는 현기증 개선

  주요 부작용 : 두통, 오심, 피로, 심혈관위험 증가(심부전이나 신부전 환자에게 주의)

- 플루드로코티손(플로리네프) : 수분저류를 유발하는 미네랄로코르티코이드

  주요 부작용 : 부종(심부전 환자에게 주의), 저칼륨혈증, 누운 자세 고혈압

- 피리도스티그민(도스민) : 근무력증 치료제로 승인되어 있음

  주요 부작용 : 복통, 설사, 땀 분비 증가, 요저류

- 아토목세틴(스트라테라) : ADHD 주의력 결핍 과잉행동 장애 증후군 치료제로 승인되어 있음

---

31) Research in Vestibular Science Vol. 16, No. 3, September 2017 등

주요 부작용 : 누운 자세 고혈압, 불면, 식욕저하

- 아카보즈(글루코바이) : 알파 글리코시다제 억제 당뇨약임

   탄수화물 흡수 차단 기전으로 식후 저혈압을 개선 시켜줌(탄수화물 ⋯▸ 인슐린 분비 ⋯▸ 인슐린이 동맥 혈관확장 작용이 있음 ⋯▸ 저혈압)

   주요 부작용 : 복부팽만, 가스, 방귀

## 노인 치료에서의 어려운 점

- 누운 상태 혈압 측정의 어려움 – 앉아서 측정하는 일상적인 혈압 측정법 말고 누워서 재고 일어서서 재야함
- 50세 이상이면 누워서 재보고 일어서서 재볼 것 권장
- 65세 이상 분들 권장사항 – 누워서 혈압을 재보고 1~3분 내에 일어서서 혈압을 재본다.(수축기 20mmHg, 이완기 10mmHg 이상 차이 나는지 확인)

# 노인성 고혈압

## 노인성 고혈압의 특징

1. 수축기 고혈압(수축기 혈압이 높다)
2. 가성(가짜) 고혈압(동맥 혈관 벽이 딱딱하게 굳었다)
3. 기립성 저혈압(고혈압이 있는 노인이 기립성 저혈압 위험이 더 높다)
4. 식후성 저혈압(식사 후 일시적 혈압이 감소된다).
5. 하루 중 혈압 변동이 많다.
6. 백의 고혈압이 많다(흰가운을 보면 혈압이 올라간다).
7. 야간에 혈압 하강이 작다(보통은 고혈압 환자도 야간에는 혈압이 10~15%정도 떨어지는데, 노인의 경우 야간에는 혈압이 감소하지 않고 이른 아침이 되어서야 혈압이 감소하는 경우가 많다. 이런 경우에는 심장질환 위험성 증가 등 각종 예후가 좋지 않다).
8. 양쪽 팔이나 다리 혈압 차이가 나면 말초동맥질환 가능성이 높다.
9. 심부전의 발생이 흔하다.
10. 레닌 활성도가 저하되어 있다(ACEI, ARB 혈압약에 대한 반응성이 젊은이에 비해 상대적으로 약해짐).
11. 신동맥 고혈압이 흔하다(신동맥경화증으로 인한 이차적인 혈압 상승이 흔하다) (신동맥 협착 ⋯▸ 신장혈류 감소 ⋯▸ 레닌 분비).
12. 혈압약의 부작용이 발생되기 쉽고 오래 지속된다.

## 수축기 고혈압(SBP 140 이상, DBP 90 미만) (isolated systolic hypertension, ISH)

동맥경화로 인해 노인에서 대동맥의 신축성과 탄력성이 저하되어 수축기 고혈압이 생김(젊은 사람 고혈압은 수축기와 이완기가 모두 높지만 노인이 되면 수축기는 높은데 이완기는 오히려 떨어지게 됨)
⋯▸ 수축기 혈압 감소기능이 좋은 혈압약인 이뇨제, CCB가 1차 선택약

# 가성(가짜) 고혈압(동맥경화 때문에 더 높게 측정됨)

노인에서는 동맥혈관의 경직도가 증가하기 때문에 특히 동맥의 석회화 때문에 동맥이 굳어져 있어서 흔히 사용하는 혈압계로 혈압을 측정할 때 더 높은 압력이 필요하다. 이 경우 간접혈압 측정은 실제 동맥혈관속의 혈압보다 높게 측정되며, 이런 고혈압을 가성고혈압이라고 한다. 동맥경화가 심하게 생긴 노인에서 가성 고혈압이 비교적 흔히 나타나는데, 노인에서의 발생 빈도는 5% 이내이다.

일반혈압계로 측정한 혈압은 높은데 고혈압의 sign이 없고, target organ damage(좌심실 비대, 고혈압성 망막 변화, 허혈성 심질환, 신장 기능 변화) 등이 없는 경우, 그리고 혈압 강하제를 비교적 강하게 사용했는데도 혈압이 지속적으로 높게 측정되며, 저혈압의 증상(dizziness, syncope)이 생기면 가성 고혈압을 의심한다.

# 기립성 저혈압(노인 고혈압환자에게 흔함)

갑자기 일어서고 1~3분 후 수축기 혈압이 20mmHg 이상 낮아질 때 기립성 저혈압이라고 하며, 노년층에서 흔한 현상이다.

갑자기 일어설 때 500~700ml의 혈액이 갑자기 신체의 하부에 쏠리게 되고 심박출량이 감소하게 되어 일시적으로 저혈압이 생긴다. 정상인에서는 뇌와 혈관의 조절기관의 작용에 의해 기립시에도 정상적인 혈압을 유지한다. 그러나 노인에서는 baroreceptor sensitivity가 감소하기 때문에 조절기능이 저하된다. 수축기 혈압이 높을수록 기립성 저혈압이 더 심해진다.

**예방 및 치료 방법** : 복대 착용, 압박스타킹, 다리 교차하기, 서있을 때 종아리 수축 운동, 스쿼트 자세, 일어날 때 앞으로 숙이고 일어나기 등

# 식후성 저혈압(노인에게 흔함)

식사 후에는 체내의 혈액이 내장으로 몰린다.[32]

그러므로 식사 후에는 혈압이 어느 정도 낮아지는데, 식사 후 30분 내지 1시간에 수축기 혈압

---

32) J. Kor. Soc. Health-Syst. Pharm., Vol. 33, No. 4, 321 ~ 332(2016) 등

이 20mmHg 이상 낮아질 때 식후성 저혈압이라 하며 노인에서 흔한 현상이다.

노인에서 식사 후에 어지럼증이 있거나 졸도를 하면 식후성 저혈압을 의심하고 혈압측정을 잘해야 한다.

다량의 음식(특히 탄수화물)을 섭취하면 체내의 insulin이 상승하고, 혈관 확장이 초래되어 혈압이 낮아진다.

**식후성 저혈압 완화법 :**

- 식사 30분 전에 물을 마신다.
- 많은 양의 식사를 피한다.(소량씩 자주 먹는다)
- 탄수화물 함량이 낮은 식단을 유지한다.
- 알코올 섭취를 피한다.
- 식사 후 갑자기 일어나지 않는다.
- 식사 후 활동을 자제한다.
- 식사 후 90분 동안 반좌위 자세로 휴식을 취한다.

# 노인성 고혈압 관리 방법 상담 요령

- 65세 이상 혈압 140/90 넘으면 혈압약을 복용하세요.(심혈관 질환이 동반되어 있는 노인의 경우에는 130/80 이하로 혈압을 관리해주시야 좋은데 너무 혈압이 낮으면 기립성 어지럼증 등이 잘 생기니 적절하게 혈압을 조절합니다)
- 혈압약 안 먹으면 …▶ 나중에 뇌출혈, 신장 손상, 심장마비, 안구 손상 등의 합병증이 생길 수 있으니 혈압약을 잘 드셔야 하고요.
- 하루 30분씩 걷기 운동을 해주시고 채소 많이 드시고 포화지방이 적은 식사를 하시고 소금을 가능한 적게 드세요
- 드시는 약이 많은 경우 혈압 올리는 약들이 이것저것 많기 때문에 1~2개월 마다 병원에 와서 혈압도 재보시고 심장이나 혈액순환이나 불편한 증상이 있는지 진료도 받고 피검사도 하셔야 좋습니다.

# 부작용으로 혈압을 상승시킬 수 있는 약물

| 주요 혈압 상승 유발 약물 | 기타 혈압 상승 유발 약물 |
|---|---|
| • 암페타민, ADHD 치료제<br>• 코카인<br>• 비충혈제거제(슈도에페드린, 페닐에프린)<br>• NSAIDs<br>• 경구용 스테로이드<br>• 면역억제제(사이클로스포린)<br>• 적혈구생성자극제 (ESA: erythropoiesis-stimulating agent)(레블로질) | • 알코올 과다 섭취<br>• 식욕억제제(펜터민)<br>• 카페인<br>• 마황, 감초, 요힘빈 등 한약재<br>• 경구용 피임약<br>• 일부 항암제(베바시주맙, tyrosine kinase inhibitors)<br>• 항우울제(TCAs, SNRIs, MAO inhibitors)<br>• 미라베그론(베타미가 요실금약) |

# 노인의 고혈압약 선택 및 각 약물의 특징

| | |
|---|---|
| 이뇨제 | 노인 고혈압의 1차 약제로 추천함(수축기 고혈압에 좋음)<br>레닌분비가 저하된 노인에게 효과적임.<br>Thiazide 이뇨제는 골량을 증가시키고 낙상에 의한 골절의 발생 위험을 감소시켜 줄 수 있는 이점이 있음<br>고요산혈증, 이상지질혈증, 내당능장애, 전해질 불균형 등의 대사합병증의 발생 위험은 증가한다는 단점이 있음<br>전립선 비대, 요실금, 기립성 저혈압 등의 동반 질환이 있는 경우<br>배뇨장애, 수면장애, 어지럼증, 실신 등을 악화시킬 수 있어 사용에 주의가 필요함 |
| CCB | 노인 고혈압의 1차 약제로 추천함(수축기 고혈압에 좋음)<br>대사적 이상반응의 위험이 높지 않으며 강력한 강압효과가 있음<br>말초동맥 확장 효과로 인한 뇌혈관질환의 발생 위험 감소도 기대할 수 있음 |
| ACEI, ARB | 심부전(심비대), 신부전, 당뇨병성 신증(단백뇨) 등의 합병증 발생을 예방할 수 있어 좋음<br>당뇨병이 있는 경우에 좋은 혈압약 임<br>신기능 저하 환자, 체액량 감소 상태에서 사용할 경우 신부전 발생<br>위험이 높아질 수 있는 단점은 있음 |

# 노인 고혈압약 선택

수축기 혈압만 높고 이완기 혈압은 낮은 경우 CCB, 치아지드 이뇨제를 우선적으로 선택하는데 당뇨병이 동반되어 있는 경우에는 ARB를 우선적으로 선택함

혈압이 목표혈압(140/90) 보다 20이상 높으면 처음부터 2가지 약제를 동시에 투여함

| 동반 질환이 있는 경우 혈압약 선택법 | |
|---|---|
| 동반 질환 | 혈압약 선택 |
| 심실성 빈맥 | BB, CCB(non-dihydropyridine) |
| 만성 신장질환(CrCl 〈 60mL/min/1.73m2 or 단백뇨) | ACEI or ARB |
| 만성 신장질환(CrCl 〈 30mL/min/1.73m) | ACEI or ARB or 루프이뇨제 |
| 당뇨병(단백뇨) | ACEI or ARB 우선 선택 |
| 손떨림(Essential tremor) | BB(non-cardioselective) |
| 심부전 - Ventricular dysfuntion(무증상) | ACEI or ARB, BB |
| 심부전 - Ventricular dysfuntion(증상) | ACEI or ARB, BB, aldosterone blocker, 루프이뇨제 |
| 임산부 고혈압 | 160/105mmHg 초과일 경우<br>라베타롤, 히드랄라진, 니페디핀, 메틸도파 선택 |
| 허혈성 심장질환 - Acute coronary syndromes | BB, ACEI, 니트로글리세린 |
| 허혈성 심장질환 - Angina | BB, CCB(long-acting) |
| 편두통 | BB(non-cardioselective), CCB(long-acting, non-dihydropyridine) |
| 신장병증 Nephropathy | ACEI or ARB |
| 골다공증 | 치아지드 이뇨제 |
| 수술 전 고혈압 | BB |
| 전립선 비대증 | 알파차단제 |
| 레이노 증후군(손발 혈액순환 불량) | CCB(dihydropyridine) |
| 갑상선중독 Thyrotoxicosis | BB |
| 건강상태 | 피해야하는 혈압약 |
| 기관지 축소 관련 질환 | BB |
| 통풍 | 치아지드 |
| 심장마비 | BB, CCB(non-dihydropyridine) |
| 저나트륨 혈증 | 치아지드 |
| 혈관부종(Angioedema) | ACEI |
| 혈압약 투여전 칼륨 〉 5mEq/L | 칼륨저류이뇨제, aldosterone Antagonist |

# 치아지드 이뇨제

- **장점 :** 수축기 혈압에 좋음, 전해질 수치 칼슘 상승 때문에 골다공증에 좋음. 울혈성심부전, 부종, 뇌졸중 감소에 특히 좋음. 체액 감소기능이 있는 약이므로 울혈성심부전에 심장 박출 부담을 줄여주고 부종 감소 기능이 있다. 뇌졸중에도 체액감소로 뇌혈관 압력 부담이 줄어든다.
- **작용기전 :** 원위세뇨관에서 나트륨 재흡수를 억제 ···→ 체액 볼륨 감소.
- **부작용 :** 소변증가, 탈수 위험, 통풍 악화, 저칼륨, 발기부전, 어지러움, 기립성 저혈압, 혈당 상승 살짝, 광과민반응 ···→ 자외선에 과다 노출 시 피부암 발생 위험 살짝 증가.
- **상호작용 :** 리튬의 신장 배설↓···→ 리튬 독성↑ 수분저류를 일으킬 수 있는 NSAIDs는 고혈압약의 효과를 감소시킴.
- **참고 :** 소변을 증가시킬 수 있으므로 아침에 복용.
- **복약지도 :**

  ▶ 야간뇨를 방지하기 위해 아침에 복용하세요.

  ▶ 만약 하루 2번 먹거나 저녁에 복용할 경우에는 오후 4시 전에 복용하세요.

  ▶ 과도한 직사광선 노출을 피하세요(광과민반응). 선크림을 바르거나 옷으로 햇빛을 차단하세요.

  ▶ 기립성저혈압의 증상은 어지러움, 머리가 비는 느낌, 시야흐릿, 혼란, 피로, 허약감 등입니다. 갑자기 일어선 직후 몇 초에서 몇 분간 발생해요. 일어날 때 천천히 일어나세요.

  ▶ 밤에 화장실 갈 때 넘어지지 않도록 복도에 발에 걸리는 물건은 치워두세요.

  ▶ 고혈당 증상을 관찰하세요. 다음, 다갈, 밤에 다뇨, 시야 흐릿, 상처가 잘 안 아물음, 피로 등이 증상입니다. 주기적으로 혈당을 재보세요.

# 칼슘 채널 차단제(Dihydropyridine 계열 CCB)

- **장점 :** 수축기 고혈압, 레이노 증후군, 협심증에 특히 좋다. 협심증의 예방과 치료목적으로 둘 다 쓰이는 약이고 혈압약으로 처방하여도 차후에 협심증 발생 위험을 줄일 수 있는 좋은 약이라고 복약지도가 가능하다. 또한 손발이 찬 사람에게 손발에 혈액을 몰아주어 손발을 따뜻하게도 하고 말초조직에 혈액을 잘 보내 주는 약이라고 복약지도가 가능하다.
- **작용기전 :** 관상동맥과 말초동맥의 칼슘채널을 차단하여 동맥 혈관을 확장 시켜준다.

- **부작용** : 발목부종, 두통, 심장박동수 증가(빈맥), 어지러움
- **상호작용** : 3A4 대사의 영향으로 ⋯▸ 자몽주스 다량 섭취 금지
- **복약지도** :
  - ▹ 이 약은 혈관을 확장하고 혈압을 낮추는 약이에요. 협심증 위험도 줄여주는 장점이 있어요.
  - ▹ 관찰해야 하는 부작용은 발목이 붓거나 피로, 어지러움, 두통, 얼굴이 화끈거리거나 따뜻한 느낌, 심장박동이 빨라지는 현상입니다.
  - ▹ 마트에서 파는 자몽주스 드시지 마세요.

## 칼슘채널의 종류

| 칼슘채널 | 발견조직 | 차단약제 | 반동성 빈맥 | 사구체 압력 |
|---|---|---|---|---|
| L | 심근, 혈관, 골격근, 평활근 등 | DHP–CCB | 반동성 빈맥↑ (주요 부작용에 해당됨) | 사구체 압력↑ (수입세동맥 확장) (신동맥 협착, NSAIDs 복용자에게 좋음) |
| T | 심장, 신경 등 | DHP–CCB, 플루나리진 등 (씨베리움) | 반동성 빈맥↓ | 사구체 압력↓ (수출세동맥 확장) (단백뇨, 당뇨환자에게 부담 없음) |
| N | 신경 등 | DHP–CCB, 가바펜틴 등 (뉴론틴) | 반동성 빈맥↓ (노르에핀에프린 방출 억제) | 사구체 압력↓ (신경종말에 작용해서..) (단백뇨, 당뇨환자에게 부담 없음) |

## 칼슘채널 차단제의 종류

| 칼슘채널 | 해당 약제 | 특징 |
|---|---|---|
| L형 단독 칼슘차단제 | 니페디핀(아달라트 오로스), 펠로디핀(스프렌딜 지속정), 암로디핀(노바스크), 레르카르디핀(자니딥) | 반동성 빈맥이 부작용으로 나타날 가능성은 있으나 L형 단독은 말초혈관 확장 이점이 좋음. 레이노 증후군에 좋음 (발목부종 부작용↑) |
| L, T형 차단제 | 에포니디핀(핀테), 마니디핀(마디핀), 베니디핀(코디핀), 아젤니디핀(아젤블럭), 닐바디핀 | 반동성 빈맥 별로 없고 사구체 압력 감소 (단백뇨, 당뇨환자에게 부담 없음) |
| L, N형 차단제 | 실니디핀(시나롱) | 반동성 빈맥 제일 없음 |

# CCB 발목부종 부작용 해결 방법 :

- 혈압약을 ACEI, ARB로 변경해봄
- L type CCB 용량을 줄여봄
- L type CCB에 ACEI, ARB를 추가해 봄
- 암로디핀 5mg의 경우 S-암로디핀 2.5mg으로 변경하면 좀 나음
- 친유성 CCB로 변경(마니디핀, 레르카르디핀, 라시디핀 등) (친유성 CCB는 기존 CCB보다 말초 부종 발생률이 57% 적음)
- 이뇨제 추가는 거의 도움이 안 된다(부종 발생 기전이 혈장 volume 증가가 아니기 때문)

# Angiotensin-Converting Enzyme Inhibitor(ACEI) Angiotensin Receptor Blockers(ARBs)

- **장점 :** 당뇨, 만성콩팥질환, 뇌졸중, 울혈성심부전, 심근경색이 있는 경우에 특히 유용한 약이다 – 말초 동맥과 정맥을 모두 확장시켜 심장에 대한 부담을 줄여주는 기능이 있음. 당뇨병성 신증에도 신장의 사구체로 들어가는 수입 신세동맥과 수출 신세동맥을 모두 확장하여 사구체 압력 부담을 줄여줌.
- **작용기전 :** 알도스테론 차단으로 동맥과 정맥을 확장하여 전부하, 후부하를 모두 낮춘다.
- **부작용 :** 입술부종(흑인에게 잘 발생), 어지러움, 고칼륨혈증 주의–신장기능과 칼륨 수치를 잘 관찰해야 한다.(사구체 압력을 줄여서 신장을 보호하는 기능이 있는 혈압약이지만 신장의 수입세동맥이 경화되고 협착 되어있는 경우에는 사구체 압력이 너무 낮아져서 신장이 손상 될 수 있다.)
- **상호작용 :** 리튬의 신장 배설↓⋯→ 리튬 독성↑ 칼륨 농도를 높일 수 있는 약물과 중복 투여 시 고칼륨혈증 NSAIDs와 동시 복용 시 신장 혈류 감소로 사구체 손상 위험 증가.
- **복약지도 :**
  ▶ 임신 중이거나 임신을 계획 중이면 중단하고 혈압약을 바꾸세요.
  ▶ 다음의 알레르기 증상이 나타나면 즉시 병원에 방문하세요.
    – 숨쉬기 어려움, 얼굴, 입술, 혀, 목이 부어오름.
  ▶ 마른기침이 나오고 불편함을 느끼면 의사, 약사와 상담하세요.(ACEI)

# ARB 종류별 특징

| ARB 종류 | 임상적 적응증 | | | | |
|---|---|---|---|---|---|
| 로사르탄 | 고혈압 | 좌심실비대<br>(심부전) | | 당뇨병성<br>신장병, 단백뇨 | |
| 발사르탄 | 고혈압 | 심부전 | 심근경색 후 | | |
| 텔미사르탄 | 고혈압 | | 심근경색 | | 뇌졸중 위험 감소 |
| 칸데사르탄 | 고혈압 | 심부전 | | | |
| 이베사르탄 | 고혈압 | | | 당뇨병성<br>신장병, 단백뇨 | |
| 올메사르탄 | 고혈압 | | | | |

# 베타 차단제(BB)

- **장점** : 주로 협심증, 울혈성심부전, 심근경색 후, 심방세동 같은 합병증이 동반된 혈압에 유용한 약이다.
- **특징** : 혈압약으로서는 1차 선택약이 아니고 2차 선택약이다. 카르베딜롤은 알파 차단 효과가 있어서 말초혈관 확장 효과가 있어 혈압약으로 많이 선호되는 약이다. 네비보롤은 NO(Nitric oxide) 기능이 있어서 말초혈관 확장으로 혈압을 내려주고 베타차단제 대표 부작용인 피로나 발기부전 부작용이 없다. 대신 두통 부작용이 더 있다.
- **작용기전** : 심장을 천천히 뛰게 하고 심장 부담을 줄여주는 약이다.
- **부작용** : (비선택 차단제가 더 심한데) 졸음, 피로, 우울, 서맥, 천식 악화, 저혈당 증세 은폐(배고픔, 식은땀은 제외), 발기부전을 악화시킴, 성욕 감소
- **상호작용** : 심장박동을 느리게 할 수 있는 다른 약물과의 상호작용에 주의
- **복약지도** :
  - ▶ 나타날 수 있는 부작용은 어지러움과 피로이고요. 드물게 성기능을 저하시킬 수 있어요. 이러한 부작용이 문제가 된다면 주치의와 상의하세요.
  - ▶ 임의로 갑자기 약을 중단하면 심장박동 증가 및 심장에 무리가 갈 수 있으니 약을 중단하거나 변경하려면 2주 이상에 걸쳐서 서서히 감량해야 해요.
  - ▶ 호흡곤란이 느껴지면(특히 비선택적 베타차단제) 주치의와 상담 하세요.
  - ▶ 카르베딜롤은 혹시 나타날 수 있는 어지러움을 방지하기 위해 식사와 함께 복용합니다.

(어지럽지 않으면 빈속에 복용해도 상관없어요.)

## 베타차단제 종류별 특징

| 종류 | 임상적 적응증 | | | | |
|---|---|---|---|---|---|
| 비소프롤롤 | 고혈압 | 협심증 | 급성 심근경색 | 심부전 | 심방세동 |
| 메토프롤롤 숙신산 | 고혈압 | 협심증 | 급성 심근경색 | 심부전 | 심방세동 |
| 카르베딜롤 | 고혈압 | 협심증 | 급성 심근경색 | 심부전 | 심방세동 |
| 네비보롤 | 고혈압 | 협심증 | | 심부전(70세 이상만) | 심방세동 |
| 에스모롤 주사 | 고혈압 | 협심증 | | | 심방세동 |
| 아테놀올 | 고혈압 | 협심증 | | | |

# 노인 치료에서의 어려운 점

## 생활습관 교정의 어려움

- 나이가 들 수록 생활습관(운동, 음식 등) 교정 지시를 잘 따르지 않음.
- 75세가 넘으면 특히 더 안 따름.
- 미각기능 감소로 인해 짠맛을 느끼지 못하기 때문에 더더욱 짜게 먹게 됨.
- 노인에게 식욕 감소가 흔하기 때문에 음식을 더더욱 짜게 먹게 됨.
- 소금섭취 제한이 가장 중요 – 싱겁게 먹기, 국물 먹지 말기.(국물요리에 나트륨 함량 많음)
- 소금 섭취량 제한 수치 : 1,800mg/day

## 노인은 신장기능이 감소되어 있음

- 신장기능 저하 노인에게 ACEI, ARB 혈압약은 고칼륨혈증 부작용 위험이 더욱 증가됨.
- 혈중 전해질 수치를 주기적으로 확인해 볼 필요가 있음.

# 노인의 이상지질혈증

## 고지혈증약 안 먹으면 어떻게 되나요?

- (나쁜)콜레스테롤이 높으면()190) ⋯ 혈관이 막혀요!!
- 중성 지방 높으면 ()500) ⋯ 췌장염 걸려요!!

## 콜레스테롤 낮추는 약과 중성지방 낮추는 약이 다른가요?

- 콜레스테롤(LDL) 낮추는 약 : 스타틴, 에제티미브, PCSK9 억제제
- 중성지방(TG) 낮추는 약 : 페노피브레이트, 오메가3

## 스타틴 약물을 복용하면 어떤 이득이 있나요?

- 주요 관상동맥 질환(PTCA/CABG)↓,
- 관상동맥성 심장병 관련 사망률↓, 급성 심장마비 발생↓
- 당뇨병이 있는 사람의 합병증 발생 위험률↓
- 뇌졸중↓
- 총 사망률↓

## LDL을 낮추는 생활요법은 무엇인가요?

- 음식 중에 포화지방 비율 7% 이하로 조절, 콜레스테롤 하루 200mg 이하로 섭취, 식물성 스테롤을 하루 2g 섭취하거나 수용성 식이 섬유를 하루 10-25mg 섭취
- 체중감량(정상 BMI유지), 과식조절
- DASH 식단(과일, 채소, 저지방, 저포화지방), USDA Food Pattern, AHA 식단
- 금연

- 유산소운동: 하루 30~45분, 일주일에 3~4일

# LDL 혹은 TG 수치를 상승시키는 약물

| 수치 상승 주요약물 | 기타 약물 |
|---|---|
| LDL, TG 상승<br>이뇨제,<br>스테로이드,<br>면역억제제<br>(사이클로스포린, 타크로리무스)<br>항정신병약,<br>에파비렌즈,<br>Protease inhibitors<br>LDL 상승<br>오메가3<br>TG 상승<br>IV lipid 현탁액<br>프로포폴 | LDL, TG 상승<br>레티노이드<br>LDL 상승<br>아나볼릭 스테로이드<br>피브레이트<br>프로게스틴<br>SGLT2 억제제<br>TG 상승<br>에스트로겐<br>타목시펜<br>클레비디핀<br>베타차단제 |

# 콜레스테롤약 스타틴을 먹어야 하는 기준은 무엇인가요?

- 초위험군(협심증, 심근경색, 뇌경색 등이 있는 분)은 LDL 70 이상이면 스타틴을 복용 합니다.
- 고위험군(당뇨병이 있는 분)은 LDL 100 이상이면 스타틴을 복용 합니다.
- 중등도위험군(고혈압, 흡연, HDL↓, 나이↑, 가족력 중 2가지 이상)은 LDL 130 이상이면 스타틴을 복용 합니다.
- 저위험군(고혈압, 흡연, HDL↓, 나이↑, 가족력 중 1가지 이상)은 LDL 160 이상이면 스타틴을 복용 합니다.

# 스타틴은 어떠한 작용을 하나요?

- 스타틴은 간에서 콜레스테롤 합성을 막아주는데, 간에서 콜레스테롤 합성이 제대로 안 되면 간이 혈액에 있는 콜레스테롤(LDL)을 다 끌어와서 호르몬 합성 등에 써먹거나 담즙으로 배출시키는데 사용합니다. 결론적으로 혈액에서 콜레스테롤이 제거되니 콜레스테롤(LDL) 수치가 낮아집니다.

- 뿐만 아니라 스타틴은 1. 혈관 내피세포 안정화, 2. 혈관 내 염증억제, 3. 혈소판 응집 억제, 4. 플라그 터짐 방지 기능까지 있는데요. 이러한 효과를 스타틴의 다방면 효과(Pleiotropic effect)라고 부릅니다.

## 스타틴은 어떠한 종류가 있나요?

- 아토르바스타틴 : 아무 때나 복용, 3A4 대사, 반감기 14시간, 지용성
- 로수바스타틴 : 아무 때나 복용, 2C9 대사, 반감기 19시간, 수용성
- 피타바스타틴 : 아무 때나 복용, UGT 대사, 반감기 12시간, 지용성
- 프라바스타틴 : 저녁에 복용, 대사 상호작용 없음, 반감기 3시간, 수용성
- 플루바스타틴 : 저녁에 복용, 2C9 2D6 대사, 반감기 3시간, 수용성

## 스타틴 동일 역가 비교

| 아토르바 (리피토) | 로수바 (크레스토) | 피타바 (리바로) | 심바 (조코) | 프라바 (메바로친) | 로바 (메바코) | 플루바 (레스콜) |
|---|---|---|---|---|---|---|
| | | 1 | 10 | 20 | 20 | 40 |
| 10 | | 2 | 20 | 40 | 40 | 80 |
| 20 | 5 | 4 | 40 | 80 | 80 | |
| 40 | 10 | | 80 | | | |
| 80 | 20~40 | | | | | |

## 스타틴 강도 비교

- LDL을 50% 이상 감소시킬 수 있는 고강도 스타틴 : 아토르바스타틴 40~80mg, 로수바스타틴 20~40mg
- LDL을 30~50% 감소시킬 수 있는 중간강도 스타틴 : 아토르바스타틴 10~20mg, 로수바스타틴 5~10mg, 심바스타틴 20~40mg, 프라바스타틴 40~80mg, 로바스타틴 40mg, 플루바스타틴 40mg BID, 피타바스타틴 2~4mg
- LDL을 30% 보다 적게 감소시킬 수 있는 저강도 스타틴 : 심바스타틴 10mg, 프라바스타틴 10~20mg, 로바스타틴 20mg, 플루바스타틴 20~40mg, 피타바스타틴 1mg

# 스타틴 먹고 근육이 아파요. 콜레스테롤약 부작용인가요?

### 스타틴으로 인한 근육병증 : 관리방법

- 부작용 기전 : isoprenoids↓, CoQ10↓, 비타민D↓
- 위험증가 요인 : 여성, 50세 이상, 고혈압이나 당뇨병이 있는 사람, 상선저하자, 신장질환(크레아티닌이나 BNU 수치가 높은 사람)이 있는 사람, 스타틴을 고용량으로 복용하는 사람 (75세 이상은 특히 부작용이 더 잘 발생함)
- 고위험군에 해당하는 사람은 ⋯ 근육병증 증상을 잘 관찰하고 주기적으로 혈중 CK(creatine kinase) 수치를 확인
- 근육병증 증상이 경미한 사람(CK 〈 2배) ⋯ 스타틴을 계속 복용해도 됨
- 근육병증 증상이 어느 정도 있는 사람 CK 2~10배 사이 ⋯ 용량을 감소 시키거나 스타틴을 변경 혹은 중단함
- 근육병증 증상이 심한 사람(CK 〉10배) ⋯ 스타틴을 중단하고 수액을 투여함
- 근육병증 위험이 적은 수용성 스타틴 : 로수바, 프라바(메바로친), 플루바(레스콜),
- 스타틴 용량을 줄이기 위해 스타틴/에제티미브 복합제를 선택해도 좋음

# 콜레스테롤약 먹으면 당뇨병 걸려요?

당뇨병 걸리는 게 아니라~ 혈당 수치가 약간 상승할 순 있어요~

혈압약, 감기약도 혈당 약간 올라갈 수 있는 거에요~ 그래도 이게 제일 좋은 약이고 혈관 막히면 더 큰일 나요~

당뇨병이 있는 경우에도 당뇨병으로 인한 혈관 합병증을 막기 위해 스타틴을 더 먹어야 해요!!

- 스타틴으로 인한 혈당상승 부작용 기전 : isoprenoids↓ ⋯ 인슐린 분비↓, 인슐린저항성↑
- 혈당 상승 부작용이 있는 약물 : 카페인, 여성호르몬제(피임약, 갱년기약), 스테로이드, 갑상선약, 혈압약(베타차단제, 이뇨제), 고지혈증약(스타틴), 감기약(코감기약, 기침감기약), 식욕촉진제, 에이즈약, 정신과약(뇌전증약, 조울증약, 조현병약), 면역억제약(장기이식)
- 국제 가이드라인 : 손해보다 이득이 훨씬 크다!! 혈관청소로 ⋯ LDL↓, 심혈관 위험↓ 당뇨환자도 스타틴을 먹어라!! 그래야 오래 산다!!

# 스타틴 먹고 간수치가 올라가요~~

- 간수치가 정상으로 돌아올 때 까지 스타틴을 잠시 중단하거나 용량을 줄이거나 다른 약으로 변경 합니다.

## 스타틴 약물상호작용

| | |
|---|---|
| | 심바, 로바, 아토르바는 주요 3A4기질 약물이다.<br>심바, 로바는 아주 심하게 3A4에 의해 영향을 받는다.<br>아토르바는 좀 덜하게 영향을 받는다.<br>대부분의 3A4억제제들은 심바, 로바 혈중 농도 ↑<br>디곡신은 심바, 로바, 아토르바 혈중 농도 ↑ |
| 강력 3A4억제제:<br>(심바, 로바 농도<br>30배 증가 가능) | 이트라코나졸, 케토코나졸, 포스코나졸, 보리코나졸, 에리스로마이신, 클래리스로마이신, 텔리스로마이신, 리토나비어(팍스로비드), HIV protease inhibitor, 보세프레비어, 텔라프레비어, 네파조돈, 사이클로스포린, 젬피브로질, 다나졸(심바스타틴 만), 자몽주스 |
| 심바스타틴 | 80mg/day 사용 금지 – 근육병증 위험이 너무 높음<br>10mg/day ↑ 사용 금지 – 리토나비어, 베라파밀, 딜티아젬, 드로네다론, 젬피브로질, 페노피브레이트와 병용 시<br>20mg/day ↑ 사용 금지 – 아미오다론, 암로디핀, 라놀라진과 병용 시 |
| 로바스타틴 | 20mg/day ↑ 사용 금지 – 리토나비어, 다나졸, 딜티아젬, 드로네다론, 딜티아젬, 젬피브로질, 페노피브레이트<br>40mg/day ↑ 사용 금지 – 아미오다론 |
| 아토르바스타틴 | 20mg/day ↑ 사용 금지 – 리토나비어, 클래리스로마이신, 이트라코나졸, 로피나비어/텔리프레비어, 다루나비어/리토나비어, 포삼플나비어/리토나비어, 사퀴나비어/리토나비어<br>40mg/day ↑ 사용 금지 – 넬피나비어, 보세프레비어 |
| 로수바스타틴 | 2C9 약한 기질약물, 3A4 약한 기질약물<br>와파린과 병용 시 ↑INR – PT/INR을 잘 관찰<br>5mg/day ↑ 사용 금지 – 사이클로스포린<br>10mg/day ↑ 사용 금지 – 로피나비어/리토나비어, 아타자나비어/리토나비어, 리토나비어, 젬피브로질 |
| 프라바스타틴 | 20mg/day ↑ 사용 금지 – 사이클로스포린<br>40mg/day ↑ 사용 금지 – 클래리스로마이신 |
| 플루바스타틴 | 2C9 중간 강도 기질약물<br>와파린과 병용 시 ↑INR – PT/INR을 잘 관찰<br>사이클로스포린, 플루코나졸 ⋯▶ ↑플루바스타틴 |
| 피타바스타틴 | CYP450에 의해 거의 대사되지 않음<br>사이클로스포린과 병용 금기<br>와파린과 병용 시 ↑INR – PT/INR을 잘 관찰<br>1mg/day ↑ 사용 금지 – 에리스로마이신<br>2mg/day ↑ 사용 금지 – 리팜핀 |

# 스타틴계열 DUR 병용금기 현황

| 심바스타틴 | 클래리스로마이신, 에리스로마이신, 텔리스로마이신, 이트라코나졸, 케토코나졸, 포스코나졸, 사이클로스포린, 에이즈약(인디나비어, 아타자나비어, 로피나비어, 다루나비어, 넬피나비어), 리토나비어(팍스로비드) |
|---|---|
| 아토르바스타틴 | 이트라코나졸, 케토코나졸, 포스코나졸, 사이클로스포린, 마비렛 |

# 무좀약 + 스타틴 병용처방 요령

## - 가능한 방법 -

- 이트라코나졸 + 로수바, 플루바, 피타바
- 플루코나졸 + 심바, 아토르바, 로바, 로수바, 플루바, 피타바

# 스타틴 + 에제티미브 복합제의 장점은?

저용량 스타틴으로 고용량 스타틴 효과가 나타나니 근육통 부작용을 줄이고 LDL은 확 낮출 수 있다.

심바10 + 에제티미브10 = 심바 20~40(음식과 상관없이 복용가능)

혈액(혈관)에 있는 LDL은 ⋯ 스타틴이 간으로 싹 빼오고 간으로 싹 빼온 LDL은 ⋯ 에제티미브가 내다 버린다.(간에서 담즙산으로 배출된 콜레스테롤을 위장관에서 다시 흡수되지 못하도록 하고 대변으로 배설되게 함)

| 약물 | 용량 | 주의사항 |
|---|---|---|
| 에제티미브<br><br>심바스타틴과 복합제,<br><br>아토르바스타틴과 복합제,<br><br>로수바스타틴과 복합제 | 하루 10mg<br>CrCl<60mL/min<br>복합제로<br>심바 20 초과 금지 | 경고 : 중증도 이상의 간장애 환자, 스타틴과 복합제로 복용 시 근육관련 부작용 주의.<br>부작용 : 설사, 복통, 관절통, 두통, 어지러움, 과민반응(아나필락시스, 피부발진)<br>모니터링 : 스타틴, 피브레이트와 같이 사용 시 LFTs<br>참고 : 임산부 카테고리C, 식사와 관계없이 복용, ↓LDL 18~23%, ↑HDL 0~2%, ↓TG 0~5% |

# PCSK9 억제제(protein convertase subtilisin/kexin type 9)

LDL수용체가 PCSK9 단백질과 결합한 상태로 LDL과 만나면 LDL수용체가 활용되지 못하고 리소좀에 의해 분해되어 버린다. PCSK9 억제제는 LDL수용체 수를 늘려주어 LDL 수치를 낮춰준다.

| 약물 | 용량 | 주의사항 |
|---|---|---|
| 알리로쿠맙<br>프랄런트 펜 주<br>(75mg, 150mg) | 2주 1회 피하주사 :<br>75mg 또는 150mg<br>(상황에 따라) | **경고**<br>알레르기 반응<br>**부작용**<br>주사부위 반응, 비인두염, 비뇨기감염, 요통(에볼로쿠맙), LFT↑<br>(알리로쿠맙) |
| 에볼로쿠맙<br>레파타 펜 주<br>(140mg) | 2주 1회(140mg) 또는<br>1달 1회(420mg)<br>※동형접합 가족성<br>고콜레스테롤혈증에는<br>1달 1회(420mg) | **모니터링**<br>4~8주 후 LDL 수치 확인<br>**참고**<br>냉장보관(30일간 실온보관 가능)<br>**효과**<br>LDL~60%↓, non-HDL ~35%↓, apoB~50%↓, TC~36%↓ |

# 페노피브레이트

중성지방을 낮추는 약 : LDL높지 않고 TG높은 사람
TG가 아주 높은 경우에는 LDL이 올라가는 부작용이 있음

| 약물 | 용량 | 주의사항 |
|---|---|---|
| 페노피브레이트<br>(리피딜슈프라)<br>(리피딜엔티) | 160mg 하루<br>1번<br>리피딜슈프라<br><u>식후 즉시 복용</u><br><br>리피딜엔티<br>식사 상관 없이<br>복용 | **금기** : 간경화 같은 심각한 간질환, 심한 신장질환(CrCl<30mL/min)<br>담낭 질환, 수유부(페노피브레이트), 레파글리니드(노보넘) 복용자<br>(젬피브로질)<br>**경고** : 근육병증(노인, 당뇨환자, 신장질환자, 갑상선기능 저하자가 스타<br>틴과 같이 복용 시 특히 위험 증가), 담석증환자(담낭으로 콜레스테롤<br>분비가 증가하기 때문에 위험함)<br>**모니터링** : LFTs, 신장 기능<br>**부작용** : ↑LFTs(용량에 따라), 복통, ↑CPK, 소화불량, 근육통<br>**참고** : 임산부 카테고리 C |
| 젬피브로질<br>(로피드) | 600mg 하루<br>2번 <u>식사 30<br>분전</u> 복용 | **페노피브레이트**<br>CrCl 30~80mL/min에서 용량 감량, ↓LDL 10~25%(그러나 TG가<br>아주 높을 경우 ↑LDL), ↑HDL 15%, ↓TG 30~60%<br>리피딜엔티는 나노테크놀로지로 흡수율이 개선되어 식사와 관계없이 투여<br>가능하고 리피딜엔티 145mg이 리피딜슈프라 160mg과 혈중 농도가 같다. |

# Fish oils(오메가 3 Ethyl Esters)

작용기전 : Acyl CoA(1,2 diacylglycerol acyltransferase) 억제, 간에서 beta-oxidation 증가, 간에서 TG합성 억제, 혈장에서 lipoprotein lipasa 활성 증가.
페노피브레이트는 TG가 아주 높은 경우 LDL 수치를 더 올릴 수 있어 별로 안 좋지만 오메가 3는 TG>500 mg/dL일 때도 그러한 부작용이 없기 때문에 좋음.

| 약물 | 용량 | 주의사항 |
|---|---|---|
| 오메가 3 Ethyl Esters (오마코, Lovaza) 1g cap 465mg EPA, 375 DHA | 하루 1알~4알 | **경고** : 생선에 과민반응이 있는 사람 있음. 심방세동 위험이 있음<br>**부작용** : 트림, 소화불량, 입맛 변화(비린내)<br>**모니터링** : LFTs, LDL<br>**참고** : 임산부 카테고리 C<br>오메가3는 건강기능식품도 많다. FDA에서 TG감소로 정식 허가 받은 의약품은 오마코, Vascepa, Epanova, Omtryg 딱 4개밖에 없다.<br><u>↑LDL 가능</u>(오마코 ~44%, Omtryg ~25%, Epanova ~15%, Vascepa는 증가 없음), ↑HDL 0~9%, ↓TG 30~60% |

# 노인 치료에서의 고려할 점

## 스타틴으로 인한 근육병증 부작용 위험 증가

- 75세 이상 노인에게서 특히 스타틴으로 인한 근육병증 부작용 위험이 증가함
- 다약제 복용 중인 노인, 근감소증 노인, 신장기능 감소 노인, 여성 노인에게 더 위험이 증가함. 주의 깊게 관찰 필요

## 스타틴으로 인한 혼란, 인지기능 감소 위험 증가

- 심바스타틴, 아토르바스타틴 같은 지용성 스타틴이 뇌에 더 잘 통과하여 뇌 기능 부작용 위험이 더 커짐
- 인지기능 저하 노인에게는 수용성 스타틴(로수바, 프라바, 플루바)이 더 바람직함

## 스타틴 투여 중단 고려 사항

- 노쇠한 노인, 중등도 이상의 치매 노인, 기타 완화치료가 요구되는 중증질환 노인의 경우 스타틴 중단을 고려함

- 스타틴은 앞으로 발생 할 심혈관 위험을 줄여주는 예방적 효과가 있는 의약품 이므로 기대 여명(수명)이 얼마 남지 않는 노인에게는 스타틴 투여 중단을 고려함.
- 85세 이상이거나 기대 수명이 3년 미만인 노쇠한 노인에게 일차 심혈관 예방 목적으로서 스타틴을 처방한 경우에는 중단함(뇌경색, 심근경색, 당뇨 등의 심혈관 위험 노인인 경우에는 처방해도 됨)

# 노인성 관상동맥질환

## 심혈관계의 노화

- 동맥의 경화(뻣뻣해짐) ⋯▶ 수축기 압력 증가, 혈관에 전반적인 압력 부담 증가
- 심부전 ⋯▶ 심장 펌프능력이 저하되어 이완기에 관상동맥으로 혈액이 꽉 차는게 부족해짐
- 혈관의 노화 ⋯▶ NO 같은 혈관 확장성 전달 물질에 대한 반응성이 저하됨
- 내피세포 노화 ⋯▶ 내피세포 표면 손상 ⋯▶ 플라크(경화반)가 잘 침착됨
- LDL 노화 ⋯▶ 표면이 산화되고 손상되며 매끄럽지 않고 거칠어짐 ⋯▶ 더 쉽게 동맥벽에 침착
- 취약성 경화반(플라크 자체가 더 석회화 되고 섬유화 됨) ⋯▶ 더 쉽게 잘 터짐

| 관상동맥질환<br>(CAD, coronary artery disease) | | |
|---|---|---|
| 안정형 협심증<br>Stable angina<br>안정 허혈심질환<br>(SIHD, Stable ischemic heart disease) | 급성 관동맥 증후군<br>(ACS, Acute coronary syndrome) | |
| | 불안정 협심증<br>Unstable angina<br>심근경색<br>Non-STEMI (NSTE-ACS)<br>(non-ST-elevation) | 심근경색 (심장마비)<br>STEMI<br>(ST-elevation) |
| 플라크로 인해<br>관상동맥이 좁아짐<br><br>⋯▶ 관상동맥에 혈류장애<br>⋯▶ 심장에 산소 부족 | 플라크(동맥경화반)<br>일부가 터짐<br>⋯▶ 관상동맥 상당히 좁아짐<br><br>불안정 협심증은<br>⋯▶ 심근괴사 없음<br><br>Non-STEMI는<br>⋯▶ 심근괴사 있음 | 플라크(동맥경화반)<br>완전 터짐<br>⋯▶ 관상동맥 꽉 막힘<br><br>⋯▶ 완전한 차단<br>⋯▶ 심근괴사 많음 |

## 안정형 협심증, 안정 허혈심질환

- 문제(예. 심근경색)가 발생할 때까지 증상이 없는 경우가 많음
- 노인성 안정형 협심증의 특징 : 호흡이 짧아짐

- 운동 시나 정신적 스트레스에 의해 ···▸ 교감신경 흥분 상황 ···▸ 흉통(흉골 하부 통증)
- 기본 검사법은 운동부하 심전도 ···▸ 자세한 검사법은 부하영상검사(조영술, 초음파, CT 등)

# 안정 협심증 (안정 허혈심질환) 치료법

A – Antiplatelet(항혈소판제) and antianginal drugs(협심증약)
- ✓ 항혈소판제 – 저용량 아스피린 or 클로피도그렐
  (스텐트 경력자는 아스피린+클로피도그렐)
- ✓ 클로피도그렐은 오메프라졸, 에스오메프라졸과 동시투여하지 않음
- ✓ 협심증약 – 베타차단제가 1순위, CCB는 2순위, 니트로글리세린은 필요 시 복용

B – Blood pressure(혈압약, ACEI, ARB)

C – Cholesterol(스타틴) and cirarettes(금연)
- ✓ 고강도 스타틴을 처방함(관상동맥질환은 초위험군 임)

D – Diet(음식조절) and diabetes(당뇨관리)
- ✓ 심장건강 음식 : 포화지방⟨7%, 트랜스지방 ⟨1%, 신선한 과일 · 야채 섭취, 저지방
  우유 선택
- ✓ BMI 18.5~24.9kg/m2 유지, 허리둘레 여자⟨89cm, 남자⟨100cm 이하로 유지

E – Exercise(유산소 운동) and education
- ✓ 일주일에 5~7일 하루 30~60분 중간강도 유산소 운동 필요

# 협심증약

| 약물 | 메커니즘, 임상적 이점 | 참고 |
|---|---|---|
| 베타차단제<br>(1순위) | 심장의 산소요구량을 줄여주어<br>협심증 증상이 개선됨<br>HR↓, 수축력↓, 좌심실긴장도↓ | Start low, go slow<br>HR 55~60 BPM 까지<br>교감신경자극성(ISA) 없는 메토프롤롤,<br>비소프롤롤, 카르베딜롤, 아테놀롤 선택 |
| CCB<br>(2순위)<br>변이협심증<br>(혈관 경련)에 좋음 | 심장의 산소요구량을 줄여줌<br>Non-DHP : HR↓<br>DHP : SVR(후부하)↓<br>심장에 산소공급 늘려줌<br>모든 CCB : 관상동맥 확장 | 베타차단제를 사용할 수 없거나<br>베타차단제만으로 부족 할 경우 처방<br>(베타차단제에 플러스는 DHP가 더 좋음)<br>(지나친 서맥 방지) |

| | | |
|---|---|---|
| Nitrates (필요 시) | 심장의 산소요구량을 줄여줌 정맥확장으로 전부하↓ 심장에 산소공급 늘려줌 관상동맥 확장 | 필요 시 : 니트로글리세린 설하정, 베타차단제만으로 부족 할 경우 서방형 질산염(이소켓), 니코란딜, 트리메타지딘, 이바브리딘, 라놀라진 추가 옵션으로 선택 가능 |

## 추가 옵션으로 선택 가능한 협심증약

| 약물 | 메커니즘, 임상적 이점 | 참고 |
|---|---|---|
| 니코란딜 (시그마트) | 칼륨 통로를 열어주어 혈관 평활근을 이완시킴으로써 혈관 확장작용 | 협심증에 보험 적용 |
| 몰시도민 (몰시톤) | 혈관 내에 NO를 공급 cGMP를 증가시켜 혈관확장 | 협심증의 예방 및 유지요법에 보험 적용 |
| 트리메타지딘 (바스티난) | 지방산 산화 억제/당 산화 활성화(허혈 상태에서 에너지 공급) 심장의 운동능력 증가 효과 | 1차 항협심증 치료제로 적절히 조절되지 않거나, 내약성이 없는 안정형 협심증 환자의 증상적 치료를 위한 병용 요법에 보험 적용 |
| 라놀라진 (라넥사 서방정) | pFOX 억제제(지방산 산화를 억제) 산소소비가 적은 당 소비를 증가시킴 | 2020년 시판 허가(비급여) (효과인정↓) 미세혈류 이상이 심한 비폐쇄성 심혈관 질환 환자의 혈류 개선에 효과적이라는 연구 |
| 이바브라딘 (프로코라란) | funny 채널(If) 억제 기전으로 심박수를 선별적으로 감소시킴 | 조절되지 않는 협심증 & 심박수 60회 초과 시 보험급여 적용 |

## 급성 관동맥 증후군(불안정 협심증, Non-STEMI, STEMI)

- 흉통(심근 혈액요구량 대비 실제 혈액 공급이 부족하면 통증이 느껴짐)
- 여성이나 노인은 비특이적인 증상이 나타남(팔이 뻐근하거나 아픔, 등이 뻐근하거나 아픔, 피로, 정신과적 이상 증상이 생김)
- 머리가 붕~뜨는 느낌, 어지러움
- 구역, 구토 증상 가능

## 급성 관동맥 증후군 진단

- 불안정 협심증
  증상은 심근경색과 유사하게 나타남
  심장 바이오마커(Troponin, CK-MB) 음성(수치 상승 없음)

- Non-STEMI(심근경색)

  심장 바이오마커(Troponin, CK-MB) 양성반응 - 심근괴사의 증거

  심전도 검사에서 S-T segment 정상소견을 보임

- STEMI(ST-분절 상승 심근경색)

  심장 바이오마커 많이 상승(Troponin, CK-MB) - 심근괴사의 증거

  심전도 검사에서 S-T segment 상승

  심근경색 중에서 제일 위험한 질병단계임

  일반적 진단이나 치료방식

  증상호소 ⋯▸ 심전도검사 ⋯▸ CT촬영 ⋯▸ 조영제를 이용하여 관상동맥 촬영

  ⋯▸ 막혀있으면 스텐트 시술(PCI) ⋯▸ 그 후에도 꾸준히 약물 복용

## 급성 관동맥 증후군 ACS (불안정 협심증, Non-STEMI, STEMI) 치료법

| NSTE-ACS : MONA + GAP + BA +/- PCI | | |
|---|---|---|
| STEMI : MONA + GAP + BA + PCI or fibrinolytic | | |
| MONA | GAP | BA |
| Morphine<br>Oxygen<br>Nitrates<br>Asprin | GPIIb/IIIa 길항제<br>Anticoagulants<br>P2Y12 억제제 | Beta-차단제<br>ACEI |
| 흉통 감소,<br>심장에 산소 공급량을 늘려줌,<br>플라크 컨트롤 | 혈소판 응집을 억제하여<br>or<br>혈액 응고인자를 억제하여<br>혈전 형성/성장을 막음 | BB: 심장의 산소요구량을 줄여 줌<br>ACEI: 심장 리모델링을 막아줌 |

## 심근경색으로 응급실에 도착 시 응급처치로 긴박하게 투여하는 약

| 모르핀 | 통증조절에 효과적<br>동맥과 정맥을<br>확장시킴 | 니트로글리세린 투여에도 불구하고 흉통이 있으면 모르핀 투여<br>2~5mg IV 5~30분 간격 PRN<br>부작용 : 저혈압, 서맥, N/V, 졸음, 호흡마비 |
|---|---|---|
| 산소 | 산소공급 | 동맥 산소포화도 〈90% 시(저산소혈증이 있는 경우) 투여, 호흡 부전이<br>있는 경우 투여 |

| 질산염 | 관상동맥 확장<br>대정맥확장<br>(전부하↓) 흉통 감소 | 병원 오기 전에 니트로글리세린 설하정 안 먹었으면 0.4mg 투여,<br>지속되는 흉통, 고혈압, 심부전 통제를 위해 IV 니트로글리세린 투여<br>(수축기 혈압 〈90, 심박수 〈50인 경우는 투여하지 않는다) |
|---|---|---|
| 아스피린 | 항혈소판제 | 장용정 말고 속효성으로 모든 환자에게 즉시 투여(162~325mg 깨물어<br>먹음) (병변의 진행을 막음) 아스피린 대신 클로피도그렐, 티카그렐러로<br>대체 가능 |

# 응급처치 후 투여하는 약(+/- 스텐트 시술 가능) (PCI or CABG)

| GPIIb/IIIa 수용체 길항제 | 압식시맙, 티로피반, eptifibatide |
|---|---|
| 항응고제 | LMWH(에녹사파린, 달테파린), UFH(헤파린), 비발리루딘 |
| P2Y12 억제제 | 클로피도그렐, 프라수그렐, 티카그렐러 |

# GPIIb/IIIa 수용체 길항제 - PCI 시 헤파린과 동시투여 함

| 약물 | 용량 | 주요 주의사항 |
|---|---|---|
| 압식시맙<br>(리오프로<br>주사) | LD: 0.25mg/kg IV bolus<br>MD: 0.125mg/kg/min(max 10mcg/<br>min) IV infusion for 12hrs (PCI 시)<br>or 18~24 hrs(24시간 내에 PCI<br>예정인 NSTE-ACS환자) | **주요 부작용**<br>출혈, 혈소판감소증(특히 압식시맙)<br>**참고**<br>바이알을 흔들지 마시오.<br>압식시맙은 필터를 거쳐야 함<br>**혈소판 기능이 정상으로 돌아오는데 걸리는 시간 :**<br>압식시맙 : 투여 중단하고 24~48시간 후<br>eptifibatide,/티로피반 : 투여 중단하고 4~8시간 후 |
| eptifibatide<br>(인테그릴린<br>주사) | LD: 180mcg/kg IV bolus(max<br>22.6mg). PCI시 10분 내에 재투여<br>MD: 2mcg/kg/min(max 15mg/hr)<br>IV infusion. PCI 이후 18~24<br>시간까지 | |
| 티로피반<br>(아그라스타트<br>주사) | LD: 25mcg/kg IV 5분간 bolus<br>MD: 0.15mcg/kg/min IV infusion<br>for up to 18 hrs | |

# P2Y12 억제제 - DAPT(이중항혈소판요법, 유지용량으로 아스피린과 동시 투여)

| 약물 | 용량 | 주요 주의사항 |
|---|---|---|
| 티카그렐러<br>(브릴린타)<br>ACS환자에게 허가 | LD: 180mg<br>MD: 90mg BID 1년간, 그 후<br>60mg BID 알약을 갈아서 물에<br>섞어도 되고 NG 튜브에 넣어도 됨 | 아스피린 100mg 초과용량과 동시 투여하면<br>티카그렐러 효과가 감소함<br>수술 시 5일전부터 투약 중단함<br>클로피도그렐 보다 출혈 부작용 위험이 높음 |
| 클로피도그렐<br>(플라빅스)<br>ACS, 최근 MI,<br>뇌졸중, PAD에 허가 | LD: 300~600mg PO<br>MD: 75mg PO daily<br>75세 이상이거나 STEMI로<br>혈전용해제 투여했으면 LD 없이<br>75mg으로 | 2C19에 의해 대사되어 활성형이 되는 프로드럭임<br>2C19 느린대사자는 약효가 없어서 심혈관 위험이<br>증가함.<br>오메프라졸, 에소메프라졸과 병용 투여 X<br>수술 시 5일전부터 투약 중단함 |
| 프라수그렐(에피언트)<br>PCI 시행 ACS<br>환자에게 허가 | LD: 60mg PO(PCI 1시간 이내에)<br>MD: 10mg PO daily<br>(아스피린과 함께) | 75세 이상에게 출혈위험이 높아서 추천되지 않음<br>(당뇨병이 있거나 MI 경력이 있는 경우는 예외)<br>클로피도그렐 보다 출혈 부작용 위험이 높음 |

## Protease Activated Receptor-1 Antagonist

보라팍사는 심근경색 경력자나 말초혈관 질환이 있는 사람에게 심혈관 사건 발생 위험도를 낮추기 위해 사용하는 약물이다. 그런데 임상적으로 ACS에 아스피린+클로피도그렐 요법에 심근경색 치료제로 추가 투여하는 것으로 연구되고 있다.

| 약물 | 용량 | 주요 주의사항 |
|---|---|---|
| 보라팍사<br>(존티비티) | 2.5mg PO daily | **블랙박스 경고문 :**<br>**출혈 위험 :** 뇌출혈 경력자에게 투여금지<br>**경고 :** 중증 간부전 환자에게는 투여하지 말 것<br>**부작용 :** 출혈, 빈혈 |

## 혈전용해제 Fibrinolytics

보통은 PCI가 더 선호되나 PCI가 불가능할 경우 응급실 도착 후 30분 내로 투여됨.

이미 형성된 혈전을 녹임. STEMI에만 처방됨.

| 약물 | 용량 | 주요 주의사항 |
|---|---|---|
| 알테플라제<br>(액티라제 주) | 〉67kg: 15mg bolus, 50mg over 30min, 35mg<br>over 1hr(max 100mg total)<br>≤67kg: 15mg bolus, 0.75mg/kg(max 50mg)<br>over 30min, 0.5mg/kg(max 35mg) over 1hr | **주요 부작용 :** 출혈(뇌출혈 포함)<br>**모니터링 :** Hgb, Hct, 출혈 징후<br>**참고 :** 알테플라제 용량이 뇌졸중 시<br>용량과 다르다. |
| 테넥테플라제<br>(메탈라제 주) | Single IV bolus dose : 〈60kg : 30mg<br>60~69kg : 35mg… | |

# 심근경색으로 응급실에 도착 24시간 내에 필요 시 투여하는 약

| | | |
|---|---|---|
| 베타차단제 | 항협심증 : BP↓, HR↓,<br>심근수축력↓,<br>심근허혈↓,<br>플라크 다시 터짐↓,<br>부정맥 발생↓,<br>심근 리모델링↓,<br>장기간 생존율↑ | 금기(급성 비대상성 심부전 or 심장성 쇼크 or HR<45bpm 인 경우)<br>가 없는 한 교감신경자극성(ISA) 없는 경구용 베타1 선택성 차단제가<br>선호됨.(24시간 내에 투약)<br>안정상태 HFrEF 심부전이 동반질환으로 있는 경우는 비소프롤롤,<br>메토프롤롤 숙신산, 카르베딜롤을 선택함.<br>IV 베타차단제나 non-DHP CCB(베라파밀, 딜티아젬)은 차선책임. |
| ACEI | 심근 리모델링↓,<br>전부하↓, 후부하↓ | 혈압 or 당뇨 or 신부전이 있으면서 LVEF(좌심실 박출율)<40%인<br>모든 사람에게 금기가 없는 한 경구용 ACEI 24시간 내에 투약.<br>ACEI에 부작용 있는 경우는 ARB 투여. |

# ACS 이후 2차 예방목적 약물치료

- 아스피린
  - ▶ 특별한 금기 해당사항이 없으면 저용량 아스피린 무기한 투여
- P2Y12 억제제
  - ▶ 혈전용해제 투여한 환자 : 아스피린과 함께 클로피도그렐, 티카그렐러 최소 12개월 투여
  - ▶ 스텐트 시술 환자 : 아스피린과 함께 클로피도그렐, 티카그렐러, 프라수그렐 최소 12개월 투여
  - ▶ 출혈 위험이 높지 않으면 DAPT(이중항혈소판요법)를 12개월 초과로 계속 한다
  - ▶ 다른 이유로 경구 항응고제를 복용 중인 환자는 아스피린 + 항응고제만 투약함
- 베타차단제
  - ▶ 급성 심근 경색 후 기대수명 개선효과 있음
  - ▶ (심부전, 고혈압이 없는 경우 3년간 투여), (심부전, 고혈압이 있는 경우 무기한 투여)
- ACEI
  - ▶ EF<40% or HTN or DM or CKD인 경우 무기한 투여
  - ▶ 아스피린, 베타차단제와 함께 사망률을 줄여줌
- 스타틴
  - ▶ 고강도 스타틴 무기한 투여(목표: LDL<70mg/mL)
  - ▶ LDL을 낮추고 스타틴 부작용을 줄이기 위해 에제티미브나 PCSK9 차단제 병용투여도 좋음
  - ▶ 75세 넘으면 스타틴 부작용이 증가하기 때문에 중간강도 스타틴으로 낮추는 것 고려

- Nitrates
  - 필요하면 무기한 투여(니트로글리세린 설하정이나 서방형 질산염제제)

## 노인 치료에서의 고려할 점

- 노인은 무증상이면서 ECG(심전도) 검사에서도 정상인 경우가 많음. 진단하기가 어려움, 심장 바이오마커 수치를 잘 확인해 봐야 함
- 노인 STEMI 환자는 PCI나 혈전용해제 투여 가능한 사람이 젊은 사람보다 적음
- 신장기능 감소로 약물에 의한 부작용 발생 위험이 높음
- 이중항혈소판 요법 투여 가능한 노인이 젊은 사람보다 적음.
  신장기능이 변수, 복용 약물 중 약물 상호작용이 변수, 개별 노인의 낙상 위험 정도가 변수.
  개별 노인에 대한 출혈 위험 관련 교육, 복약지도가 중요함

# 노인성 말초동맥질환

## 말초동맥질환 peripheral artery disease(PAD)

죽상동맥경화증의 한 형태이다.

- 심장 혈관이 막히면 ···▶ 관상동맥질환
- 다리 혈관이 막히면 ···▶ 말초동맥질환

## 비전형적 증상

- 노인의 경우 무증상이 많다
- 상처 회복 지연이 나타남-혈액 흐름 불량으로 인함
- 발목 맥박이 매우 약하거나 없음

## 하지 말초동맥질환 선별검사 및 진단법

**발목 위팔 지수(ABI)** : 누운 자세에서 양쪽 위팔과 양쪽 발목에서 혈압을 측정

- Right ABI = 더 높은 우측 발목혈압 ÷더 높은 우측이나 좌측 팔 혈압
- Left ABI = 더 높은 좌측 발목혈압 ÷더 높은 우측이나 좌측 팔 혈압

  (발목 혈압은 발등동맥이나 후경골동맥 둘 중에 높은 것으로 선택함)

| ABI 결과 | 결과해석 |
|---|---|
| ≥1.30 | 해석 불가(제대로 측정되지 않았음) |
| 1.00~1.29 | 정상 |
| 0.91~0.99 | 경계성 |
| 0.71~0.90 | 경도 말초동맥질환 |
| 0.41~0.70 | 중등도 말초동맥질환 |
| 0.00~0.40 | 중증 말초동맥질환 |

# 말초동맥질환의(chronic limb ischemia) 분류

| Rutherford 분류 | Fontaine 분류 | 증상 | |
|:---:|:---:|:---:|:---:|
| 0 | I | 무증상 | 무증상 |
| 1 | IIa | 경도 파행증 | 간헐성 파행증<br>(Intermittent claudication) |
| 2 | IIb | 중등도 파행증 | |
| 3 | | 중증 파행증 | |
| 4 | III | 휴식기에도 허혈성 통증 | |
| 5 | IV | 경도 조직 괴사 | |
| 6 | | 중증 조직 괴사 | |

# 간헐성 파행증(IC, Intermittent claudication) – 혈관이 75% 이상 막힘

- 걸을 때 혈액과 산소 요구량이 늘어남에 따라 다리가 아프고 저림
- 환자가 계속 걸으려고 하면 증상이 더 심해짐
- 휴식을 취하면 다리에 긴장감, 경련, 날카로운 통증, 무감각이 느껴지는 증상 등이 사라짐
- 엉덩이, 장딴지, 종아리 근육에 잘 발생

# 말초동맥질환(PAD)과 간헐성 파행증(IC) 발병율 – 네델란드 연구 자료

- 55~59세 남자 PAD 6.6%, IC 1%, 여자 PAD 9.5%, IC 0.7%
- 85세 이상 남자 PAD 52%, IC 6%, 여자 PAD 59.6%, IC 2.5%

# 말초동맥질환 환자 – 미국 건강보험 통계 :

- 65~74세 4.5%, 75~84세 7.5%, 85세 이상 11.8%

# 주의 깊게 증상(걸음걸이가 불편한가?, 간헐성 파행증 증상이 있는가?)을 관찰해야 할 사람

- 50~69세 사이에 흡연을 했던 사람

- 당뇨병이 있는 사람
- 70세가 넘은 사람

## 증상 테스트 법

- 보통 런닝머신 기계 위에서 걷기 테스트를 많이 하는데 노인에게는 적합하지 않은 경우가 많음(관절염이나 폐질환 등의 기능적 질환 때문) … 6분 걷기 테스트를 대안으로 노인에게 시행함

## 말초동맥질환 – 노인의 치료법

### 위험인자 관리 및 감소가 주요 치료법임
- 금연 교육 및 금연 실천
- 혈당 관리 교육 및 당뇨병 치료제
- 이상지질혈증 관리 교육 및 이상지질혈증 치료제

### 항혈소판제 처방
- 아스피린 단독 요법 보다는 클로피도그렐 복합 요법이 더 효과가 강력하긴 함
- 당뇨환자에게 펜톡시필린 처방은 당뇨병성 혈관병증 예방 뿐만 아니라 뇌 순환, 눈 순환, 말초동맥질환 예방 및 치료 약제임

### 운동처방
- 일주일에 3회 이상 30~45분 걷기 운동

## 말초동맥질환 – 약물요법

| 약물 | 설명 |
|---|---|
| 아스피린 100mg<br>(항혈소판제) | 예방 및 심혈관 위험 감소를 위해 +/– 클로피도그렐 75mg |
| 실로스타졸<br>(항혈소판제) | 간헐성 파행을 동반한 만성동맥폐색증(버거씨병, 폐색성 동맥경화증, 당뇨병성 말초혈관병증 등)에 요양급여 인정 |

| 펜톡시필린 | 적혈구 내의 ATP, cyclic nucleotide를 증가시켜<br>적혈구가 잘 구부러지게 유연성을 증가시켜줌(좁은 혈관 잘 통과)<br>말초동맥순환장애(간헐성파행, 휴식시 동통, 당뇨병성혈관병증, 위축증,<br>혈관신경병증)에 요양급여 인정 |
|---|---|
| 은행잎 제제 | 말초동맥순환장애(간헐성파행증)의 치료에 요양급여 인정 |
| 리마프로스트<br>(Prostaglandin E1 유사체) | 1. 폐색성혈전혈관염(버거병)에 의한 궤양, 동통, 냉감 등의 허혈성 증상의 개선<br>2. 후천성 요부척추관협착증(SLR시험에서 정상이고, 양측성의 간헐파행을 보이는<br>환자)에 의한 자각증상(하지동통, 하지저림) 및 보행능력의 개선 |

# 노인 치료에서의 고려할 점

## 노인은 출혈위험을 항상 주의

- 클로피도그렐 복합 요법이 출혈 위험 더 높음
- 특히 위장출혈 주의

## 노인은 신장기능 감소 주의

- 혈장 크레아티닌(SCr)>2.5mg/dL이면 실로스타졸 농도가 확 증가함
- CrCl 10~50mL/min 이면 펜톡시필린 400mg 하루 2번, CrCl<10mL/min 이면 하루 1번

## 노인은 심부전 주의

- 실로스타졸은 심부전이 있는 노인에게 투여하면 안 됨
- 실로스타졸은 3A4 기질약물이므로 억제제와 투여 하지 않음(다약제 복용 시 다른 약물 선택)
- 실로스타졸은 동맥 확장 효과가 있고 저혈압을 유발하여 어지러움 부작용이 있을 수 있음

# 노인성 심부전

## 나이가 들면 심부전 위험이 증가하는 이유

- 과거에 심근경색(심근괴사)이 있었다면 후유증으로 ⋯▸ 심부전 발생
- 관리 안 된 오래된 고혈압이 누적되어(펌프질 힘들어짐) ⋯▸ 심부전 발생
- 아드레날린성 β 자극에 의한 반응이 감소하기 때문(β수용체 탈감작)
- 혈관 경화도가 증가하기 때문(콜라겐 침착, 엘라스틴 감소)
- 쓸데없이 심장이 두꺼워져서 좌심실 비대(심장 리모델링)
- 심장이 충분히 이완되었다가 수축해야 하는데 ⋯▸ 쓸데없이 두꺼워 지면 충분히 이완되지 못함(삼장 자체도 경화되었다고 표현함) 풀(full) 수축과 풀(full) 이완이 아니라 ⋯▸ 부분 수축과 부분 이완임
- 심장근육의 미토콘드리아에서 에너지 대사 효율성 감소(운동 시에 ATP 요구량 증가분을 맞춰주지 못함)

## 심부전이란?

- 심장 근육이 정상적으로 혈액과 산소를 공급하지 못하는 상태
- 심실에 혈액이 충분히 채워지지 못하거나 배출하지 못함
- 피로와 호흡 짧아짐이 매우 흔한 증상임
- 부종(체액 저류)은 다리에 가장 흔하게 나타남
- 체액 저류가 복부에도 나타날 수 있음(복수)
- 기침을 함
- 검사는 심초음파(ECHO, Echocardiogram), 좌심실 구축율(LVEF), 혈액검사 시행

# 심부전의 증상과 징후

| | 증상(주관적 호소) | 징후(객관적 관찰) |
|---|---|---|
| 전형적<br>(특이적) | • 호흡곤란<br>• 좌위호흡(앉아서 호흡이 누워서 호흡보다 편함)<br>• 발작성 야간 호흡곤란<br>• 운동능력 피로감, 운동 후 회복 지연<br>• 발목부종 | • 경정맥압 상승<br>• 간 경정맥 확장<br>• 제3심음<br>• 심첨박동 전위<br>• 심잡음 |
| 비전형적<br>(비특이적) | • 야간 기침<br>• 천명(숨을 내쉴 때 나는 휘파람소리)<br>• 체중 증가()2kg/주)<br>• 체중 감소<br>• 포만감<br>• 식욕저하<br>• 착란<br>• 우울<br>• 두근거림<br>• 실신 | • 말초부종<br>• 폐비빔소리(Pulmonary crepitations)<br>• 폐기저부 타진 시 둔탁음<br>• 빈맥<br>• 불규칙한 맥박<br>• 빈호흡()16회/분)<br>• 간비대<br>• 복수<br>• 악액질(카켁시아) |

# 심부전의 분류 :

LVEF(left ventricular ejection fraction ) 좌심실 구축률(박출율)을 검사해서 분류

| Ejection Fraction(박출율) | 심부전 분류 | 심장에서의 문제 |
|---|---|---|
| 55~70% | 정상 | 정상 |
| ≥50% | 이완기 심부전<br>HFpEF(Heart Failure with Preserved EF) | 심실 이완 자체나 이완기에 혈액이<br>채워지는데 문제가 있음 |
| 40~49% | HFmrEF(Heart Failure with Mid-Range EF) | 수축기 문제, 이완기 문제 혼합 |
| 〈40% | 수축기 심부전<br>HFrEF(Heart Failure with Reduced EF) | 수축기에 혈액을 배출하는데<br>문제가 있음 |

# HFrEF 심부전의 분류

| 좌측 심부전 | 우측 심부전 |
|---|---|
| 누우면 호흡곤란<br>발작성 야간 호흡곤란(야간 기침 포함)<br>폐에서 갤갤 거리는 수포음<br>S3 gallop(비정상적 심장음)<br>관류저하(신부전, 사지 차가움 초래) | 말단 부종<br>복수(배에 물이 참)<br>목 정맥 팽창<br>간 비대 |

# HFrEF 심부전의 혈액검사

- BNP 수치 상승(급성 심부전 ≥100pg/ml, 만성 심부전≥35pg/ml)
- NT-proBNP 수치 상승(급성 심부전 ≥300pg/ml, 만성 심부전≥125pg/ml)
- ※ BNP, NT-proBNP 수치는 호흡곤란의 원인이 심장 때문인지 심장 외의 문제인지를 감별하는데 유용함
- ※ BNP(나트륨이뇨펩타이드) : 주로 심실에서 합성 심실기능 장애나 좌심실 충만압력이 증가되어 있을 때 증가됨

# 경흉부 심초음파(ECHO) 검사

- 심부전 환자에서의 심장의 구조와 기능을 평가하는데 가장 유용한 검사 (확진검사)
- 심부전이 의심되는 경우 정확한 진단과 적절한 치료 방향 결정에 중요한 역할
- 치료 후 반응, 예후 판정에도 유용
- 심장의 크기, 심실 기능, 판막이상의 유무 등 확인 가능
- 무증상 심부전 진단가능

# HFrEF 심부전의 분류

## ACC/AHA STAGING SYSTEM 분류
- Stage A 심장에 구조적 이상은 없고, 심부전 증상도 없지만 심부전의 발생 고위험군일 때
- Stage B 심부전의 증상이나 징후는 없지만 심장구조에 이상은 있을 때
- Stage C 심장구조에도 이상이 있고, 심부전 증상도 있고, 심장 수축력 감소도 있을 때
- Stage D 약물 치료에도 증상이 지속될 때

## New York Heart Association 분류
- Stage-1 일상적 운동(걷기, 계단 오르기 등) 시 숨차고 힘들고 등의 증상이 없음
- Stage-2 휴식 중에는 편안하나 일상 운동(걷기, 계단 오르기 등) 시 증상이 나타남
- Stage-3 휴식 중에는 편안하나 일상 활동(목욕, 옷 입기 등)에도 증상이 나타남
- Stage-4 휴식 중에도 증상이 나타남

# 부작용으로 심부전을 악화 시키는 약물

| 주요약물 | 기타 약물 |
|---|---|
| NSAIDs(세레콕시브 포함 모든 소염진통제)<br>일부 DPP4 당뇨약(알로글립틴, 삭사글립틴)<br>TZD 당뇨약(피오글리타존)(부종이 증가하기 때문)<br>TNF 차단제(류마티스, 건선, 크론병 치료제)<br>(아달리무맙, 에타네르셉트)<br>인터페론, Non-DHP CCB<br>(딜티아좀, 베라파밀) (수축기 심부전만 악화)<br>Class 1 부정맥약<br>(프로카이나미드, 퀴니딘, 플레카이니드)<br>(예외적으로 아미오다론, 도페틸리드는 양호함)<br>안트라사이클린 항암제(독소루비신, 다우노루비신) | 암페타민<br>코카인 같은 마약<br>트립탄 계열 편두통약<br>교감신경 자극제<br>경구용 스테로이드<br>Tyrosine Kinase Inhibitor 항암제<br>(라파티닙, 수니티닙 등)<br>체액 저류를 유발하는 항암제<br>(트라스트주맙, 이마티닙, 도세탁셀)<br>지나친 음주(만취) |

# 심부전 약물요법  ACC, AHA, HFSA 2022 Guideline

## ACC/AHA STAGING SYSTEM 분류

- stage A
  약물치료 하지 않음. 당뇨병이 동반된 경우에는 당뇨약을 SGLT2i로 선택해줌
  혈압관리를 잘 하고 협심증 등의 심장 질환 관리를 잘 해줌

- Stage B
  ACEI를 우선적으로 투약하고 ACEI가 맞지 않는 환자는 ARB를 선택해줌
  베타차단제도 투약함

- Stage C & Stage D : HFrEF인 경우
  엔트레스토를 투약하거나 ACEI 혹은 ARB를 투약함
  베타차단제도 투약함
  스피노로락톤과 루프이뇨제도 필요 시 투약함
  SGLT2i도 투약함(당뇨병이 없어도 투약함)
  2차 선택약으로 이바브라딘을 투약할 수 있음
  3차 선택약으로 베리시구앗, 디곡신, 오메가3, 칼륨 흡착제를 추가로 투약할 수 있음

- Stage C & Stage D : HFpEF인 경우

  부종을 해결하기 위해 루프이뇨제를 우선적으로 투약함

  2차 선택약으로 SGLT2i를 투약할 수 있음(당뇨병이 없어도 투약가능)

  3차 선택약으로 엔트레스토를 투약하거나 ACEI 혹은 ARB를 투약할 수 있음

  3차 선택약으로 스피노로락톤을 투약할 수 있음

- Stage C & Stage D : HFmrEF인 경우

  부종을 해결하기 위해 루프이뇨제를 우선적으로 투약함

  2차 선택약으로 SGLT2i를 투약할 수 있음(당뇨병이 없어도 투약가능)

  3차 선택약으로 엔트레스토를 투약하거나 ACEI 혹은 ARB를 투약할 수 있음

  3차 선택약으로 스피노로락톤을 투약할 수 있음

  3차 선택약으로 베타차단제를 투약할 수 있음

| 심부전 사망률을<br>감소시켜 주는 약 | 심부전 사망률을 감소시켜 주지는 못하고<br>증상을 호전시켜 주는 약 |
|---|---|
| ACEI<br>ARB<br>베타차단제<br>MRA(스피노로락톤)<br>히드랄라진/이소소르비드 이질산염<br>(당뇨 + 심부전 환자에게) SGLT2 억제제<br>베리시구앗 | 루프 이뇨제<br>디곡신<br>이바브라딘 |

# 심부전 약물요법 - ACEI

| ACEI | 목표 용량(저용량부터 시작함) | 주요 주의사항 |
|---|---|---|
| 캡토프릴 | 식사 1시간 전 50mg TID | **금기**<br>혈관부종 경력자는 투여하지 말 것.<br>sacubitril/valsartan(엔트레스토)와 36시간 내에 투여하지 말 것<br>당뇨환자에게 aliskiren과 병용 투여하지 말 것<br>**경고**<br>혈관부종, 고칼륨혈증, 저혈압, 신부전, 신동맥협착증<br>**부작용**<br>기침, 고칼륨혈증, SCr↑, 탈수상태일 경우 어지러움(저혈압),<br>두통<br>**모니터링**<br>혈압, 칼륨수치, 신기능, 혈관부종, 심부전 증상 |
| 에날라프릴 | 10~20mg BID | |
| 포시노프릴 | 40mg daily | |
| 리시노프릴 | 20~40mg daily | |
| 퀴나프릴 | 20mg BID | |
| 라미프릴 | 10mg daily | |
| 트란도라프릴 | 4mg daily | |

# 심부전 약물요법 - ARB

| ARB | 목표 용량(저용량부터 시작함) | 주요 주의사항 |
|---|---|---|
| 칸데사르탄 | 4~8mg 부터 시작 ···→ 32mg daily | ACEI 주의사항과 거의 동일함<br>기침 부작용 적음<br>혈관부종 부작용 적음<br>sacubitril/valsartan(엔트레스토)와 워시아웃 시간 없어도 됨 |
| 로사르탄 | 25~50mg 부터 시작 ···→ 50~150mg daily | |
| 발사르탄 | 40mg BID 부터 시작 ···→ 160mg BID | |

※ 이 3가지 ARB만 심부전에 효과가 있음.

※ 명단에 있는 ACEI, ARB는 심장이 나쁜쪽으로 비대하게 리모델링되는 것을 줄여주고 좌심실 기능을 개선시켜주며 심부전 발병율과 사망률을 모두 줄여줌.(심장에는 안지오텐신 수용체가 있는데 이걸 막아주면 심부전이 개선되는 원리임)

# 심부전 약물요법 - ARB + 네프릴리신 억제제[34]

| ARNI | 용량 | 주요 주의사항 |
|---|---|---|
| Sacubitril / Valsartan (엔트레스토) | Start : 50~100mg BID<br>Target dose : 200mg BID<br>eGFR⟨30mL/min/1.73m2 : 50mg BID<br>용량은 두 성분의 합임<br>Sacubitril/Valsartan<br>50mg = 24/26mg<br>100mg = 49/51mg<br>200mg = 97/103mg | **금기 :** ACEI와 36시간 내에 투여하지 말 것<br>혈관부종 경력자는 투여하지 말 것<br>당뇨환자에게 aliskiren과 병용 투여하지 말 것<br>**경고 :** 혈관부종, 고칼륨혈증, 저혈압, 신부전, 신동맥협착증<br>**부작용 :** 기침, 고칼륨혈증, SCr↑, 탈수상태일 경우 어지러움(저혈압), 두통<br>**모니터링 :** 혈압, 칼륨수치, 신기능, 혈관부종, 심부전 증상 |

# 심부전 약물요법 - 베타차단제

| 베타차단제 | 목표 용량(저용량부터 시작함) | 주요 주의사항 |
|---|---|---|
| 비소프롤롤 (콩코르) | 1.25mg 부터 시작 ···→ 10mg daily<br>2주 간격으로 증량 혹은 감량 | **블랙박스 경고문 :** 갑자기 중단하면 치명적 급성 빈맥 발생할 수 있으니 필요 시 1~2주 간격으로 서서히 감량해야 함 |
| 메토프롤롤 숙신산 | 12.5~25mg 부터 시작 ···→ 200mg daily<br>2주 간격으로 증량 혹은 감량 | **경고 :** 당뇨 악화 가능, 저혈당 증상 은폐 가능, 기관지 수축 주의(천식, COPD 환자 주의), 레이노이드/말초 혈관 질환 주의, 갑상선 항진증의 빈맥 증상 은폐가능, 우울증 증상 악화 가능 |
| 카르베딜롤 (딜라트렌) | 3.125mg BID 부터 시작 ···→ ≤85kg<br>25mg BID ···→ ⟩85kg 50mg BID<br>서방형 제제<br>10mg 부터 시작 ···→ 80mg daily<br>(서방형 10mg = 속방형 3.125mg BID) | **부작용 :** 서맥, 피로, 저혈압, 어지러움, 우울, 발기부전, 사지 차가움 |

※ 이 3가지 베타차단제만 심부전에 효과가 있음(예외. 네비보롤은 70세 이상의 심부전)

# 심부전 약물요법 - MRA 혹은 ARA

MRA : Mineralocorticoids Antagonist

ARA : Aldosterone Receptor Antagonist – 나트륨, 수분 저류를 줄여주고 심장 모델링도 줄여줌

| MRA | 목표 용량<br>(저용량부터 시작함) | 주요 주의사항 |
|---|---|---|
| 스피노로락톤<br>(알닥톤)<br>(비선택적 ···<br>호르몬적 영향 있음) | 12.5~25mg 부터 시작<br>··· 25mg daily or BID | **금기**<br>고칼륨혈증, 중증신부전, 에디슨병이 있으면 투여하지 말 것<br>**경고**<br>칼륨 수치 〉5mEq/L 이거나 eGFR≤30이거나 SCr〉2.0mg/<br>dL(여성), SCr〉2.5mg/dL(남성) 이면 투여하지 말 것 |
| 에플레레논<br>(에프렌온)<br>(선택적 ··· 호르몬적<br>영향 없음) | 25mg 부터 시작<br>··· 50mg daily | **부작용**<br>고칼륨혈증, SCr 상승, 어지러움<br>스피노로락톤 : 여성형유방, 유방통, 발기부전<br>에플레레논 : 중성지방 수치 상승 |

# 심부전 약물요법 - 루프이뇨제

심부전 사망률을 줄여주지는 못함. 증상 컨트롤에 사용.
부종 줄이고 전부하 줄여줌. 가능한 저용량을 투여.

| 루프이뇨제 | 목표 용량<br>(저용량부터 시작함) | 주요 주의사항 |
|---|---|---|
| 푸로세미드<br>(라식스) | 20~40mg daily or BID<br>Max 600mg/day | **경고**<br>설파계 알러지(교차 반응은 없음) |
| 부메타니드 | 0.5~1mg daily or BID<br>Max 10mg/day | **부작용**<br>전해질 불균형(K, Mg, Na, Cl, Ca 수치 ↓)<br>(HCO3(대사적 알칼리증), 요산, 혈당, TG, 콜레스테롤 수치 ↑)<br>이독성(청력감소, 이명, 현운) (에타크린산이 심함) |
| 토르세미드<br>(토르셈) | 10~20mg daily<br>Max 200mg/day | 기립성저혈압, 광과민반응<br>**모니터링**<br>신기능, 체액량, 혈압, 전해질, 청력검사 |
| 에타크린산 | 50~200mg daily or<br>나누어서<br>Max 400mg/day | **참고**<br>야간뇨 방지를 위해 아침 일찍 복용 |

# 심부전 약물요법 - 히드랄라진/질산염

히드랄라진: 동맥확장, 후부하 줄임 / 질산염: 정맥확장, 전부하 줄임

같이 쓰면 생존율을 개선시키나 ACEI보다는 효과가 떨어짐.

···→ ACEI, ARB를 사용 못하는 환자에게 투여하는 약임

|  | 목표 용량<br>(저용량부터 시작함) | 주요 주의사항 |
|---|---|---|
| 히드랄라진/<br>이소소르비드<br>이질산염 | 20/37.5mg TID 부터 시작 ···→ 40/75mg<br>TID | 히드랄라진, 이소소르비드 이질산염 주의사항 각각<br>참고 |
| 히드랄라진 | 25~50mg TID~QID 부터 시작 ···→<br>300mg/day 나누어서 복용 | **경고 :** 약물 유발성 루푸스 발생 가능<br>부작용 : 말단 부종, 두통, 안면홍조, 심계항진,<br>반동성 빈맥 |
| 이소소르비드<br>이질산염<br>(이소켓) | 20~30mg TID~QID 부터 시작 ···→<br>120mg/day 나누어서 복용 | **병용금기 :** PDE-5 차단제(발기부전약), 리오시구앗<br>(폐동맥 고혈압약)<br>**부작용 :** 저혈압, 두통, 어지러움, 안면홍조,<br>속성내성, 실신 |

# 심부전 약물요법 - 디곡신

심부전 사망률을 줄여주지는 못함. 심근 수축력을 높임. 심장 박동수를 늦춤. 저칼륨혈증,
저마그네슘혈증 독성 위험 있음

| 강심제 | 용량 | 주요 주의사항 |
|---|---|---|
| 디곡신<br>(디고신) | 0.125~0.25mg PO daily<br>(노인은 0.125mg, 반 알)<br><br>HF에 loading dose는 불필요함<br>CrCl⟨50mL/min 이면 용량 감량<br>급성신부전의 경우엔 투약중단<br>알약을 주사제로 변경 시<br>20~25% 용량 감량함<br>Therapeutic range (HF)<br>0.5~0.9ng/mL<br>(심방세동의 경우 용량 더 높음) | **금기 :** 심실세동 환자<br>**부작용 :** 어지러움, 정신 혼란, 두통, 오심/구토, 설사<br>과량 독성<br>초기증상: 오심/구토, 식욕감소, 서맥<br>심한증상: 앞이 노랗게 녹색으로 보임, 두 개로 보임, 색깔 감지<br>시력이 이상해짐, 복통, 혼란, 섬망, PR간격 연장 부정맥<br>해독제 : DidiFab<br>상호작용 : 심박수↓약물과 주의 : BB, non-DHP CCB,<br>아미오다론, 클로니딘<br>P-gp 억제제는 디곡신 농도를 증가시킴 : 아미오다론,<br>드로네다론, 퀴니딘, 베라파밀, 에리스로마이신,<br>클래리스로마이신, 이트라코나졸, 사이클로스포린, 프로파페논 |

# 심부전 약물요법 - 이바브라딘

사망률은 감소시키지 못하지만 중증 입원율은 감소시킴.

funny 채널(If) 억제 기전으로 심박수를 선별적으로 감소시킴.

베타차단제를 최대로 증량했음에도 심박수가 분당 70회를 넘는 경우 쓰는 약

| | 용량 | 주요 주의사항 |
|---|---|---|
| 이바브라딘 (프로코라란) | 5mg BID 부터 시작 ⋯→ 2주 후 심장박동수 보면서 증량 함 유지용량: 2.5~7.5mg BID Target 용량: 휴식 시 HR 50~60 BPM | **경고 :** 서맥을 일으킬 수 있고 QT증가, 심실성 부정맥을 일으킬 수 있음 2도 방실차단(서맥성 부정맥)인 경우 적합하지 않은 약임 **부작용 :** 서맥, 고혈압, 심방세동, 발광현상(불빛이 번져 보임) |

# 심부전 약물요법 - 베리시구앗

만성 심부전 : 최근에 심부전으로 인한 입원 또는 외래 정맥용 이뇨제 투여를 경험한 좌심실 박출률이 45% 미만으로 저하된 증상성 만성 심부전 환자에서 심혈관질환으로 인한 사망 및 심부전으로 인한 입원 위험 감소.

2021년 11월 국내 허가 취득(병용 투여 인정)

심장 수축, 혈관 긴장도, 심장 재형성 등을 조절하는 세포내 고리형 일인산 구아노신(cGMP)의 합성을 촉진해 심근 및 혈관 기능을 개선.

| | 용량 |
|---|---|
| 베리시구앗 (베르쿠보) | 권장 초기 용량: 1일 1회 2.5mg 식사와 함께 복용 목표 유지용량: 1일 1회 10mg |

# 심부전 관리 상태에 따른 복약지도 요령

| 좋은 상태 | 숨이 차지 않는다 다리가 붓지 않는다 체중증가가 없다 심장 통증이 없다 일상생활에 별 불편함 없다 | 약이 잘 맞는 상태에요 약을 꼬박꼬박 잘 드세요 매일 체중을 재보세요 소금 적게, 싱겁게 드세요 |

| | | |
|---|---|---|
| 주의 상태 | 1일에 1~2kg 늘어났다<br>1주일에 2~3kg 늘어났다<br>부종이 생기고 기침이 있다<br>누워 지내는 시간이 길어졌다<br>숨이 차고 활동이 줄어들었다 | 약을 바꿀 필요가 있어요<br>병원에 가서 진료 받아야 해요 |
| 위험 상태 | 1주일에 3kg 이상 늘어났다<br>밤에 숨이 가빠서 일어난다<br>어지럽고 쓰러질 것 같다<br>휴식 시에도 숨이 차고 가슴이 뻐근하다 | 오늘 당장<br>병원에 가서 진료받으세요<br>통증이 심하면 응급실로 가세요 |

# 심부전 - 노인의 치료법

- 노인의 심부전 1차 선택은 : ACEI + 베타차단제
- 노인 심부전 ACEI
  80세 이상 노인 심부전에 디곡신 그룹보다 ACEI 그룹이 더 효과 좋음
- 노인 심부전 베타차단제 선택은
  비소프롤롤, 카르베딜롤, 네비보롤(70세 이상만), 메토프롤롤
- 노인 심부전 디곡신 투여는 독성 부작용 발생 위험 높음
  노인 심부전에 디곡신 반 알 0.125mg만 사용 권장
  (혈중 농도도 젊은이 보다 낮게 감)
- 노인 심부전에 BNP 수치 기반 공격적으로 높은 농도의 심부전약 사용 : 효용성 떨어짐
  75세 이상에 적극적으로 약물 농도 올려봐야 부작용만 증가하고 효과는 기대보다 못함.
  그냥 낮은 농도가 나음

# 노인 치료에서의 고려할 점

- 비전형적 증상으로 인해 진단의 어려움.
  노인의 심부전 증상이 다른 질병과 혼동됨.
- 노인에게 심부전 약물 투여 시 부작용 때문에 약물농도 설정 주의 필요.
  노인에게 약물 농도 설정 원칙 : Start Low, Go Slow
  베타차단제의 경우 : Start Low ⋯▶ 비소프롤롤 1.25mg/day, 카르베딜롤 3.125mg/day
  Go Slow ⋯▶ 2~4주마다 용량을 단계적으로 증량해서 심부전 증상에 맞게 용량을 조절함
  ACEI도 마찬가지로 낮은 용량부터 시작해서 1~2주마다 용량을 증량함.

저혈압 발생이나 서맥 발생을 잘 지켜보면서 증량하면 됨.

카르베딜롤은 다른 베타차단제에 비해 저혈압 발생 위험이 약간 더 높음.

- 노인은 고칼륨혈증 부작용 발생 위험이 높음.

  ACEI, ARB, 알도스테론 차단제.

  노인은 고칼륨혈증 부작용 위험 때문에 스피노로락톤 25mg/day 이하로만 사용.

  만성 신부전 노인은 더욱 주의 : 약물 농도 변경 시 마다 혈중 크레아티닌, 칼륨 수치 체크 필요.

- 노인은 이뇨제에 의한 탈수 부작용 위험 높음.

  치아지드 이뇨제는 CrCl〈30mL/min 이면 효용성이 떨어짐(루프 이뇨제가 나음)

  저혈압과 신기능 체크하면서 투약 필요.

- 루프 이뇨제는 저칼륨혈증 위험을 높임.

  저칼륨혈증은 ⋯▶ 디곡신 부작용을 증가시킴.(혈중 칼륨 농도 체크 필요)

- 신장 질환이 있으면 디곡신 반감기가 길어짐

  디곡신 원래 반감기는 30~40시간

  신장 질환이 있으면 4~6일로 길어짐 : 투약 간격이나 용량 조절 필요

  - ▶ CrCl 〉50mL/min : 24시간 마다 투여

  - ▶ CrCl 〉10~50mL/min : 36시간 마다 투여 혹은 노인 용량의 25~75%만 투여

  - ▶ CrCl 〈10mL/min : 48시간 마다 투여 혹은 노인 용량의 10~25%만 투여

  - ▶ 근감소증이거나 탈수 상태이면 분포용적이 줄어들어 디곡신 독성이 증가함

- 다약제 복용으로 약물 상호작용이 증가함

  심부전 환자는 ⋯▶ NSAIDs를 피해야 함

  심부전 + 관절염 노인의 경우 ⋯▶ 아세트아미노펜, 비마약성 진통제(트라마돌)를 선택함

- 노인에게 심부전이 있으면 인지기능저하, 치매 위험이 증가함.

  뇌로 들어가는 혈류 부족으로 뇌세포 허혈 위험이 증가하여 뉴런 퇴화가 진행되는 것으로 연구되고 있음.

  심부전이 있는 노인은 ⋯▶ 인지기능장애 선별검사를 받아봐야 함.

# 노인성 부정맥

## 부정맥의 종류

| | | |
|---|---|---|
| 서맥성 부정맥 | 동기능장애(Sinus Node Dysfunction) | 동기능부전 |
| | 방실 차단(Atrioventricular Block) | 방실전도장애 |
| 빈맥성 부정맥 | 심실상성 부정맥 (Supraventricular arrhythmia) (심실 윗쪽 부정맥) | 동방회기성빈맥, 심방빈맥(AT), 심방조동(AFL), 심방세동(A.Fib) (가장 흔함), 가속성 방실결절빈맥, 방실결절 회기성빈맥, 방실 재귀성빈맥 |
| | 심실성 부정맥 (Ventricular Arrhythmia) | 심실빈맥(VT), 심실세동(VF) |
| 기타 (조기박동) | 심방조기수축(APB) | 엉뚱한 곳에서 박동을 일으킴, 간헐적으로 발생, 안전한 부정맥 |
| | 심실조기수축(VPC) | 엉뚱한 곳에서 박동을 일으킴, 간헐적으로 발생, 원인 감별 필요 |

## 부정맥 종류별 치료법

| | |
|---|---|
| 동기능부전 | 별다른 치료를 하지 않거나 인공 심박동기 |
| 방실전도장애 | 별다른 치료를 하지 않거나 인공 심박동기 |
| 동방회기성빈맥, 심방빈맥(AT), 심방조동(AFL), 심방세동(A.Fib) (가장 흔함), 가속성 방실결절빈맥, 방실결절 회기성빈맥, 방실 재귀성빈맥 | 심실상성 빈맥 전반적 치료법: 베타차단제, CCB, 카테터 절제술(전극도자절제술), 미주신경자극술, 아데노신 IV(심장의 A1 수용체에 작용하여 방실 결절에서의 일시적인 전기 전도 억제) A.Fib : DCC, 레이트 컨트롤, 리듬 컨트롤, 항응고제 볼프-파킨슨-화이트(WPW)증후군+A.Fib : 프로카이나미드, 이부틸리드, 카테터 절제술 |
| 심실빈맥(VT), 심실세동(VF) | DCC(제세동기), 소타롤, 아미오다론, 프로카이나미드, ICD(삽입형 제세동기) 삽입, 카테터 절제술 |
| 심방조기수축(APB) | 위험인자 줄이기, 베타차단제 |
| 심실조기수축(VPC) | 위험인자 줄이기, 베타차단제, 항부정맥약, 카테터 절제술 |

# 노인의 심방세동

## 심방세동(A.Fib)의 종류

| 심방세동 | 정의 |
|---|---|
| 발작성(paroxysmal) | 심방세동의 지속기간이 7일 이하인 경우이지만<br>일반적으로 48시간 이내에 자발적으로 정상 동율동으로 전환되는 경우 |
| 지속성(persistent) | 7일 이상 심방세동이 지속<br>자발적으로 전환되지 않고 항부정맥약이나 제세동기를 써야 전환이 됨 |
| 오래된 지속성<br>(long-standing persistent) | 1년 이상 심방세동이 지속<br>리듬 컨트롤(율동 조절 치료)을 사용함 |
| 영구성(permanent) | 심방세동 중 동율동 전환에 실패하였거나 환자와 의사가 합의하여<br>동율동전환의 시도 없이 심방세동 상태로 치료를 결정한 경우 |
| 판막성(valvular) | 중등도 이상의 승모판 협착증과 인공기계판막을 가진 경우 |
| 비판막성(non-valvular) | 중등도 이상의 승모판 협착증이 없고 인공기계 판막이 없는 모든 심방세동 |

- 심방세동 유병율 – 인구의 0.67%(유병율은 여자보다 남성이 더 높음. 그러나 고령의 나이까지 생존하고 있는 인구가 여성이 더 많기 때문에 심방세동 환자는 여성이 남성보다 많음)

- 나이에 따른 심방세동 유병율 – 나이에 따라 급격히 증가한다.
  (55세 이하 0.1~0.2%, 85세 이상 9~11%)

- 증상 – 두근거림, 호흡곤란, 어지러움, 흉통이 대표적

- 비특이적 증상 – 여성이나 노인의 경우 위약감, 피로감 같은 비특이적 증상만 호소하고 전형적인 심방세동 증상이 없는 경우가 많다. 한마디로 무증상!!

- 노인 ⋯▸ 무증상 심방세동
  아무 증상 없다가⋯. 첫 증상이 뇌졸중 발생!!(24%)

- 그러므로 노인의 뇌졸중을 예방하기 위해서는 ⋯▸ 아무 증상 없는 노인한테 심방세동 잡아내야 한다.

- 심방세동이 있으면 ⋯▸ 뇌졸중 위험 5배 증가
  심부전은 3배 증가, 치매는 2배 증가, 입원은 2배 증가, 사망은 2배 증가

# 노인의 심방세동 치료법

| 1 | Ventricular Rate Control |
|---|---|
| | 레이트 컨트롤(심박수 조절약) |
| 2 | Conversion to Sinus Rhythm |
| | 동율동의 회복(직류율동전환) – DCC (제세동기) |
| 3 | Reduction in the Frequency of Episodes of Atrial Fibrillation |
| | 동율동의 유지 – 레이트컨트롤(심박수 조절약), 리듬컨트롤(율동 조절약) |
| 4 | Stroke Prevention |
| | 뇌졸중 예방(항응고제) |

## 1. Ventricular Rate Control : 심박수 조절(레이트 컨트롤)

무증상에 가까운 보통의 심방세동 노인에게는 독성이 강한 부정맥약을 처방하지 않고 부작용이 적은 베타차단제나 Non–DHP CCB로 심장 박동수만 적당히 늦춰주면 무리 없이 심방세동 컨트롤이 가능하다.

목표 심박수 : 〈110회(BMP), 혹은 20% 이상 감소시켜주면 됨

- 베타차단제

  비소프롤롤(콩코르), 카르베딜롤(딜라트렌), 네비보롤(네비레트), 메토프롤롤(주사제), 에스모롤(주사제)

- Non–DHP CCB

  딜티아젬(헤르벤), 베라파밀(이솝틴)

  만약 레이트 컨트롤로 조절이 안 될 경우에는 ⋯ 디곡신 or 아미오다론

## 2. Conversion to Sinus Rhythm : 동율동의 회복(심율동전환)

만약 급성 발작(심방세동이 심하게 나타남)으로 혈압이 떨어지고 의식이 저하되고 호흡곤란이나 흉통이 심한 경우 ⋯ 불규칙하게 뛰는 심장을 정상적인 심장박동으로 전환해 주어야 한다.

- DCC (제세동기=전기충격요법)를 시행하면 정상 심장박동으로 돌아옴

  단, 심방세동 지속시간이 48시간 이내인 경우에만 DCC를 바로 시행함

  ⋯ 만약⋯ 심방세동 지속시간이 48시간 이상인 경우에는

  ⋯ 경식도 심장초음파(TEE) 검사 시행

TEE는 좌심방에 혈전이 없는 것을 확인하는 검사인데

TEE 검사를 못 할 경우에는 ⋯⋯ 4주간 항응고요법 후에 DCC 시술함

- DCC가 아니고 약물로 심율동전환 할 경우 : 리듬 컨트롤약을 정맥주사 혹은 경구 투여
  하면 정상적인 심장박동으로 전환할 수 있음

  플레카이니드, 프로파페논, 이부틸리드, 도페틸리드, 아미오다론

## 3. Reduction in the Frequency of Episodes of Atrial Fibrillation

규칙하게 뛰는 심장을 정상적인 심장박동으로 전환해 준 후에는 ⋯⋯ 정상 심장박동을
장기적으로 유지하기 위해 부정맥약을 지속적으로 복용해야 한다.

동율동(normal sinus rhythm)의 유지-레이트 컨트롤(심박수 조절약), 리듬 컨트롤(율동
조절약)

DCC 시행 후~~ 심방세동 재발을 예방하기 위한 약물 처방

- 가능하면 레이트 컨트롤만
- 만약⋯ 레이트 컨트롤 중에 심방세동이 재발하면 ⋯⋯ 리듬 컨트롤
  - ▶ 플레카이니드, 프로파페논, 아미오다론, 소타롤, 도페틸리드 – 정상리듬 유지에 좋은 리듬
    컨트롤약
  - ▶ 플레카이니드, 프로파페논 – 허혈성 및 구조적인 심질환이 없는 경우에만 사용하는 약
  - ▶ 아미오다론, 소타롤 – 관동맥질환이나 좌심실비후(심부전)가 있는 경우에도 사용 가능한 약
- 약물 치료에 반응하지 않으면 ⋯⋯ 전극도자절제술 (catheter ablation) 시행

## 4. Stroke Prevention : 뇌졸중 예방(항응고제 요법)

노인에게 심방세동이 있는 경우에는 심방세동으로 인해 심장에서 혈액이 쫙쫙 나가지
못하고 일부가 고여 있게 되면서, 색전(혈전)이 심장의 심방에 생길 수 있고 심방에 있던
색전이 경동맥을 통해 날라 가서 뇌혈관으로 들어가서 뇌경색(뇌졸중)을 유발할 수 있다.
노인에게 항응고제를 투여하면 출혈 위험도 커지는데, 심방세동 노인에게 항응고제를
투여해야 하는가 말아야 하는가??

- CHADS2 score 혹은 CHA2DS2-VASC 로~~~ 결정함!!

  **CHA2DS2-VASc :**

  심방세동 환자의 뇌졸중 발생 위험도를 평가 하는 계산법

  △울혈성 심부전(1점) △고혈압(1점) △75세 이상(2점) △당뇨병(1점) △뇌졸중 · 일과

성허혈발작(2점) △혈관질환(1점) △65~74세(1점) △여성(1점)

▶ 남자 0점, 여자 1점 : 항응고제 필요 없음 ⋯ 항혈소판제 투여

▶ 남자 1점, 여자 2점 : 항응고제 투여 고려해볼 수 있음

▶ 남자 2점 이상, 여자 3점 이상 : 항응고제 투여 ⋯ DOACs를 우선적으로 선호함

그런데… 판막 질환자나 판막수술(기계판막) 환자는 와파린만 사용 가능함

※ 노인에게 DOACs를 처방하지 않고 와파린을 처방하는 이유 : 기계판막 환자이거나 중증 신부전인 경우이기 때문

만약 와파린 같은 항응고제도 투여 불가능한(출혈위험이 높은) 고령자인 경우 : 아스피린 + 클로피도그렐 75mg 투여

(출혈위험이 높은) 고령자인 경우를 판단하는 방법은 HAS-BLED를 주로 사용함

### HAS-BLED 출혈 위험 점수 :

Hypertension, Abnormal liver/renal function, Stroke, Bleeding history or pre-disposition, Labile INR, Elderly ≥65, Drug or alcohol bleeding risk score로 계산함(3점 이상부터 주치의 판단 하에.. 출혈위험이 높은 고령자로 분류함)

(0-1점 : 중증 출혈의 빈도가 약 1%, 3점 : 중증 출혈의 빈도가 약 3.74%, 5점 : 중증 출혈의 빈도가 약 12.5%)

# 심방세동 치료약물의 종류

| 레이트 컨트롤<br>Rate Control<br>(심박수 조절약) | Class II<br><br>Class IV | 베타<br>차단제<br><br>Non-DHP<br>CCB | 현재 증상 있는 심방세동 환자 : 목표 심박수 〈80 BMP<br>현재 증상 없는 심방세동 환자 : 목표 심박수 〈110 BMP<br>베타차단제가 Non-DHP CCB보다 선호됨.<br>HFrEF 심부전이 동반된 환자에게는 Non-DHP CCB 사용하지 말 것.<br>디곡신은 1차 선택약이 아니지만 베타차단제나 Non-DHP CCB로<br>효과가 별로일 때 추가한다. |
|---|---|---|---|
| 리듬 컨트롤<br>Rhythm<br>Control<br>(율동 조절약) | Class I<br><br>Class III | Na 채널<br>차단제<br><br>K 채널<br>차단제 | 심방세동을 정상동율동(NSR, normal sinus rhythm)으로 바꿔주는 약<br>: (아미오다론, 도페틸니드, 플레카이니드, 이부틸리드, 프로파 페논)<br>그런데 심방세동을 정상동율동으로 바꿔주는 데는 DCC가 더 좋음<br>정상동율동을 지속적으로 유지시켜주는 약 : (도페틸니드, 드로네다론, 플레카이니드, 프로파페논, 소타롤) (아미오다론은 독성이 강해서 다른 약으로 실패 했을 경우에 사용함)<br>(그럼에도 불구하고 아미오다론이 제일 많이 처방됨 ⋯ 심부전이 동반된 환자에게 쓸 수 있는 부정맥약이기 때문) |

# 부정맥 약의 종류

| | | |
|---|---|---|
| Class I | Na 채널 차단제 | Na채널로 이온이 이동하는 속도를 늦춤<br>부정맥을 오히려 악화 시킬 수 있음<br>심근 수축력을 감소시키는 특징이 있음 |
| Class II | 베타 차단제 | 부정맥을 유발할 수 있는 교감신경 신호를 차단함<br>간접적으로 Ca 채널까지 덩달아 차단시켜줌<br>심방세동에서 심장 박동수를 천천히 하기 위해 제일 먼저 사용하는 약임 |
| Class III | K 채널 차단제 | 아미오다론, 드로네다론 : K채널, α 수용체, β 수용체, Ca, Na채널 차단<br>아미오다론은 여러 종류의 부정맥에 다 효과<br>아미오다론, 도페틸리드 : 심부전에도 사용<br>소타롤 : K채널, β 수용체 차단 |
| Class IV | Ca 채널 차단제<br>(Non-DHP) | 심방세동에서 심장 박동수를 천천히 하기 위해 사용하는 약임<br>심근 수축력을 감소시키는 특징이 있음<br>HFrEF 심부전이 동반된 환자에게는 사용하지 말 것 |
| 디곡신 | Na-K ATPase<br>차단제 | 미주(부교감)신경 긴장도를 증가시켜 AV node 전도가 느려져 심장박동<br>속도를 감소시킴<br>Na/K ATPase 억제로 심근 수축력을 증가시킴 |
| 아데노신 | 아데노신 수용체<br>활성화제<br>(AV node 전도↓) | 발작심실상성빈맥(paroxysmal supraventricular tachycardia)에 사용됨<br>(심방세동, 심실세동, 심실빈맥의 동율동전환에는 사용하지 않음) |

# 부정맥약 종류별 특징 및 복약지도

## ※ Class III 부정맥약 : K채널 차단

| 약물 | 용량 | 주의사항 및 부작용 |
|---|---|---|
| 아미오다론<br>(코다론) | 주사제 loading dose:<br>150~300mg IV<br>정제 loading dose:<br>1일 600mg을 8~10일간<br>경구투여하며 증상에 따라<br>800~1,000mg으로 증량할<br>수 있다<br>유지용량 :<br>심실세동 – 하루 400mg<br>심방세동 – 하루 200mg<br>반감기 : 40~60일 | **블랙박스 경고문** : 폐독성(간질성 폐렴), 급성간장애, 부정맥 악화<br>**경고** : 갑상선질환 악화(아미오다론에 요오드 포함됨), 아미오다론은<br>T4→T3 전환을 방해함), 시신경 독성(시야이상), 광과민반응(피부<br>색이 푸르고 잿빛을 변할 수 있음), 말초신경독성<br>**부작용** : 저혈압, 서맥, 각막 미세침전, 광과민반응<br>**모니터링** : ECG, BP, HR, 전해질, LFT, TSH, T4<br>**참고** : 심부전이 동반된 부정맥에 drug of choice다.<br>약물상호작용이 많다. 2C9, 2D6, P-gp 억제제 이면서 3A4, 2C8,<br>P-gp 기질 약물이다. 디고신(50%) 와파린(30~50%) 용량을 줄여야<br>함 |

## ※ Class III 부정맥약 : K채널 차단

| 약물 | 용량 | 주의사항 및 부작용 |
|---|---|---|
| 드로네다론 (멀텍)<br><br>아미오다론 대항마~ | 400mg PO Q12H 식사와 함께 복용<br><br>투약 시작 전 Class I or III 부정맥약이나 강력 CYP3A4 억제제를 반드시 중단해야 함 | **블랙박스 경고문** : 심부전이나 영구성 심방세동 환자는 사망 가능<br>**경고** : 간부전(특히 최초 투약 6개월 이내에), 폐독성(폐섬유화, 폐렴)<br>**부작용** : QT 증가, 서맥, SCr↑, 무기력증<br>**참고** : 아미오다론과 달리 요오드가 없어서 갑상선 부작용이 거의 없음.<br>드로네다론은 2D6, 3A4, P-gp 억제제이고 주요 3A4 기질약물임<br>3A4 강력 억제제와 병용금기이고 QT증가 약물과 병용금기임<br>디곡신과 병용 투여 시 디곡신 용량 50% 감량 필요 |

## ※ Class IV 부정맥약 : Non-DHP 칼슘채널 차단

| 약물 | 용량 | 주의사항 및 부작용 |
|---|---|---|
| 딜티아젬 (헤르벤) | 하루 120~360mg | **경고** : 저혈압, 심부전 악화, 동성 서맥을 동반한 1도 방실차단 유발 가능, 간수치 상승<br>**부작용** : 부종, 부정맥, 변비(베라파밀이 더 심함), 치은증식, 어지러움 |
| 베라파밀 (이솝틴) | 하루 180~480mg | **모니터링** : ECG, BP, HR, 전해질, LFT<br>**참고:** 부정맥에는 Non-DHP CCB만 사용됨<br>**상호작용** : 서맥을 일으키는 약물끼리 더 서맥 – 아미오다론, 디곡신, 베타 차단제, Non-DHP CCB, 모든 CCB는 3A4 기질 약물임 |

## ※ Na-K ATPase 차단

| 약물 | 용량 | 주의사항 및 부작용 |
|---|---|---|
| 디곡신 (디고신) | 하루 0.125~0.25mg<br>부하용량(LD) = TDD(total digitalizing dose) : 8~12mcg/kg 반 나누어서 투여하고 4~8시간 후에 나머지 반 투여<br>혹은 24시간 동안 0.25mg IV 반복해서 최대 1.5mg 투여<br>Therapeutic range (HF) 0.8~2ng/mL(심부전 용량은 더 낮음)<br>CrCl<50mL/min 이면 용량 감량<br>급성신부전의 경우엔 투약중단<br>알약을 주사제로 변경 시 20~25% 용량 감량함 | **금기** : 심실세동 환자<br>**부작용** : 어지러움, 정신 혼란, 두통, 오심/구토, 설사<br>**과량 독성**<br>초기증상 : 오심/구토, 식욕감소, 서맥<br>심한증상 : 앞이 노랗게 녹색으로 보임, 두 개로 보임, 색깔 감지 시력이 이상해짐, 복통, 혼란, 섬망, PR간격 연장 부정맥<br>**해독제** : DidiFab<br>**참고** : 단독 투여하지 않고 베타차단제나 Non-DHP CCB 와 함께 투여함<br>저칼륨혈증, 저마그네슘혈증, 고칼슘혈증일 때 디곡신 독성이 더 증가함<br>갑상선기능저하증은 디곡신 수치를 높일 수 있음 |

## ※ Class Ia 부정맥약 : Na채널, K채널 차단

| 약물 | 용량 | 주의사항 및 부작용 |
|------|------|------------------|
| 디소피라미드 | 하루 400~600mg<br>공복에 복용 | **위급한 심실세동에만 사용함**<br>부정맥 악화 부작용, 심부전 유발 부작용,<br>항콜린 부작용이 강함(구강건조, 변비, 요저류 등) |
| 퀴니딘 | IR: 400mg PO Q6H<br>ER: 300~648mg PO Q8~12H<br>위장장애를 줄이기 위해 식사와 함께<br>복용 | 심방세동 치료 중 사망 위험성 높은 약임<br>부정맥 악화, 간독성, 혈액독성(G6PD 결핍자<br>금기), coombs test 위양성, 루푸스 유발 가능,<br>설사(35%), 위경련(22%), 키니네 중독 |
| 프로카이나미드<br>(주사제) | 활성형 대사체 N-acetyl<br>프로카이나미드가 신장에서 배설됨<br>CrCl<50이면 용량 감량<br>Therapeutic levels: 프로카이나미드<br>4~10mcg/mL, NAPA 15~25mcg/mL | 무과립구증 유발 가능, 루푸스 유발 가능, 부정맥<br>유발 가능<br>저혈압, 피부발진<br>Acetylation 대사가 느린 사람은 축적 및 독성<br>증가 |

## ※ Class Ib 부정맥약 : Na채널 차단, 심실세동에만 사용(심방세동에는 사용 안 함)

| 약물 | 용량 | 주의사항 및 부작용 |
|------|------|------------------|
| 리도카인<br>주사제 | | **심정지 시에 사용**<br>노인에게 주의, 간부전, 심부전 환자에게 주의<br>리도카인 국소제제는 마취제로 사용함 |
| 멕실레틴 | 200mg PO Q8H<br>Max 1.2g/day<br>식사와 함께 복용 | **멕실레틴은 위급한 심실세동에만 사용함**<br>노인에게 주의, 간부전, 심부전 환자에게 주의<br>혈액 이상, DRESS 증후군(심각한 피부 부작용) 유발 가능 |

## ※ Class Ic 부정맥약 : Na채널 차단

| 약물 | 용량 | 주의사항 및 부작용 |
|------|------|------------------|
| 플레카이니드<br>(탬보코) | 50~100mg PO<br>Q8H<br>Max 400mg/day | **발작성 상심실성 빈맥(PSVT)에 사용, 정상리듬의 유지에 사용**<br>심부전 환자, 중증 간부전 환자 금기<br>서맥 환자에게 신중투여<br>부정맥 악화 가능<br>**부작용 :** 어지러움, 시야이상, 호흡곤란 |
| 프로파페논<br>(리트모놈 SR) | SR캡셀<br>225~425mg 하루<br>1~2회 | **발작성 상심실성 빈맥(PSVT)에 사용, 심방 부정맥 재발시간 연장에 사용**<br>심부전 환자, 심근경색 환자 금기<br>부정맥 악화 가능<br>**부작용 :** 미각이상(금속맛), 어지러움, 시야이상, 오심/구토<br>**참고:** 베타차단 효과까지 있어서 심근수축력 약화시킴 |

※ Class III 부정맥약 : K채널 차단

| 약물 | 용량 | 주의사항 및 부작용 |
|---|---|---|
| 소타롤<br>(비선택성<br>베타차단제) | CrCl<60mL/min: 투약 빈도수를<br>줄인다<br>CrCl<40mL/min: 제형에 따라<br>용량 다름 | **발작성 상심실성 빈맥(PSVT)에 사용**<br>**부작용:** 서맥, 조동, 흉통, 어지러움, 피로, 호흡곤란, 오심/<br>구토, TdP, 심부전, 기관지수축 |
| 이부틸리드<br>주사 | | **심방조동(AFL), 심실빈맥(VT) 등에서 정상리듬으로 전환<br>시에 사용**<br>**부작용:** 염전성 심실빈맥(TdP, Torsade de pointes), 저혈압,<br>QT증가<br>**참고:** 투여 시작 전 저칼륨혈증과 저마그네슘혈증을 먼저<br>교정해주어야 함 |
| 도페틸리드 | CrCl<60mL/min: 용량을 줄인다<br>CrCl<20mL/min: 금기 | **심부전이 동반된 부정맥에 Drug of choice**<br>**부작용:** 염전성 심실빈맥(TdP, Torsade de pointes), QT증가 |

# 부작용으로 부정맥을 악화시킬 수 있는 약물(QT증가)

다제약물 복용으로 QT 증가약물 2~3가지를 동시에 복용하면 특히 위험이 증가함

- Class Ia, III 부정맥약: 아미오다론, 디소피라미드, 드로네다론, 프로카이나미드, 퀴니딘, 소타롤
- 퀴놀론계 항생제: 시프로플록사신, 레보플록사신, 목시플록사신, 제미플록사신
- 마크로라이드 항생제: 아지스로마이신, 에리스로마이신, 클래리스로마이신,
- 아졸 무좀약: 플루코나졸, 이트라코나졸, 케토코나졸, 보리코나졸
- TCA: 아미트립틸린, 클로미프라민, 노르트립틸린, 독세핀
- 항우울제: SSRI(설트랄린 만 빼고), SNRI, 미르타자핀, 트라조돈
- 항정신병약: 대부분 다 포함, 클로르프로마진, 티오리다진, 피모짓, 지프라시돈, 할로페리돌
- 항암제: 보르테조밉, 보수티닙, 세리티닙, 크리조티닙, 다사티닙, 라파티닙, 닐로티닙, 소라페닙, 수니티닙
- HIV 치료제: Protease inhibitor(아타자나비어, 사퀴나비어), 릴피비린
- 기타: 아포몰핀, 부프레노르핀, 드로페리돌, 프로포폴, 포스카넷, 메타돈, 펜타미딘, 아토목세틴, 미라베그론, 솔리페나신, 알푸조신, 티자니딘, 클로르퀸 등

# 노인 치료에서의 고려할 점

노인은 부정맥약에 의한 여러 이상반응 발생 위험 증가

| 약물 | 노인에게 부작용 발행 위험 증가 |
|---|---|
| 여러 부정맥약 | 부정맥약에 의한 부정맥 부작용(proarrhythmia) 발생 위험 증가 |
| 베라파밀, 딜티아젬 | 변비 부작용 위험 증가 |
| 소타롤, 이부틸리드, 도페틸리드 | Torsade de pointes 부작용 위험 증가 |
| 디곡신 | 신장기능 감소로 디곡신 배설이 감소하여 디곡신 독성 발생 위험 증가 (독성 증상 : 식욕감소, 서맥, 앞이 노랗게 녹색으로 보임, 두 개로 보임, 혼란 등) |
| 아미오다론 | 서맥, 갑상선저하증, 폐섬유화, 운동실조/떨림/말초신경병증 같은 신경독성, 불면, 인지기능 감소 위험 증가 |

# 노인의 뇌졸중

## 뇌졸중의 종류

| 뇌출혈<br>(16%) | 뇌내출혈(10%) 혈관이 터져버림 | |
|---|---|---|
| | 지주막하출혈(6%) 혈관이 터져버림 | |
| 뇌경색<br>(84%) | 색전 (31.5%) 심방세동으로 심장에서 형성된 혈전에서 색전이 떨어져 나와 혹은 경동맥의 플라크에서 색전이 떨어져 나와 뇌로 날아가서 뇌에서 혈관을 막아버림 | |
| | 혈전 (51.5%) 뇌혈관 자체에서 중상동맥경화증으로 플라크가 형성되고 플라크가 터지면서 혈관이 딱 막혀버림 | 대혈관 혈전(31.5%) |
| | | 소혈관 혈전(20%) |

## 뇌졸중의 종류별 특징

### 일과성 허혈 발작(TIA) (미니 뇌졸중) :

- 짧은 순간(수 분 ~ 수 시간)에 일시적으로 혈액 흐름이 막히는 현상.
- 차후에 후유증이 생기지 않고 아무 이상이 없음(오랜 시간 막혀야 후유증이 생김)

### 허혈성 뇌졸중(Ischemic stroke, 뇌경색)

- 심장 안에서 혈전이 형성되거나 심장 근처 동맥 혹은 경동맥에서 생성된 플라크에서 색전이 떨어져 나와 큰 동맥을 타고 뇌로 올라가다가 좁은 혈관에 가서 꽉 막아버림
- 주요 발병 원인 부위
  - ▶ 심방세동으로 인한 심장 내 혈전 형성(다빈도 원인임)
  - ▶ 심장 판막질환으로 인한 심장 내 혈전 형성
  - ▶ 경동맥 혈전 형성
  - ▶ 뇌동맥 혈전 형성
  - ▶ 편두통이나 혈관경련으로 허혈 발생
  - ▶ 교감신경성 약물 남용으로 허혈 발생
  - ▶ 기타

# 뇌경색 – 뇌혈관별 손상(경색) 증상[35]

| 중대뇌동맥 | 상분지 폐색 | 전두엽 운동중추 손상(반대쪽 얼굴, 팔..) |
| | | 두정엽 감각중추 손상 |
| | 하분지 폐색 | 측두엽 손상(감각실어증) |
| | | 하두정소엽 손상(거스트만 증후군) |
| 전대뇌동맥 | 전두엽 운동중추 손상(특히 다리 쪽) | |
| | 전두엽 손상(요실금, 무감동, 벙어리증, 의지상실) | |
| 후대뇌동맥 | 후두엽 손상(반맹, 시각무시, 환시, 색맹..) | |
| | 측두엽 내측 손상(기억장애) | |
| | 시상 손상(지남력, 기억장애, 무감동, 시야장애, 소뇌실조..) | |
| 뇌기저동맥 | 중뇌 손상(눈 돌림 신경마비, 반대쪽 운동마비..) | |
| | 교뇌 손상(혼수, 사지마비, 삼킴곤란, 수평주시마비, 안구 찌운동..) | |
| 척추동맥 | 연수 손상(발렌버그 증후군) | |
| | 소뇌 손상(구체적 손상 부위에 따라 다양한 운동능력 마비) | |

## 뇌내 출혈(Intracerebral hemorrhage)

• 관리되지 않은 고혈압은 약한 뇌혈관을 터트림

• 뻥 터지면 혈액이 밖으로 뿜어져 나오고 그 안쪽의 혈관에는 혈액 공급이 멈춰버려서 허혈이 옴

• 항응고제, 항혈소판제 부작용으로 인해서 출혈이 발생하기도 함

• 동맥류 같은 해부학적인 문제로 인해서 풍선이 터져버리기도 함

  ▶ 예후가 매우 심각(사망↑)

  ▶ 한쪽 몸 전체 불구(편마비)

  ▶ 언어 사용 불가(언어장애)

  ▶ 시력 상실(감각장애)

  ▶ 현운

  ▶ 낙상 (보행장애)

---

35) 자료근거 : 바른의학연구소, 기본일차진료매뉴얼

▸ 의식장애 등

## 지주막하 출혈(subarachnoid hemorrhage)

- 대부분 뇌동맥류의 파열에 의하여 발생하는 뇌출혈

  ▸ 최악의 심각한 두통

  ▸ 뇌압 상승에 의한 구토 및 의식장애

  ▸ 일부 환자에서 반신마비 증상

  35% 정도는 병원에 도착하기 전 사망

  15% 정도는 병원에 도착 후 사망

# 뇌졸중 위험도 예측 ⋯▸ 경동맥 초음파

- 협착 여부 : 60%가 막혀도 아무 증상 없음,

  70% 막히면 ⋯▸ 5년 내 50% 뇌졸중 발병
- 혈류속도 : 너무 느리거나 빠르면 위험
- 혈관(내중막) 두께 측정 : 두꺼우면 동맥경화 및 경화반(찌꺼기)

# 뇌졸중 전조증상

| F | A | S | T |
|---|---|---|---|
| Face | Arm | Speech | Time to 119 |
| 안면마비 | 팔마비 | 언어장애 | 119에 전화 |
| 한쪽 치아가 보이거나 웃는 듯 하거나 얼굴 한쪽이 움직이지 않음 | 한쪽 팔만 툭 떨어지거나 잘 안 움직임 | 어눌한 발음 부정확한 단어 말을 아예 못하거나~ | 병원 이송 후 응급처치와 CT 촬영 등 |

- 갑작스런 한쪽 얼굴, 팔, 다리 ⋯▸ 쳐짐, 무감각
- 걷지 못함, 서있지 못함, 어지러움
- 갑작스런 혼란, 말을 잘 못하거나 못 알아들음
- 갑작스런 시력이상
- 갑작스런 두통 등

# 뇌졸중(뇌경색) 의심환자 응급실 도착 시

- 응급실 도착 10분 내로 의사(인턴) 진료 및 병리검사
- 응급실 도착 15분 내로 신경과 전문의 포함 뇌졸중 전담팀 호출
- 응급실 도착 25분 내로 CT, 혈액검사, 소변검사, ECG(심전도), 혈관조영CT, MRI, MRA, DWI(확산강조영상) 등의 검사를 시작
- 응급실 도착 45분 내로 영상 해석 시작 … 뇌경색이라고 판단 시 알테플라제 주사제 준비
- 응급실 도착 1시간(가능하면) 내에 혈전용해제인 알테플라제 주사를 투여하거나 스텐트 시술을 할 경우에는 뇌졸중 발병 3~6시간 내에 시술하면 예후가 좋음.

# 알테플라제(혈전용해제 tissue plasminogen activator)

※ 혈전의 피브린에 결합하여 플라스미노젠을 플라스민으로 전환시킴 … 혈전이 용해됨
급성 허혈성 뇌졸중(뇌경색)에 사용할 수 있는 유일한 약제임(뇌 영상 촬영 결과 혈전이 확인되어야 투여함)
뇌졸중 발생 3시간 내에 투여함(FDA허가 사항), 임상 가이드라인은 4.5시간 내에도 좋음. 응급실 도착부터는 1시간 내에 투여하는 것이 목표임.

| 약물 | 용량 | 주의사항 및 부작용 |
|---|---|---|
| 알테플라제 (액티라제) | 0.9 mg/체중kg (최대 투여량 90 mg) ① 총 투여량의 10%를 정맥으로 일시 투여 ② 즉시 이어 나머지 총 투여량의 90%를 60분에 걸쳐 정맥점적주입<br><br>두개 내 출혈이 없음을 확인 후 투여함 | **금기 :** 현재 두개(두뇌) 내 출혈이 있는 경우, 과거에 뇌출혈이 있던 경우<br>INR〉1.7 or aPTT〉40초 or 혈소판수치〈100,000/mm 인 경우<br>혈압 〉185/110mmHg인 경우, 혈당〈50mg/dL인 경우<br>**부작용 :** 뇌출혈<br>**모니터링 :** Hgb, Hct, 출혈 징후, 신경학적 관찰, 혈압, 알테플라제 투여 24시간 후 뇌CT촬영<br>**참고 :** 급성관상동맥증후군(ACS)일 때 투여용량과 금기사항이 다름 만약 심한 두통, 혈압상승, 오심/구토, 신경학적 증상 악화 등이 발생하면 투여중단 후 뇌CT촬영 필요함 |

# 스텐트를 이용한 동맥 내 혈전 용해술/혈전 제거술

혈관 조영술을 시행하여 막힌 뇌혈관을 직접 확인 후 그 부위에 카테터를 삽입하고 혈전용해제를 투여하거나, 뇌경색 치료용 스텐트형 혈전 리트리버(혈전 제거 카테터)를 통해 혈전을

밖으로 꺼냄.

증상 발생 3~6시간 내에 해주면 좋은데 최대 24시간 내에 시술해도 효과 양호함.

# 뇌경색 응급처치 후 2차 발생 예방법

- 고혈압 관리 HP〈140/90
  뇌졸중 예방에는 ACEI, 텔미사르탄, 치아지드 이뇨제가 좋음
- 이상지질혈증 관리 LDL 〈 70
  고강도 스타틴을 처방함
- 당뇨 관리 HbA1c 〈7.0
  혈당 수치 조절 잘하고 있어야 함
- 심방세동 관리
  심방세동 환자는 항응고제 투여를 잘 하고 있어야 함
- 생활습관 관리
  금연, 음식조절, 운동, 체중감량을 해줘야 뇌줄중 예방 가능함
  나트륨 섭취 제한 〈2400mg/day, 지중해 식단(야채, 채소, 저지방 유제품, 불포화지방, 해산물 등)
  일주일에 5일 이상 30~40분 유산소운동, BMI 18.5~24.9kg/m2 유지, 허리둘레(여자〈35인치, 남자〈40인치), 절주 : 남자 – 하루 2잔 이하, 여자 – 하루1잔 이하
- 항혈소판제 처방 : 심장이 아니라 심장 외의 혈관에 죽상동맥경화증이 원인인 경우
  ▶ 아스피린 : 뇌경색 발병 후 24~48시간부터 처방 시작
  ▶ 클로피도그렐 : 뇌경색 발병 후 24~48시간부터 처방 시작
  ▶ 디피리다몰 + 아스피린 : 뇌경색 발병 후 24~48시간부터 처방 시작
  ▶ 아스피린 + 클로피도그렐은 경증 뇌경색에는 21일간만 처방. 그 이상 일수는 뇌출혈 위험 때문에 권장 X
  ▶ 프라수그렐은 뇌출혈 위험이 크기 때문에 사용 X
  ▶ 티클로피딘은 골수억제, 설사, 재생불량성 빈혈 부작용 때문에 잘 사용 X

| 약물 | 용량 | 주의사항 및 부작용 |
|------|------|----------------------|
| 아스피린 | 100mg | **부작용 :** 위장불편, 속쓰림, 출혈<br>부작용 방지를 위해 PPI가 장기적으로 같이 처방될 수 있다 |

| | | |
|---|---|---|
| 클로피도그렐<br>(플라빅스) | 75mg | 2C19 느린대사자는 약효가 없어서 심뇌혈관 위험이 증가함.<br>오메프라졸, 에소메프라졸과 병용 투여 X<br>수술 시 5일전부터 투약 중단함<br>아스피린 투약 못하는 사람에게 뇌졸중 예방용으로 처방함<br>뇌졸중 예방목적으로는 아스피린과 동시에 장기적으로 처방하지 말 것<br>(만약 스텐트 시술을 했거나 심근경색이 같이 있는 경우는 아스피린 +<br>클로피도그렐 동시 처방함) |
| 디피리다몰<br>+ 아스피린<br>(아그레녹스<br>서방캡슐) | 200mg/25mg<br>BID | **경고** : 혈관 확장 작용 있음 (저혈압 위험, 협심증 환자에게 흉통 위험)<br>**부작용** : 두통, 기립성 저혈압, 실신<br>**참고** : 아스피린 용량이 작다는 점 참고 (심근경색 예방용으로는 부족함) |

- 항응고제 처방 : 심방세동 등으로 심장에서 형성된 혈전, 색전이 원인인 경우
  (자세한 내용은 항응고제편을 참고)

# 뇌출혈 중 - 뇌내출혈(ICH)의 경우

## 치료법은 응급환자 대증치료 및 생명유지 처방임

- 뇌출혈의 경우 관리되지 않은 고혈압이 원인인 경우가 많음. 혈압 조절을 위한 혈압약 처방
- 뇌압 증가 컨트롤을 위한 처방. 호흡유지를 위한 기관튜브 삽관, 간질(발작) 관리, 심부 정맥 혈전(DVT) 예방 및 모니터링, 혈당 관리 등

## 뇌압(ICP)을 낮추기 위한 처방

- 침대의 머리 각도를 30도 정도 올리기
- 만니톨 처방
  만니톨은 삼투성 이뇨제인데 뇌에서는 뇌에 있는 수분을 빨아들여서 뇌압을 낮춰 준다.
  그리고 신장에서 그 수분을 배출시켜 버린다.
- 고장액성 생리식염수 정맥주사

| 약물 | 용량 | 주의사항 및 부작용 |
|---|---|---|
| 만니톨<br>주사 | 만니톨<br>20% :<br>0.25~1g/<br>kg/<br>dose IV<br>Q6~8H<br>PRN | **금기** : 중증 신부전(무뇨증), 심한 탈수상태, 폐부종 상태,<br>현재 뇌내출혈이 계속 되고 있는 상태<br>**경고** : CNS 독성(지속적으로 오래 투여할 경우 뇌에 축적되어<br>반동성으로 뇌압이 올라갈 수 있음), 혈관외 유출, 신장독성, 전해질 이상<br>**부작용** : 탈수, 두통, 무기력, 혈압 변동<br>**모니터링** : 신기능, 수분 인풋 아웃풋 상태, 전해질 수치, 혈장 삼투압, 소변 삼투압, 뇌압<br>**참고** : 혈장 삼투압을 〈 300~320mOsm/kg로 유지해야 함 |

# 뇌출혈 중 - 지주막하출혈(SAH)의 경우

## 지주막하출혈

- 뇌를 감싸고 있는 조직(수막)의 내막(연질막)과 중막(지주막) 사이의 공간(지주막하강)에서 발생한 출혈
- 주로 동맥류가 파열되어 발생 – 뇌동맥류 파열을 막기 위한 스텐트 코일 시술법으로 예방 가능
- 아주 극심한 최악의 두통을 동반
- 출혈 3~21일 이후 뇌동맥 혈관 경련이 발생하여 이차적인 지연성 뇌 허혈이 동반됨

## 니모디핀 처방

- 혈관 경련 방지제임
- DHP–CCB인데 지용성이 매우 높아서 뇌혈관 동맥벽에 특히 선택성이 높은 약임
- 뇌혈관 경련도 막아주고 뇌동맥을 확장시켜 혈액흐름을 원활하게 해줌
- 지주막하출혈, 뇌내출혈 이후 지연성 허혈로 인한 추가적인 뇌손상을 막거나 줄여주기 위해 처방함
- 최초 21일간 60mg 4시간마다 투여(반감기가 45분밖에 안 된다)
- 뇌혈관 경련을 방치하면 ⋯▶ 혈전이 추가적으로 형성됨 ⋯▶ 따라서 니모디핀은 혈전방지 기능이 있음

| 약물 | 용량 | 주의사항 및 부작용 |
|------|------|-------------------|
| 니모디핀 | 60mg PO Q4H for 21days 지주막하출혈 96시간 내에 투여시작 빈속에 캡슐을 깨물지 말고 그대로 삼킴 간경화 환자는 30mg으로 반으로 감량함 | **블랙박스 경고문 :** IV로 투여하면 사망가능(심장 마비 등 부작용) **금기 :** CYP 3A4억제제와 동시 투여하면 심각한 저혈압 유발 가능 **부작용 :** 저혈압 **모니터링 :** 심장관류압, 뇌압, 혈압, 심박수, 신경학적 이상증세 체크 **참고 :** 만약 캡슐을 삼킬 수 없는 경우 약물 물에 녹여서 경구투여한다 |

**수술 :** 출혈부위 지혈을 위해 동맥류나 혈관에 이상이 있는 경우 수술을 실시한다.

- 뇌동맥류 결찰술(클립을 끼우는 시술)
- 뇌동맥류 파열을 막기 위한 스텐트 코일 시술

# 노인 치료에서의 고려할 점

- 노인 알테플라제 출혈 위험 :

  혈전용해제 알테플라제 투여 시 80세 이상 노인은 출혈위험이 매우 높음
- 출혈 위험이 높은 노인 :

  노쇠, 낙상 경력자, 위장출혈 경력자, 소화성 궤양 환자, 다약제 복용자
- 뇌졸중 위험이 높은 노인 :
- 호르몬 대체요법(HRT)을 받고 있는 여성 노인은 혈전위험이 증가함
- 노인의 뇌졸중 이후 후유증 :

  ⋯▸ 후유증으로 우울장애, 치매, 뇌전증 발병이 흔함.

  ⋯▸ 연하곤란도 흔하고 거동성이 떨어지며(근육)경축, 낮에 졸림 등도 흔함.

  ⋯▸ 치료 약제로 우울증약, 치매약, 간질약, 영양제, 식욕촉진제, 근육이완제, 각성제 등이
   추가되어 다약제 복용이 뒤따르게 됨

# 항응고제

## 혈전용해제 vs 항응고제 vs 항혈소판제

| 혈전용해제 | 이미 형성된 혈전을 녹여버림 … 출혈 위험이 가장 높음<br>STEMI, 급성 뇌경색에 사용함(혈류를 당장 뚫지 못하면 사망 하는 경우에 사용) |
|---|---|
| 항응고제 | 이미 형성된 혈전은 녹이지 못함<br>주로 심방세동(AFib)으로 인한 이차적 뇌졸중 발생 예방에 처방됨<br>심부정맥혈전증(DVT)/폐색전증(PE) 예방과 치료에 처방됨<br>자렐토, 엘리퀴스 같은 먹는 약은 급성 관상동맥증후군(ACS) 치료제로는 사용하지 않음 |
| 항혈소판제 | 이미 형성된 혈전은 녹이지 못함<br>아스피린이나 클로피도그렐은 주로 ACS나 뇌졸중/TIA 예방 목적으로 처방됨(주로 관상동맥, 경동맥, 뇌동맥에 혈전이 생기는 것을 예방하기 위해 처방함)<br>이중 항혈소판 요법은 주로 ACS가 있는 사람에게 처방됨 (스텐트 시술자)<br>항혈소판제는 DVT/PE를 치료하기에는 효과가 부족함 |

## 항응고제 종류별 적응증

| 항응고제 | 정맥혈전색전증(VTE) | 심방세동(AFib)의 혈전 예방 | 관상동맥증후군(ACS) |
|---|---|---|---|
| 미분획 헤파린 | VTE 예방 및 치료 | | ACS/STEMI 치료 |
| LMWH | VTE 예방 및 치료 | | UA/NSTEMI 치료<br>STEMI 치료 |
| 아픽사반(엘리퀴스) | DVT/PE 치료, DVT/PE 재발 방지<br>DVT 예방(수술 후 등) | 비판막성 AFib에<br>뇌졸중 예방 | |
| 리바록사반(자렐토) | DVT/PE 치료, DVT/PE 재발 방지<br>DVT 예방(수술 후 등)<br>중증 누워있는 환자에게 VTE 예방 | 비판막성 AFib에<br>뇌졸중 예방 | CAD/PAD 환자에게<br>심혈관 위험 감소<br>(2.5mg 저용량으로 사용) |
| 에독사반(릭시아나) | DVT/PE 치료, DVT/PE 재발 방지 | 비판막성 AFib에<br>뇌졸중 예방 | |
| 베트릭사반(베빅사) | 중증 누워있는 환자에게 VTE 예방 | | |
| 다비가트란(프라닥사) | DVT/PE 치료, DVT/PE 재발 방지<br>DVT 예방(수술 후 등) | 비판막성 AFib에<br>뇌졸중 예방 | |
| 와파린 | VTE 예방 및 치료 | AFib에 뇌졸중 예방 | 보조치료 |

# 항응고제 작용기전

| 비타민 K 차단<br>와파린 | 비타민K는 응고인자 II, VII, IX, X 활성화에 필요함(비타민K가 없으면 활성화가 안 됨)<br>와파린은 치료계수가 매우 좁아서 주의 깊은 INR 모니터링이 필요함 |
|---|---|
| Factor Xa 차단 | **UFH, LMWH, 폰다파리눅스, 아픽사반, 리바록사반, 에독사반, 베트릭사반**<br>UFH, LMWH, 폰다파리눅스는 안티트롬빈(AT)에 결합해 구조적 변화를 유발하여 AT의 활성도를 1,000배 정도 늘려줌.<br>AT는 트롬빈을 불활성화 시키고 Xa 같은 다른 프로테아제도 불활성화 시킴.<br>LMWH는 헤파린보다 Xa를 특히 더 차단함. 폰다파리눅스는 Xa만 차단함.<br>아픽사반, 리바록사반, 에독사반, 베트릭사반은 Xa를 직접 차단함. |
| 트롬빈 (IIa)<br>차단 | **UFH, LMWH, DTI**<br>UFH, LMWH는 안티트롬빈(AT)에 결합해 트롬빈과 Xa를 불활성화 시킴.<br>직접 트롬빈 억제제(DTI)는 직접 트롬빈을 억제하여 피브린 생성을 막음.<br>IV DTI는 헤파린-유도 혈소판감소증(HIT) 항체와 반응하지 않기 때문에 임상적으로 유용함<br>일단 HIT가 발생하면 아르가트로반이 drug of choice임.<br>다비가트란은 경구용 DTI임 |

# DOACs vs 와파린

| DOACs(Direct Oral Anticoagulants) | 와파린 |
|---|---|
| 약물 상호작용이 상대적으로 적다 | 약물상호작용이 상대적으로 많다 |
| 출혈 위험이 상대적으로 적다 | 출혈 위험이 상대적으로 크다 |
| 반감기가 상대적으로 짧다 | 반감기가 상대적으로 길다 |
| 약화사고 위험이 상대적으로 적다 | 약화사고 위험이 상대적으로 크다 |
| INR에 민감하게 용량조절 필요 없다<br>(용법과 신장/간 기능에 의해 조절함) | INR에 민감하게 용량조절 해야 한다 |

심방세동에 CHA2DS2 점수가 남자 2이상, 여자 3이상이면 뇌졸중 예방을 위해 DOACs를 처방함
그런데 승모판협착증이 있거나 기계판막 환자이면 와파린을 처방함
신부전 환자의 경우에도 와파린을 처방함

정맥혈전색전증(VTE)에 DOACs를 처방함
그런데 환자에게 암이 있으면 LMWH(에녹사파린, 달테파린)를 처방함

# 약물에 의한 출혈 종류와 기타 주요 원인

| 코피 | 복용하고 있는 약물 때문, 코 점막 건조 때문, 비타민C 부족 때문, 물리적 압력 때문, 암 때문 등 |
|---|---|
| 잇몸출혈 | 복용하고 있는 약물 때문, 치은염 때문 등 |

| 위장출혈 | 식도 : 복용하고 있는 약물 때문, 식도 정맥류 때문, 만성 식도염 때문 등<br>위 : 복용하고 있는 약물 때문, 위궤양 때문 등<br>십이지장 : 복용하고 있는 약물 때문, 십이지장 궤양 때문 등 |
|---|---|
| 피부 멍 | 복용하고 있는 약물 때문, 혈소판 감소증 때문, 혈우병 때문, 쿠싱 증후군 때문,<br>영양결핍 때문, 물리적 충격 때문, 골절/염좌 때문, 감염 때문 등 |
| 혈종 | 복용하고 있는 약물 때문, 복부에 LMWH 주사하고 문질러서 등 |
| 대변쪽 출혈 | 복용하고 있는 약물 때문, 치질 때문, 대장암 때문, 크론병/궤양성대장염 때문 등 |

# 항응고제 특징 및 주의사항

| 약물 | 용량 | 주의사항 및 부작용 |
|---|---|---|
| 헤파린<br>(미분획 헤파린)<br>(Unfractionated Heparin) | **정맥혈전색전증(VTE) 예방 :**<br>5,000 units SC Q8~12H<br>**정맥혈전색전증(VTE) 치료 :**<br>80 units/kg IV bolus;<br>18 units/kg/hr infusion<br>Or<br>5,000 units IV bolus;<br>**1,000 units/hr infusion<br>ACS/STEMI 치료:**<br> 60 units/kg IV bolus;<br>12 units/kg/hr infusion<br>HIT 항체는 LMWH와<br>마찬가지임 | **경고 :** 약물 투여오류는 치명적임. 용량 실수 주의<br>**부작용 :** 출혈(코피, 반상출혈, 잇몸출혈, 위장출혈), HIT 헤파린<br>유도 혈소판감소증, 탈모, 고칼륨혈증, (장기사용 시) 골다공증<br>**모니터링 :** aPTT 혹은 Xa항체 수치 – 주사 6시간 후 체크, 치료<br>농도까지 6시간 마다 체크, 그 후 24시간마다 체크<br>aPTT 치료 농도 : 대조군의 1.5~2.5배<br>Xa항체 치료 농도 : 0.3~0.7 unit/mL<br>혈소판, Hgb, Hct 수치 매일 체크(혈소판 수치 50% 이상 감소는<br>HIT의심)<br>**참고 :** 해독제는 프로타민<br>예측 불가능한 항응고 효과(혈장 단백질과 세포 결합능이 사람<br>마다 다름). 헤파린은 반감기가 1.5시간으로 짧기 때문에 IV<br>infusion을 주로 선택함. 근육주사하면 혈종 부작용 발생 위험 큼 |

| 약물 | 용량 | 주의사항 및 부작용 |
|---|---|---|
| LMWH<br>(저분자량<br>헤파린)<br>(Low<br>molecular<br>weight<br>heparin)<br><br>에녹사파린<br>(로베녹스) | **정맥혈전색전증(VTE) 예방 :**<br>30mg SC Q12H or 40mg SC daily<br>CrCl<30mL/min: 30mg SC daily<br>**VTE, UA/NSTEMI 치료 :**<br>1mg/kg SC Q12H<br>(or 1.5mg/kg SC daily VTE<br>입원환자의 경우만)<br>CrCl<30mL/min: 1mg/kg SC daily<br>**STEMI 치료:** 75세 이하 : 30mg IV<br>bolus + 1mg/kg SC + 12시간 마다<br>주사(이하생략) | **블랙박스 경고문 :** 척추 카테터로 마취 중인 환자는 척추<br>출혈로 마비 위험<br>**금기 :** HIT 경력자, 현재 출혈 환자<br>**부작용 :** 출혈, 빈혈, 주사부위반응(통증, 멍, 혈종), 혈소<br>판 수 감소(HIT 포함)<br>**모니터링 :** 혈소판, Hgb, Hct, SCr 수치 체크<br>임산부, 노인, 신부전 환자는 Xa항체 수치 체크<br>SC 주사 4시간 후에 피크 Xa항체 수치 나옴<br>**참고 :** 미분획 헤파린(UFH) 보다 항응고 효과가 예측<br>가능하기 때문에 Xa항체 수치 검사 안 해도 크게 상관<br>없긴 함. 그래서 결과적으로 검사비용이 적게 들어 가기<br>때문에 UFH보다 비용효과적임 |
| 델타파린<br>(프라그민) | **정맥혈전색전증(VTE) 예방 :**<br>2,500~5,000 units SC daily<br>**VTE, UA/NSTEMI 치료 :**<br>120 units/kg(max 1만) SC Q12H | **해독제 :** 프로타민<br>주사 전에 주사기안의 거품을 버리지 마시오(약효 약해짐),<br>근육주사 하지 마시오, 실온 보관함. |

# 헤파린 유도 혈소판 감소증 (HIT)

- 자가항체 IgG 면역 매개 반응으로서 정맥과 동맥에 혈전을 형성할 위험성을 매우 높인다.
- 헤파린 + 응고인자4(PF4)에 IgG 결합
  - ⋯▸ 혈소판의 Fc 수용체에 결합
  - ⋯▸ 혈소판 활성화
  - ⋯▸ 혈액응고인자 대량 방출
  - ⋯▸ 혈전 형성(HITT)
- 헤파린 4일 이상 투여 시 HIT 발병 확률은 3% 이하 정도
- 주로 헤파린 투여 5~14일째에 발생
- 진단 방법 : 혈소판수치가 갑자기 50% 이상 감소 + 항체확인

# 헤파린 유도 혈소판 감소증 (HIT) 치료법:

- 모든 종류의 헤파린, LMWH 투여를 중단한다.
  (와파린+헤파린을 투여하고 있었다면 와파린도 중단하고 비타민K를 투여한다.)
  (비록 환자가 혈전 형성 위험이 높지만, 혈소판 수치가 확 떨어진 상태에서 와파린을 쓰면 Warfarin-induced 팔다리 괴저/괴사 위험이 높아지기 때문에 와파린까지 중단하는 것이다.)
- 혈전 형성을 막기 위해 헤파린과 관련 없는 항응고제를 투여한다.
  (아르가트로반 주사제)
- 혈소판 수치가 150,000/mm3 이상으로 올라갈 때까지 와파린은 투여하지 않는다.
- 와파린 투여 시작하면 아르가트로반은 중단한다.
- 만약 긴급한 심장 수술이나 PCI가 필요하다면 항응고제로 비발리루딘이 추천된다.

# Xa 직접 억제 항응고제 특징 및 주의사항

| 약물 | 용량 | 주의사항 및 부작용 |
|---|---|---|
| 아픽사반 (엘리퀴스) | **비판막성 심방세동(AFib)에 뇌졸중 예방 :** 5mg BID (80세 초과, 60kg 미만, SCr≥1.5mg/mL 중 2가지 해당되면 2.5mg BID)<br><br>**DVT/PE 치료 :** 10mg PO BID 7일간. 그 후 5mg PO BID<br><br>**DVT 예방(무릎/고관절 수술 후 등) :** 2.5mg BID (무릎 수술은 12일간, 고관절 수술은 35일간) 수술 직후 12~24시간 째 부터 투여시작<br><br>**DVT, PE 재발 방지 :** DVT, PE 치료 후 최소 6개월간 2.5mg BID | **블랙박스 경고문 :** 척추 카테터로 마취 중인 환자는 척추 출혈로 마비 위험<br><br>**경고 :** 심장 판막 수술 한 사람에게는 사용하지 말 것<br><br>**부작용 :** 출혈<br><br>**모니터링 :** Hgb, Hct, SCr, LFT 수치(혈소판 등의 항응고 효과에 대한 모니터링은 필요 없음)<br><br>**참고 :** 해독제는 안덱사네트 알파(안덱사)<br>반으로 자르거나 가루로 갈아도 됨<br>출혈 위험이 높은 수술 : 48시간 전 부터 투약 중단 함<br>출혈 위험이 낮은 수술 : 24시간 전 부터 투약 중단 함 |

| 약물 | 용량 | 주의사항 및 부작용 |
|---|---|---|
| 리바록사반 (자렐토) | **비판막성 심방세동(AFib)에 뇌졸중 예방 :**<br>CrCl>50mL/min: 20mg 저녁식사와 함께 복용<br>CrCl 15~50mL/min: 15mg 저녁식사와 함께 복용<br>CrCl<15mL/min: 복용 X<br><br>**DVT/PE 치료 :** 15mg PO BID 21일간. 그 후 20mg PO daily, CrCl<30mL/min: 복용 X<br><br>**DVT 예방(무릎/고관절 수술 후 등) :** 10mg PO daily (무릎 수술은 12일간, 고관절 수술은 35일간) 수술 직후 6~10시간 째 부터 투여시작 CrCl<30mL/min: 복용 X<br><br>**DVT, PE 재발 방지 :** 10mg PO daily, CrCl<30mg/mL: 복용 X<br><br>**CAD/PAD 환자에게 심혈관 위험 감소 :** 2.5mg PO BID + 아스피린<br><br>**중증 누워있는 환자에게 VTE 예방 :** 10mg PO daily(31~39일간) | **블랙박스 경고문 :** 척추 카테터로 마취 중인 환자는 척추 출혈로 마비 위험<br><br>**경고 :** 심장 판막 수술 한 사람에게는 사용하지 말 것<br><br>**부작용 :** 출혈<br><br>**모니터링 :** Hgb, Hct, SCr, LFT 수치(혈소판 등의 항응고 효과에 대한 모니터링은 필요 없음)<br><br>**참고 :** 해독제는 안덱사네트 알파(안덱사)<br>반으로 자르거나 가루로 갈아도 됨<br>수술 : 24시간 전 부터 투약 중단 함 |

| 약물 | 용량 | 주의사항 및 부작용 |
|---|---|---|
| 에독사반 (릭시아나) | **비판막성 심방세동(AFib)에 뇌졸중 예방 :**<br>CrCl>95mL/min: 복용 X<br>CrCl 51~95mL/min: 60mg daily<br>CrCl 15~50mL/min: 30mg daily<br>CrCl<15mL/min: 복용 X<br><br>**DVT/PE 치료 :**<br>60mg daily, 항응고 주사제 투여 5~10일 후 부터 복용. CrCl 15~50mL/min or 체중<60kg, P-gp 억제제 복용 중 이면: 30mg daily<br>CrCl<15mL/min: 복용 X | **블랙박스 경고문 :** 척추 카테터로 마취 중인 환자는 척추 출혈로 마비 위험<br>에독사반은 비판막성 심방세동(AFib)에 뇌졸중 예방에 CrCl>95mL/min이면 효과가 줄어듦<br><br>**경고 :** 심장 판막 수술 한 사람에게는 사용하지 말 것<br><br>**부작용 :** 출혈(에독사반은 피부발진, 간수치 상승)<br><br>**모니터링 :** Hgb, Hct, SCr, LFT 수치(혈소판 등의 항응고 효과에 대한 모니터링은 필요 없음) |

| 베트릭사반<br>(베빅사) | **중증 누워있는 환자에게 VTE 예방 :**<br>160mg 1회, 그 후 80mg 식사와 함께 매일<br>복용(35~42일간)<br>CrCl 15~50mL/min : 80mg 1회, 그 후<br>40mg 식사와 함께 매일 복용(35~42일간) | **참고 :** 베트릭사반은 DVT/PE 치료, 심방세동에<br>허가 X<br>에독사반은 반으로 자르거나 가루로 갈아도 됨<br>수술 : 에독사반은 24시간 전 부터 투약 중단 함 |

# Xa 간접 억제 항응고제 특징 및 주의사항

| 약물 | 용량 | 주의사항 및 부작용 |
|---|---|---|
| 폰다리눅스<br>(아릭스트라<br>주사) | **정맥혈전색전증(VTE) 예방 :**<br>≥50kg : 2.5mg SC daily<br>〈50kg : 금기<br>**정맥혈전색전증(VTE) 치료 :**<br>〈50kg : 5mg SC daily<br>50~100kg : 7.5mg SC daily<br>〉100kg : 10mg SC daily<br><br>두 용법 모두<br>CrCl 30~50mL/min: 주의해서 사용<br>CrCl 〈30mL/min: 금기 | **블랙박스 경고문 :** 척추 카테터로 마취 중인 환자는 척추<br>출혈로 마비 위험<br>**금기 :** CrCl 〈30mL/min, 현재 출혈자, 세균성 심내막염,<br>폰다파리눅스에 항혈소판 항체 양성인 사람<br>**부작용 :** 출혈(코피, 반상출혈, 잇몸출혈, 위장출혈), 혈소판<br>감소증, 빈혈, 주사부위반응(피부발진, 두드러기, 멍), 저칼<br>륨혈증, 저혈압<br>**모니터링 :** Xa항체 수치 – 주사 3시간 후 체크, Hgb, Hct,<br>SCr 수치<br>**참고 :** 해독제는 없음. 주사 전에 주사기안의 거품을<br>버리지 마시오(약효 약해짐), 근육주사 하지 마시오. |

# 응고인자 Xa 억제제 약물상호작용

| Xa 억제제<br>(항응고제) | 출혈위험을 높이는 다른 약들과 출혈위험 증가<br>항응고제, NSAIDs, SSRIs, SNRIs, 항혈소판제, 일부 생약들, 일부 식품들 |
|---|---|
| 아픽사반<br>(엘리퀴스) | 3A4(major), P-gp 기질약물임<br>3A4, P-gp 유도제(카바마제핀, 페니토인, 리팜핀, 세인트존스워트)와 병용 X<br>3A4, P-gp 강력 억제제(클래리트로마이신, 이트라코나졸, 케토코나졸, 리토나비어)와 병용 시<br>아픽사반 2.5mg BID 초과 복용자는 용량을 반으로 줄이시오. 2.5mg BID 복용자는 병용 X |
| 리바록사반<br>(자렐토) | 3A4(major), P-gp 기질약물임<br>3A4, P-gp 유도제(카바마제핀, 페니토인, 리팜핀, 세인트존스워트)와 병용 X<br>3A4, P-gp 강력 억제제(이트라코나졸, 케토코나졸, 리토나비어, 인디나비어, 코니밥탄)와 병용 X<br>3A4, P-gp 중간 억제제(딜티아젬, 베라파밀, 드로네다론, 에리스로마이신)와는 주의해서 잘<br>따져보고 병용함 |
| 베트릭사반<br>(베빅사) | P-gp 기질약물임<br>P-gp 억제제(아미오다론, 베라파밀, 케토코나졸, 클래리트로마이신)와 병용 시 용량 감량 필요함<br>P-gp 억제제를 복용 중인 신장기능 감소자는 병용 X |
| 에독사반<br>(릭시아나) | P-gp 기질약물임<br>리팜핀과 병용 X, 베라파밀, 아지스로마이신, 클래리스로마이신, 에리스로마이신, 이트라코나졸,<br>케토코나졸 복용 중 DVT/PE 치료 목적으로 에독사반을 복용 할 경우 용량을 반으로 감량함 |

# 항응고제 DTI 특징 및 주의사항

| 약물 | 용량 | 주의사항 및 부작용 |
|---|---|---|
| 다비가트란<br>(프라닥사) | **비판막성 심방세동(AFib)에 뇌졸중 예방 :**<br>150mg BID<br>CrCl 15~30mL/min: 75mg BID<br>CrCl〈15mL/min: 복용 X<br>**DVT/PE 치료, DVT, PE 재발 방지 :**<br>150mg BID, 항응고 주사제 투여 5~10일<br>후부터 복용함<br>CrCl〈30mL/min: 복용 X<br>**DVT 예방(무릎/고관절 수술 후 등) :**<br>110mg on day 1, 그 후 매일 220mg<br>CrCl〈30mL/min: 복용 X | **블랙박스 경고문 :** 척추 카테터로 마취 중인 환자는<br>척추 출혈로 마비 위험<br>**경고 :** 심장 판막 수술 한 사람에게는 사용하지 말 것<br>**부작용 :** 위장장애, gastritis like syndrome, 출혈<br>**모니터링 :** Hgb, Hct, SCr 수치(혈소판 등의 항응고<br>효과에 대한 모니터링은 필요 없음)<br>**참고 :** 해독제는 이다루시주맙(프락스바인드 주사)<br>습기에 민감(호일 뜯으면 유효기간 4개월까지)<br>반으로 자르거나 가루로 갈면 안 됨<br>수술 1~2일 전에 중단(CrCl ≥50), 3~5일 전에<br>중단(CrCl 〈50) |

| 약물 | 용량 | 주의사항 및 부작용 |
|---|---|---|
| 아르가트로반<br>주사<br>(노바스탄) | **헤파린 유도 혈소판 감소증(HIT) :**<br>아르가트로반 : 2mcg/kg/min로 시작해서 목표<br>aPTT에 맞게 증량함, 최대 10mcg/kg/min | **부작용 :** 출혈(일반 출혈부터 주요 출혈까지),<br>빈혈<br>**모니터링 :** aPTT, ACT(활성화응고시간)(비발리<br>루딘 만), 혈소판, Hgb, Hct, SCr, 신기능 |
| 비발리루딘<br>주사<br>(안지오맥스) | **PCI(스텐트 시술) :** 헤파린 유도 혈소판 감소증<br>(HIT) 위험이 있는 환자에게 투여함. IV bolus로<br>투여하고 체중에 비례해서 infusion함.<br>아르가트로반 – 간부전 환자는 용량↓<br>비발리루딘–CrCl〈30mL/min 이면 용량↓ | **참고 :** 헤파린 유도 혈소판 감소증(HIT)<br>환자에게 안전함. 해독제는 없음<br>아르가트로반은 INR을 올릴 수 있음.<br>와파린 투여를 시작할 경우 와파린 loading<br>dose(부하용량)를 투여하지 마시오. |

# 항응고제 와파린 특징 및 주의사항

| 약물 | 용량 | 주의사항 및 부작용 |
|---|---|---|
| 와파린<br>라세믹<br>혼합물<br>(S폼이<br>R폼 보다<br>2.7~3.8배<br>더 강력함) | 건강한 외래환자 : 하루 10mg 첫 2일간<br>복용, 그 후 INR 값에 따라 용량 조절<br>저용량(〈5mg) 투여 대상자 :<br>노인, 영양 결핍자, 와파린 용량을<br>증가시키는 상호작용 약물 복용자,<br>간질환자, 심부전 환자, 출혈 위험이 높은<br>자<br><br>매일 일정한 시간에 복용함<br><br>단백결합율 높음(99%) | **블랙박스 경고문 :** 주요, 치명적 출혈 경고<br>조직 괴저/괴사, HIT에 와파린 단독으로는 쓰지<br>말 것, 유전적 체질–CYP2C9*2 or *3 alleles,<br>VKORC1 다형성을 가지고 있으면 약효가 달라짐<br>**부작용 :** 출혈/멍(경미한 것 부터 심각한 것까지),<br>피부 괴사, 발끝괴사<br>**모니터링 :** 대부분의 목표 INR : 2.5(2~3)–DVT,<br>Afib, 기계판막 등<br>고위험의 경우 목표 INR : 2.5~3.5–기계승모판막,<br>기계판막 2개 등<br>**참고 :** 해독제는 비타민K |

# 와파린 약물상호작용

| | |
|---|---|
| 약동학적<br>상호작용<br>(pharmaco<br>kinetic<br>interaction) | 와파린은 2C9(major), 1A2(minor), 2C19(minor), 3A4(minor) 기질약물이고 2C9(weak), 2C19(weak) 억제제이다. |
| | 2C9 유도제는 INR↓시킨다.(와파린 약효↓)<br>리팜핀(심하게 INR↓), 아프레피탄트(항구토제), 보센탄(수지궤양치료제), 카바마제핀,<br>페노바르비탈, 페니토인,프리미돈, 감초, 세인트존스워트 등 |
| | 2C9 억제제는 INR↑시킨다.(와파린 약효↑)<br>아미오다론, 플루코나졸, 케토코나졸, 보리코나졸, 카페시타빈, 에트라비린, 플루바스타틴,<br>플라복사민, 마크로라이드 항생제, 메트로니다졸, 티게사이클린, TMP/SMX, 잘피루카스트 등<br>아미오다론 처방 시작 시 와파린 용량을 30~50% 줄여야 한다. |
| | INR↑시키는(와파린 약효↑) 기타 항생제들 :<br>페니실린계열(아목시실린 포함), 일부 세팔로스포린, 퀴놀론, 테트라사이클린 |
| | 1A2, 2C19, 3A4 약물 상호작용은 있긴 있으나 INR 변화가 경미한 편이다. |
| 약력학적<br>상호작용<br>(pharmaco<br>dynamic<br>interaction) | 출혈위험을 높이는 다른 약들과 출혈위험 증가 :<br>항응고제, NSAIDs, SSRIs, SNRIs, 항혈소판제, 일부 생약들, 일부 식품들 그러나 수치상으로 INR<br>이 증가하진 않음 |
| | 혈액 응고 위험을 높일 수 있는 여성호르몬 계열 약물(에스트로겐, SERMs 등)은 가능하면 투약<br>중단 해야 한다. (타목시펜과 병용 X) |
| 음식<br>상호작용 | 비타민 K 함유 음식은 와파린 작용을 감소시킴 (과잉섭취 금지 및 식사로는 일정한 양을 유지)<br>녹색채소류(시금치, 부추, 냉이, 근대, 케일, 갓, 쑥갓, 무청 등)와 콩 및 콩 제품(청국장, 두부,<br>순두부, 연두부, 두유, 된장 등) 및 간 등 코엔자임 Q10, 녹차, 홍차, 우롱차도 와파린 효과 감소 |
| | 와파린과 출혈 위험을 높이는 음식 주의<br>캐모마일, 크랜베리, 단삼, 당귀, 구기자, 세인트존스워트, 석류, 인삼, 홍삼, 양파, 마늘, 생강,<br>은행잎제제 , 오메가3 등 |

# 와파린과 병용가능한 의약품 및 주의가 필요한 의약품

| 용도 | 병용 가능한 약 | 주의가 필요한 약 |
|---|---|---|
| 해열,<br>소염, 진통 | 아세트아미노펜(타이레놀, 타세놀), 이부프로펜<br>(부루펜, 이지엔6), 덱시부프로펜, 잘토프로펜<br>(솔레톤), 나프록센(낙센), 케토프로펜 파스<br>(케토톱, 케펜텍) | 아스피린, 피록시캄, 록소프로펜, 메페남산<br>(폰탈), 모니플루메이트, 탈리플루메이트,<br>폴마콕시브(아세렉스), 쎄레콕시브,<br>메칠살리실레이트 포함 외용제 |
| 코감기 | 액티피드 | |
| 거담제<br>(가래) | 암브록솔(뮤코펙트), 리나치올, 엘도스테인<br>(엘도스) | |
| 진해제<br>(기침) | 덱스트로메토판, 코푸시럽, 코대원, 시네츄라,<br>레보투스 | 움카민 시럽 |

| 항생제 | 아목시실린(오구멘틴), 록시스로마이신(루리드), 유나신, 세파계 경구용 항생제, 항진균제 중 테르비나핀(라미실) | 메트로니다졸, 에리스로마이신, 박트림(셉트린), 항진균제(플루코나졸) |
|---|---|---|
| 용도 | 병용 가능한 약 | 주의가 필요한 약 |
| 위궤양 | 파모티딘(가스터), 스티렌(애엽), 판토프라졸 (판토라인), 제산제(알마겔, 겔포스: 와파린과 2시간 차이를 두고 복용 권장) | 시메티딘(타카메트, 에취투) 레바프라잔 (레바넥스) |
| 소화제 및 기타 위장관계 | 소화제(베아제, 훼스탈, 파자임 등), 모사프라이드, 이토메드, 메디락에스, 비오플, 아락실, 마그밀 | 트리메부틴(포리부틴) |
| 기타 | 소염제(뮤코라제, 바리다제 등), 항히스타민제(페니라민, 유시락스, 지르텍, 알레그라, 씨잘 등), 인사돌, 이가탄 | 티볼론(리비알), 생약, 한약, 건강보조식품, 비타민케이 함유 약제 |

# 항응고제를 다른 항응고제로 교체하는 방법

## 와파린 ⋯ DOACs로 변경

와파린 투여를 중단하고~~

  ⋯ 리바록사반 (자렐토) : INR 〈3 이면 복용 시작

  ⋯ 에독사반 (릭시아나) : INR ≤2 이면 복용 시작

  ⋯ 아픽사반 (엘리퀴스) : INR 〈2 이면 복용 시작

  ⋯ 다비가트란 (프라닥사) : INR 〈2 이면 복용 시작

와파린에서 베트릭사반으로는 변경하지는 않는다. 적응증이 겹치지가 않기 때문.

## DOACs에서 ⋯ 와파린으로 변경

와파린 투여를 시작하고 (DOACs와 와파린 중복해서 복용)~~

  ⋯ 리바록사반(자렐토) : 2일간 INR 테스트 없이 중복해서 복용
  그 후 INR 테스트 하면서 지켜보다가 INR≥2 이면 리바록사반 복용 중단
  와파린 단독 투여 효과를 알려면 리바록사반 중단 24시간 이후 INR을 보면 됨

  ⋯ 아픽사반(엘리퀴스) : 2일간 INR 테스트 없이 중복해서 복용
  그 후 INR 테스트 하면서 지켜보다가 INR≥2 이면 아픽사반 복용 중단

  ⋯ 다비가트란(프라닥사) : CrCl에 의해 달라짐
  CrCl 50≥mL/min : 중복해서 3일 투여하고 다비가트란 중단
  CrCl 30~50mL/min : 중복해서 2일 투여하고 다비가트란 중단
  와파린 단독 투여 효과를 알려면 다비가트란 중단 2일 이후 INR을 보면 됨

36) 서울대학교병원 약제부 와파린 상호작용 안내

# 항응고제 해독제

※ 프로타민은 헤파린에 강력하게 결합하여 항응고 효과를 중화 시킴

| 약물 | 용량 | 주의사항 및 부작용 |
|---|---|---|
| 프로타민 황산염 주사 | **UFH 해독 :**<br>1mg의 프로타민은 100 unit의 헤파린을 해독시킴. UFH의 반감기가 매우 짧으므로 마지막 2~2.5시간 내에 투여된 헤파린의 용량을 해독시키면 됨. (max dose: 50mg)<br><br>**LMWH 해독 :**<br>에녹사파린을 8시간 내에 투여했던 경우:<br>1mg 프로타민은 1mg 에녹사파린을 해독함<br>에녹사파린을 8시간 보다 더 전에 투여했던 경우:<br>0.5mg 프로타민은 1mg 에녹사파린을 해독함<br><br>**델타파렌 :** 1mg 프로타민은 델타파렌 Xa 항체 100 units을 해독함 | **블랙박스 경고문:** 과미반응, 저혈압, 쇽, 폐색전증, 폐혈관 수축<br>**부작용 :** 저혈압, 서맥, 안면홍조, 아나필락시스<br>**모니터링 :** aPTT, Xa항체수치, ECG, BP,HR<br>**참고 :** 빠르게 IV infusion 하면 저혈압 발생 1회에 5mL(50mg) 미만의 양을 생리식염 주사액 또는 5% 포도당 주사액 100~200mL 에 희석시켜 10분 이상에 걸쳐 천천히 정맥주사 함 |

| 약물 | 용량 | 주의사항 및 부작용 |
|---|---|---|
| 안덱사네트 알파 (안덱사 주사) | **아픽사반, 리바록사반 해독 :**<br>Bolus 후 infusion<br>용량은 항응고제 종류와 마지막 투여시간에 따라 달라짐 | **블랙박스 경고문 :** 혈전색전증 리스크, 심정지<br>**부작용 :** 주사부위 반응, 심부정맥 혈전증, 뇌경색, 비뇨기 감염, 폐렴 |

| 약물 | 용량 | 주의사항 및 부작용 |
|---|---|---|
| 이다루시주맙 (프락스바인드 주사) | **다비가트란 해독 :**<br>5g IV<br>2.5g 씩 2번에 나누어 15분 내로 정맥주사함 | **블랙박스 경고문 :** 혈전색전증 리스크, 솔비톨 함유로 유전적 과당 불내성 환자에게 심각한 부작용 유발 가능<br>**부작용 :** 저칼륨혈증, 섬망, 변비, 발열, 두통<br>**참고 :** IDArubicin(항암제)와 혼동하지 말 것 |

| 비타민 K를 이용한 와파린 해독방법 | |
|---|---|
| INR 3~4.5 출혈은 없는 상태 | 와파린 용량을 줄이거나 일시적으로 중단함. INR 관찰<br>INR이 치료범위로 돌아오면 와파린 재투여 함 |
| INR 4.5~10 출혈은 없는 상태 | 비타민K 투여는 필요 없음. 와파린 투여 1~2회 중단. INR 관찰<br>INR이 치료범위로 돌아오면 와파린 재투여 함<br>긴급수술이 필요하거나 출혈위험이 매우 높은 경우는 비타민K 사용함 |
| INR 10 초과 출혈은 없는 상태 | 와파린 투여 중단. 경구용 비타민K 2.5~5mg 투여. INR 관찰<br>INR이 치료범위로 돌아오면 와파린 재투여 함 |
| 와파린 때문에 주요출혈이 있는 상태 | 와파린 투여 중단. 주사제 비타민K 5~10mg 천천히 IV.<br>프로트롬빈 복합체 농축물(PCC) 주사도 같이 투여함 |

| 약물 | 용량 | 주의사항 및 부작용 |
|---|---|---|
| 비타민K<br>(피토나디온<br>주사) | **와파린 해독** : 1~10mg PO/IV<br>웬만하면 경구 해독제를 선택함.<br>IV 속도는 1mg/min 이하로 천천히 아나픽락<br>시스 위험을 줄이기 위해 희석해서 투여함 | **블랙박스 경고문** : 과민반응(아나필락시스)<br>**부작용** : 아나픽락시스, 안면홍조, 발진,<br>어지러움 |

| 약물 | 용량 | 주의사항 및 부작용 |
|---|---|---|
| 프로트롬빈<br>복합체 농축물<br>(크센트라 주사) | **와파린 해독** :<br>INR과 체중에 따라 용량 조절<br>(반복 투여하지 않음) | **블랙박스 경고문** : 혈전색전증 리스크<br>**금기** : HIT 경력자<br>**부작용** : 두통, 오심/구토/설사, 관절통, 저혈압,<br>저칼륨혈증, 혈전생성<br>**참고** : 비타민K와 함께 투여해야 함<br>냉장보관, 투여 직전에는 상온에 놔둠 |

# 수술 전 와파린 투약 중단

- 큰 수술(주요 수술) 약 5일 전에 투약 중단함
- 기계판막, 심방세동, 정맥혈전색전증 환자의 경우는 와파린 중단 후 bridging therapy 시행
  - ▶ bridging therapy : 와파린 중단 후 반감기가 짧은 LMWH or UFH를 임시로 투여하는 것
    (LMWH SC는 수술 24시간 전에 중단 함, UFH IV는 수술 4~6시간 전에 중단함)
- 혈전색전증 위험이 별로 높지 않은 환자는 bridging therapy 시행 안 함
- 수술이 끝나고 지혈이 되면 와파린 투여 재 시작함
  - ⋯▶ 만약 수술 1~2일 전에도 INR이 높으면 비타민K를 저용량 투여함(1~2mg)
  - ⋯▶ 만약 긴급 수술이 필요한 경우는 비타민K(2.5~5mg) IV하거나 경구투여함
  - ⋯▶ 수술이 끝나고 12~24시간 후에 지혈이 좀 됐다 싶으면 와파린 재 투여함

# 수술 전 DOACs 투약 중단

- 아픽사반 :
  출혈 위험이 높은 수술 : 48시간 전 부터 투약 중단 함
  출혈 위험이 낮은 수술 : 24시간 전 부터 투약 중단 함
- 리바록사반, 에독사반 :
  수술 : 24시간 전 부터 투약 중단 함
- 다비가트란 :

수술 1~2일 전에 중단(CrCl ≥50)

수술 3~5일 전에 중단(CrCl 〈50)

- 수술이 끝나고 지혈이 되면 DOACs 투여 재 시작함

## 노인 치료에서의 고려할 점

- 와파린 복약지도 문제 :

  얼굴 마주보고 천천히 쉽게 복약지도 해야 함

  와파린 환자용 복약 안내문 필요

  노인은 와파린 부작용에 더 민감 – 저알부민혈증, 영양결핍인 경우 더 부작용에 민감해짐

  노인은 와파린 용량을 더 적게 씀 – 80세 이상인 경우 5 mg이 아니라 2~3.6 mg 정도를 씀
- 노인은 출혈 위험 더 큼 :

  낙상 위험이 있는 경우 더 주의 필요
- DOACs는 노인 신장기능이 문제 :

  앞 페이지에 있는 아픽사반, 리바록사반, 에독사반, 다비가트란의 CrCl에 따른 용량 및 투여금지 사항을 다시 보세요.

  (CrCl 〈15이면 모두 투여금지이고 CrCl 〈30이면 투여금지 이거나 적응증이 제한되고 CrCl 〈50이면 투여용량을 줄여야 함)

# 노인의 정맥혈전색전증(VTE)

## 정맥혈전색전증(VTE, venous thromboembolism) 위험인자

| |
|---|
| • 뇌졸중 후유증으로 거동 불가능 (신체 일부 마비 등) |
| • 수술 후 침대에 누워있는 경우 |
| • 고관절 수술 후 누워있는 경우 |
| • 무릎 수술 후 누워 있는 경우 |

- 암 환자, 항암제 투여 중인 경우
- 에스트로겐성 약물 복용자
- SERM 투여자
- 적혈구자극인자 투여자
  (Erythropoiesis−Stimulating Agents)
- 급성 질병 발현자 (입원)

## 심부 정맥 혈전증(DVT, deep vein thrombosis) / 폐색전증(PE, pulmonary embolism)

- 심부정맥혈전증(혈전, 색전 형성) ⋯▸ 우심방, 우심실 ⋯▸ 폐동맥 ⋯▸ 폐색전증
- ※ 참고로 심방세동은(좌심방에서 혈전, 색전이 형성됨) ⋯▸ 경동맥 ⋯▸ 뇌졸중

노인은 젊은 사람보다 유병율이 높아짐

- 정맥혈전색전증 유병율 : 전체 평균 1.83/1000명, 75세 이상 10/1000(프랑스 연구자료)
- 노인은 : 암 환자↑, 호르몬 대체요법 투여자↑, 심부전↑, 폐 질환자↑, 수술 환자↑이기 때문

| | 증상 | 진단 방법 |
|---|---|---|
| 심부정맥혈전증<br>(DVT) | 다리에 홍반, 부음, 통증<br>한쪽 다리에만 발생<br>부위가 따뜻함<br>당뇨병성 말초신경병증이나<br>뇌졸중 후유증과 혼동하기 쉬움 | 초음파 촬영<br>(경우에 따라 MRI, 정맥 조영술)<br><br>D−dimer(피검사) 수치 확인<br>(=혈전이 분해될 때 나오는 작은 조각) |
| 폐색전증<br>(PE) | 호흡이 짧아짐, 흉통<br>붕 뜨는 머리(기분), 피를 동반한 기침<br>심부전 등과 혼동하기 쉬움 | 폐 CT 혈관조영술 |

# 심부 정맥 혈전증(DVT) 예방 및 치료

| 항응고제 | DVT 예방 | DVT/PE 치료 | DVT 재발 방지 |
|---|---|---|---|
| 미분획 헤파린 | 5,000 units SC Q8~12H | 80 units/kg IV bolus; 18 units/kg/hr infusion | |
| 에녹사파린 | 30mg SC Q12H or 40mg SC daily | 1mg/kg SC Q12H | |
| 델타파린 | 2,500~5,000 units SC daily | 120 units/kg(max 1만) SC Q12H | |
| 아픽사반(엘리퀴스) | 2.5mg BID | 10mg PO BID 7일간, 그 후 5mg PO BID | 2.5mg BID |
| 리바록사반(자렐토) | 10mg PO daily | 15mg PO BID 21일간, 그 후 20mg PO daily | 10mg PO daily |
| 에독사반(릭시아나) | | 60mg daily | 60mg daily |
| 다비가트란(프라닥사) | 110mg on day 1, 그 후 매일 220mg | 150mg BID | 150mg BID |
| 와파린 | 1~5mg | 1~10mg | 1~5mg |

# 노인성 COPD

## 만성 폐쇄성 폐질환(Chronic Obstructive Pulmonary Disease)

COPD는 오염물질로 인한 만성적인 기관지 염증으로 인해 기도 및 소기도가 좁아지는 만성 기관지염과 소기도 끝에 달린 폐포가 파괴되는 폐기종이 혼재되어 나타나는 질환이다.

## COPD 증상

- 호흡곤란, 만성적인 기침 가래(폐기능이 50% 가량 저하되어도 대부분 증상을 못 느낌) 40세 이상 흡연자는 증상이 없어도 폐기능검사를 받아 보아야 함(증상 있으면 이미 진행된 상태임) 3~4주 이상 기침을 하거나 답답해하거나 활동 시 일찍 숨이 차다면 폐기능 검사 꼭 받아 볼 것 폐기능이 50% 이상 저하되면 호흡곤란이 심해져 일상생활(세수, 머리감기, 움직이기 등) 이 불편
- 경우에 따라 호흡곤란과 함께 숨을 쉴 때 쌕쌕 소리가 나는 천명음이 동반
- 천명음이 나타나는 경우와 반대로 숨소리가 잘 들리지 않는 경우도 있음

## COPD의 위험성

- 심부전증 심장질환이나 당뇨병, 골다공증 등 대사성 질환의 위험성 증가
- 폐암의 위험성 증가(흡연에 기인한 경우가 많아서 폐기종이 있는 경우 폐암 위험↑)
- 우울증이 동반되는 경우도 있음

## COPD 치료 이유

- 호흡곤란 완화, 삶의 질 향상
- 일상생활 능력 회복

- 수면의 질 개선
- 급성악화 방지

## COPD vs 천식

|  | COPD | 천식 |
|---|---|---|
| 발병 나이 | 보통 〉40세 | 보통 〈40세 |
| 흡연 경력 | 보통 〉10년 | 보통 흡연 경력 없는 사람들 |
| 가래 분비 | 흔함 | 흔하지 않음 |
| 알레르기 | 흔하지 않음 | 흔함 |
| 증상 | 지속적 | 간헐적, 사람마다 다양 |
| 질병 진행 | 시간이 지나고 나이 들 수록 점점 더 해짐 | 나이 들고 시간 더 지난다고 더 심해지지 않음 |
| 급성 악화 | 흔한 합병증임 | 흔한 합병증임 |
| 1차 선택약 | 흡입용 기관지확장제 | 흡입용 스테로이드 |

## COPD 호흡곤란 검사 mMRC

| mMRC 점수 | 호흡곤란 내용 |
|---|---|
| 0 | 힘든 운동을 할 때만 숨이 차다. |
| 1 | 평지를 빨리 걷거나, 약간 오르막길을 걸을 때 숨이 차다. |
| 2 | 평지를 걸을 때 숨이 차서 동년배보다 천천히 걷거나, 자신의 속도로 걸어도 숨이 차서 멈추어 쉬어야 한다. |
| 3 | 평지를 약 100 m 정도 걷거나, 몇 분 동안 걸으면 숨이 차서 멈추어 쉬어야 한다. |
| 4 | 숨이 너무 차서 집을 나설 수 없거나, 옷을 입거나 벗을 때도 숨이 차다. |

※ mMRC 호흡곤란점수가 2점 이상이면 호흡이 곤란한 상태임

## COPD로 인한 삶의 질 평가검사(COPD Assessment Test, CAT)

| 나는 폐질환으로 인해.. | 점수를 매김 | 나는 폐질환으로 인해.. |
|---|---|---|
| 만성기침 X | 0점, 1점, 2점, 3점, 4점 5점 | 만성기침 항상 |
| 만성가래 X | 0점, 1점, 2점, 3점, 4점 5점 | 만성가래 항상 가득 참 |

| 가슴답답, 호흡곤란 X | 0점, 1점, 2점, 3점, 4점 5점 | 가슴답답, 호흡곤란 많음 |
|---|---|---|
| 계단 오르기 숨이 차지 않음 | 0점, 1점, 2점, 3점, 4점 5점 | 계단 오르기 숨 많이 참 |
| 집에서 활동 제약 X | 0점, 1점, 2점, 3점, 4점 5점 | 집에서 활동 제약 많음 |
| 외출에 자신 있음 | 0점, 1점, 2점, 3점, 4점 5점 | 외출에 자신 없음 |
| 잠을 깊게 잠 | 0점, 1점, 2점, 3점, 4점 5점 | 잠을 못잠 |
| 기운 왕성함 | 0점, 1점, 2점, 3점, 4점 5점 | 기운 없음 |

※ 합계점수가 10점 이상이면 COPD로 인해 삶의 질이 안 좋은 상태임

# COPD 폐활량 측정법에 의한 평가[37]

| 폐활량 측정법에 의한 평가 | |
|---|---|
| GOLD 4 | FEV1 <30% |
| GOLD 3 | 30%≤ FEV <50% |
| GOLD 2 | 50%≤ FEV <80% |
| GOLD 1 | FEV1 ≥80% |

# COPD 종합평가 A, B, C, D 그룹

| 환자 그룹 | 환자 특징 | 폐활량 | 급성악화 | CAT | mMRC |
|---|---|---|---|---|---|
| A | Low Risk, Less Symptoms | GOLD 1–2 | ≤1 | <10 | 0–1 |
| B | Low Risk, More Symptoms | GOLD 1–2 | ≤1 | ≥10 | ≥2 |
| C | High Risk, Less Symptoms | GOLD 3–4 | ≥2 | <10 | 0–1 |
| D | High Risk, More Symptoms | GOLD 3–4 | ≥2 | ≥10 | ≥2 |

| | | | |
|---|---|---|---|
| GOLD 3–4 | C | D | 급성악화 ≥2 |
| GOLD 3–4 | | | 급성악화 ≥2 |
| GOLD 1–2 | A | B | 급성악화 ≤1 |
| GOLD 1–2 | | | 급성악화 ≤1 |
| | CAT <10 | CAT ≥10 | |
| | mMRC 0–1 | mMRC ≥2 | |

37) COPD 진료지침 2023 대한결핵 및 호흡기학회

# COPD A, B, C, D 그룹 별 권장 치료제(2022 가이드라인)

| GOLD 3-4 | 스피리바 | 렐바, 세레타이드,<br>플루테롤,<br>심비코트, 포스터 | 급성악화 ≥2 |
|---|---|---|---|
| GOLD 3-4 | | | 급성악화 ≥2 |
| GOLD 1-2 | 벤토린 에보할러 | 스피리바<br>or<br>조터나, 온브리즈, 바헬바 | 급성악화 ≤1 |
| GOLD 1-2 | | | 급성악화 ≤1 |
| | CAT <10 | CAT ≥10 | |
| | mMRC 0-1 | mMRC ≥2 | |

| 환자 그룹 | 권장 치료제 |
|---|---|
| A | 증상 조절을 위해 흡입 속효성 기관지 확장제를 처방<br>SAB(벤토린 에보할러) (필요 시 흡입) |
| B | LAMA(스피리바) or LABA(조터나, 온브리즈, 바헬바) |
| C | LAMA(스피리바)<br>호흡곤란 증상이 심하지 않으므로 LABA 보다 LAMA를 선택 |
| D | LAMA(스피리바) + LABA(조터나, 온브리즈, 바헬바)<br>or LABA + ICS(흡입용 스테로이드) (풀미코트, 후릭소타이드 )<br>(렐바, 세레타이드, 플루테롤, 심비코트, 포스터)<br>LABA + ICS 병합요법은 천식이 중복되거나 혈중 호산구가 높은 군에서 고려함<br>급성악화 상황에서는 LAMA + LABA + ICS 처방함<br>급성악화 병력이 있고 만성기관지염을 수반한 COPD에는<br>PDE4억제제(닥사스) or 마크로라이드 항생제(아지스로마이신 등)를 추가 처방함 |

# COPD 치료법

- **금연**

  만성폐쇄성폐질환은 담배에 의해 발생한 병이라고 봐도 무방(대기오염, 미세먼지, 연기 흡인도 원인)

- **약물요법**

  흡입제 : 기관지에 직접 흡수되기 때문에 효과가 빠르고 우수하며 전신흡수가 적어 부작용이 적음.

  SABA(벤토린 에보할러)

  LAMA(스피리바) – 장기적 사용

  LABA(조터나, 온브리즈, 바헬바), ICS(풀미칸, 후릭소타이드 ), (렐바, 세레타이드, 플루

테롤, 심비코트, 포스터)

PDE4억제제(닥사스) or 마크로라이드 항생제(아지스로마이신 등)

- **산소치료**

  동맥에 흐르는 혈액에 저산소혈증이 지속되는 경우 지속적인 산소요법이 필요

- **호흡재활치료**

  운동능력의 향상과 호흡곤란 증상이 나아질 수 있음.

  호흡재활치료는 최소 2달 이상 시행함

# COPD 치료약물

### SABA, short-acting beta agonist(속효성 베타효능제) – 작용시간 4~8시간

※ 기관지평활근에 주로 분포되어 있는 베타2 수용체에 선택적으로 작용하여 기관지 확장효과

- 알부테롤(살부타몰) (벤토린 에보할러), 레발부테롤
- 호흡부전을 빠르게 일시적으로 완화(필요 시 사용함, 운동으로 인한 기관지 경련에도 사용함. 운동 직전에 흡입하면 2~3시간 효과가 있음) – 일시적인 FEV-1 증가 효과
- 기관지 평활근의 베타2 수용체를 자극하여 기관지를 확장시킴, 심장에는 영향이 미미함
- 부작용 : 손떨림, 빈맥(가슴 두근거림), 구강건조, 이상한 맛, 어지러움, 신경예민, 불면
  젊은 사람에 비해 이러한 부작용 발현 빈도가 높다
- 혈중 칼륨 농도 저하가 있을 수 있으나 흡입제로 사용 시에는 거의 문제되지 않는다.
- 환자에게서 SABA 사용 빈도 관찰은 질병의 중증도를 판별하기 위한 매우 중요한 요소이다.
- SABA를 일주일에 2번 이상 사용하고 있다면 LABA 투여를 고려한다.
- 벤토린 에보할러는 입구가 막혀서 분사가 잘 안 되는 것을 방지하기 위해 일주일에 한번 따뜻한 물로 입구를 씻어주어야 한다.
- 벤토린 에보할러 흡입방법 복약지도 :
  - ▶ 1. 뚜껑 열고 흡입구가 아래쪽으로 가도록 쥐고 3~4회 흔들어 주세요.
  - ▶ 2. 천천히 숨을 끝까지 내쉬세요.
  - ▶ 3. 흡입구를 입술로 물로 흡입기 윗부분을 세게 누르면서 동시에 천천히 숨을 들이 마시세요.
  - ▶ 4. 10초 정도 숨을 참습니다.

▸ 5. 천천히 숨을 내쉽니다. 한 번 더 흡입해야 하는 경우에는 30초 이상 후에 합니다.

## LAMA, Long acting 항콜린제

※ 기관지를 수축시키는 아세틸콜린의 작용을 차단하고, 점액분비를 감소시켜 기도 폐쇄를 막아주는 약물

- 티오프로퓸(스피리바 흡입용 캡슐), 아클리디움
- 기관지 수축에 관여하는 기관지 평활근의 M3수용체를 차단하는 항콜린제이다
- 흡입용 항콜린제는 천식에는 효과가 별로이고 COPD에 효과적이다. COPD에는 LABA보다 효과가 더 좋다.
- 구강건조가 흔한 부작용임, 쓴맛이나 미각 이상, 코막힘, 코 점막 건조, 상기도 감염(인후염, 부비동염).
- 전신적인 부작용은 보통 없는 편
- 눈에 들어가지 않도록 주의해서 흡입한다 ⋯▸ 입으로 꽉 물지 않으면 ⋯▸ 산동, 안압 상승, 시야 흐림
- 티오프로퓸 흡입용 캅셀을 그냥 삼키지 않도록 복약지도를 잘 한다
- 스피리바 핸디헬러 흡입방법 복약지도 :
  ▸ 1. 흡입구 뚜껑을 엽니다.
  ▸ 2. 흡입구를 엽니다.
  ▸ 3. 스피리바 캡슐을 흡입기 중앙에 넣습니다.
  ▸ 4. 흡입구를 '딱'소리가 날 때까지 닫습니다.
  ▸ 5. 녹색의 천공 단추를 눌렀다가 놓아 캡슐에 구멍을 뚫습니다.
  ▸ 6. 숨을 모두 내쉽니다.
  ▸ 7. 흡입구를 물고 숨을 길게 들여마십니다. 입을 떼고 10초 정도 숨을 참은 후 천천히 내쉽니다.
  ▸ 8. 다시 반복해서 흡입구를 물고 흡입기에 남아있는 나머지 가루약을 다시 흡입합니다.
  ▸ 9. 흡입구를 열어 캡슐을 버립니다.

## LABA(지속성 베타효능제) + ICS(흡입용 코르티코스테로이드)

※ 기관지평활근에 주로 분포되어 있는 베타2 수용체에 선택적으로 작용하여 기관지 확장 효과를 나타내는 동시에 기관지의 과민성을 줄이고, 점액섬모의 운동을 촉진하는 효과를

지닌 약물

※ 기도의 염증 반응을 줄여 폐기능을 개선시키고 급성악화를 예방하는 효과를 지닌 약물

## LABA

- 효과는 첫 투여 1주일 이내에 나오기 시작한다.
- 빈맥, 손떨림 등 부작용 주의 – 노인에게 더 잘 나타남
- 칼륨 농도 감소로 부정맥 주의, 관상동맥 질환자 주의
- 노인은 베타 수용체에 대한 민감도(약물 반응) 자체가 낮아져 있다. 효과가 떨어질 수 있음.

## 흡입용 Steroid

- 적정 용량의 흡입용 스테로이드 장기 투여에 대한 스테로이드 부작용은 크게 신경 쓰지 않아도 된다.
- 흡입용 스테로이드 부작용은 구강 칸디다증, 발성장애
- 흡입용 스테로이드 전신 부작용은 피부 멍 듦, 백내장, 골밀도 감소, 고용량(플루티카손 1,000mcg/d)에서 폐렴
- 심비코트 터부할러 흡입방법 복약지도 :
  - ▶ 1. 뚜껑열기 : 시계 반대 방향으로 돌려서 뚜껑을 엽니다.
  - ▶ 2. 약물 준비하기 : 아래에 빨간 부분을 오른쪽으로 한번 돌리고 이후 왼쪽으로 '딱'소리가 날 때까지 돌립니다.
  - ▶ 3. 숨 내쉬기 : 숨을 공기 중으로 내쉬어 폐를 비워줍니다.
  - ▶ 4. 세게 흡입 : 흡입구를 입에 물고 강하고 세게 들이 마십니다.
  - ▶ 5. 숨 참기 : 10초간 숨을 참은 후 코로 숨을 천천히 내쉽니다.
  - ▶ 7. 뚜껑 닫기 : 심비코트 뚜껑을 닫습니다.
  - ▶ 8. 입 행구기 : 물로 입을 깨끗이 행구어 냅니다.(스테로이드 성분으로 인한 구강 칸디다증 부작용 방지 목적)

## PDE-4 억제제

- 로플루밀라스트(닥사스) – 경구용 약
- cAMP↑ ···▶ 기관지 확장, 염증 억제 작용
- 중증 COPD에 부가요법제로서 FEV1 50이하에 사용

- 위장관 부작용(설사, 오심, 식욕감소) 있음
- 체중 감소 부작용이 있어서 허약한 노인에게 문제가 될 수 있음
- 정신과적인 부작용(불면, 공황발작, 우울)이 간혹 나타날 수 있음
- 3A4로 대사됨 → 약물 상호작용 주의

  카바마제핀, 페노바르비탈, 페니토인, 리팜핀과 병용 X

  에리스로마이신, 케토코나졸, 플루복사민, 시메티딘과 병용 주의

# 노인 치료에서의 고려할 점

- **노인은 부작용이 더 잘 발생함**

  스피리바 : 노인에게 가장 안전한 흡입제이나 구강건조, 입맛 변화/감소

  LABA : 기존에 관상동맥질환이 있는 경우 특히 빈맥, 심계항진 부작용 주의

  LABA : 기존에 부정맥, 관상동맥질환이 있는 경우 QT증가, 칼륨수치 저하 주의

  LABA : 떨림 부작용 주의

  ICS(스테로이드) : 구강 칸디다증, 발성장애 부작용 주의

- **나이가 들 수록 흡입제 사용을 제대로 못함**

  시력저하, 손 컨트롤 문제, 관절염, 미세 조작 불능

  인지장애 ⋯▸ MMSE 23점 미만 ⋯▸ 용법대로 흡입 못함

  먼저 숨을 내뱉지 않음, 손과 흡입 동시 컨트롤 불능, 숨 참기 불능

- **노인은 다약제 복용 : 부작용으로 폐 독성을 가지고 있는 약물**

  아미오다론 : 폐포 내에서 인지질 침착 ⋯▸ 호산구성 & 간질성 폐렴

  ACEI : 마른기침 부작용 가능

  베타차단제 : 기관지 수축 부작용 가능

  아스피린 : 알레르기성 아스피린 천식 가능

  벤조디아제핀 : COPD 환자에게 호흡능력 저하 유발 가능

  니트로퓨란토인 : 폐 섬유화

  몇몇 항암제(블레오마이신, 카르무스틴, 부설판, 미토마이신, 메토트렉세이트) : 폐독성이 있음

# 노인의 천식

## 천식은 소아나 젊은 사람들에게서 발병율이 높다?

- 천식은 어린이에게 많은 것이 사실이나 그에 못지않게 노인 천식 환자도 많다.
- 국내 천식 유병률은 3.2%~4.7% 정도인데, 천식 유병률이 증가하고 있으며, 주로 어린이와 고령층에서 증가하고 있다.
- 노인은 젊은이보다 신체 활동이 적어 호흡 곤란을 유발시키는 상황이 적으며 호흡곤란과 천명에 대한 인지력이 감소되어 있어 실제 증상이 있어도 잘 느끼지 못하는 경우가 많기 때문에 실제 천식환자 임에도 불구하고 진단받지 못한 경우가 많다.

## 노인 천식의 진단율이 낮은 이유

- 다른 병 때문에 그런거 아냐? 심장 문제 때문인 것 같은데...
- 나는 숨이 차도 잘 못 느껴~~
- 천식? 뭔지 모르겠고 그냥 나이 들어서 숨이 차겠지..
- 이 나이에 검사해 봤자 돈만 들지.. 검사를 제대로나 할 수 있겠어??

## 노인에서 숨이 차는 여러 원인들

- 호흡기 : 천식, COPD, 상기도 감염
- 심장 : 오래된 고혈압, 심부전
- 신장 : 전신 부종, 급/만성 콩팥 부전
- 위 : 역류성 식도염
- 기타 : 우울증, 공황장애, 빈혈 등

# 천식조절평가(GINA 2021)

| 천식 증상 조절 | | | 천식 증상 조절 정도 | | |
|---|---|---|---|---|---|
| 지난 4주간의 증상 | | | 조절<br>천식 | 일부 조절<br>천식 | 조절되지<br>않는 천식 |
| 일주일간 3회 이상의 주간 천식 증상 | O | X | 4항목 모두<br>없음 | 1~2<br>항목<br>있음 | 3~4<br>항목<br>있음 |
| 천식으로 인한 야간 수면방해 | O | X | | | |
| 일주일에 3회 이상 SABA 증상완화제 사용 | O | X | | | |
| 천식으로 인한 활동제한 | O | X | | | |

※ 주간 천식 증상(주당 2 번 이하) 및 주간 활동 제약이 없고, 야간 천식 증상이 없으며 추가적 증상완화제(SABA, 벤토린 에보할러)를 주당 3번 이상 사용하지 않으면서 정상 폐기능이 유지될 때 조절천식이라고 한다.

# 천식 치료제

| 치료 약제 | |
|---|---|
| 조절제 | 항염증 효과를 통해 천식 증상이 조절되도록<br>장기간 매일 꾸준히 사용하는 약제<br>• 흡입스테로이드(풀미코트, 옴나리스, 알베스코, 후릭소타이드),<br>• 흡입스테로이드+LABA(심비코트, 포스터, 세레타이드, 렐바),<br>• 류코트리엔 조절제(싱귤레어, 씨투스, 오논),<br>• 전신 스테로이드,<br>• 마크로라이드 항생제(아지스로마이신) |
| 증상완화제 | 신속히 기도를 확장하여 증상을 개선시키는 약제로서 필요할 때만 사용<br>• 흡입속효성 베타작용제(벤토린)<br>• 저용량 흡입 스테로이드/formoterol 복합제(심비코트, 포스터)<br>• 속효성 항콜린제(아토르벤트) |
| 생물학적치료제<br>(주사제) | • IgE 항체(omalizumab),<br>• 항 interleukin (IL)–5 / 항 IL–5 수용체 항체(mepolizumab, reslizumab)<br>• 항 IL–4 수용체 항체(dupilumab) |
| 기타 치료제 | • 지속성 항콜린제(스피리바, 에클리라)<br>• 테오필린 |

**안정시 천식 약물 단계 치료 1안**

| | 1단계 | 2단계 | 3단계 | 4단계 |
|---|---|---|---|---|
| 증상발현 빈도 | 월1회 미만 | 주4~5회 미만 | 거의 매일 | 거의 매일 + 폐기능 저하 |

| 조절제 | 필요시 저용량 포모테롤 | 매일 저용량 포모테롤 | 매일 중간용량 포모테롤 | 고용량 포모테롤 ± 다른 천식약들 |
|---|---|---|---|---|
| 증상완화제 | 필요시 저용량 포모테롤(저용량 심비코트, 포스터) | | | |

**안정시 천식 약물 단계 치료 2안[38]**

| | 1단계 | 2단계 | 3단계 | 4단계 |
|---|---|---|---|---|
| 증상발현 빈도 | 월1회 미만 | 주4~5회 미만 | 거의 매일 | 거의 매일 + 폐기능 저하 |
| 조절제 | 필요시 저용량 흡입용 스테로이드 | 매일 저용량 흡입용 스테로이드 | 매일 중간용량 흡입용 스테로이드 + LABA | 고용량 흡입용 스테로이드 ± 다른 천식약들 |
| 증상완화제 | 필요시 SABA(벤토린 에보할러) | | | |

## 흡입용 베타 효능제의(LABA) 특징[39]

| 특징 | 포모테롤 | 살메테롤 | 빌란테롤 |
|---|---|---|---|
| 약효 시작시간<br>작용 지속시간<br>B2 효능<br>약효 강도<br>선택성<br>반감기 | 1~4분<br>12시간 까지<br>Full agonist<br>8.56<br>B2〉B3〉B1<br>10시간 | 15~30분<br>12시간 까지<br>Partial agonist<br>6.84<br>B2〉〉B1〉B3<br>5.5시간 | 6분<br>22시간 까지<br>Partial agonist<br>8.62<br>B2〉B3〉B1<br>21시간 |
| 함유제품 | 심비코트, 포스터 | 세레타이드, 플루테롤 | 렐바 |
| 1일 투여 횟수 | 하루 2번<br>(필요 시 추가 흡입) | 하루 2번 | 하루 1번 |

## LABA(지속성 베타효능제) + ICS(흡입용 코르티코스테로이드)

- 심비코트, 포스터, 세레타이드, 플루테롤, 렐바

※ 기관지평활근에 주로 분포되어 있는 베타2 수용체에 선택적으로 작용하여 기관지 확장 효과를 나타내는 동시에 기관지의 과민성을 줄이고, 점액섬모의 운동을 촉진하는 효과를 지닌 약물

※ 기도의 염증 반응을 줄여 폐기능을 개선시키고 급성악화를 예방하는 효과를 지닌 약물

### - LABA -

- 효과는 첫 투여 1주일 이내에 나오기 시작한다.

38) 대한결핵 및 호흡기학회

39) L. West. 2008. Biology, Medicine. R. Slack, V. Barrett. January 2013. Biology, Medicine. International Journal of Chronic Obstructive Pulmonary Disease 2020: 15 3105 – 3122

- 빈맥, 손떨림 등 부작용 주의 - 노인에게 더 잘 나타남
- 칼륨 농도 감소로 부정맥 주의, 관상동맥 질환자 주의
- 노인은 베타 수용체에 대한 민감도(약물 반응) 자체가 낮아져 있다. 효과가 떨어질 수 있음.

## - 흡입용 Steroid -

- 적정 용량의 흡입용 스테로이드 장기 투여에 대한 스테로이드 부작용은 크게 신경 쓰지 않아도 된다.
- 흡입용 스테로이드 부작용은 구강 칸디다증, 발성장애
- 흡입용 스테로이드 전신 부작용은 피부 멍 듦, 백내장, 골밀도 감소, 고용량(플루티카손 1,000mcg/d)에서 폐렴

## 류코트리엔 수용체 차단제 - LTRAs

- 몬테루카스트(싱귤레어)
- 류코트리엔D4 수용체를 억제하여 기관지 수축을 감소시키고 항염증, 항부종 효과를 나타낸다.
- 천식이나 알레르기성 비염 등에 효과
- 몬테루카스트는 운동으로 인한 기관지 수축 부작용이 나타날 수 있어 저녁에 복용해야 하고 류코트리엔 합성 자체가 주로 밤에 이루어지므로 저녁에 복용한다. 즉, 저녁에 복용하는 이유는 부작용을 줄이고 효과를 늘리기 위해서이다.
- 부작용은 두통이 특징적. 그밖에 오심, 복통, 설사, 호흡기계 감염 증가 가능
- 시판 후 조사에서 정신과적/행동적 문제가 보고되었음
- 프란루카스트(오논, 씨투스)는 몬테루카스트보다 약물 상호작용이 많다.
- 자피루카스트(아콜레이트)는 약물 상호작용이 많고, 질레우톤(자이플로)은 간독성이 더 심하다.
- 몬테루카스트도 심한 간질환이 있는 환자에게는 처방하지 않는다.

## 테오필린(테올란비 서방정)

- phosphodiesterase를 억제하여 조직에서 cAMP의 농도를 올려준다. 부신 수질에서 에피네프린 분비를 유도하여 기관지 확장 작용을 하고 이뇨 작용, CNS 흥분, 심장 자극, 위산 분비를 촉진한다. 카테콜라민 유도가 지방 분해, 글라이코겐 분해, 포도당 합성을 촉진한다.

- 가장 후순위 치료제 → 테오브로민이나 독소필린이 더 선호됨
- 혈중 농도를 주의해서 관찰(목표치 혈중 농도 5~15)
- 수많은 작용과 부작용

  카페인과 유사한 작용 : 위장 부작용, 빈맥, 가슴 두근, 손떨림, 불면, 불안, 이뇨 작용 등

  중요한 부작용 : 오심, 설사, 독성 용량에서 심한 설사, 간질
- 수많은 약물 상호작용 존재(CYP 1A2 대사)
- 테오필린이 대사되어 카페인으로 변하기도 한다.
- 커피, 차, 초콜릿을 먹지 않는다.
- 흡연은 테오필린의 대사를 촉진하여 혈중 농도를 낮춘다.
- 테오필린 분해를 방해 → 마크로라이드, 퀴놀론, 알로푸리놀, 프로프라놀올, 시메티딘
- 테오필린 분해를 증가 → 리팜핀, 간질약, 흡연
- 1A2 억제로 테오필린 농도 증가 → 경구용 피임제, 아시클로버, 시프로플록사신, 플루복사민, 이소니아지드, 시메티딘
- 3A4 억제로 테오필린 농도 증가 → 아미오다론, 무좀약, 클래리스로마이신, 에리스로마이신, 딜티아젬, 베라파밀, 로바스타틴, 심바스타틴, 아토르바스타틴, 에이즈약 PI 계열, 사이클로스포린
- 기타 기전으로 테오필린 농도 증가 → 알로푸리놀, 프로프라놀올, 에페드린
- 테오필린은 신장에서 조울증약인 리튬의 배설을 증가시킴

## 오말리주맙(졸레어 주사) anti-IgE

※ 혈액내 IgE의 Fc부분에 결합해서 비만세포 수용체에 결합하는 것을 막으며 IgE를 감소시키고 수용체 발현을 감소시킨다.
- 4~5단계 천식치료에도 조절되지 않는 6세 이상의 심한 알레르기천식 환자에게 투여 가능.
- 흡입 알레르기 반응검사인 피부단자검사 또는 특이 IgE 항체검사에서 알레르기천식 여부를 확인하여 처방 함.
- 효과 : 악화율 50~65% 감소, 삶의 질이 향상, 경구스테로이드의 용량 40~50% 감량 가능
- 매 2~4주마다 피하로 주사하는데 최소 4개월 이상의 투여가 권장
- 환자의 체중과 혈청 IgE 수치에 따라 투여용량이 결정됨
- 블랙박스 경고문 : 2시간 내에 드물게(~0.2%) 아나필락시스(기도 수축,저혈압, 실신, 혈관 부종)가 발생

- 경고 : 악성 종양이 위약군보다 높게 보고됨
- 부작용 : 주사부위반응, 두통, 어지러움, 피로, 관절통, 통증
- 모니터링 : IgE 수치, FEV1, 최대 호기량, 아나픽락시스 증상, 감염증상

## Anti-IL-5/5R, Anti-IL-4Ra

※ 인터루킨 수용체 차단제 : 호산구 수치가 높은 천식환자에게 투여

| 주사제 | 특징 |
|---|---|
| Mepolizumab (누칼라) | 항 IL-5 항체, 4주마다 100mg을 피하 주사, 고용량 흡입스테로이드 혹은 경구스테로이드를 투여함에도 불구하고 지속적으로 객담 호산구가 상승되어 있는 환자에게 투여 |
| Reslizumab (싱케어) | 항 IL-5 항체, 4주마다 3mg/kg로 정맥 주사하며, 중간용량에서 고용량 흡입스테로이드로 치료함에도 불구하고, 천식증상이 조절되지 않고 지난 일 년 동안 중증악화를 한번 이상 경험한 기저 혈중 호산구가 400/㎕ 이상인 환자들을 대상으로 투여 |
| Benralizumab (파센라) | IL-5 수용체에 대한 항체, 첫 3번은 4주마다, 이후 8주마다 30mg을 피하 주사하며, 혈중 호산구가 높은 환자에서 좋은 효과 |
| Dupilumab (듀피젠트) | IL-4 수용체의 α-subunit에 대한 항체(IL-4와 IL-13의 신호 전달을 동시에 억제), 스테로이드 비의존성 중증 천식 환자는 처음 400mg 혹은 600mg 피하 주사 후 2주 마다 200mg 혹은 300mg을 투여하며, 스테로이드 의존성 중증 천식 환자는 처음 600mg 피하 주사 후 2주마다 300mg을 투여 |

# 노인 치료에서의 고려할 점

- 정상 폐기능 회복 보다는 … 개인별 수준에 맞는 기관지천식 조절(약을 적당히 약하게 쓴다는 뜻)
- 노인의 동반질환 … 천식 증상 조절 어렵게 함 … 천식약 부작용을 높임
- 노인 … 베타2 효능제 … 손 떨림, 빈맥, 저칼륨 혈증과 같은 부작용의 빈도 증가
- 노인 … 스테로이드 … 청소율 감소 … 부작용 증가
- (동반질환) 수면장애, 치매, 인지 능력과 기억력 감퇴 … 흡입제 사용 어려워짐(실습교육, 시범교육을 해주어야 함)
- (동반질환) 우울증 … 복약순응도 감소 … 치명적인 천식 발작 가능성 증가
- (동반질환) 관상동맥질환, 고혈압 … 베타차단제 사용 … 천식 악화
- (동반질환) 관절염, 통증 … NSAIDs 사용 … 천식 악화

# 노인성 결핵

## 결핵 용어 정리

| | |
|---|---|
| 활동성 결핵 | 결핵균이 증식 등의 활동을 하면서 몸에 병변을 일으키는 상태<br>• 세균학적으로 확진된 결핵 – 객담 등에 대한 도말, 배양, 핵산 증폭 검사(PCR) 결과 양성인 결핵<br>• 임상적으로 진단된 결핵 – 세균학적으로 확진되지는 않았지만 영상의학 검사, 조직학적 검사 등으로 주치의가 활동성 결핵으로 진단한 경우 |
| 폐결핵 / 폐외결핵 | • 폐결핵 – 폐실질에 발생한 결핵<br>• 폐외결핵 – 흉막, 림프절, 복강, 골격근 등 폐실질 이외의 기관에 발생한 결핵 |
| 전염성 결핵 /<br>비전염성 결핵 | • 전염성 결핵 – 객담 등에 균이 있거나 X선 감사상 공동(cavity)이 관찰된 결핵<br>• 비전염성 결핵 – 전염성이 없는 경우 |
| 잠복결핵 감염<br>(LTBI) | 결핵균에 감염되어 체내에 소수의 살아있는 균이 존재하나 임상적으로 결핵 증상이 없고 균이 외부로 배출되지 않아 타인에게 전파되지 않으며 객담 항상균 검사와 가슴 X선 검사에서 정상인 경우 |

## 노인의 결핵 발생률 : 젊은 층은 줄어들고 있지만 노인 비율은 늘어나는 추세

- **65세 이상 결핵 환자 신고 수[40]** : 2001년 6547명 ⋯▸ 2011년 1만1859명 ⋯▸ 2018년 1만 5282명
- **65세 이상 결핵 인구 비율** : 2001년 19.2% ⋯▸ 2018년 45.2%
- **노인 결핵 위험인자** : 남성, 고연령, 저체중, 의료급여 수급권자, 독거, 흡연, 결핵 증상이 있는 경우, 결핵 과거력이 있거나 결핵 접촉력이 있는 경우, 기저질환이 있는 경우가 고위험군
- **노인에게 결핵 발생이 증가하는 이유** : 평균 수명이 길어지면서 만성 질환, 장기 이식, 혈액 투석 등으로 면역력이 떨어진 노인 수가 많아졌기 때문, 요양원 등 노인 단체 시설에서 감염이 이뤄지는 경우도 많음

---

40) 주간 건강과 질병 • 제15권 제20호(2022. 5. 19.) – 역학 관리 보고서

## 노인 결핵 환자 증상 : 무증상, 체중 소실, 허약감, 식욕 부진 등 비전형적인 증상

- **결핵 검진** : 1차적으로 흉부 엑스레이 검사

  흉부 엑스레이 검사상 결핵이 의심되면 가래 · 객담검사를 2차적으로 진행
- **무증상, 비전형적 증상** : 결핵환자 중 결핵 자각증상이 없다고 응답한 경우가 78.3%

  결핵 자각증상과 무관하게 정기적 검진과 사회 · 경제적으로 취약한 계층 대상의 결핵 검진
  이 중요. 결핵 확진자의 51.6%가 흉부X선 검사에서 비활동성 결핵. 그러나 객담을 통한 도
  말검사, 배양검사, PCR검사에서 양성을 보이는 경우가 많음.


## 결핵 치료법 : 활동성 결핵으로 진단을 받으면 4가지 약제를 6개월 이상 복용

(노인의 비활동성 결핵은 적극적 약물 투여를 하지 않음, 젊은 사람의 비활동성 결핵은 적극
치료함)

| 항결핵제 | 용량(최대 용량) | 투여 방법 | 표준<br>투여 기간 | 부작용 |
|---|---|---|---|---|
| 이소니아지드<br>(INH)<br>(유한짓) | 5mg/kg<br>300 mg | 하루 한 번,<br>공복 시 | 6개월 | 간독성(간염), 말초신경병증,<br>약물 유발 루푸스(DILE) |
| 리팜핀 | 10mg/kg(600mg)<br>450mg(<50kg)<br>600mg( ≥50kg) | 하루 한 번,<br>공복 시 | 6개월 | 간독성, 독감양증후군(flu–like<br>syndrome), 적색분비물(소변,<br>땀, 눈물 등), 용혈성 빈혈 |
| 에탐부톨<br>(마이암부톨) | 15(15–20)mg/kg<br>(1,600mg) | 하루 한 번,<br>공복 시 또는 식후 | 2개월 | 시신경병증(시력저하 및<br>색각의 변화) |
| 피라진아미드 | 20–30mg/kg (2,000mg)<br>1,000mg(<50kg)<br>1,500mg(50–70kg)<br>2,000mg(>70kg) | 하루 한 번,<br>공복 시 또는 식후 | 2개월 | 간독성, 요산수치상승(통풍),<br>관절통, 위장장애 |


## 병합요법을 하는 이유 : 내성 극복

- 약제 내성을 유발하는 돌연변이는 각 약제에 따라 일정한 비율로 발생

  예) 이소니아지드에 대한 내성균 발생 확률 ⋯▸ 백만분의 1
- 살아남은 소수의 내성균이 증식하여 치료 실패함

- 다른 약제 병합요법으로 하면 ⋯→ 대부분 치료 성공함
- 산소 분압이 높은 세포밖에서 신속하게 증식하는 결핵균 ⋯→ 살균 능력이 높은 이소니아지드 가 효과적 ⋯→ 이소니아지드는 질환 조기의 감염력을 감소시키며 내성발현을 억제함
- 결핵균이 천천히 증식하는 산소 분압이 낮은 세포 내 결핵균 ⋯→ 피라진아미드가 가장 효 과적
- 섬유화 병변 내 결핵균 ⋯→ 리팜핀이 가장 효과적

## 결핵약을 장기간 복용하는 이유
- 결핵균은 다른 세균들에 비해 특징적으로 증식 속도가 매우 느릴 뿐 아니라 일부는 간헐적 으로 증식하기도 함 ⋯→ 간헐적으로 증식하는 균까지 모두 살균하기 위해서는 6개월 이상 장기간의 치료가 필요
- 불규칙하게 항결핵제들을 복용하거나 치료 도중에 복용을 중단하면 결핵균이 다시 증식하 여 치료에 실패하기 쉬움
- 휴지기 상태에 있는 결핵균 : 항결핵제에 듣지 않음 ⋯→ 결핵치료를 종결하고 오랜 기간이 지난 뒤에 휴지기 상태에 있던 결핵균이 재활성화 되어 결핵이 재발할 수 있음
참고〉 일차 항결핵제의 경우 최고 혈중 농도가 중요하므로 1일 1회 복용 함

# 부작용 관리법

| | |
|---|---|
| 위장장애 | • 식후 30분 후에 복용하면 좀 나음<br>• 취침 전에 복용하면 좀 나음<br>• 같은 성분의 약은 한 번에 복용 하되.. 다른 성분의 약은 다른 때(저녁) 나누어 복용<br>• 위장약을 별도로 처방해도 좋음 |
| 간독성 | • 간수치 5배 이하 상승 ⋯→ 투약 지속<br>• 간수치 5배 이상 상승 or 간염 증상 + 간수치 3배 이상 상승 ⋯→ 의심 약제 투약 중단<br>  (이소니아지드, 피라진아미드가 간독성 많음)<br>  (리팜핀은 효과가 좋기 때문에 리팜핀은 유지하고 그 다음 순위로 이소니아지드 홀딩)<br>• 간수치 좋아지면 나머지 약제도 투여 |
| 피부 부작용 | • 국소부위 피부발진, 가려움 ⋯→ 투약 지속 + 항히스타민제 투여<br>• 자반, 점상 출혈(혈소판 감소증) ⋯→ 리팜핀 중단(혈소판 회복 후 재투여)<br>• 스티븐존슨증후군 ⋯→ 모든 약제 투여 중단 |
| 관절통 | • 근육통, 관절통 ⋯→ 투약 지속 + 소염진통제 복용<br>• 통풍 발생 ⋯→ 피라진아미드 중단 |

# 약물상호작용

| 리팜핀은<br>CYP 1A2, 2C8, 2C9,<br>2C19, 3A4,<br>p-Glycoprotein<br>강력 유도제임 | 수많은 약들의 효과를 없애버리거나 약화시킴<br>(다약제 복용 중인 노인들.. 거의 다 상호작용 걸림) |
|---|---|
| | 특히, 프로테아제(에이즈약) 차단제 효과↓<br>와파린 효과 심하게↓ 경구용 피임약 효과↓ |
| | 아픽사반, 리바록사반, 에도사반, 다비가트란과<br>병용투여 X |

# 노인 치료에서의 고려할 점

- **진단의 어려움 :**

  흉부 X-ray 촬영 정상 소견

  증상은 무증상에 가까운 비특이적 특징 : 다른 폐 질환이나 심장 질환과 혼동됨

- **약물 부작용으로 인한 결핵 발병 :**

  크론병 환자에서 TNF-α 억제제인 Infliximab 치료 후 결핵 발병

  류마티스 관절염, 강직성 척추염, 건선 환자 등에서 TNF-α 억제제인 Etanercept 치료 후 결핵 발병

- **결핵 치료제 간독성, 신경독성 증가 :**

  리팜핀, 피라진아미드 간독성 부작용 증가

  이소니아지드(INH) 간염 부작용 증가

  이소니아지드(INH) 말초 신경병증 부작용 증가 – 예방적으로 피리독신 25~50mg/day 투여 필요

# 노인의 만성 콩팥병

## 나이에 따른 신장기능 감소 (책의 앞부분 총론편 참고)

- 해부학적 퇴화, 생리 기능적 감소(본인은 잘 못 알아챔)
- 사구체 혈류량 감소, 신동맥 협착 증가, 사구체 숫자 감소 등

    ⋯ 40세 이후부터 신기능인 eGFR $0.75 \sim 1mL/min/1.73m^2$ 씩 감소함

    (노인은 신장에서 소변을 농축시키는 능력이 감소함, 과잉 수분을 다량으로 배출시키는

    능력도 감소함)

    ⋯ 수분 배출조절, 전해질 평형 유지능력이 감소함

    ⋯ 동반 질병이나 복용하는 약물로 인해 밸런스 확 악화될(무너질) 수 있음

미국 역학자료 : 3기 이상의 만성 콩팥병 40~50대에서 1.8%, 70세 이후에는 25.9%

호주 역학자료 : 3기 이상의 만성 콩팥병 45~65세 2.5%, 65세 이후에는 54.8%

## 만성 콩팥병 (CKD, 만성 신부전)

- 3개월 이상 지속되는 콩팥 손상의 증거(흔히. 단백뇨, 혈뇨, 조직검사, 영상검사)가 있거나
- 3개월 이상 사구체여과율(eGFR)이 $60mL/min/1.73\ m^2$ 미만으로 지속

| 만성 콩팥병(CKD)의 병기 및 예후 | 알부민뇨(단백뇨) | | |
|---|---|---|---|
| | A1 | A2 | A3 |
| | 정상 ~ 경증 | 중등증 | 중증 |
| | $\langle$30mg/g, $\langle$3mg/mmol | 30-299mg/g, 3-29mg/mmol | ≥300mg/g, ≥30mg/mmol |

| 사구체여과율 eGFR | G1 | 정상 | ≥90 | low risk | moderate risk | high risk |
|---|---|---|---|---|---|---|
| | G2 | 약간감소 | 60~90 | low risk | moderate risk | high risk |
| | G3a | 경증 | 45~59 | moderate risk | high risk | very high risk |
| | G3b | 중등도 | 30~44 | high risk | very high risk | very high risk |
| | G4 | 중증 | 15~29 | very high risk | very high risk | very high risk |
| | G5 | 신기능X | <15 | very high risk | very high risk | very high risk |

# 만성 콩팥병 노인 환자의 흔한 특징

혈청 크레아티닌 수치가 정상이라 하더라도 이미 신기능이 저하된 경우가 흔하고 경미한 신기능 손상 병기에서도 심혈관계 합병증의 빈도가 증가하며 인지기능 감소와 행동장애가 흔하고 신장 전문의에게 의뢰되는 비율이 낮음

# 만성 콩팥병 위험인자

| 고혈압 ⋯ 필터 손상 | 65세 이상 노인 | 자가면역질환 여부 |
|---|---|---|
| 당뇨병 ⋯ 필터 떡짐 | 신질환의 가족력 | 비만 |
| 심혈관계 질환 | 진통제(NSAIDs) 복용 | 요로감염, 신결석 등 |

# 부작용으로 신장 독성이 있는 주요 약물

아미노글리코사이드(항생제)
암포테리신B(항생제)
폴리믹신(항생제)
반코마이신(주사 항생제)
시스플라틴(항암제)

NSAIDs(소염진통제)
조영제(CT촬영)
사이클로스포린(면역억제제)
타크로리무스(면역억제제)
루프 이뇨제

# 만성콩팥병 진단

① 혈압 측정

② 소변 내 단백뇨 정량 (spot urine microalbumin/creatinine 비를 검사)

···ʳ 30mg/g 이상인 경우 미세 알부민뇨로 진단함

③ 혈청 크레아티닌(SCr) 측정 및 사구체 여과율(eGFR) 계산

## 사구체 여과율 계산법

- **Cockcroft-Gault formula**

  CrCl = (140−age)×body weight/plasma creatinine×72(×0.85 if female)

  ···ʳ 1973년에 개발된 구형 계산법

- **MDRD**

  eGFR = 175 ×plasma creatinine$^{-1.154}$×age$^{-0.203}$(×0.742 if female;×1.21 if black)

  ···ʳ 1999년에 개발된 구형 계산법

- **CKD-EPI estimate**

  eGFR = 141×min(Scr/κ,1)α×max(Scr/κ, 1)$^{-1.209}$×0.993$^{Age}$×1.018[if female]×1.159

  [if black] ···ʳ 2021년에 업데이트된 최신 계산법

  ※ 참고로 요즘에는 컴퓨터 자동계산으로 CKD-EPI estimate 공식을 사용하여 사구체
  여과율을 계산하고 있음

# CKD 환자에게 투약 금지인 약물

| 주요약물 | | 기타 약물 |
|---|---|---|
| CrCl⟨60mL/min<br>나이트로퓨란토인<br><br>CrCl⟨50mL/min<br>테노포비어 디소프록실 푸마르산<br>(비리어드)<br>보리코나졸 IV | CrCl⟨30mL/min<br>NSAIDs<br>다비가트란(DVT/PE)<br>리바록사반(DVT/PE)<br><br>GFR⟨30mL/min/1.73m<br>SGLT2 억제제<br>(카나글리플로진, 다파글리플로진,<br>엠파글리플로진)<br>메트포르민<br>기타<br>메페리딘 | CrCl⟨30mL/min<br>아바나필<br>타달라필<br>비스포스포네이트<br>(각 제품 설명서 참조)<br>둘록세틴<br>폰다파리눅스<br>칼륨저류이뇨제<br>트라마돌 ER<br>기타<br>도페틸리드<br>에독사반<br>글리벤클라마이드<br>소타롤 |

# CKD환자에게 용량을 줄이거나 투약간격을 더 늘려야 하는 약물

| 주요약물 | | 기타 약물 | |
|---|---|---|---|
| 항감염약물<br>아미노글리코사이드<br>(투약간격을 늘려야 함)<br>베타락탐계 항생제<br>(페니실린,<br>세프트리악손 예외)<br>퀴놀론계<br>(목시플록사신 예외)<br>플루코나졸<br>반코마이신 | 심혈관계 약물<br>LMWH<br>(에녹사파린)<br>리바록사반(for AFib)<br>아픽사반(for AFib)<br>다비가트란(for AFib)<br>위장관계 약물<br>파모티딘<br>시메티딘<br>메토클로프라미드<br>기타 약물<br>비스포스포네이트<br>리튬 | 항감염약물<br>항결핵제<br>(에탐부톨, 피라진아미드)<br>항바이러스제<br>(아시클로버, 라시클로버,<br>갠시클로비어,<br>발겐시클로비어,<br>오스텔미비어)<br>NRTIs<br>(테노포비어 포함)<br>폴리믹신<br>설파메톡사졸/<br>트리메토프림<br>아즈트레오남<br>암포테리신B | 심혈관계 약물<br>부정맥약<br>(디곡신, 디소피라미드,<br>도페틸리드,<br>프로카이나미드, 소타롤)<br>스타틴<br>통증/통풍 약물<br>알로푸리놀<br>콜키친<br>가바펜틴, 프레가발린<br>모르핀, 코데인<br>트라마돌 ER<br>기타 약물<br>사이클로스포린<br>타크로리무스<br>토피라메이트 |

# 노인의 만성 콩팥병의 치료

질병 진행을 늦추거나 예방해야 함

- **당뇨약 복용** : HbA1c ≤7로 조절해야 알부민뇨(단백뇨) 위험이 줄음
- **심혈관 질환(고혈압 등) 약물 복용** : CKD 환자에게 좋은 혈압약은 ACEI, ARB, ACEI, ARB는 신장의 수출 세동맥을 이완시켜 사구체 압력을 낮춰 알부민뇨 발생을 줄여줌(탈수 상태, 신동맥협착증 환자에서는 오히려 독이 됨 – 신동맥협착증이 있으면 CCB를 선택함)
- **이상지질혈증 약물 복용** : 이상지질혈증은 단백뇨 위험을 높임 ⋯▸ 스타틴 복용
- **CKD 합병증 관리** : 고인산혈증, 미네랄 골질환(비타민D 부족, PTH↑), 빈혈, 고칼륨혈증, 대사성 산증, 체액량 증가(부종)

# 만성 콩팥병 합병증 관리

- **만성 콩팥병으로 인한 ⋯▸ 고인산혈증**
※ 신장에서 인산염 배설 능력 감소로 혈중 인산염 수치가 증가함 ⋯▸ 교정하지 않으면 ⋯▸ 칼슘수치↓, 골밀도 감소, 골절

| 인산염 (PO4) 결합제 | | |
|---|---|---|
| 아세트산 칼슘(네프로) | 1,334mg TID 식사와 함께 | 식사와 함께 복용(스낵도 좋음) 칼슘 수치 관찰이 필요함(칼슘이 있으므로) |
| 탄산 칼슘 | 500mg TID 식사와 함께 | 아세트산 칼슘이 탄산 칼슘보다 음식물 중의 인 흡착력이 더 좋음 주요 부작용: 위장 자극과 고칼슘혈증 |
| 알루미늄 수산화물 | 300~600mg TID 식사와 함께 | 독성 때문에 사용하지 않음(알루미늄이 치매유발) |
| 세벨라머 (렌벨라) | 800~1,600mg TID 식사와 함께 | 아세트산 칼슘 사용으로 인하여 칼슘 수치 상승이 문제될 때 사용하는 약 장관 내에서 음식물로 섭취된 인과 결합 혈중 인산 수치를 낮춤 다른 비타민 흡수를 감소시킬 수 있으니 별도로 비타민제 복용 권장 식도에 걸리면 자극이 있으니 알약을 잘 못 삼키면 가루약으로 조제해 줄 것 총콜레스테롤, LDL 수치를 15~30% 감소시켜 줄 수 있음 주요 부작용: 오심/구토/설사 (>20%), 소화불량, 변비, 복통 |

※ 인산염 결합제 상호작용 : 다른 약물의 흡수를 감소시킬 수 있음

레보티록신, 퀴놀론, 테트라사이클린과 1시간 이상 간격을 두고 복용할 것

| 수크로페릭 옥시수산화물 (벨포로) | 500mg TID 식사와 함께 | 아세트산 칼슘 사용으로 인하여 칼슘 수치 상승이 문제될 때 사용하는 약 수크로페릭 옥시수산화물은 거의 흡수되지 않음(인산염만 배설시킴) ferric citrate는 위장관에서 철분 흡수를 증가시킴 ferric citrate는 국내에서 허가되지 않음 주요 부작용 : 설사, 변비, 대변색 검게 변함 |
|---|---|---|
| ferric citrate (오릭시아) | 420mg TID 식사와 함께 | |
| 란타늄 (포스레놀) | 500mg TID 식사와 함께 | 아세트산 칼슘 사용으로 인하여 칼슘 수치 상승이 문제될 때 사용하는 약 경고 : 위장천공 주요 부작용 : 오심/구토, 설사, 변비, 복통 |

- **만성 콩팥병으로 인한 ··· 비타민D 결핍과 부갑상샘 기능항진증**

※ 신장에서 칼시디올 ··· 칼시트리올로 전환되는데, 신장기능이 떨어지면 칼시트리올로 전환되지 않아 수치가 감소함

비타민D 수치↓··· 장에서 칼슘흡수↓··· 혈중 칼슘 수치↓··· 부갑상선 호르몬 분비↑···
부갑상선 호르몬 수치↑(비타민D 유도체는 부갑상선 호르몬 수치를 낮추기 위해 사용함)

| 비타민D 유도체 | | |
|---|---|---|
| 칼시트리올 (칼시오) | CKD : 0.25~0.5mcg 1일 1회 투석 : 0.25~1mcg 1일 1회 | 부작용으로 칼슘 농도를 올릴 수 있음 칼슘 농도 상승하면 디곡신 독성도 높아짐 주요 부작용 : 고칼슘혈증, 고인산염혈증, 오심/구토/설사 (>10%) 식사와 함께 복용하면 위장 부작용이 줄어듦 칼시페디올은 칼시트리올의 프로드럭임 |
| 칼시페디올 (칼디올) | CKD Stage 3~4: 30mcg 1일 1회 자기전 | |
| 알파칼시돌 (원알파) | CKD : 0.5~1mcg 1일 1회 | |

※ Calcimimetics : 조직에서 칼슘과 유사한 역할을 하는 가짜 칼슘임.

부갑상선에서 칼슘 수용체를 자극하여 칼슘이 많은 것처럼 신호를 보내서 부갑상선 호르몬 분비를 줄여 부갑상선 호르몬 수치를 낮춰 줄 수 있음

| Calcimimetics 칼슘 유사체 | | |
|---|---|---|
| 시나칼세트 (레그파라) | 투석 : 하루 30~180mg 식사와 함께 복용 (자르거나 부수지 말 것) | 비타민D 유도체 사용으로 인하여 칼슘 수치 상승이 문제될 때 부갑상선 호르몬 수치를 낮추기 위해 사용함<br>경고 : 저칼슘혈증<br>부작용 : 근육경련, 감각없음, 오심/구토/설사<br>모니터링 : Ca, PO4, PTH |
| Etelcalcetide (Parsabiv) | 투석 : 2.5~15mg IV 1주에 3번 | |

- **만성 콩팥병으로 인한 … 빈혈**

  정상적인 신장 … Erythropoietin(EPO) 분비 … 골수에서 적혈구 생산

  만성 콩팥병 … EPO 생산↓ … 빈혈(피로, 창백, 어지러움 등)

| 조혈자극제 (ESA) | | |
|---|---|---|
| 에포에틴 알파(팬포틴) | 주 3회 IV | 헤모글로빈 수치 <10g/dL 경우에만 투여<br>Hb >11g/dL이면 혈전색전증 위험 때문에 투약 중단함<br>경고 : 저칼슘혈증<br>부작용 : 혈압상승, 혈전생성 |
| 다베포에틴 알파(네스프프리) | 주 1회 IV | |
| 에포에틴 베타 페길화(미쎄라) | 월 1회 IV | |

※ ESA는 철분(Iron)이 충분해야 효과를 발휘함. 철분 수치를 확인하고 철분 보충제를 추가 해주어야 함.

보통 투석할 때는 철분 주사제를 같이 투여해 줌

- **만성 콩팥병으로 인한 … 고칼륨혈증**

  ▶ 고칼륨혈증 >5.3~5.5mEq/L(정상은 3.5~5mEq/L)

  보통의 식사로 위장관에서 흡수되는 칼륨의 양은 1mEq/kg/day 과잉의 칼륨은 신장에 의해 배설됨.

  신장 배설은 알도스테론, 이뇨제(루프>치아지드), 다량의 소변, 원위 세뇨관에서의 탄산나트륨 같은 이온에 의해 배출이 촉진됨.

  ▶ 정상인은 칼륨을 다량 섭취해도 신장에서 다 배설되고 식사로 인한 인슐린 분비로 칼륨이 세포 안으로 다 들어가 버림.

- 고칼륨혈증이 나타나는 가장 큰 이유는 신부전 때문.
- 당뇨병 환자도 고칼륨혈증에 취약함(인슐린 부족, 저항성 ⋯ 칼륨이 혈장에서 세포 안으로 적게 들어감) (당뇨환자는 ACEI or ARB복용 ⋯ 고칼륨혈증 위험 커짐)
- 고칼륨혈증 증상 : 초기는 무증상, 악화되면 근육 허약, 서맥, 부정맥

| 부작용으로 칼륨 농도를 높이는 주요 약물 | | |
|---|---|---|
| ACEI<br>ARB<br>Aliskiren(텍투나)<br>SGLT2 억제제(카나글리플로진 등)<br>알도스테론수용체 길항제<br>(스피노로락톤)<br>드로스피레논 함유 여성호르몬제 | 칼륨이 함유된 IV주사액<br>(영양주사 포함)<br>칼륨 보충제<br>설파메톡사졸/트리메토프림<br>장기이식 면역억제제<br>(사이클로스포린, 에베로리무스,<br>타크로리무스) | 글리코피롤레이트<br>(분비물 감소제)<br>(수술 전처치, 위궤양 등)<br>헤파린(만성적 사용)<br>NSAIDs<br>펜타미딘(에이즈약 항진균제) |

- **응급상황의 심각한 고칼륨혈증 치료법**
  1. 부정맥부터 막는다
  2. 혈중 칼륨을 세포 안으로 집어 넣는다(빠르게 효과가 나타남)
  3. 칼륨을 체외로 배출시킨다(시간 오래 걸림)

| 메커니즘 | 치료제 | 투여경로 | 발현시간 | 참고 |
|---|---|---|---|---|
| 부정맥 막음<br>(세포막에<br>대한 칼륨의<br>효과를 차단) | 글루콘산칼슘 | IV | 1~2분 | 부정맥을 막기 위해 심장근육 세포를 안정시킴<br>흥분된 심근세포의 역치 전위를 증가시켜<br>고칼륨혈증에 의한 탈분극을 회복시켜 줌 ⋯<br>심근세포 안정 |
| 칼륨을<br>세포 안으로<br>집어 넣음 | 속효성 인슐린 | IV | 30분 | 저혈당을 막기 위해 포도당과 동시 투여 함 |
| | 포도당 | IV | | 인슐린 분비를 더욱 자극시켜줌 |
| | 탄산수소나트륨<br>(NaHCO3) | IV | | 대사성 산증이 있을 경우 투여함<br>알칼리증 유발 ⋯ 세포내액의 수소이온이<br>세포외액으로 이동 ⋯ 세포외액의 칼륨이<br>세포내액으로 이동 |
| | 알부테롤 | 네뷸 | | 빈맥이나 흉통을 관찰하면서 투여함 |
| 칼륨을<br>체외로<br>배설시킴 | 푸로세미드 | IV | | 소변으로 칼륨배설, 탈수 상태 관찰 필요 |
| | 폴리스티렌 설폰산<br>칼슘 (카리메트) | 경구/<br>직장좌약 | | 위장관에서 칼륨과 결합하여 배설<br>(다른 약물과 흡착 상호작용 있음)<br>직장 좌약투여는 좀 더 빠르게 작용함(응급용) |
| | Patiromer<br>(벨타사) | 경구 | | 위장관에서 칼륨과 결합하여 배설<br>(다른 약물과 흡착 상호작용 있음)<br>약효 발현 시작 시간이 늦음 |

| 칼륨을 체외로 배설시킴 | sodium zirconium cyclosilicate | 경구 | 30분 | 위장관에서 칼륨과 결합하여 배설 (다른 약물과 흡착 상호작용 있음) |
|---|---|---|---|---|
| | 투석 | | | 혈액중의 칼륨을 제거해줌 |

- **만성 콩팥병으로 인한 ···▶ 대사성 산증**

  신장 기능이 감소할 수록 원위 세뇨관에서 중탄산나트륨을 재흡수 하는 능력이 떨어짐 ···▶
  대사성 산증이 발생함.

  혈장 중탄산나트륨 농도가 〈22mEq/L 이면 응급상황으로 대사성 산증을 치료함.

| 대사성 산증 치료제 | |
|---|---|
| 중탄산나트륨 (NaHCO3) | 부작용 : 나트륨 농도가 높아지고 체액 저류 발생<br>나트륨 농도 체크하고 고혈압이나 심혈관 질환 있는 사람 주의하면서 관찰 필요 |
| 구연산나트륨 구연산칼륨 | 간에서 중탄산(HCO3)으로 대사됨<br>간부전 환자에게는 효과가 없을 수 있음<br>나트륨 농도 체크 필요 or 칼륨 농도 체크 필요 |

- **만성 콩팥병으로 인한 ···▶ 투석**

  만성 콩팥병 5기 ···▶ 투석

  신장 이식수술을 받지 않은 신부전 5기 환자들은 투석을 해야 함

  혈액투석(HD) : 병원에 가서 투석 받음, 일주일에 3번 3~4시간 소요

  복막투석(PD) : 보통 집에서 시행, 매일 장시간 소요됨

| 투석으로 제거되는 약물은 투석 후 보충해 주어야 함(주로 항생제) | |
|---|---|
| 약물 분자 크기/무게 | 작은 분자가 투석으로 더 잘 제거된다 |
| 약물의 분포용적 | 분포용적이 작은 약물이 투석으로 더 잘 제거된다 |
| 약물의 단백결합 | 단백결합율이 낮은 약물이 투석으로 더 잘 제거된다 |
| 투석기계 투석 막 | 고유량, 고효율 필터가 저유량, 저효율 필터보다 더 많은 약물을 제거함 |
| 투석기계 혈류속도 | 투석액 속도가 빠르면 약물 제거 속도도 빨라짐 |

# 노인성 요실금

- 요절박 : 강하고 갑작스럽게 소변을 보고 싶은 느낌.

  ▶ 요절박은 과민성방광(OAB)의 기본 증상임.

  ▶ 요실금은 있을 수도 있고 없을 수도 있음.

  ▶ 과민성방광(OAB) 환자의 1/3은 요실금이 있다(OAB wet)

  ▶ 과민성방광(OAB) 환자의 2/3은 요실금이 없다(OAB dry)

  ▶ 빈뇨와 야간뇨가 흔히 동반됨

- 빈뇨 : 깨어있을 때 하루 8번 이상 소변을 보는 경우
- 야간뇨 : 밤에 자다가 깨어나서 하루 2번 이상 소변을 보는 경우
- 요실금 : 의도치 않게 소변을 지리는 경우

## 요실금의 종류

| | |
|---|---|
| 절박성 요실금<br>(urge) | 갑자기 소변이 마려운 느낌이 있고 참을 수 없어 흘러나옴<br>신경병증과 관련이 있고 당뇨병, 뇌졸중, 치매와 밀접한 연관이 있음<br>파킨슨병, 다발성 경화증과도 밀접한 연관이 있음 |
| 복압성 요실금<br>(stress) | 복부 압력(운동, 기침, 재채기, 웃음 등)으로 소변이 새어 나옴<br>요도의 닫히는 능력이 떨어지는 경우, 골반근육이 약화된 경우, 임신, 출산, 폐경, 비만,<br>지속적인 기침을 유발하는 질환(천식 등), 골반 부위 수술(자궁적출술, 전립선수술),<br>신경질환 등이 원인 |
| 복합형 요실금<br>(mixed) | Urge + stress |
| 기능성 요실금<br>(functional) | 방광 자체에는 이상이 없음<br>그러나 환자가 정신적, 육체적, 사회적으로 장애나 문제가 있어서 화장실에 가기가 어려운<br>상황(휠체어가 없으면 화장실에 못 가는 등등) |
| 범람성 요실금<br>(overflow) | 방광에 소변이 가득 차 더 이상 저장할 수 없어 소변이 넘쳐흘러 나옴<br>방광수축력의 상실이나 요도 폐색이 원인이고 전립선 비대증, 당뇨병, 말초신경질환, 자궁<br>적출술 후에도 발생함 |

# The Questionnaire for female Urinary Incontinence Diagnosis(QUID) 요실금 설문조사[41]

Q : 지난 한 달간 다음 각 상황에 소변을 지리거나 속옷 또는 패드가 젖은 적이 얼마나 자주 있었습니까?

(전혀 없음: 0점, 거의 없음: 1점, 어쩌다 한번: 2점, 가끔: 3점, 대부분: 4점, 항상: 5점)

**(복압성 요실금)**

1. 기침이나 재채기 할 때?

2. 허리를 숙이거나 무언가를 들어올릴 때?

3. 빠르게 걷거나 뛸 때, 또는 운동할 때?

**(절박성 요실금)**

4. 화장실에서 옷을 내리는 중에?

5. 소변을 봐야 하는 심각하게 불편한 느낌을 느끼고 소변을 지리거나 속옷/패드를 적신적이 있나요?

6. 소변이 갑자기 심하게 급해 화장실에 뛰어가야만 했던 적이 있나요?

## 노인의 요실금으로 인한 동반질환

낙상/골절 위험 ↑, 비뇨기 피부 손상/비뇨기 피부 감염↑, 요로감염↑(소변검사 필요), 자신감↓, 우울장애↑, 성기능↓, 사회적/육체적 고립↑, 수면장애↑, 여행 제한↑, 삶의 질↓, 간병인에 대한 의존성↑, 요실금에 대한 두려움으로 수분섭취를 줄이면서 탈수 위험↑, 성인용 기저귀 구매 비용 부담↑, 방수매트 구매 비용 부담↑

## 노인의 요실금 현황

60세 이상 여성의 38%, 60세 이상 남성의 17%
요양원 입소자의 50%

41) Korean J Fam Pract. 2020;10(4):248-255

# 요실금 치료법

- **절박성 요실금**
  - ▸ 수분 섭취 자제, 생활습관 교정, 골반저근운동(케겔 운동)
  - ▸ 방광 훈련 : 요 절박 발생 전 미리 소변 보기 ⋯▸ 자주 소변을 보다가 점진적으로 시간 연장 ⋯▸ 일주일에 15 ~ 30분씩 시간 연장 ⋯▸ 최종적으로 3시간 반 ~ 4시간으로 시간 연장
  - ▸ 약물치료 : 방광 근육을 이완시켜주는 약
  - ▸ 방광에 보톡스 주사, 꼬리뼈에 전기 자극기 삽입(인위적인 신호를 조절), 방광의 용적을 늘려주는 수술

- **복압성 요실금**
  - ▸ 케겔 운동, 골반 저근 운동(PFMT) – 항문과 질을 조였다 푸는 동작
  - ▸ 약물치료 : 방광 출구를 잡아주는 약
  - ▸ 요실금 테이프 수술 : 질을 약간 째서, 요도 아래에 테이프를 삽입해서 근육을 보강해줌

- **절박성 요실금의 행동요법**
  - ▸ 방광훈련 : 소변이 마려울 때 한 번 참았다가 이후 다시 소변을 보고 싶을 때 화장실 가는 습관 들이기
  - ▸ 골반저근운동(케겔운동) : 항문을 반복적으로 조여주었다 풀었다
  - ▸ 배뇨일지 작성 : 3일 가량 배뇨시간과 양을 기록하여 배뇨 횟수 조절
  - ▸ 배뇨일지 작성 자체만으로 횟수 3번 줄일 수 있음

- **복압성 vs 절박성 요실금 골반저근운동(케겔 운동)의 차이**
  - ▸ 복압성 요실금에는 ⋯▸ 오래 조였다가 풀기(근육 자체 강화)
  - ▸ 절박성 요실금에는 ⋯▸ 짧게 짧게(신경 분산)

# 요실금 약물요법

| 종류 | 약물 계열 | 요실금약 |
|---|---|---|
| 절박성 요실금 (urge) | 항콜린제(M3) | 톨테로딘, 페소테로딘, 솔리페나신, 프로피베린, 옥시부티닌 |
| | 베타3효능제 | 미라베그론(베타미가) |
| | TCAs | 이미프라민, 노르트립틸린, 아미트립틸린 |
| | 국소 에스트로겐 | 에스트라디올, 에스트리올 |
| 복압성 요실금 (stress) | 알파1 효능제 | 슈도에페드린, 페닐에프린 |
| | 국소 에스트로겐 | 에스트라디올, 에스트리올 |
| | TCAs | 이미프라민 |
| | SNRI | 둘록세틴(심발타) |
| 범람성 요실금 (overflow) | 콜린성약 | 베타네콜(하이네콜) |
| | 알파1 차단제 | 탐스로이신, 알푸조신, 독사조신, 테라조신 |

# 절박성 요실금 약물요법

- **절박성 요실금 ···▸ 항콜린제(M3 차단제)**

  부교감신경에 의해 불수의적으로 조절되는 방광 배뇨근의 M3 수용체를 차단하여 방광
  근육을 이완시켜주고 의도치 않은 방광 수축을 경감시켜줌

| 약물 | 용량 | 주의사항 및 부작용 |
|---|---|---|
| 옥시부티닌 (디트로판) | 5mg BID~TID | **금기** : 협우각녹내장 |
| 톨테로딘 (디트루시톨) | 서방형 2~4mg/day | **경고** : 졸림, 어지러움, 시야이상, 혼란, 운전/기계조작 시 주의<br>**부작용** : 어지러움, 졸림, 구강건조, 변비, 안구건조/시야이상, 요저류<br>**참고** : 옥시부티닌은 방광 선택성↓, 지용성↑(항콜린 부작용↑, CNS 부작용↑) |
| 페소테로딘 (토비애즈) | 서방형 4~8mg/day | 톨테로딘은 옥시부티닌보다 지용성이 낮아 CNS 부작용이 적음<br>페소테로딘은 톨테로딘의 프로드럭임 |
| 솔리페나신 (베시케어) | 5~10mg/day | 다리페나신, 솔리페나신은 M3 선택성이 높음<br>But, M3 선택성 높으면 변비 부작용은 더 심함<br>솔리페나신(베시케어)은 QT증가 위험 있음 |
| 프로피베린 (비유피4) | 10~40mg 식후 복용 | 하루 1번 투여하는 제품이 주로 처방됨 |
| 플라복세이트 (스파게린) | 200mg TID | 솔리페나신 반감기 45~86시간, 프로피베린 반감기 약25시간.<br>플라복세이트는 요실금에 효과가 좀 약한 편임 |

## 항콜린제의 노인 치료 장애요소

노인들은 전반적으로 치매, 변비, 기립성지혈압, 낙상/골절 위험이 높은데 항콜린제가 이것을

더욱 악화 시킬 수 있음

## 항콜린제 부작용/약물상호작용

| 항콜린제 부작용 | |
|---|---|
| 말초 부작용 | 구강건조(노인이 가장 불평을 호소하는 부작용) |
| | 안구건조/시야이상(동공 괄약근에 M3수용체 있음) |
| | 요저류 |
| | 변비 |
| 중추 부작용 | 진정(졸음) |
| | 어지러움 |
| | 인지장애, 혼란 |

| 항콜린제 약물상호작용 |
|---|
| 다른 항콜린성 약물과 2중 3중으로 복용할 경우 부작용 증가 |
| 강력 3A4 억제제와 병용 시 톨테로딘, 페소테로딘, 솔리페나신 용량 감량 필요 |
| 콜린성 약물인 치매약 도네페질 등과 서로 반대 작용을 하고 서로의 효과를 상쇄시킬 수 있음<br>이득 대비 손해를 평가해 보고, 항콜린성 약물이 아닌 요실금약으로 변경하는 것이 권장됨 |

- **절박성 요실금 ⋯▸ 미라베그론(B3 효능제)**

  부교감신경에 의해 불수의적으로 조절되는 방광 배뇨근의 B3 수용체에 효능 작용을 하여 방광 근육을 이완시켜주고 의도치 않은 방광 수축을 경감시켜줌

| 약물 | 용량 | 주의사항 및 부작용 |
|---|---|---|
| 미라베그론<br>(베타미가) | 25~50mg/day<br><br>CrCL 15~29mL/min<br>: 25mg/day<br><br>CrCL 〈15mL/min :<br>복용 X | **주의** : 간부전이 있거나 혈압이 심하게 높은 사람<br>**부작용** : 혈압상승, 인후염, 비뇨기 감염, 두통, 변비, 설사, 어지러움<br>**참고** : 효과는 8주 이내로 나타나기 시작함<br>미라베그론은 과민성 방광 증상을 개선하고 방광용적을 늘리며 소변 간격을 늘려줌.<br>미라베그론은 배뇨를 막지 않고 요속을 감소시키지 않으며 요저류를 유하지 않음.<br>**미라베그론이 항콜린제 보다 우수한점** : 항콜린 부작용이 없음.<br>요저류를 유발하지 않음. |

**약물상호작용** : 미라베그론은 2D6 억제제이다. 메토프롤롤, 데시프라민의 혈중 농도를 증가 시킴. 와파린과 디곡신 대사를 막아 부작용을 증가시킬 수 있음

- **절박성 요실금 ⋯▸ 보톡스 주사**

| 약물 | 용량 | 주의사항 및 부작용 |
|---|---|---|
| 클로스트리디움 보툴리눔독소A형 (보톡스) | 0.5mL(5units)로 방광 내에 20군데 주사 (토탈 용량 100units)<br><br>필요 시 12주 이후에 다시 주사 | **금기** : 주사부위에 감염이 있는 경우 (방광염, 요로감염), 요저류가 있는 경우<br>**부작용** : 요로감염, 요저류, 배뇨통<br>**참고** : 보톡스 시술 1~3일 전에 예방적으로 항생제를 투여하고 시술 후 1~3일간 항생제를 복용함 |

- **야간뇨에 ⋯▸ 데스모프레신**

  ※ 데스모프레신은 항이뇨호르몬(ADH)유도체로서 소변 생성을 감소시킨다.

   (투약 후 4시간 이내에만 효과)

   자기 전에 투여하면 새벽에 소변 생성을 막아줌 ⋯▸ 야간뇨 해결

| 약물 | 용량 | 주의사항 및 부작용 |
|---|---|---|
| 데스모프레신 (미니린) | 자기전 0.2~0.6mg<br><br>여자 : 잠자기 1 시간 전 0.2mg<br><br>남자 : 잠자기 1 시간 전 0.5mg | **블랙박스 경고문** : 저나트륨혈증<br>**금기** : 만성 콩팥병 환자, SIADH, 루프이뇨제 복용자, 흡입용 스테로이드 흡입자, 전신 스트로이드 투여자, 체액 저류 위험자(심부전 환자 등)<br>**부작용** : 저나트륨혈증, 두통, 고혈압<br>**참고** : 65세 이상 환자에서 저나트륨혈증 발생률이 더 높게 나타남. (노인주의 약물임)<br>보험 적용이 까다롭고(배뇨일지 작성 필요) 거의 보험적용 안 됨<br>단기간 효과에만 권장(장기 치료로는 사용을 금해야 함) |

# 복압성 요실금 약물요법

- **복압성 요실금 ⋯▸ 알파1효능제(슈도에페드린, 페닐에프린)**

  요도에 대한 선택성이 없고 신체 전반적인 부작용이 있음

  고혈압이 있거나 부정맥이 있는 경우 사용하지 말아야 함

  주요 부작용 : 혈압상승, 떨림, 불안, 동요

- **복압성 요실금 ⋯▸ 국소 에스트로겐**

  경구 투여 전신작용 여성호르몬제를 복압성 요실금 하나 때문에 처방하는 것은 암 발생 위험 등 부작용이 더 커서 권장되지 않음

  국소 에스트로겐은 질과 비뇨기 전반에 걸쳐서 증상을 개선시킴

국소 에스트로겐은 폐경기 이후 여성의 절박성, 복압성 요실금 모두를 개선시킴

그러나 질 위축이 있어야 국소 에스트로겐을 처방하는 것을 권고함

- **복압성 요실금 ⋯▸ TCA(이미프라민)**

  노인주의 약물임, 노인 요실금에 권장되지 않음

  노인은 치매, 변비, 기립성저혈압, 낙상 위험 등이 높기 때문에 권장 X

- **복압성 요실금 ⋯▸ 둘록세틴(심발타)**

  척수의 천골신경에서 배뇨를 조절하는 기전:

  소변 안 볼 때(세로토닌 + 노르에핀에프린 + 글루타메이트)

  소변 볼 때(세로토닌 + 노르에핀에프린)

  둘록세틴은 SNRI로서 이 부분을 강화 시켜주는 효과가 있기 때문에 평상시에는 요도 괄약근을 튼튼하게 잡아주고 소변 볼 때는 풀어주는 효과가 있음

  효과 자체는 좀 미약한 편임(복압성 요실금으로 FDA효능 허가가 안 나옴)

  둘록세틴 허가사항(우울, 불안이나 신경통 등) 적응증이 없으면 처방 안 함

  주요 부작용 : 오심, 구강건조, 피로, 졸림, 어지러움

  저나트륨혈증, SIADH 부작용 발생 위험 우려로 노인주의 약물임

  CrCl 〈30mL/min 이면 복용 X

# 부작용으로 요실금을 악화시키는 약물

| 약물 | 요실금이 악화되는 원리 |
|---|---|
| 알코올, 이뇨제, 카페인 | 이뇨작용 ⋯▸ 소변증가 ⋯▸ 요실금 악화 |
| 콜린성 약물(치매약) | 방광 수축 촉진 ⋯▸ 소변 촉진 ⋯▸ 절박성 요실금(Urge, OAB) 악화 |
| 알파1차단제(탐수로이신 등) | 배뇨 괄약근 이완 ⋯▸ 기침으로도 소변 지림 ⋯▸ 복압성 요실금(Stress) 악화 |
| ACEI | 기침 부작용 ⋯▸ 소변 지림 ⋯▸ 복압성 요실금(Stress) 악화 |
| TCA, 항히스타민제<br>마약류, CCB | 방광수축 억제 ⋯▸ 범람성 요실금(Overflow) 악화<br>변비 악화 ⋯▸ 범람성 요실금(Overflow) 악화 |
| 알파1효능제(슈도에페드린 등) | 배뇨 괄약근 압박 ⋯▸ 방광에 소변 가득참 ⋯▸ 범람성 요실금(Overflow) 악화 |
| 항정신병약, 수면진정제 | 움직임 불량, 섬망 등 유발 ⋯▸ 화장실 가고 싶으나 못 감 ⋯▸ 기능성 요실금(Functional) 악화 |

# 노인의 방광통증후군/간질성방광염

## 질병의 용어 및 정의[42] :

- painful bladder syndrome/interstitial cystitis : 요로감염이나 다른 명백한 병인이 없이 방광의 충만과 함께 발생하는 치골 상부의 통증으로 주간 및 야간 빈뇨를 동반하는 경우
- bladder pain syndrome : 급박뇨나 빈뇨와 같은 배뇨 증상이 적어도 하나 이상 동반하는 방광과 관련된 만성 골반 통증, 압박감 또는 불편감이 있는 경우

## 특정 음식과 음료 섭취 제한 :

- 환자의 대다수는 특정 음식과 음료 섭취로 증상이 악화됨
- 산성음료, 커피, 매운 음식, 알코올음료 등

## 물리치료 : 골반저 물리치료(골반저근운동) 또는 통증유발부위의 주사치료

## 약물 치료 : 펜토산 폴리설페이트 나트륨, 아미트립틸린, 항히스타민제, 신경통약

## 방광 내 주입요법 :

- Dimethyl sulfoxide (DMSO) : 1~2주 간격으로 4~8회 방광 내 주입한 후 15~20분 뒤에 배뇨시킴
- 히알우론산 : 비황산화 점액다당류 방광 점막 하 결체조직에 보충, 자유라디칼 제거, 면역 반응조절 등
- Marcaine, triamcinolone, heparin, Buffered lidocaine : 마취제, 스테로이드, 점액다당

42) Urology Digest 1(2):26-29 (2020)

류를 방광 내 투입

수술/시술 : 방광 수압확장술, 방광 내 배뇨근 보톡스 주사, 천수신경조절술,

사이클로스포린A

# 방광통증후군/간질성방광염 약물요법

| 약물 | 용량 | 주의사항 및 부작용 |
|---|---|---|
| 펜토산<br>폴리설페이트<br>나트륨<br>(펜폴, 게그론,<br>젤미론) | 100 mg TID orally | 헤파린과 비슷한 구조(방광점막을 덮고 있는 점액다당류의 합성제제)<br>방광점막층을 보호하여 소변내에 존재하는 독성 물질로부터<br>방광점막을 보호하는 작용<br>주요 부작용 : 탈모, 위장장애 |
| 아미트립틸린,<br>이미프라민 | 10~25 mg TID | 통증, 과민성 방광 증상 개선, 야간뇨 일부 개선<br>노인은 치매, 변비, 기립성저혈압, 낙상 위험 등이 높기 때문에 권장 X |
| 항히스타민제<br>히드록시진 | 자기전 25mg | 간질성방광염에서 중요한 역할을 하는 것으로 생각되는 비만세포의<br>탈과립(degranulation) 시 분비되는 히스타민 등의 통각물질을 억제 |
| 가바펜틴,<br>프레가발린 | 가바펜틴 :<br>100~300mg<br>자기전,<br><br>프레가발린 :<br>75mg BID<br>필요 시 6배까지<br>증량 | 신경병증성 통증에 유효<br>주요 부작용 : 졸림, 어지러움, 위장장애 |
| 방광 내 주입<br>DMSO | 50 mL weekly for<br>6 wk | 하부요로의 구심성 통각 신경로의 탈민감, 항염증작용, 진통작용,<br>근이완작용 및 콜라겐 용해 등의 다양한 약리학적 기전<br>주요 부작용 : 통증이 악화됨, 마늘 냄새 |

# 노인의 전립선비대증

## 병태생리학 :

40대 이후 ···▶ 전립선이 매년 0.4g씩 커짐

전립선이 커져서 요도를 압박하면 여러 배뇨 문제가 발생

## 전립선 비대증의 하부요로증상 :

- 소변을 자주 보는 빈뇨증상이 나타남
- 밤에 자다가 소변을 자주 보는 야뇨 ···▶ 밤에 2~3번 깸 ···▶ 수면장애 ···▶ 낮에 피곤함
- 절박뇨 증상이 생김, 요주저 증상이 생김(소변이 바로 나오지 않고 한참 후에 나옴)
- 소변 배출속도 감소(줄기가 가늘어짐, 소변이 뚝뚝 끊김), 배뇨 후 점적 증상 발생
- 잔뇨감 호소(방광 내 소변이 남아 있음), 요로감염 발생

## 전립선 비대증으로 인한 합병증 :

- 소변을 배출시키지 못하는 요폐 발생
- 방광이 다 비워지지 않고 소변이 남아있으면 ···▶ 요로감염↑, 신장 감염↑

## 전립선비대증 역학 :

유병율은 나이에 따라 증가함. 40세 이상 부터 전립선이 비대해짐.

전립선 비대 : 60대 이상 ···▶ 50%, 85세 이상 ···▶ 90%

하부요로증상(LUTS) 호소 : 60대 이상 40~70%

# 전립선비대증 진단 방법 :

IPSS, 직장수지검사, 소변검사, PSA 수치, 배뇨일지, 요속검사/잔뇨량검사, 전립선초음파

## IPSS. International prostate symptom score(국제 전립선 증상 점수)[43] :

평소(지난 한 달간) 소변을 볼 때의 경우를 생각하셔서 대략 5번쯤 소변을 본다고 하면 몇
번이나 다음의 불편한 증상이 나타납니까?

1. 평소 배뇨 후 시원치 않고 소변이 남아있는 느낌이 얼마나 자주 있었습니까?
2. 평소 배뇨 후 2시간 이내에 다시 소변을 보는 경우가 얼마나 자주 있었습니까?
3. 평소 소변을 볼 때 소변 줄기가 여러 번 끊어진 경우가 얼마나 자주 있었습니까?
4. 평소 소변이 마려울 때 참기 어려운 경우가 얼마나 자주 있었습니까?
5. 평소 소변 줄기가 약하다고 느낀 경우가 얼마나 자주 있었습니까?
6. 평소 소변을 볼 때 금방 나오지 않아 힘을 주어야 하는 경우가 얼마나 자주 있었습니까?
7. 평소 밤에 잠을 자다가 소변을 보기 위해 몇 번이나 일어나십니까?

    〈1 – 7번 문항〉 전혀없음: 0점, 1번: 1점, 1 – 2번: 2점, 2 – 3번: 3점, 3 – 4번: 4점, 거의
    항상: 5점)

8. 지금 소변을 보는 상태로 평생을 보낸다면 당신은 어떻게 느끼겠습니까?

    〈8번 문항〉 아무 문제 없다: 0점, 괜찮다: 1점, 대체로 만족: 2점, 만족, 불만족 반반: 3
    점, 대체로 불만: 4점, 괴롭다: 5점, 견딜 수 없다: 6점)

    ※ 1번 잔뇨감, 2번 빈뇨, 3번 간헐뇨, 4번 요절박, 5번 약뇨, 6번 요주저, 7번 야간뇨,
    8번 추가질문 이었음.

    ※ 각 질문 별로 0점에서 5점 까지 점수를 매긴 후 합계점수가 0-7점이면 경증, 8-19
    점이면 중등증, 20-35점이면 중증으로 판단 함

## 배뇨일지 :

| | 1일째 | 2일째 | 3일째 | 4일째 |
|---|---|---|---|---|
| 날짜 | 20__년__월__일 | 20__년__월__일 | 20__년__월__일 | 20__년__월__일 |
| 기상시간 | _____시____분 | _____시____분 | _____시____분 | _____시____분 |

43) Korean J Fam Pract. 2020;10(4):248–255

| 취침시간 | | _____시____분 | _____시____분 | _____시____분 | 아침 첫 소변 |
|---|---|---|---|---|---|
| 시간 | | 배뇨량 (ml) | 배뇨량 (ml) | 배뇨량 (ml) | _____ ml |
| 오전 | 5시 | | | | |
| | 6시 | | | | |
| | 7시 | | | | |
| | 8시 | | | | 〈기록시 주의사항〉 |
| | 9시 | | | | |
| | 10시 | | | | *기상/취침 시간을 |
| | 11시 | | | | 꼭 기록하여 |
| 정오 | 12시 | | | | 주십시오. |
| 오후 | 1시 | | | | |
| | 2시 | | | | *3일간 매일 아침 |
| | 3시 | | | | 첫 소변량과 시간을 |
| | 4시 | | | | 기록하여 주십시오. |
| | 5시 | | | | |
| | 6시 | | | | *4일째는 기상 |
| | 7시 | | | | 시간과 아침 첫 |
| | 8시 | | | | 소변량만 기록하여 |
| | 9시 | | | | 주십시오. |
| | 10시 | | | | |
| | 11시 | | | | |
| 자정 | 12시 | | | | |
| 새벽 | 1시 | | | | |
| | 2시 | | | | |
| | 3시 | | | | |
| | 4시 | | | | |
| 하루 총 배뇨횟수 | | _____ 회 | _____ 회 | _____ 회 | |
| 하루 총 배뇨량 | | _____ ml | _____ ml | _____ ml | |

※ 배뇨일지를 바탕으로 병원에서 비뇨기과 전문의가 평가하는 사항

| 임상 지표 | 상세 설명 | 기록사항 |
|---|---|---|
| 1) 24 hour urine volume (하루 총 배뇨량) | 아침 첫 소변 제외, 그 다음날 아침 첫 소변은 포함 | _____ ml |
| 2) Nocturnal urine volume (NUV, 야간 요량) | 취침 시간 중 배뇨 총량 + 아침 첫 소변양 포함 | _____ ml |
| 3) Nocturnal polyuria index (야간다뇨지수) | 2)항목의 값을 1)항목의 값으로 나눈 값 | _____ % |
| 4) Total number of voids (일일 총 배뇨횟수) | 하루 총 배뇨 횟수 | _____ 회 |
| 5) Number of daytime voids (주간뇨 횟수) | 주간에 배뇨한 횟수 | _____ 회 |
| 6) Number of nocturnal voids (야간뇨 횟수) | 야간에 일어나 배뇨한 횟수 | _____ 회 |

| 7) Maximal bladder capacity<br>(기능적 방광용적) | 배뇨일지 중에서 가장 많은 배뇨량 | _____ ml |
|---|---|---|

72시간 배뇨양상 기능검사 판독표 대한비뇨기과학회 표준양식 ver 1.0

| 주된 증상 | 빈뇨<br>절박뇨<br>요실금<br>야간뇨 | 유 □ / 무 □<br>유 □ / 무 □<br>유 (복압 □ 절박 □ 혼합 □) / 무 □<br>유 □ / 무 □ |
|---|---|---|
| 판독 결과(진단명) | 빈뇨<br>과민성방광<br>야간다뇨 | 기질성 □ / 심인성 □ / 정상 □<br>Dry □ / Wet □<br>유 □ / 무 □ |
| 동반 질환 | 신경인성방광<br>전립선비대증(남성) | 유 □ / 무 □<br>유 □ / 무 □ |

## 전립선특이항원(prostate specific antigen, PSA)

- **기본정보**

  PSA는 전립선의 ductal epithelium으로부터 분비되는데 전립선 안에는 많이 있으나 혈중에는 소량만 존재함. 그러나 전립선에 문제가 있을 경우 PSA가 혈중으로 유출되어 혈액검사상 수치가 증가함

- **PSA 상승 요인**

  전립선비대증, 만성 전립선염, 전립선암, 요로감염과 관련된 전립선 염증, 요폐, 도뇨(요도카테터)와 관련된 trauma 등

- **전립선암 선별검사**

  전립선비대증이 의심되어 내원한 환자들에게 전립선암을 감별할 필요가 있는 경우 PSA 검사를 시행, 필요에 따라 전립선초음파, 조직검사도 시행

- **전립선 크기 예측**

  전립선 크기가 40mL 이상임을 예측할 수 있는 PSA 수치의 age-specific criteria는 60대, 70대, 80대에 각각 >1.3 ng/mL, >1.7 ng/mL, >2.0 ng/mL

# 전립선비대증 치료법

- **경도 증상(IPSS 7점 이하)** : ⋯▸ 대기요법
- **중등도 증상** :

전립선 크기↓, PSA↓인 경우 ⋯› **알파1 차단제**

전립선 크기↑, PSA↑인 경우 ⋯› **알파1 차단제 + 5알파환원효소억제제**

발기부전이 동반된 경우 ⋯› **알파1 차단제 + PDE5차단제**

과민, 절박감, 빈뇨 증상이 심한 경우 ⋯› **알파1 차단제 + 항콜린제**

- **중증 증상 :** ⋯› 수술/시술(경요도 전립선절제술, 경요도 침소작술(TUNA), 경요도 극초단파온열요법(TUMT))

# 대기요법(Watchful waiting) : 환자 교육 및 생활습관 개선

- 현재 환자의 하부요로증상에 대해 교육하고 이해시킨다.
- 하부요로증상의 원인이 암으로 인한 것이 아님을 확인하고 이해시킨다.
- 빈뇨와 야간뇨로 불편한 경우 특정 시간대의 수분 섭취량을 줄이도록 한다. 특히 야간뇨가 문제인 경우 늦은 오후와 저녁 시간의 수분 섭취를 제한하도록 권장한다.
- 이뇨작용과 방광자극효과가 있어 빈뇨, 급박뇨, 야간뇨를 일으킬 수 있는 카페인과 알코올 섭취를 줄이거나 피하도록 한다.
- 긴장을 푼 편안한 상태에서 소변을 나누어 보는 이중배뇨(double voiding technique)를 시도해본다.
- 배뇨 후 소변이 몇 방울 흘러나오는 점적이 문제인 경우 회음부부터 요도를 훑어내는 방법 (urethral milking)을 시도해본다.
- 저장증상의 개선을 위해 방광 용적이나 배뇨 간격을 늘릴 필요가 있을 경우 소변이 마려운 느낌이 들 때 소변을 참아보는 방광 훈련을 시도해본다.
- 복용 중인 약물들을 확인하고 배뇨에 영향을 주는 약(예, 이뇨제)의 복용 시간을 조정하거나 가급적 배뇨에 영향이 적은 약으로 교체한다.
- 배뇨를 악화시킬 수 있는 변비를 치료하도록 한다.

# 전립선 비대증 약물요법 : 알파차단제

- **종류**

  테라조신, 독사조신, 알푸조신, 탐수로이신, 실로도신, 나프토딜

- **효과**

하부요로증상의 불편한 증상을 개선해주는 약(증상 완화제)

방광목(bladder neck)과 전립선의 평활근을 이완시켜 소변 배출을 원활하게 해줌

5-알파 환원효소 억제제와는 다르게 효과가 즉각적으로 나타남

국제전립선증상점수(IPSS) 약 35~40% 감소, 최대요속 약 20~25% 증가

40mL 미만의 작은 전립선을 가진 환자에서 더 우수한 약물효능을 보임

알파차단제는 전립선 크기를 감소시켜주지 않으며 급성요폐를 막지 못함

- **부작용**

  가장 흔한 부작용은 무기력, 어지러움, 기립성저혈압

  ▸ **기립성 저혈압**은 혈관확장에 의한 체위변경 시 갑작스런 혈압감소 때문이고 무기력 및 어지러움은 혈압감소에 의한 증상으로 볼 수 있다.

    doxazosin, terazosin에서 두드러지며 alfuzosin, tamsulosin은 적게 발생한다. 심혈관계 질환을 갖고 있거나 혈관에 작용하는 약물(각종 항고혈압제제, 발기부전에 사용되는 PDE5 억제제)을 복용 중인 환자는 알파차단제에 의한 혈관확장에 더욱 민감할 수 있다.

  ▸ **홍채이완증후군 부작용**

    2005년에 최초로 수술 중 홍채이완증후군(intraoperative floppy iris syndrome)이 보고됨. 대부분의 보고는 tamsulosin과 관련된 케이스임. 백내장 수술 전 알파차단제를 처방하지 않도록 주의하는 것은 물론 알파차단제를 복용 중인 환자에서도 백내장 수술이 계획된 경우라면 약물을 중지해야 함.

  ▸ **무사정, 역행성사정 부작용**

    알파1A수용체에 선택적인 약물일수록 비정상적 사정에 대한 위험이 더 큼.

    실로도신↑↑, 탐수로이신↑

- **알파 수용체 선택성**

  ▸ **비선택성 알파차단제** : 테라조신, 독사조신, 알푸조신, 테라조신은 자기 전에 복용한다.

    독사조신 서방형 제제(카두라XL)는 아침에 복용해도 좋다.

  ▸ **알파1A 선택성 알파차단제** : 탐수로이신, 실로도신

| 수용체 종류 | 분포 위치 | 작용 | 효과 |
| --- | --- | --- | --- |
| 알파1A 차단 | 전립선, 요도, 방광목에 존재 | 소변배출 촉진 | 소변불편 증상 감소, 잔뇨량 감소 |

| 알파1D 차단 | 방광에 존재 | | 방광 과민성 감소 | 절박뇨 증상 감소 |
|---|---|---|---|---|
| 알파1B 차단 | 혈관에 존재 | | 혈관 확장 | 기립성 저혈압 유발, 어지러움 유발 |

| 수용체 종류 | 작용 | 탐수로이신<br>(하루날D) | 실로도신<br>(트루패스) | 나프토피딜<br>(플라바스) | 알푸조신<br>(자트랄XL) | 독사조신<br>(카두라XL) | 테라조신<br>(하이트린) |
|---|---|---|---|---|---|---|---|
| 알파1A 차단 | 소변배출 | 00000 | 00000 | 00 | 0000 | 00000 | 000 |
| 알파1D 차단 | 방광 과민개선 | 00000 | 0000 | 00000 | 00000 | 00000 | 00000 |
| 알파1B 차단 | 혈관확장 | 00 | 0 | 00 | 00000 | 00000 | 00000 |

# 전립선 비대증 약물요법 : 5α 환원효소억제제

- **종류**

  Dutasteride : 5α환원효소1유형과 2유형을 모두 저해(1유형 100배, 2유형 3배 더 억제)

  Finasteride : 5α환원효소 2유형만을 저해

- **효과**

  DHT 감소 ⋯▸ 전립선 크기를 줄여주는 약

  전립선상피세포의 세포사멸(apoptosis)을 조장하여 전립선 크기가 줄어들면서 효과를 나타냄.

  약효가 발현되는데 오랜 시간이 걸린다(몇 주~몇 달).

  최대 효과가 나타나기 위해서는 6개월까지 걸리기도 함.

  복용한 지 2~4년이 지나면 국제전립선증상점수가 약 15~30% 감소하고 전립선 크기도 약 18~28% 감소하며 최대요속은 약 1.5~2.0 mL/s 증가함.

  또한, 급성요폐 및 수술 필요성에 대한 장기간(1년 이상)의 위험을 감소시켜줌.

- **효과비교**

  Finasteride : 전립선이 40 mL보다 작은 경우나 PSA 1.4 ng/ml 이하인 경우에는 위약군에 비해 별로 효과적이지 않음(효과 적당하고 부작용 적당한 약)

  Dutasteride : 치료 전 전립선 크기가 30~40 mL인 경우에도 최대요속을 상승시킴(효과도 쎄고 부작용도 쎈 약)

  DHT 감소 효과 말고 하부요로증상 개선에는 거의 동등한 효능을 보임

- **처방기준**

  전립선 용적 30 ml 또는 PSA 1.4 ng/ml 이상인 경우에 보험적용 됨

- **특이사항**

  5α환원효소억제제를 복용한 지 6~12개월이 경과한 후에는 전립선특이항원(PSA) 수치가 약 50% 감소하는 좋은 효과가 있으나, 전립선암 검사 시 전립선특이항원 수치 판독에는 약 물 효과를 참고해서 두 배로 해석해야 함.

- **부작용**

  성기능 관련 부작용[44] : 성욕감소, 발기부전, 역행성 사정과 같은 사정장애, 사정실패, 정 액량 감소.

  기타 부작용 : 여성형 유방, 우울증

# 전립선 비대증 약물요법 : 항콜린제

- **종류**

  tolterodine, trospium, solifenacin, fesoterodine, propiverine, oxybutynin, Imi- dafenacin

- **효과**

  전립선 비대증 환자가 요절박, 빈뇨 등을 호소할 때 쓰는 약.

  과민성 방광에서 주로 처방되는 약으로 전립선 비대증에서는 자극증상을 호소할 때 고려 해 볼 수 있음.

  Tolterodine 연구 : 12~25주 복용 후 주간빈뇨, 야간뇨, 절박요실금, 국제전립선증상점수 가 복용 전에 비해 유의하게 호전됨. 위약군에 비해 절박요실금, 주간 및 24시간 빈뇨가 유 의하게 줄어듦.

- **부작용**

  배뇨 후 잔뇨량 증가와 요폐에 대한 위험 때문에 방광출구폐색이 심한 전립선비대증 환자

---

44) Current Clinical Pharmacology. Volume 12 , Issue 1 , 2017

에서는 일반적으로 권장되지 않는다.

Tolterdine의 가장 흔한 부작용은 구강건조이며, 7~24%의 빈도로 발생

요폐, 변비, 설사, 졸림과 같은 부작용은 대조군과 비슷한 빈도를 보임

# 병용요법

- **알파차단제 + 5α환원효소 억제제 병용요법**
  - ▶ 전립선비대를 억제하는 5α환원효소억제제의 효과와 방광경부와 전립선요도의 평활근을 이완하는 알파차단제의 효과를 이중으로 얻을 수 있는 이상적인 치료법
  - ▶ 알파차단제 ⋯ 수 시간에서 수일 내에 하부요로증상 완화 효과를 나타내고,
  - ▶ 5α환원효소억제제 ⋯ 의미 있는 임상효과를 나타내는 데 수개월이 필요
  - ▶ 5α환원효소억제제 단독요법보다 ⋯ 증상 감소 및 최고 요속 개선에 있어서 효과적
  - ▶ 알파차단제 단독요법보다 ⋯ 급성 요폐 및 수술의 필요성 감소에서 우월
  - ▶ 병용요법은 최소한 1년 이상의 기간을 유지해야 효과가 나타날 수 있고 규칙적인 전립선 특이항원(PSA) 확인이 필요함

- **알파차단제 + 항콜린제 병용요법**
  - ▶ 전립선비대증으로 인한 폐색이 존재하는 경우 50~75%에서 과민성방광(OAB)이 동반됨
  - ▶ 일반적으로 연령이 증가할수록 전립선비대에 의한 폐색의 발생률이 증가하고 과민성방광이 동반되는 경우도 증가됨
  - ▶ 전립선 수술을 한 경우 소변이 줄줄 새는 경우가 많음
  - ▶ 환자에게 빈뇨, 요절박과 같은 자극증상이 폐색증상보다 더 큰 괴로움을 준다고 알려져 있음
  - ▶ 항콜린제는 불수의적 방광수축을 보이는 환자에서 방광수축이 일어날 때 최초 방광 용적을 증가시키고, 수축력을 감소시키며, 최대방광용량을 증가시킴
  - ▶ 임상적으로 중등도 이상에서, 특히 자극증상을 주로 호소하는 환자의 경우 병용요법의 유효성과 안정성이 증명됨. 다만 남성에서 방광출구폐색이 있는 경우에는 항콜린제로 인한 요폐색의 합병증을 증가시킬 수 있으므로 주의가 필요함

- **알파차단제 + PDE5 억제제 병용요법**
  - ▶ NO는 척수 내 반사경로를 억제함으로써 배뇨주기에 관여하고, 요도, 전립선 또는 방광 내

신경전달에도 관여함. PDE 억제제는 배뇨근, 전립선 및 요도의 평활근 긴장도를 줄여 주는 효과가 있음

▶ 거의 모든 PDE5 억제제는 IPSS를 유의하게 감소시켰음(타다라필 5mg이 가장 효과 좋음)

▶ 방광 저장 및 배뇨 증상 모두 PDE5 억제제로 치료하는 동안 동일하게 감소하였으나 배뇨 후 잔뇨량은 대부분의 임상시험에서 변화가 없었음

▶ PDE5 억제제는 니트로글리세린, 니코란딜 등의 협심증약을 복용하는 환자에서는 금기시 되는데, 추가 혈관 확장으로 인해 저혈압, 관상동맥환자에서 심근 허혈, 뇌졸중을 유발할 수 있기 때문임

▶ 알파차단제 + PDE5 억제제는 일부 환자에게 저혈압을 유발할 수 있음을 주의해야 함

▶ PDE5 억제제는 두통, 홍조, 현기증, 소화 불량, 비충혈, 근육통, 저혈압, 실신, 이명, 결막염 또는 시각 이상 등의 부작용이 나타날 수 있음

# 전립선 비대증 증상을 악화시키는 약물

| 약물 | 전립선 비대증 증상이 악화되는 원리 |
|---|---|
| 비충혈제거제(슈도에페드린 등), 알파 효능제 | 요도 배출구 수축 ⋯▸ 교감신경성 약은 소변 배출을 어렵게 함 |
| 항콜린성 약물 (항히스타민제, 근육이완제 등) | 방광 수축 저하 ⋯▸ 방광을 다 비우지 못하고 소변이 남음 |
| 카페인, 이뇨제 | 이뇨작용 ⋯▸ 소변 증가, 야간뇨 증가 (이뇨제는 전립선 비대증 증상을 은폐시키기도 하여 진단에 어려움을 주기도 함) |
| SNRIs | 요도 저항성에 영향을 줌 5-HT, NE 재흡수 차단 ⋯▸ 배뇨 괄약근 파워↑ |
| 테스토스테론 성분 | DHT로 전환됨 ⋯▸ 전립선 비대, 전립선 암 촉진 |
| 마약류 진통제 | 자율신경 기능 부전 유발 ⋯▸ 배뇨곤란 |

# 노인의 발기부전

## 노인의 성기능 :

남성 테스토스테론 : 40대부터 매년 1~2%씩 감소 ⋯➤ 성욕감소, 성생활 빈도수 감소, 사정량 감소 등

여성 갱년기 : 50대에 폐경 ⋯➤ 성욕감소, 질 건조증에 의한 성교통증 등

## 노인의 성생활 :

70~80세 노인의 지난 1년 동안의 성생활 : 남성의 50%, 여성의 21%(Nicolosi 등 국제 연구)

미국 성생활 : 57~64세의 73%, 65~74세의 53%, 75~85세의 26%(Lindau 등 연구)

## 성생활을 하는 노인의 애로사항 : (국내연구)[45]

남성 : 발기가 어렵다고 답변 37%

여성 : 성욕 감소 43%, 질 윤활 감소 39%, 극치감 감소 34% 라고 답변

## 성생활을 하지 않는 이유 : (국내연구)

남성 : 발기부전, 성욕감소

여성 : 배우자가 없거나 배우자가 발기부전이 있기 때문

## 발기부전의 원인 :

- **정신과적 원인(성적 자극에 대한 반응이 떨어짐)**

45) J Korean Med Assoc 2019 June; 62(6):301-307

스트레스, 우울증 등의 정신과적 질병이 있을 때

- **신경학적 원인**

  뇌신경(뇌졸중, 치매, 파킨슨병 등)

  말초신경(당뇨 합병증, 만성적 알코올 섭취, 신경 비타민 부족, 전립선암 수술 등)

  척수신경(척수손상 등)

- **혈류역학적 원인**

  말초혈관질환, 죽상동맥경화증, 고혈압, 외상 등

- **호르몬적 원인**

  테스토스테론 수치 저하, 고프로락틴 혈증, 갑상선 기능저하, 갑상선 기능항진

  (테스토스테론↓, 프로락틴↑, 에스트로겐↑이면 성욕이 저하됨)

- **약물 부작용으로 인한 원인[46]**

  1. 혈압약

     - 이뇨제 – 체액감소 작용이 발기능력에 부정적인 영향을 줄 수 있음

     - 베타차단제–용량에 의존적임(발기과정에서 베타 수용체가 관여함)

     - 메틸도파, 클로니딘–용량에 의존적임

  2. 항우울제

     - TCA, MAOI – TCA인 클로미프라민이 조루증약 임

     - SSRI

       – 조루증약 다폭세틴이 반감기가 짧은 SSRI임

       – 세로토닌을 올려주면 현자타임(발기가 안 되는 시간)이 증가 되고 성욕이 감소함

       – 참고로 SNRI는 성욕감소 부작용이 상대적으로 덜함

  3. 항정신병약

     - 할로페리돌, 클로르프로마진, 티오리다진 – 도파민, 세로토닌, NE 농도가 변하기 때문

  4. 도파민 차단성 약물

     - 리튬, 메토클로프라미드 – 도파민 차단제가 프로락틴 수치를 올리면 테스토스테론이 차단됨

  5. CNS 억제제

     - 만성적인 마약류 진통제 투여 – 테스토스테론 수치가 감소함

---

46) Bella AJ et al 2008, Talbert RL et al., 2011, McVary KT., 2012

- 벤조디아제핀 – 진정시켜주는 약이 성욕도 진정시켜줌

6. 항콜린 부작용이 특히 심한 약
   - 디펜히드라민, TCA, 항구토제, 근육이완제 등

7. H2 차단제
   - 주로 시메티딘 → 항안드로겐 작용 있음

8. 전립선약
   - 피나스테리드, 두타스테리드–성욕↓, 발기력↓, 사정량↓, 발기유지력↓ – 약 중단 후에도 영구적으로 부작용이 있는 경우가 극히 드물게 있음

9. 항안드로겐 약물
   - 디곡신 – 테스토스테론 수치를 낮추는 경향이 있음
   - 스피노로락톤, 전립선암 호르몬 치료제 – 항안드로겐 부작용이 있음

10. 마약 중독자
   - 암페타민, 바르비탈, 코카인, 헤로인 등

## 약물 부작용으로 인한 발기부전 – 약물 조정 방법

- **고혈압약 조정**
  발기부전을 호소하는 경우 ···› 이뇨제, 베타차단제는 발기부전 부작용이 있으니 성기능 부작용이 거의 없는 ACEI, ARB, CCB로 변경 하면 좋음
- **우울증약 조정**
  발기부전을 호소하는 경우 ···› SSRI, TCA, MAOI는 성욕 감소 및 발기부전 부작용이 있으니 ···› 성기능 부작용이 적은 SNRI, 미르타자핀, 부프로피온로 변경 하면 좋음

## 국제 발기력 지수(International Index of Erectile Function; IIEF)

발기 능력, 오르가즘 도달가능, 성적 욕구, 성교 만족도, 총체적 성 만족도 등 5개 도메인 (domain), 15문항으로 구성

- **IIEF–5 : 발기 영역 4문항과 성교 만족도 영역의 1문항**

1. 지난 6개월 동안 삽입할 정도로 발기가 되고 발기 상태가 유지되고 있다는 것에 대한 귀하의 자신감은 어느 정도라고 생각하십니까?

2. 지난 6개월 동안 성적 자극으로 발기되었을 때 성교가 가능할 정도로 충분한 발기가 몇 번이나 있었습니까?

3. 지난 6개월 동안 성교하는 중에 발기 상태가 끝까지 유지된 적이 몇 번이나 있었습니까?

4. 지난 6개월 동안 성교 시에 성교를 끝마칠 때까지 발기 상태를 유지하는 것이 얼마나 어려 웠습니까?

5. 지난 6개월 동안 성교를 시도했을 때 몇 번이나 만족감을 느꼈습니까?

환자가 직접 답한 5개 문항에 각 5점씩 배점하여 5~7점일 때는 중증 발기부전, 8~11점일 때는 중등증 발기부전, 12~16점은 경중등증 발기부전, 17~21점은 경증 발기부전으로 간주함

※ 참고〉 실데나필 복용 ⋯▶ 국제발기력지수 7.3 정도 증가, 국제전립선지수 4.3 정도 감소

# 발기부전 약물치료 : PDE-5 차단제

| 약물 종류 | 국제발기력지수 | |
|---|---|---|
| 미로데나필(엠빅스) | 1위(25.6) | ★★★★★★ |
| 유데나필(자이데나) | 2위(24.2) | ★★★★★ |
| 실데나필(비아그라, 팔팔 등) | 3위(22.1) | ★★★★ |
| 아바나필(제피드) | 4위(22) | ★★★ |
| 바데나필(야일라) | 5위(21.4) | ★★ |
| 타다라필(시알리스, 구구, 센돔, 타다라필 등) | 6위(20.6) | ★ |

- **최적의 약효가 발휘되는 시간 :**

타다라필(24~36시간, 성행위 2시간 전 복용이 가장 베스트 효과가 나옴),

유데나필(12~24시간, 성행위 2시간 전 복용이 가장 베스트 효과가 나옴),

바데나필(8시간, 성행위 30분~1시간 전 공복 복용이 가장 베스트 효과가 나옴),

미로데나필(6~8시간, 성행위 30분~1시간 전 공복 복용이 가장 베스트 효과가 나옴),

아바나필(6시간, 성행위 15분~30분 전 공복 복용이 가장 베스트 효과가 나옴),

실데나필(4시간, 성행위 30분~1시간 전 공복 복용이 가장 베스트 효과가 나옴)

47) 서울대 병원 등 전국 15개 종합병원에서 223명을 대상으로 실시한 제3상 임상시험 결과. 서울대 백재승 교수

## • 실데나필 vs 타다라필

|  | 실데나필 | 타다라필 |
|---|---|---|
| 1시간 후 순간 발기력 | 만족 가능(발기력 강) | 불만족 가능(발기력 중) |
| 약효시간 제한 | 4시간? 이내로 제한 | 다음날까지 여유로움 |
| 특징적 부작용 | 눈부신 시야, 코막힘 | 허리, 근육 통증 |
| 기타 부작용 | 두통, 손발 따뜻 | 근육통 외 부작용은 경미함 |
| 특징적 장점 | 단시간에 깔끔하다 | 전립선 이점이 있다 |
| 못 했을 경우 | 괜히 먹었다 | 전립선 이득, 혈압 감소 이득 |

## • PDE-5 차단제 : 실데나필[48]

| 투여 용량 | 약동학적 특징 | 특이사항 및 부작용 |
|---|---|---|
| 보통 50mg<br>성행위 30분~1<br>시간 전에 복용<br><br>하루 최대 1회<br>투여함<br>(1회 투여 시<br>25~100mg) | 투여 후 최초 효과<br>10분~70분 이내<br>(보통은 30~60분 이내)<br><br>빈속 복용 시 Tmax 30~120분<br><br>3A4 기질약물(major)<br>2C9 기질약물(minor)<br>반감기 : 3~4시간<br>약효발휘시간 : 4시간 | 발기 만족도 : 56~82%<br>신부전 환자 : 25mg로 시작<br>간경화 환자 : 25mg로 시작<br>65세 이상 : 25mg로 시작<br><br>PDE-6차단 ⋯→ 망막의 짧은 파장 시야이상 ⋯→ 눈부심<br>PDE-6차단 ⋯→ 흑색종 위험↑ (BRAF 유전자 양성인<br>사람)<br><br>지방이 많은 음식과 섭취 시<br>Tmax60분 지연, Cmax 29%↓ |

## • PDE-5 차단제 : 타다라필[49]

| 투여 용량 | 약동학적 특징 | 특이사항 및 부작용 |
|---|---|---|
| PRN use :<br>시작용량 10mg<br>성행위 1~2시간 전에<br>복용<br><br>하루 최대 1회 투여함<br>(1회 투여 시  5~20mg)<br><br>Daily use :<br>2.5~5mg/day<br>성행위와 상관 없이<br>일정한 시간에 복용 | 투여 후 최초 효과<br>30분~45분 이내<br><br>Tmax 2~4시간 (평균 2.5시간)<br><br>3A4 기질약물(major)<br>반감기 : 15~35시간<br><br>약효발휘시간 :<br>PRN use : 36시간 까지<br>Daily use : 24시간 까지 | 발기 만족도 : 62~77%<br>신부전 환자 : PRN 5mg로 시작<br>간경화 환자 : 복용X<br>3A4 차단제 복용자 : PRN 72시간 내에 최대<br>10mg<br><br>PDE-11차단 ⋯→ 골격근에 존재 ⋯→ 근육통, 허리<br>통증<br><br>지방이 많은 음식과 섭취 시 ⋯→ 영향 없음<br>Daily use : 전립선 비대증에 처방 |

48) International Journal of Impotence Research(2007) 19, 253-264 등
49) Drug Design, Development and Therapy. 20 April 2018 Volume 2018:12 Pages 935—942 등

- **PDE-5 차단제 : 바데나필**

| 투여 용량 | 약동학적 특징 | 특이사항 및 부작용 |
|---|---|---|
| 보통 10mg 성행위 1시간 전에 복용<br><br>하루 최대 1회 투여함<br>(1회 투여 시 5~20mg) | 투여 후 최초 효과 60분 이내<br><br>빈속 복용 시 Tmax 45~60분<br><br>3A4 기질약물(major)<br>2C9 기질약물(minor)<br><br>반감기 : 4~6시간<br><br>약효발휘시간 : 4~8시간 | 발기 만족도 : 65~80%<br>신부전 환자 : 5mg<br>간경화 환자 : 5mg<br>3A4 차단제 복용자 : 5mg<br><br>PDE-6차단 ⋯→ 망막의 짧은 파장 시야이상 ⋯→ 눈부심<br>(실데나필 보다 덜 하다)<br>QT증가 위험이 약간 있다<br><br>지방이 많은 음식과 섭취 시<br>Tmax 60분 지연, Cmax 18%↓ |

# PDE-5 차단제 : 부작용 복약지도

- **혈압 저하**

  혈압이 5~10정도 감소 가능

  ⋯→ 어지러울 수 있음

  성관계 후 갑자기 일어나면 ⋯→ 기립성 저혈압으로 순간적으로 어지러워 앞이 하얗게 보이거나 넘어질 수 있음

- **피부 혈관 확장**

  손, 발, 몸통 등이 따뜻해질 수 있음

  안면홍조가 생겨서 얼굴이 붉게 될 수 있음

  일시적으로 약효가 나타나는 약 4~6시간 정도만 잠깐 나타났다가 사라짐

  ←⋯ 남자가 약을 먹었는지 여성들이 알 수 있는 방법이 되기도 함

- **코 혈관 확장**

  비충혈이 발생되어 코가 막히는 증상이 약 4~6시간 정도 나타났다가 사라질 수 있음

- **뇌 혈관 확장**

  머리 속에 혈관이 확장 ⋯→ 두통이 느껴질 수 있음

  약효가 나타나는 시간에만 느껴지는 두통임

  반대로 생각하면 ⋯→ 아!! 지금 약효가 있는 시간이구나!, 지금은 바로 발기가 되겠구나! 이렇게도 생각 가능함

- **PDE-6 차단**

  망막의 원뿔세포(Cone), 막대세포(Rod)가 발기 됨(더 강한 빛의 신호를 보내게 됨) ···→ 눈
  부심 부작용이 나타남

- **온 몸의 혈관 확장 ···→ 심장에 부담**

  온 몸에 혈관이 확장되면 피의 면적이 넓어져서 상대적으로 심장에는 부담이 갈 수 있음
  심장이 튼튼한 보통사람은 아무 문제가 안 되는데, 부정맥이나 협심증이나 심부전 같이
  심장이 안 좋은 사람들에게는 무리가 갈 수 있고 때로는 치명적일 수도 있음. 그래서 의사
  처방이 있어야 하는 약임

# PDE-5 차단제 : 상호작용 복약지도

- **PDE-5 차단제 + Nitrate(혈관 확장 + 혈관 확장)**

  ···→ 혈압이 급격하게 떨어지면 ···→ 흉통, 심정지, 실신 등이 올 수도 있음
  Nitrates와 동시 복용은 금기인데..
  니트로글리세린, 니코란딜(시그마트)은 협심증의 경우 경우에 따라 의사 지시 하에 병용
  투여하기도 함

- **PDE-5 차단제 + 3A4 억제제**

  ···→ 대사 억제로 ···→ 약효 및 부작용 증가
  (3A4 억제제 : 에리스로마이신, 클래리트로마이신, 이트라코나졸, 자몽주스 등)

# 노인성 당뇨병

## 나이가 들수록 당뇨병 유병율이 증가하는 이유

췌장의 베타세포 노화로 기능이 감소해서, 복부 비만이 증가해서, 운동을 안 해서, 신체활동이 부족해서, 근육량이 감소해서 등

## 노인 당뇨병 환자가 합병증 위험이 더 큰 이유

젊은이의 당뇨병 환자와 다르게 65세 이상의 당뇨병 환자는 당뇨병으로 있던 기간이 평균적으로 10년 이상 더 길기 때문에 누적된 혈당 상승의 기간으로 인해 만성 합병증 유병율이 더 높고 합병증으로 인한 신체적 의존성이 더 높아져있다.

- 노인 당뇨병 ⋯→ 지난날의 당뇨병 누적기간 ⋯→ 만성 합병증과 연결(대혈관 합병증 : 관상동맥질환, 뇌졸중, 혈관 막힘) (미세혈관 합병증 : 망막병증, 말초신경병증, 신장병증)
- 노인 당뇨병의 만성 합병증 ⋯→ 노인 증후군 발생 및 악화와 연결

## 노인 당뇨병과 노인증후군은 서로를 악화시킴[50]

- **노인우울증** ⋯→ 건강관리↓, 혈당관리↓(미국 노인 당뇨환자의 30%가 노인우울증이 있음[51])
- **다약제복용** ⋯→ 저혈당 등 부작용 증가
- **인지기능장애** ⋯→ 음식관리, 운동관리, 혈당관리, 약 복용 모두 X(노인 당뇨병은 뇌세포에서의 에너지 이용을 저하시키기 때문에 알츠하이머치매, 혈관성치매 위험을 모두 높임)
- **신체활동 및 기능장애** ⋯ 당뇨환자에게↑(당뇨 합병증으로 인해 일상생활수행능력(ADL)이 감소함)
- **방광기능장애(요실금)** ⋯ 고혈당이 소변 촉진, 당뇨합병증으로↑(노인 당뇨병이 있으면 절

50) J Korean Diabetes 2015;16:89-100
51) J Am Geriatr Soc. 2014; 62:1017-1022

박성 요실금 유병율이 3배 증가하고, 복압성 요실금 유병율이 2배 증가함[52])

• **낙상 및 골절** ⋯ 당뇨합병증으로↑, 당뇨약으로↑(인슐린, 설포닐우레아 투여로 인한 저혈당 부작용 발생이 낙상 위험을 높이고 당뇨로 인한 눈 합병증, 말초신경 합병증이 낙상 위험을 높임)

## 노인당뇨병의 혈당관리 목표[53)]

독립적인 노인 ⋯ HbA1c(당화혈색소) : 7~7.5%

노쇠한 의존적인 노인 ⋯ HbA1c(당화혈색소) : 7.5~8%

말기환자 노인 ⋯ HbA1c(당화혈색소) : 8~9%

## 당뇨약의 종류와 메커니즘 및 주요특징

| | SU | Meglitinide | 메트<br>포르민 | TZD | α글리<br>코시다제 | DPP4 | GLP1 | SGLT2 |
|---|---|---|---|---|---|---|---|---|
| 인슐린 분비↑ | 0000 | 0000 | | | | | | |
| 혈당 의존성<br>인슐린 분비↑ | | | | | | 000 | 000 | |
| 인슐린 민감도↑ | 0 | | 0 | 000 | | | | |
| 간에서 당신생↓ | 0 | | 000 | 0 | | | | |
| 포도당 흡수↓ | | | 0 | | 0000 | | | |
| 식후 혈당↓ | | | | | 00 | 000 | 0000 | |
| 글루카곤 분비↓ | | | | | | 000 | 000 | |
| 신장 당재흡수↓ | | | | | | | | 0000 |

## 당뇨약 증량 시 역가 비교

| 제2형 당뇨병 치료제 역가 비교 |
|---|
| 1차 약물 선택은 거의 메트포르민 |
| 3개월 후에도 목표혈당에 도달하지 못할 경우 당뇨약을 추가함 |

52) Diabetes Care. 2006;29(2):385-390
53) J Korean Diabetes 2018;19:200-207

| 역가<br>↑↑↑↑↑ | 역가<br>↑↑↑↑↑ | 역가<br>↑↑↑↑ | 역가<br>↑↑↑ | 역가<br>↑↑ | 역가<br>↑ |
|---|---|---|---|---|---|
| 메트포르민<br>+<br>인슐린 주사 | 메트포르민<br>+<br>GLP-1 주사 | 메트포르민<br>+<br>SU | 메트포르민<br>+<br>TZD | 메트포르민<br>+<br>DPP4 | 메트포르민<br>+<br>SGLT2 |

# 메트포르민

| BIGUANIDE | 메트포르민<br>간에서 포도당 생성↓, 말초조직에서 인슐린 감수성↑, 장에서 포도당 흡수↓, A1C 1~2%↓ |
|---|---|
| 저혈당 여부<br>체중 영향 | 저혈당 여부 : 일으키지 않음<br>체중 : 거의 중립이나 약간 감소시킬 수 있음<br>주요 장점 : 부작용 적음, 위장 부작용은 주로 일시적임, 체중에 대한 영향 없음, 혈당 감소<br>우수함, 심혈관(LDL)에도 좋음 |
| 용량 | 속효성 제제 : 보통 250, 500mg 하루 1~2번<br>서방형 제제 : 보통 500mg 저녁식사와 함께 복용<br>최대용량 : 하루 2,000mg |
| 부작용<br>주요특징 | 부작용 : 보통 잘 적응하나 설사, 오심, 복부팽만, 소화불량, 금속성맛<br>주요특징 : 오심 부작용을 줄이기 위해 식사와 함께 복용<br>서방형 제제는 변으로 알약 껍질이 나올 수 있음 |
| 주의사항<br>금기 | 블랙박스 경고문 : 젖산증 – 신기능 저하자, 만성 음주자, 저산소증의 경우↑<br>주의사항 : eGFR 30~45 주의해서 투약, 비타민B12 흡수저하 시킴, 조영제 투여 전에 복용<br>중단 필요(검사 전날 저녁부터 48시간 중단)<br>투여금기 : eGFR <30 mL/min/1.73m2 |

## 요오드 조영제 투여(CT 촬영) 전 메트포르민 중단 요령

| CKD | | 1기 | 2기 | 3a기 | 3b기 | 4기 | 5기 |
|---|---|---|---|---|---|---|---|
| eGFR | | ≥90 | 89~60 | 59~45 | 44~30 | 29~15 | <15 |
| 요오드<br>조영제 | 정맥<br>투여시 | 중단필요 없음 | | 당일부터 48시간까지 중단<br>하고 신장기능 평가 후 재개 | | 금기 | |
| | 동맥<br>투여시 | 당일부터 48시간까지 중단 하고 신장기능 평가 후 재개 | | | | | |

## 당뇨약(메트포르민) 복약지도

- 이 약은 당뇨병 제1차 선택약 입니다.

- 효과가 좋고 부작용이 적어서 가장 우선적으로 사용되는 약입니다.

- 혈당 생성을 줄여주고 인슐린 저항성을 개선시켜주는 약 입니다.
- 낮에 식후 혈당이 높은 경우 보통 아침에 복용하고
- 아침 공복혈당이 높은 경우 저녁에 복용하기도 합니다.
- 식후 바로 혹은 식사와 함께 드시면 좋습니다.
- 드시다가 위장관이 불편한 경우에는 의사, 약사에게 말씀하세요.
- 조영제 촬영을 하는 경우에는 당뇨약 복용사실을 말씀하세요.

# 설포닐우레아

| SULFONYL UREAS | 글리메피리드, 글리벤클라마이드(다오닐), 글리피짓, 글리클라짓<br>췌장의 베타세포에서 인슐린 분비 ↑, A1C 1~2%↓ |
|---|---|
| 저혈당 여부<br>체중 영향 | 저혈당 여부 : 일으킴<br>체중 : 증가 |
| 용량 | 글리메피리드 : 초기용량 하루 1~2mg, 최대용량 하루 8mg, 식사직전이나 식사와 함께 복용<br>글리벤클라마이드 : 초기용량 하루 2.5~5mg, 최대용량 하루 15mg, 식사직후 복용<br>글리피짓 : 초기용량 하루 5mg, 최대용량 하루 40mg, 식사 30분전 복용 |
| 부작용<br>주요특징 | 부작용 : 보통 잘 적응하나 저혈당, 체중 증가<br>주요특징 : 2년 이상 장기간 복용하면 베타세포 기능이 감소함에 따라 효과가 떨어질 수 있음<br>(내성이 생김), 설포닐유레아와 meglitinides 동시사용X |
| 주의사항<br>금기 | 블랙박스 경고문 : 설파계 알러지 – 설파계간 교차 알러지는 아님<br>주의사항 : 저혈당<br>노인주의(Beers criteria 저혈당) : 글리메피리드, 글리벤클라마이드 |

## 당뇨약(설포닐우레아) 복약지도

- 이 약은 2번째로 많이 쓰이는 당뇨약 입니다.
- 당 조절이 더 필요할 때 추가적으로 사용되는 약입니다.
- 췌장에서 인슐린이 분비되게 하는 약 입니다.
- 보통 아침 식전 30분에서~식사 직후에 복용합니다.
- 글리메피리드, 아마릴, 다오닐, 글리피짓, 디아미크롱 등의 이름이 있습니다.
- 약을 드시고 식사를 거르시면 저혈당 부작용 위험이 증가 합니다.
- 저혈당 증상 : 어지러움, 기운 없음, 식은땀, 손 떨림, 불안, 짜증, 배고픔, 시야 흐림, 머리가 붕 뜨는 느낌 등.

# 티아졸리네디온

| THIAZOLIDINEDIONES TZD | 피오글리타존(액토스), 로지글리타존(아반디아) <br> (PPAR-γ) 효능제 ┅→ 근육 등의 말초조직에서 인슐린 감수성↑, A1C ~1%↓ |
|---|---|
| 저혈당 여부 <br> 체중 영향 | 저혈당 여부 : 일으키지 않으나 인슐린 감수성을 높이므로 인슐린과 병용투여 시 <br> 저혈당 위험을 더 높임 <br> 체중 : 증가 |
| 용량 | 피오글리타존 : 초기용량 하루 15~30mg, 최대용량 하루 45mg <br> 로지글리타존 : 초기용량 하루 4~8mg, 최대용량 하루 8mg <br> 용량조절 : 신기능 감소에 따른 용량조절은 필요 없으나 부종 부작용 때문에 신기능 <br> 감소 시 처방하지 않는다 |
| 부작용 <br> 주요특징 | 부작용 : 말단부종, 체중증가, 골절위험 증가 <br> 주요특징 : 12주는 먹어야 최대효과가 나타남 <br> 로지글리타존(아반디아)은 LDL/총 콜레스테롤/혈압↑ 부작용 있음 <br> 피오글리타존(액토스)은 중성지방 감소 기능 있음 |
| 주의사항 <br> 금기 | 블랙박스 경고문 : NYHA Class Ⅲ/Ⅳ 심부전에 투여 금기 <br> 주의사항 : 심부전 악화 가능, 부종환자 주의, 골절 주의 (특히 여성), 폐경 전 <br> 여성에게 배란을 촉진 시킬 수 있음, 방광암 위험을 높이므로 암 경력자 주의 |

## 당뇨약(TZD) 복약지도

- '경우에 따라 당뇨약'으로 생각하시면 됩니다.
- 중성지방이 낮아지는 장점이 있어서 심혈관에 좋은 당뇨약입니다.
- 손과 발 골절 위험이 증가함(골절 경력 노인 주의)
- 부종 관찰 필요(심부전 악화 위험)
- 체중증가 가능성 있음

# DPP4 억제제

| DPP-4 억제제 | 시타글립틴(자누비아), 리나글립틴(트라젠타), 알로글립틴(네시나) 등 <br> DPP-4 효소를 억제제하여 ┅→ 인크레틴 분해를 막음 ┅→ 인크레틴 작용 연장 ┅→ 췌장에서 인슐린 <br> 합성↑, 글루카곤 분비↓ ┅→ 간에서 포도당 생성↓, A1C ~1%↓ |
|---|---|
| 저혈당 여부 <br> 체중 영향 | 저혈당 여부 : 일으키지 않으나 인슐린 감수성을 높이므로 인슐린과 병용투여 시 저혈당 위험을 <br> 더 높임 <br> 체중 : 중립(영향 없음) |
| 용량 | 시타글립틴 : 하루 50~100mg <br> 리나글립틴 : 하루 5mg <br> 용량조절 : 신기능 감소자는 용량을 감량(리나글립틴은 용량조절 안 해도 됨) |

| 부작용<br>주요특징 | 부작용 : 보통 잘 적응하나 비인두염(감기 증세), 두통<br>삭사글립틴(온글리자)은 부종, 비뇨기감염, 인슐린이나 설포닐유레아와 동시 투여 시 저혈당 등의<br>부작용이 더 많다 |
|---|---|
| 주의사항<br>금기 | 주의사항 : 췌장염, 심한 관절통, 급성 신부전 환자는 주의<br>알로글립틴(네시나)은 간독성이 있다<br>알로글립틴, 삭사글립틴은 심부전이 있으면 처방하지 않는다 |

## 당뇨약 (DPP-4 억제제) 복약지도

- 이 약은 3번째로 많이 쓰이는 당뇨약 입니다.
- 당 조절이 더 필요할 때 추가적으로 사용되는 약입니다.
- 간에서 포도당 생성을 줄여 혈당을 낮춰주는 약 입니다.
- 신장기능이 약하신 분은 이 약을 첫 번째로 사용하기도 합니다.
- 식사와 관계없이 복용 가능 합니다.
- 테넬리아, 트라젠타, 자누비아, 가브스, 제미글로, 네시나, 온글리자 등의 이름이 있습니다.
- 저혈당 부작용은 거의 없습니다.

# SGLT2 억제제

| SGLT2<br>억제제 | 카나글리플로진(인보카나), 엠파글리플로진(자디앙), 다파글리플로진(포시가), 에르투글리플로진<br>(스테글라트로), 신장에서 포도당 배설 증가, A1C 0.7~1%↓ |
|---|---|
| 저혈당 여부<br>체중 영향 | 저혈당 여부 : 일으키지 않으나 인슐린과 병용투여 시 저혈당 위험을 더 높임<br>체중 : 감소(5kg 감소사례 많음)<br>주요 장점 : 카나글리플로진, 엠파글리플로진은 신부전 환자나 신장기능 이점이 있음,<br>다파글리플로진(포시가)은 심부전 입원율을 낮춤 |
| 용량 | 카나글리플로진 : 초기용량 100mg 아침 식사 전에 복용, 최대용량 300mg<br>엠파글리플로진 : 초기용량 10mg 아침에 복용, 최대용량 25mg<br>용량조절 : 신부전 환자의 경우 용량을 감량함 |
| 부작용<br>주요특징 | 부작용 : 비뇨기계 감염, 성기 진균 감염, 소변증가/목마름 증가<br>주요특징 : 케톤산증 위험을 줄이기 위해 수술 3일 전부터 투약을 중단한 후 정상적인 식사가<br>가능할 때 재 투여하기 시작한다.(에르투글리플로진은 4일 전부터 중단) |
| 주의사항<br>금기 | 블랙박스 경고문 : 카나글리플로진은 절단 위험이 있으므로 발에 문제가 있거나 말초신경병증이<br>있으면 투여하지 않는다<br>주의사항 : LDL↑, 고칼륨혈증, 탈수, 저혈압, 혈당이 〈250mg/dL인데도 케톤산증, 심한<br>비뇨기계 감염 위험이 있음. 카나글리플로진은 골절 위험 증가<br>투여금기 : eGFR 〈30 mL/min/1.73m2 |

## 당뇨약 (SGLT-2 억제제) 복약지도

- '이뇨제 당뇨약'으로 생각하시면 됩니다.
- 소변으로 당을 빼주는 약 입니다.
- 제품 이름으로는 포시가, 자디앙, 인보카나 등이 있습니다.
- 체중 감소 효과가 있어서 다이어트에 좋은 당뇨약 입니다.
- 혈압 감소, 심부전 위험 감소에도 도움이 되는 당뇨약 입니다.
- 이뇨작용이 있어서 여름에 탈수상태에서는 주의가 필요합니다.
- 소변으로 당이 나가기 때문에 비뇨기계 감염 위험이 증가합니다.
- 비뇨기가 가렵거나 냄새가 나면 의사, 약사에게 이야기 하셔야 합니다.

# GLP-1 수용체 효능제

| GLP-1 수용체 효능제 | 용량 |
|---|---|
| 엑세나타이드 (바이에타) | 시작 용량: 5µg BID 피하주사 ⋯▶ 한 달 뒤 10µg BID 아침저녁 식사 1시간 전 주사<br>상온에서 30일 보관가능 |
| 엑세나타이드 지속형 (바이듀리언) | 2mg 일주일에 1번 피하주사. 식사와 상관없음.<br>상온에서 28일간 보관 가능 |
| 리라글루타이드(빅토자) (삭센다는 비만치료제) | 시작용량: 첫 주 1번 0.6mg 매일 피하주사 ⋯▶ 둘째 주 1.2mg 매일. 최대 1.8mg까지<br>증량가능. 식사와 상관없음. 상온에서 30일간 보관가능 |
| 둘라글루타이드 (트룰루시티) | 시작용량: 0.75mg 일주일에 1번 피하주사 ⋯▶ 1.5mg까지 증량 가능<br>식사와 상관없음. 상온에서 14일간 보관가능 |

| 주의사항 |
|---|

**작용기전** : GLP-1 수용체 효능제 : 인크레틴 유사체 ⋯▶ 글루카곤 분비를 줄이고 위배출시간을 느리게 하여
포만감을 증가시킴

**특장점** : 체중감소, 심혈관에 좋음

**블랙박스 경고문** : 갑상선 수질 암 – 동물실험에서 발생, 사람은 모름(바이에타 제외).
갑상선 암 위험자는 투여 금지, 다발성 내분비종양증(MEN2) 위험자 투여금지

**경고** : 췌장염(심한 복통, 오심 증상, 담석, 알코올중독, ↑TG인 사람 조심)
CrCl<30mL/min인 사람에게 추천X (바이에타, 바이듀리언)
심한 위장질환, 위무력증 환자에게 추천X

**부작용** : 오심(주요 부작용임), 구토, 식욕감소, 설사, 체중감소(0.9~2.7kg), 주사부위 통증

**참고** : A1C ~1%↓, 식후혈당↓, DPP-4 억제제와 동시 투여하지 않음. 임산부 카테고리 C
엑세나타이드는 도마뱀 침의 성분인 exendin의 합성 버전임
대퇴부나 상완부에 주사해도 좋으나 복부가 가장 좋다.
리라글루타이드는 신장기능에 따른 용량조절 필요 없음
바이듀리언은 주사부위에 결절이 생길 수 있으나 시간이 지나면 사라짐

## 당뇨약(GLP-1 수용체 효능제) 복약지도

- 치료 시작 시에 구역질이 나타날 수 있어요. 물을 충분히 드세요. 만약 구토를 하고 설사가 나타나면 전해질 보충을 해주세요.
- 피하주사 할 때 주사바늘은 새것으로 사용하고 복부부위가 가장 추천 됩니다. 바늘을 빼기 전 10초 정도 꽂아두세요.
- 냉장실에 보관하는데 상온에서 한달 정도 보관 가능해요(트룰루시티는 14일).
- 주사기에 바늘이 꽂인 채로 보관하지 마세요. 바늘을 꽂아두면 약이 새어 나오고 공기방울 도 생겨요.
- 반드시 유효기간을 잘 보고 사용하세요. GLP-1 유사체는 특히 유효기간에 민감합니다.

## 인슐린 주사 복약지도

- 인슐린 주사는 효과가 가장 강력합니다.
- 보통 먹는 약으로 조절이 잘 안 되는 경우에 주사제를 처방합니다.
- 의사의 처방에 따라 정해진 용량을 잘 주사해 주세요.
- 저혈당 부작용을 잘 알아두셔야 되고요.
- 주사바늘은 매번 새로운 것으로 교체하셔야 합니다.
- 개봉 전 인슐린 주사는 기본적으로 냉장보관 인데요.냉장고에서 꺼낸 후 5~10분 후에 주 사하세요.(차가우면 고장 잘 남)
- 개봉 하면 30°C 이하의 실온에 4주정도 보관가능 합니다.

# ADA (당뇨협회) 처방 알고리즘

1차 선택약은 메트포르민(신장기능 감소자의 경우는 메트포르민 X)

| 2차 선택약 추가 | | | | |
|---|---|---|---|---|
| 심혈관 질환이 있는 경우 | 심부전, 신부전이 있는 경우 | 저혈당이 걱정되는 경우 | 체중(비만)이 걱정되는 경우 | 가격이 걱정되는 경우 |
| GLP-1 RA SGLT2i | SGLT2i GLP-1 RA | DPP-4i GLP-1 RA SGLT2i TZD | GLP-1 RA SGLT2i | SU |

# 당뇨약 선택 시 참고사항

| ~~~인 경우 | SU | Megliti | 메트포르민 | TZD | α글리코시다제 | DPP4 | GLP1 | SGLT2 | 인슐린 주사 |
|---|---|---|---|---|---|---|---|---|---|
| 비만 | bad | bad | good | | | good | good | good | bad |
| LDL↑ | | | good | | | | | | |
| 만성신장질환 | bad | | bad | | | | good | good | |
| 심부전 | | | | bad | | | good | good | |
| 죽상경화 등 심혈관질환 | | | | | | | good | good | |
| 위마비 | | | | | | | bad | | |
| 케톤산증 | | | | | | | | bad | |
| 골감소증 | | | | bad | | | | | |

# 당뇨약 선택 시 주요특징

| | SU | Megliti | 메트포르민 | TZD | α글리코시다제 | DPP4 | GLP1 | SGLT2 |
|---|---|---|---|---|---|---|---|---|
| 저혈당 위험↑ | 000 | 000 | | | | | | |
| 부종 위험↑ | | | | 0000 | | | | |
| 저혈압 위험↑ | | | | | | | | 00 |
| 체중증가 | 000 | 000 | | 000 | | | | |
| 체중감소 | | | 0 | | | | 000 | 00 |
| 오심 / 위장 부작용 | | | 00 | | 0000 | | 000 | |
| 간 질환자 피해야 하는 약 | | | 0 | 000 | | | | |
| 심혈관 질환자 피해야 하는 약 | | | | 0000 | | 0 | | |
| 신기능에 따른 용량조절 필요 | 00 | | 000 | | 0 | 0 | 0 | 0 |
| 췌장 베타세포 번아웃↑ | 0000 | 00 | | | | | | |
| 췌장염 위험↑ | | | | | | 0 | | |

| | | | | | |
|---|---|---|---|---|---|
| 골절 위험↑ | | | 000 | | |
| 관절통↑ | | | | 00 | |
| 비뇨기계 감염↑ | | | | | 0000 |
| DKA 급성케톤산증↑ | | | | | 00 |

# 신기능에 따른 당뇨약 선택 및 조절[54]

| CKD | 1~2기 | 3a기 | 3b기 | 4기 | 5기 |
|---|---|---|---|---|---|
| eGFR | ≥60 | 59~45 | 44~30 | 29~15 | 〈15 |
| 메트포르민 | OK | ≤1,000mg/day | 주의 | 금기 | 금기 |
| 설포닐우레아 | | | | | |
| 글리클라짓 | OK | OK | 주의 | 주의 | 주의 |
| 글리메피리드 | OK | OK | 주의 | 주의 | 주의 |
| 글리피짓 | OK | OK | 주의 | 주의 | 주의 |
| 메글리티나이드 | | | | | |
| 레파글리나이드(노보넘) | OK | OK | OK | OK | 주의 |
| 미티글루나이드(글루페스트) | OK | OK | OK | OK | 주의 |
| 나테글리나이드(파스틱) | OK | OK | OK | OK | 금기 |
| DPP4 억제제 | | | | | |
| 시타글립틴 | 100mg | 100mg | 50mg | 25mg | 25mg |
| 빌다글리팁 | 100mg | 50mg | 50mg | 50mg | 50mg |
| 삭사글립틴 | 5mg | 2.5mg | 2.5mg | 2.5mg | 2.5mg |
| 리나글립틴 | 5mg | 5mg | 5mg | 5mg | 5mg |
| 제미글립틴 | 50mg | 50mg | 50mg | 50mg | 50mg |
| 테네글립틴 | 20mg | 20mg | 20mg | 20mg | 20mg |
| 알로글립틴 | 25mg | 12.5mg | 12.5mg | 6.25mg | 6.25mg |
| 에보글리빈 | 5mg | 5mg | 5mg | 5mg | 자료없음 |
| 아나글립틴 | 200mg | 200mg | 200mg | 100mg | 100mg |

54) 대한당뇨병학회. 2019 당뇨병 진료지침

| 티아졸리네디온 | | | | | |
|---|---|---|---|---|---|
| 피오글리타존 | 15/30mg | 15/30mg | 15/30mg | 15/30mg | 15/30mg |
| 로베글리타존 | 0.5mg | 0.5mg | 0.5mg | 0.5mg | 0.5mg |
| SGLT2 억제제 | | | | | |
| 다파글리프로진 | 10mg | 금기 | 금기 | 금기 | 금기 |
| 엠파글리프로진 | 10mg/25mg | 주의 | 금기 | 금기 | 금기 |
| 에르투글리플로진 | 5mg | 주의 | 금기 | 금기 | 금기 |
| 이프라글리플로진 | 50mg | 금기 | 금기 | 금기 | 금기 |
| 알파글리코시다제 억제제 | | | | | |
| 아카보스 | OK | OK | OK | 금기 | 금기 |
| 보글리보스 | OK | OK | OK | 자료없음 | 자료없음 |
| GLP-1 수용체 효능제 | | | | | |
| 릭시세나타이드 | OK | OK | OK | 자료없음 | 자료없음 |
| 리라글루타이드 | OK | OK | OK | OK | 자료없음 |
| 둘라글루타이드 | OK | OK | OK | OK | OK |

# 기저질환 별 피해야 할 당뇨약

| 기저질환 | 피해야 할 당뇨약 |
|---|---|
| 암 | TZD - 피오글리타존, 로지글리타존(방광암↑), GLP-1 효능제(갑상선암↑) |
| 노인 | 설포닐유레아 저혈당 위험(Beers 리스트) |
| 위마비 gastroparesis | GLP-1 효능제, 프람린타이드(심린) |
| 비뇨기 감염, 성기 감염 | SGLT2 억제제 |
| 심부전 | TZD, 알로글립틴(네시나), 삭사글립틴(온글라이자) |
| 간질환 (간독성) | TZD, 알로글립틴(네시나) |
| 저혈당 | 인슐린(기저인슐린 보다 NPH, regular가 더 저혈당 발생위험이 큼)<br>설포닐유레아, Meglitinide(식사를 안 할 시) |
| 저혈압, 탈수 | SGLT2 억제제 |
| 고칼륨혈증 | 카나글리플로진(인보카나) |
| 저칼륨혈증 | 인슐린 주사 |

| (피부 알레르기) 과민반응 | DPP4 억제제 |
|---|---|
| 케톤산증 | SGLT2 억제제(혈당이 높지 않아도.. 유발가능)<br>(급성기 질환, 탈수, 신부전 시 특히 위험) |
| 젖산증(유산산증) | 메트포르민 eGFR <30 투여금기<br>(신기능 저하자, 만성 음주자, 저산소증의 경우↑) |
| 골감소증, 골다공증 | 카나글리플로진(인보카나), TZD |
| 췌장염 | DPP4 억제제, GLP-1 효능제 |
| 말초신경병증, 말초혈관질환 | 카나글리플로진(인보카나) |
| 망막병증 | 세마글루타이드 피하주사(오젬픽) |
| 비만 | 설포닐유레아, Meglitinide, TZD, 인슐린 주사 |
| 신부전 CrCl<30 | 메트포르민, SGLT2 억제제, 글리벤클라마이드,<br>엑세나타이드(바이에타, 바이듀리언) |

# 노인당뇨병 약물 치료상의 특징

- **메트포르민**
  - ▶ 노인에게 AUC, 반감기 증가함
  - ▶ 80세 이상 노인에게 추천되지 않음
  - ▶ 70세 이상 노인은 신장기능 모니터링 필수
  - ▶ 고용량(최대용량) 투여하지 말 것
  - ▶ 오심, 구토, 설사 부작용 더 잘 발생
  - ▶ 심부전(Heart failure) 동반환자에게 젖산증(유산산증) 위험 증가함
  - ▶ B12 결핍 예상해야 함
  - ▶ 저혈당 위험은 적음

- **설포닐우레아**
  - ▶ 최대 관심사는 저혈당 부작용임
  - ▶ 노인 저혈당 증상 : 피로, 허약, 어지러움, 식은땀
  - ▶ 다오닐이 가장 저혈당 부작용 큼(신기능 저하일 경우 축적 됨)
  - ▶ 아마릴은 2019년 비어리스트에 노인주의 약물로 등록됨
  - ▶ 노인에게 선호되는 SU는 글리피짓, 클리클라짓(상호작용X, 신기능 상관X, 저혈당 부작용이 상대적으로 적음)

▸ 체중증가 부작용은 오히려 이득이 됨

- **메글리티니드(노인용 설포닐우레아처럼 생각해도 됨 노보넘, 파스틱 등)**
  ▸ 식후 1~3시간 까지의 혈당 상승을 억제하는 약임(4시간 이후에는 약효가 거의 사라짐)
  ▸ 설포닐우레아보다 반감기가 짧아서 저혈당 부작용 위험이 상대적으로 적다(4시간 이후의 저혈당 부작용↓)
  ▸ 약 복용 후 식사를 꼭 해야 함(식사를 할 때만 약을 투여함) (식사 할 때마다 약을 투여함)

- **DPP-4 억제제**
  ▸ 노인에게 별 다른 위험이 증가하지 않음
  ▸ 노인에게 매우 좋은 당뇨약임
  ▸ 식사와 무관하게 복용가능
  ▸ 저혈당 위험 거의 없음
  ▸ 리나글립틴(트라젠타), 제미글립틴(제미글로), 테넬리글립틴(테넬리아)은 신기능이 나쁠 때도 용량조절 없이 사용가능
  ▸ 알로글립틴(네시나), 시타글립틴(자누비아), 삭사글립틴(온글라이자)은 신기능 저하 시 용량감량이 필요함

- **티아졸리네디온**
  ▸ 피오글리타존(액토스), 로베글리타존(듀비에)
  ▸ '경우에 따라 당뇨약'으로 암기하시오
  ▸ 손, 상완부, 발 골절 위험이 증가함(골절 경력 노인 주의)
  ▸ 부종 관찰 필요(심부전 악화 위험)
  ▸ 체중증가 가능성 있음
  ▸ 중성지방이 낮아지는 장점이 있음

- SGLT-2 억제제
  ▸ 신부전 노인에게 투여하지 않는 약물임
  ▸ 심부전 + 당뇨병 노인에게 적극 투여하는 약물임(신장기능 보면서..)
  ▸ 카나글리플로진, 다파글리플로진 GFR<30mL/min 금기

- ▶ 카나글리플로진, 다파글리플로진 GFR<60mL/min 주의
- ▶ 체중감소 위험
- ▶ 비뇨기 감염 위험
- ▶ 탈수 위험 및 기립성저혈압 위험
- ▶ 고칼륨혈증 위험
- ▶ 75세 이상 노인에게 권장되지 않음

- **인슐린 주사**
  - ▶ 노인에게 인슐린 주사를 처방하는 경우 :
    - » 환자의 전신상태가 좋지 않고 고혈당의 증상이 계속될 때
    - » 체중이 계속 감소하는 경우
    - » 식사요법과 경구혈당강하제로 혈당 조절이 불충분할 때
  - ▶ 노쇠한 노인의 경우 짧은 바늘을 사용함
  - ▶ 노인에게는 기저인슐린을 우선적으로 투여함
  - ▶ 기저인슐린 + 속효성 인슐린도 처방 가능함
  - ▶ 기저인슐린 없이 슬라이딩 스케일 하지 말 것

# 인슐린 슬라이딩 스케일(노인에게 X)

기저인슐린을 사용하지 않고 초속효성 인슐린으로 현재 혈당수치만 기준으로 투여하는 방법

| 혈당(mg/dL) | 초속효성 인슐린 투여 |
|---|---|
| <60 | 인슐린 투여 중단, 의사 진찰 필요 |
| 150~200 | 2 units 인슐린 투여 |
| 201~250 | 4 units 인슐린 투여 |
| 251~300 | 6 units 인슐린 투여 |
| 301~350 | 8 units 인슐린 투여 |
| 351~400 | 10 units 인슐린 투여 |
| 401~450 | 의사 진찰 필요 |

## 슬라이딩 스케일이 노인에게 부적절한 이유

입원환자에게 철저하게 모니터링 하면서 투여하더라도 저혈당 위험이 높다.

권고안 : 기저인슐린 없이 속효성 인슐린만 투여하지 마시오.


## 인슐린 프로파일

| Rapid-Acting Insulin 초속효성 | | | |
|---|---|---|---|
| Aspart | 노보래피드 | 식사 5~15분 전 피하주사 | 작용시간 5~6h |
| Glulisine | 애피드라 | 식사 5~15분 전 피하주사 | 작용시간 5~6h |
| Lispro | 휴마로그 | 식사 5~15분 전 피하주사 | 작용시간 4~6h |

| Short-Acting Insulin 속효성 | | | |
|---|---|---|---|
| Regular | 휴물린R, 노보린R | 식사 30분 전 피하주사 | 작용시간 6~8h |

| Intermediate-Acting Insulin 중간형 | | | |
|---|---|---|---|
| NPH | 휴물린N, 노보린N | 아침, 저녁(자기전) 피하주사 | 작용시간 14~18h |

| Long-Acting Insulin 지속형(기저인슐린) | | | |
|---|---|---|---|
| Detemir | 레버미어 | 1일 1회 아침 피하주사 | 작용시간 20~24h |
| Glargine | 란투스, 투제오, 베이사글라, 글라지아 | 1일 1회 아침 피하주사 | 작용시간 24~30h |
| Degludec | 트레시바 | 1일 1회 아침 피하주사 | 작용시간 36~42h |

| Mixes(NPH/RI) 혼합형 | | |
|---|---|---|
| 70/30 | 휴물린70/30, 노보린70/30, 노보믹스30 | 식사직전 피하주사 |
| 75/25 | 휴마로그믹스25 | 식사직전 피하주사 |
| 50/50 | 휴마로그믹스50, 노보믹스50 | 식사직전 피하주사 |


## 인슐린 실온보관 기간

| | 인슐린 | 30도 이내 | 25도 이내 |
|---|---|---|---|
| 바이알 | 노보래피드, 란투스, 피아스프, 휴마로그, 휴물린알, 휴물린엔, 휴물린70/30 | 4주 | |
| | 믹스타드30HM | 5주 | 6주 |
| | 믹스타드HM | 4주 | 6주 |
| | 애피드라 | | 4주 |

| 펜/<br>카트리지 | 글라지아, 노보믹스, 노보래피드, 란투스, 리조덱, 베이사글라, 휴마로그,<br>휴마로그믹스, 휴물린엔, 휴물린70/30 | 4주 | |
| | 레버미어, 투제오 | 6주 | |
| | 트레시바 | 8주 | |
| | 애피드라 | | 4주 |

# 노인 당뇨병-동반질환 및 합병증 관리

노인당뇨 목표를 A1c 8%로 하더라도~

- 40~75세 까지는 스타틴 적극 투여
- 심방세동이 있으면 항응고제 투여
- 고혈압약 확실하게 투여
- 당뇨합병증은 ⋯▸ 노인 우울증을 유발함
- 당뇨병성 신증, 망막증, 신경병증이 주요 합병증임
- 상처회복 지연과 구강질환 증가도 중요 합병증
- 칫솔질 하루 2번 실시, 치실 매일 사용권장
- 자율신경 손상으로 기립성저혈압 및 낙상위험도 증가함

# 노인 당뇨병 합병증 예방 및 관리

| 항혈소판제 투여 | 노인 당뇨환자에게 2차적인 ASCVD에 예방 목적으로 투여 |
| --- | --- |
| 콜레스테롤 관리 | 당뇨 + ASCVD ⋯▸ 고강도 스타틴 투여, ASCVD 없는 당뇨 노인은 중간강도 스타틴 투여 |
| 혈압, 신장 관리 | 당뇨 + 단백뇨가 있으면 ACEI 혹은 ARB가 1차 선택약 |
| 당뇨병성 신경병증 | 신경이 미세혈관으로 혈류 공급 받음 ⋯▸ 신경 손상 ⋯▸ 신경 영양제, 신경통약 투여 |
| 발 관리 | 당뇨환자 발 관리법을 실천 |
| 당뇨병성 망막병증 | 금연, 혈압, 혈당, 콜레스테롤 관리, 2년마다 건강검진 시 안과에서 망막병증 검사 필요 |
| 신경, 정신 관리 | 인지기능 선별검사와 노인 우울증 선별검사 필요 |
| 예방주사 | B형 간염 백신, 독감 백신, 코로나 백신, 폐렴 백신, 대상포진 백신 |

# 당뇨 합병증 관리 병용처방

- **당뇨병은 혈관병이다!! ⋯ 항혈소판제**

  ▸ 혈당이 높으면 ⋯ 당독소로 작용 ⋯ 대 혈관, 말초 혈관 합병증

  ▸ 혈액이 찐득찐득 해짐(응고인자들 증가 및 활성화됨)

  ▸ 혈관 내피세포 손상(⋯ 혈소판 응집 촉진)

  ▸ 혈관벽에 있는 콜라겐을 당화 시킴(⋯ LDL 잘 달라붙음)

  ▸ 지단백 당화 ⋯ 산화 변형된 LDL ⋯ 혈관 내피세포에 독성

    » 저용량 아스피린(100mg) : 항혈소판제, 고위험군에 대한 심혈관계 위험성 감소

    » 펜톡시필린(트렌탈 서방정) : 뇌순환 장애, 눈의 혈류순환 장애, 말초동맥 순환 장애
      (당뇨병성 혈관병증)

    » 칼리디노게나제(카나쿨린, 크레인) : 당뇨병성 말초혈관 합병증을 동반한 망막, 혈류
      순환(눈), 말초순환장애, 현기증, 어지러움(귀)

    » 사포그릴레이트(안플레이드) : 당뇨병성 말초혈관 합병증에 의한 궤양, 동통, 냉감 등
      허혈성 증상 개선

- **당뇨병은 혈관병이다!! ⋯ 스타틴(콜레스테롤약)**[55]

  ▸ 당뇨환자 이상지질혈증 교정 목표 ⋯ LDL〈100mg/dL, 중성지방 150〈mg/dL

  ▸ ASCVD(관상동맥질환, 허혈성 뇌졸중, 일과성허혈발작, 말초혈관질환) 동반 당뇨환자
    이상지질혈증 교정 목표 ⋯ LDL〈70mg/dL

- **당뇨병성 신경병증 합병증의 증상 및 선별검사**[56]

| | 말초신경병증 합병증 | 자율신경병증 합병증 |
|---|---|---|
| 증상 | 주로 하지(발)에 발생<br>저림, 따끔따끔, 날카로움, 타는 듯한 통증<br>감각 이상 및 저하<br>쉴 때 밤에 심해지는 통증 | 휴식 시 빈맥<br>기립성 저혈압<br>위장관계 신경병증(식도병증, 위 마비, 변비, 설사,<br>변실금 등)<br>신경인성 방광 : 방광이 늘어나고 잔뇨 증가<br>⋯ 복통, 빈뇨, 절박뇨, 요로감염<br>발기 장애<br>땀 분비 장애 |

55) 대한의학회, 질병관리본부
56) Korean Clinical Diabetes J 11:172-173, 2010

| 선별검사 | 10g 모노필라멘트 검사<br>발목 반사 검사<br>진동 지각 검사(128–Hz 소리굽쇠 이용)<br>미시간 신경병증 선별도구(MNSIE) | 자율신경병증검사 |

- **말초신경병증 치료**[57]

  ▶ 병인 치료제

  » 벤포티아민(B1) : 신경전도에 필요한 비타민

  » 메코발라민(B12) : 마이엘린 수초 생성의 원료 비타민임

  » 치옥트산(알파리포산) : 항산화제로서 신경조직에 대한 보호효과

  » 감마리놀렌산 : 신경혈류 유지에 관여하는 프로스타글란딘 E 생성에 중요한 기질임

  ▶ 통증 치료제

  » 프레가발린, 가바펜틴 : 신경접합부에서 통증 전달물질 분비 차단

  » 둘록세틴(SNRI) : 신경접합부에서 세로토닌/노르에핀에프린 재흡수 차단

  » 아미트립틸린 : 신경접합부에서 세로토닌/노르에핀에프린 재흡수 차단

  » 통증이 지속 될 경우 트라마돌이나 마약류진통제 투가 가능

- **자율신경병증 치료**[58]

  ▶ 심혈관계 자율신경병증

  » 엄격한 혈당관리를 피하고 적정수준으로 조절, 운동요법

  » 기립성 저혈압 관리 및 치료법 시행

  ▶ 위장관 자율신경병증

  » 위마비 치료 : 식사요법(저지방/섬유소), 위장운동촉진제, 수술적 요법 등

  » 당뇨병성 장병증 : 설사에는 로페라마이드, 장운동 항진에는 코데인, 세균 과증식에는 항생제, 변실금에는 바이오피드백

  ▶ 비뇨 생식기 자율신경병증

  » 발기부전 : 생활습관 개선, 악화시키는 약물 파악, 발기부전치료제 복용

  » 하부요로증상 : 증상에 따른 요실금 처방

  » 여성 성기능 장애 : 성욕감소, 성교통 등에 윤활제나 국소 에스트로겐 제제 등

57) IRISH COLLEGE OF GENERAL PRACTITIONERS – A Practical Guide to Integrated Type 2 Diabetes Care
58) J Korean Diabetes 2018;19:160–167

▸ 발한 기능 장애

    » 땀샘 기능 장애로 인하여 건조한 피부, 무한증, 열불내성 등의 증상이 나타남

    » 상체 발한증, 하체 무한증이 흔함 : 안면 다한증에는 글리코피롤레이트 처방

- **당뇨 합병증 관리(발 관리)**

  ▸ 발 관리: 건조함/갈라짐 관찰, 감염, 상처, 궤양 등 관찰. 말초동맥 순환 관찰

    » 상처, 티눈, 물집(수포), 멍, 혹 이나 감염증세가 있는지 발과 발가락을 매일 살펴본다.

    » 발에 잘 맞는 편안한 신발을 신는다.

    » 혈액순환에 방해되므로 앉아있는 동안 다리를 꼬지 않는다.

    » 발을 매일 씻고 완전히 말린다.(특히 발가락 사이사이를 잘 말린다.)

    » 맨발로 다니지 않고 양말을 신는다.

    » 건조한 계절에는 발가락 사이를 제외한 발 전체를 촉촉하게 유지 시켜준다.

    » 발톱을 일직선으로 자른 후 발톱 끝을 부드럽게 만든다.

    » 사마귀나 티눈을 제거제를 임의로 사서 바르지 않는다.

- **혈당 조절에 영향을 주는 약물 관리**

| | 부작용으로<br>혈당을 상승시키는 약물 | 부작용으로<br>혈당을 감소시키는 약물 |
|---|---|---|
| 주요 약물 | • 베타차단제(+/−)<br>• 이뇨제 (치아지드, 루프)<br>• 스타틴<br>• 스테로이드 (전신투여)<br>• 타크로리무스<br>• 사이클로스포린<br>• Protease inhibitors(에이즈약)<br>• 퀴놀론 항생제(+/−)<br>• 항정신병약 (올란자핀, 쿠에티아핀 등)<br>• 나이아신 (고지혈증약) | • 리네졸리드<br>• 로카세린(벨빅)<br>• 펜타미딘<br>• 베타차단제(+/−)<br>• 퀴롤론 항생제(+/−)<br>• 트라마돌 |
| 기타 약물 | • 아졸 항진균제<br>• 베타효능제<br>• 옥트레오타이드(+/−) | • 옥트레오타이드(+/−)<br>• 퀴니딘 |

# 노인의 비만

| 노인 비만의 특징 | 노인 비만의 평가 |
|---|---|
| 제지방(지방을 제외한 무게, lean body mas)은 감소하고 체지방이 증가하며, 체지방이 피하에서 체간 심부로 이동함 | 체질량지수(BMI)에 따른 비만 진단은 성인에서 나이와 무관하게 적용되나, 노인에서는 체구성의 변화 및 신장(키)의 감소로 인하여 같은 체질량 지수에서도 체지방량이 더 많을 수 있음을 고려해야 함 |
| 신체활동의 감소로 근육량이 감소함 | |
| 제지방 및 신체활동의 감소로 기초대사율이 감소하는 등 에너지 소비와 섭취에 변화가 생겨 비만과 쇠약이 동반될 수 있음 | 허리둘레, 키 대비 허리둘레 비율, 엉덩이둘레 대비 허리둘레 비율과 같은 복부지방 평가 도구가 노인비만을 진단하고 동반질환 위험을 평가하는데 유용함 |

## 근감소성 비만 체크

| 근육감소 | 병원에서 DXA 장비로 측정 사지의 근육량의 합 / 키의 제곱<br>남성 $7kg/m^2$ 미만, 여성 $5.4kg/m^2$ 미만 |
|---|---|
| 약력저하 | 손으로 쥐는 힘을 측정, 남성 28kg 미만, 여성 18kg 미만 |
| 걷기속도 저하 | 6미터 걷는 속도를 측정, <1미터/초 |
| 근감소증 | 근육감소 + (약력저하 or 걷기속도 저하) |
| 심한 근감소증 | 근육감소 + 약력저하 + 걷기속도 저하 |

## 노인의 체질량 지수(BMI)와 건강

| 분류 | 체질량 지수 (kg/m2) | 키160 사람의 몸무게 | 허리둘레에 따른 위험도 | | 노인 위험도 | 건강에 대한 영향 |
|---|---|---|---|---|---|---|
| | | | 남자 <90cm 여자 <80cm | 남자 ≥90cm 여자 ≥80cm | | |
| 저체중 | BMI <18.5 | <47.4kg | 낮음 | 보통 | 높음 | 소모성 질환 시 버틸 체력↓ |
| 정상 | BMI 18.5~22.9 | 47.4~58 | 보통 | 약간 높음 | 보통 | |
| 비만 전 단계 | BMI 23~24.9 | 59~63 | 약간 높음 | 높음 | 낮음 | 소모성 질환 시 버틸 체력↑ (암, 폐렴 등에 걸렸을 때) |

| | | | | | | |
|---|---|---|---|---|---|---|
| 1단계 비만 | BMI 25~29.9 | 64~76 | 높음 | 매우 높음 | 보통 | |
| 2단계 비만 | BMI 30~34.9 | 77~89 | 매우 높음 | 가장 높음 | 매우 높음 | 고혈압, 심혈관, 당뇨병 위험↑ |
| 3단계 비만 | BMI 〉35 | 〉89kg | 가장 높음 | 가장 높음 | 가장 높음 | 고혈압, 심혈관, 당뇨병 위험↑ |

# 비만노인 체중 감량 시 장점 vs 단점

- **비만노인 체중 감량 시 장점**
  - ▶ 비만 ⋯➔ 골관절염에 부담, 수면 무호흡증에 부담, 심혈관 질환에 부담 등등
  - ▶ 체중감량 ⋯➔ 보행능력 개선, 우울증 개선, 삶의 질 개선, 당뇨병 개선, 심혈관 질환 개선

- **비만노인 체중 감량 시 단점**
  - ▶ 체중감량 시 잘 못하면 ⋯➔ 골밀도 저하, 골다공증 위험 증가, 골절 위험 증가
  - ▶ 체중감량 시 잘 못하면 ⋯➔ 근육감소
  - ▶ 체중감량 시 잘 못하면 ⋯➔ 비타민 등 영양소 감소

# 부작용으로 체중 증가 유발 약물

| 체중 증가 주요약물 | 기타 약물 |
|---|---|
| 항정신병약<br>(클로자핀, 올란자핀, 리스페리돈, 쿠에티아핀 등)<br>당뇨약<br>(인슐린, 메글리티나이드, 설포닐유레아, 티아졸리네디온)<br>기타 약물<br>(발프론산, 리튬, 가바펜틴, 프레가발린, 미르타자핀, 테로이드, TCA 등)<br>질환(갑상선기능저하증) | 베타차단제<br>드로나비놀(대마초 성분)<br>에스트로겐<br>메게스테롤(식욕촉진제)<br>시프로헵타딘(식욕촉진제)<br>MAO 차단제<br>파록세틴(SSRI)<br>미녹시딜(탈모약) |

# 체중 증가 유발 약물 ⋯➔ 변경 방법

| | 체중증가 유발 약제 | 대체약제(체중증가 부작용 거의X) |
|---|---|---|
| 항고혈압 약제 | 베타 차단제 | ACEI, ARB, CCB, 이뇨제 |

| | | |
|---|---|---|
| 항당뇨병 약제 | 설포닐유레아, 메글리티나이드, 인슐린, 티아졸리네디온 | 메트포르민, DPP4억제제, GLP-1 효능제, SGLT2억제제 |
| 항우울제 | TCA, MAO 차단제, 파록세틴(SSRI), 미르타자핀 | 플루옥세틴, 설트랄린, 에스시탈로프람, 부프로피온, SNRI |
| 항정신병제제 | 클로자핀, 리스페리돈, 올란자핀,  쿠에티아핀 등 | 지프라시돈, 루라시돈, 아리피프라졸 |
| 항경련제 | 발프로산, 카바마제핀, 가바펜틴 | 토피라메이트, 조니사미드, 라모트리진 |

# 부작용으로 체중 감소 유발 약물

| 체중 감소 주요약물 | 기타 약물 |
|---|---|
| ADHD약(암페타민, 페틸페니데이트)<br>당뇨약(GLP-1 효능제, SGLT2 억제제, 아밀린 유사체 (프람린타이드))<br>기타 약물(부프로피온, 토피라메이트, 로플루미라스트 (닥사스))<br>질환(갑상선기능항진증, 셀리악병(소아 지방변증), 염증성 장질환 등) | 초중기 치매약(도네페질, 리바스티그민, 갈란타민)<br>항간질약(조니사미드, 에토석시미드)<br>인터페론<br>갑상선약(레보티록신)<br>질환(역류성식도염, 위궤양, 루푸스, 활동성 결핵, 낭포성 섬유증 등) |

# 비만 치료법[59]

| 요소 | 체중감량 | 감량된 체중 유지 |
|---|---|---|
| 식사요법 | • 저칼로리 식사 1200~1500kcal<br>• (지방〈30%, 단백질15~25%, 탄수화물 약 50%)<br>• 균형잡힌 영양소 섭취 (DASH 식단 등) | • 감량된 체중을 유지하기 위해<br>• 낮은 칼로리 식사 섭취<br>• 균형잡힌 영양소 섭취 (DASH 식단 등) |
| 운동치료 | • 빠르게 걷기 같은 중 · 고강도 유산소 운동<br>• 근력운동 | • 빠르게 걷기 같은 중 · 고강도 유산소 운동<br>• 근력운동 |
| 행동치료 | • 종이, 전자일기를 통해<br>• 음식 섭취와 신체활동을 매일 점검<br>• 매주 체중 점검<br>• 당뇨병 예방 프로그램 같은<br>• 행동변화를 위한 구조화된 교육과정<br>• 개입자에 의한 규칙적 피드백 | • 일기를 통해<br>• 음식 섭취와 신체활동 간헐적 점검<br>• 주 2회 이상 체중 점검<br>• 재발 방지 및 개별화된 문제 해결 등<br>• 행동 변화를 위한 교육과정<br>• 개입자에 의한 주기적 피드백 |

59) 대한비만학회, 비만진료지침 2020

# 식사요법

| 식이 | 식이 열량/성분 | 평균 체중감소 | 장점 | 단점 |
|---|---|---|---|---|
| 저열량 식이 | 800~1,500kcal, 55~60% 탄수화물 (고섬유질, 저GI), 〈30% 지방 | 3~12개월에 ≤10% 감소 | 혈당, TG, LDL, 혈압 감소 | 장기간 유지하기가 어려움 |
| 초저열량 식이 | 200~800kcal, 55~60% 탄수화물 (고섬유질, 저GI), 〈30% 지방 | 2~8주 〉10% 감소 | 빠른 체중감소 | 전해질 불균형, 저혈압, 담석 의학적 감시 필요 |
| 저지방 식이 | 1,000~1,500kcal, 20~25% 지방 | 2~12개월에 ≤5% 감소 | 혈당, LDL, 혈압 감소 | 맛이 덜함 쉽게 배고픔을 느낌 TG 상승 |
| 저탄수화물 식이 | 1,000~1,500kcal, 60~150g 탄수화물 | 2~12개월에 ≤5% 감소 | 초기 체중감소가 저지방식이 보다 빠름 혈당, TG, 혈압 감소 | 탄수화물 제한 정도가 크면 LDL수치가 상승할 수 있음 |

| 저탄고지(케토제닉) (저탄수화물 고지방 식사) | |
|---|---|
| 케토제닉 식사 | • 탄수화물은 제한하고 지방을 에너지원으로 사용하게 함<br>• 원래 소아 뇌전증 환자의 발작을 줄이는 치료식으로 개발되었던 것(뇌의 정상적인 포도당 대사를 억제하고 지방을 산화시킨 케톤체를 에너지원으로 사용) |
| 체중감량 효과 | • 저지방 다이어트보다 단기간 체중감량 효과가 좋음<br>(장기적인 체중감량이나 체중 유지 효과는 거의 없음) |
| 부작용 | • 포화지방 과다 섭취 시 LDL수치 상승 ⋯→ 심혈관계에 악영향<br>• 과도한 지방 섭취로 염증반응 증가<br>• 탄수화물 제한 ⋯→ 지방을 에너지로 사용, 지방분해 ⋯→ 케톤산증 증가 ⋯→ 혈액이 산성화됨 ⋯→ Ca HCO3가 빠져나감 ⋯→ 뼈에서 칼슘 빠져나감<br>• 뇌에서 포도당 부족하면 집중력 떨어짐 |

| 간헐적 단식 / 시간 제한 다이어트 | |
|---|---|
| 간헐적 단식 | • 하루는 식사를 하고 하루는 단식을 하는 형태<br>• 일주일에 5일은 식사를 하고 2일은 금식을 하는 형태 등<br>• 일반적으로 금식하는 날에는 전혀 식사를 하지 않거나 제한된 양을 먹도록 하고, 식사를 하는 날에는 자유롭게 식사를 하도록 함<br>• 음식물 섭취 빈도가 변화되면서 전체적인 에너지 섭취량 감소가 수반됨 |
| 시간제한 다이어트 | • 종일 음식물을 먹으면 건강에 해를 줄 수 있다는 것이 제시되면서, 체중조절의 한 방법으로 시간제한 다이어트가 대두됨<br>• 하루 중 음식물을 섭취하는 시간을 8시간 이내로 제한<br>• 대부분 낮 동안 식사를 하고 밤에 아무 것도 먹지 않게 함 |

# 운동치료 : FITT에 따른 권장 운동량

| 운동종류 | 운동강도 | 운동빈도 | 운동시간 |
|---|---|---|---|
| 유산소 운동 (빠르게 걷기 등) | 중강도(VO2R과 HRR의 40~59%)에서 고강도(VO2R과 HRR의 60~89%)로 진행 | 주 3~5일 | 정상 노인 : 1일 30분부터 60분으로 증가<br>노쇠 노인 : 신체에 맞게 적당히.. |
| 저항 운동 (근력 운동) | 1RM의 60~70%에서 점차적 강도 증가 | 주 2~3일 | 대근육군을 이용하여 2~4세트, 8~12회 반복 |
| 유연성 운동 | 긴장이나 경미한 불편감이 느껴질 때까지 신장 | 주 2~3일 | 10~30초간 정적 스트레칭 유지, 각 동작을 2~4회 반복 |

※ FITT(Frequency빈도, Intensity강도, Time시간, Type형태)

　VO2R(여유 산소섭취량), HRR(여유 심박수), 1RM(1회만 운동할 수 있는 최대 무게)

# 약물치료

- 큐시미아 : 6.6% ~ 9.3% 체중감소 효과[60]
- 삭센다 : 4% ~ 6% 체중감소 효과
- 콘트라브 : 4.6% ~ 4.8% 체중감소 효과
- 제니칼 : 2.8% 체중감소 효과

## 비만치료제 : 큐시미아(펜터민 + 토피라메이트)

| 약물 | 용량 | 주의사항 및 부작용 |
|---|---|---|
| 펜터민/ 토피라메이트 (큐시미아) | **시작용량 :** 3.75mg/23mg, 아침식전 14일간 체중에 따라 다르게 설정 가능<br>**최대 용량 :** 5mg/92mg 아침식전<br>CrCl<50mL/min : Max 하루 7.5mg/46mg | **펜터민** : 뇌의 시상하부에서 카테콜아민 분비 ···▶ 식욕억제<br>**토피라메이트(항간질약)** : GABA활성화, 글루타메이트 억제 ···▶ 포만감, 식욕억제<br>**금기** : 임산부, 갑상선기능항진증, 녹내장, 14일 이내 MAO차단제 복용자<br>**부작용** : 빈맥, 중추신경 부작용(불면, 우울, 불안, 자살생각, 두통, 무기력 등), 변비, 구강건조, 미각이상, HCO3↓, 상기도감염, SCr↑<br>**참고** : 간질 발작 우려가 있으니 갑자기 중단 하면 안 되고 서서히 용량을 줄이면서 중단함 |

60) 근거 : 대한비만학회

## 비만치료제 : 삭센다 주사(리라글루타이드)

| 약물 | 용량 | 주의사항 및 부작용 |
|---|---|---|
| 리라글루타이드<br>(삭센다 주<br>6mg/mL,<br>프리필드펜<br>3mL) | **시작용량 :**<br>1일 1회 0.6mg<br>SC<br>1주에 0.6mg<br>씩 증량<br><br>**최대용량 :**<br>1일 1회 3mg | **리라글루타이드(GLP-1 유사체)** : 포만감 증가 ⋯▸ 식욕 억제<br><br>**블랙박스 경고문** : 동물실험에서 갑상선 수질암 위험 증가<br><br>**금기** : 임산부, 갑상선 수질암 경력자<br><br>**경고** : 췌장염, 저혈당, 급성 담낭 질환, 위무력증(삭센다가 위장운동을 느리게 함)<br><br>**부작용** : 오심(매우 흔함), 구토, 설사, 변비, 두통, 소화불량, 피로, 어지러움, 복통<br><br>**참고** : 인슐린 분비를 촉진함. 당뇨약 복용자 저혈당 주의 |

## 비만치료제 : 콘트라브(날트렉손 + 부프로피온)

| 약물 | 용량 | 주의사항 및 부작용 |
|---|---|---|
| 날트렉손/<br>부프로피온<br>(콘트라브) | 서방정 8mg/90mg<br>제1주 : 아침 1정<br>제2주 : 아침 1정, 저녁 1정<br>제3주 : 아침 2정, 저녁 1정<br>제4주 및 이후 : 아침 2정,<br>저녁 2정<br><br>자르거나 부수지 말고<br>그대로 삼킴<br><br>지방이 많은 음식은<br>이 약의 흡수율을 증가시킴 | **날트렉손(opioid 길항제)** : 음식 먹을 때 쾌락을 없애줌 ⋯▸ 식탐 억제<br><br>**부프로피온(항우울제)** : 도파민/노르에핀에프린 활성 보충 ⋯▸ 식욕 억제<br><br>**블랙박스 경고문** : 주요우울장애 환자 및 정신병 환자는 복용 X, 자살 생각을 증가시킬 수 있음<br><br>**금기** : 임산부, 마약중독자, 알코올 중독자, 관리되지 않은 고혈압자, 뇌전증 환자, 14일 이내 MAO차단제 복용자<br><br>**부작용** : 오심, 설사, 변비, 두통, 어지러움, 구강건조, 불면, SCr↑<br><br>**참고** : 날트렉손은 마약류 진통제의 진통효과를 차단함. 아편성 약물을 투여 받고 있는 환자에게는 투여 금기임 |

## 비만치료제 : 오르리스타트(제니칼)

| 약물 | 용량 | 주의사항 및 부작용 |
|---|---|---|
| 오르리스타트<br>(제니칼) | 지방을 함유하는<br>식사와 함께<br>복용하거나<br>식사 후 1시간<br>이내에<br>1회 120 mg,<br>1일 3회<br>경구투여 | **오르리스타트(리파제 차단제)** : 음식 중의 지방 분해를 막음 ⋯▸ 지방흡수 억제<br><br>**금기** : 임산부, 만성 흡수 불량 증후군 환자, 담즙분비정지 환자<br><br>**경고** : 드물게 간손상, 담즙 정체, 요로결석 위험↑, 신장결석 위험↑, 당뇨환자는 저혈당 위험↑<br><br>**부작용** : 지방변, 방귀, 팬티에 지방질 액체 묻음, 대변 충동↑, 변실금↑<br><br>**참고** : 지용성 비타민의 흡수를 방해함.<br>지용성 비타민이나 눈 영양제 등은 최소 2시간 이상 간격을 두고 복용.<br>평소에 지방이 적은(<30%) 음식을 먹어야 부작용도 줄어듦 |

# 동반질환에 따른 항비만 약제 선택

| | 고혈압 | 관상동맥 | 신부전<br>(30~49) | 간장애<br>(child-Pugh 5~9) |
|---|---|---|---|---|
| 큐시미아 | 맥박↑ | 맥박↑ | 7.5/46 까지만 | 7.5/46 까지만 |
| 삭센다 | OK | OK | OK | 담석주의 |
| 콘트라브 | 혈압↑, 맥박↑ | 혈압↑, 맥박↑ | 하루 1알 만 | 하루 1알 만 |
| 제니칼 | OK | OK | OK | 담석주의 |

| | 녹내장 | 췌장염 | 우울장애 | 뇌전증 | 마약류 복용자 |
|---|---|---|---|---|---|
| 큐시미아 | 악화가능 | OK | OK | 주의 | OK |
| 삭센다 | OK | 과거력자 금기 | OK | OK | OK |
| 콘트라브 | 악화가능 | OK | 자살위험 | 발작 역치↓ | 효과상쇄 |
| 제니칼 | OK | OK | OK | OK | OK |

참고〉 비만 클리닉에서 처방하는 젊은 사람의 비만처방 예시 및 설명

## 30대 여성의 처방전

| | 처방 의약품의 명칭 | 1 회<br>투약량 | 1 일<br>투여<br>횟수 | 총<br>투약<br>일수 |
|---|---|---|---|---|
| (비급여) | 이지다이트에스정 () | 1.00 | 2 | 90 |
| (비급여) | 다이센캡슐 () | 1.00 | 2 | 90 |
| (비급여) | 앤티프레스캡슐 [1캡슐] (1캡슐 | 1.00 | 2 | 90 |
| (비급여) | 세티정25밀리그람 [1정] (1정) | 1.00 | 2 | 90 |
| (비급여) | 알룬정 () | 1.00 | 2 | 90 |
| (비급여) | 마이다정 () | 1.00 | 2 | 90 |
| 645203761 | 라벤다크림 [15g/개] (15g/개) | 1.00 | 1 | 1 |
| (비급여) | 올리엣120mg () | 1.00 | 1 | 90 |

| 성분 | 분류 | 효과 | 주요 부작용 |
|---|---|---|---|
| 아세트아미노펜 200mg, 에페드린염산염<br>25mg, 카페인무수물 25mg | 교감신경<br>자극 | 대사항진 | 빈맥, 혈압 상승, 손떨림, 수면 장애 |
| 다엽가루 250mg, 오르소시폰가루 150mg | 녹차 성분 | 지방분해 | 간독성 주의 |
| 플루옥세틴염산염 22.4mg | SSRI | 식욕억제 | 오심, 위장장애, 어지러움, 성욕감소 |
| 토피라메이트 25mg | 간질약 | 식욕억제 | 빈맥, 기분 장애, 수면 장애 |

| | | | |
|---|---|---|---|
| 알긴산 200mg, 카르복시메틸셀룰로오스나트륨 100mg | 식이섬유 | 포만감 증진 | 복부팽만, 오심, 변비, 설사 |
| 수산화마그네슘 500mg, 노회건조엑스 100mg, 우르소데옥시콜산 10mg | 변비약 | 장운동 촉진 | 복통, 설사 |
| 오르리스타트 120mg | 리파제 차단 | 지방흡수억제 | 지방변, 방귀, 변실금 |

## 30대 남성의 처방전

| 처방 의약품의 명칭 | 1 회 투약량 | 1 일 투여횟수 | 총 투약일수 |
|---|---|---|---|
| 비) 649800580 로세틴캡슐10mg/1캡슐 | 1 | 2 | 28 |
| 비) 671701590 토파케이정25mg/1정 | 0.5 | 2 | 28 |
| 비) 657301520 마이부틴정/1정 | 1 | 2 | 28 |
| 비) 642100160 다이크로짇정/1정 | 0.25 | 1 | 28 |
| 비) 669905180 디카틴정/1정 | 1 | 3 | 28 |
| 비) 669905870 카푸린에스정(내복)/1정 | 1 | 3 | 28 |

| 성분 | 분류 | 효과 | 주요 부작용 |
|---|---|---|---|
| 플루옥세틴염산염 11.2mg | SSRI | 식욕억제 | 오심, 위장장애, 어지러움, 성욕감소 |
| 토피라메이트 12.5mg(1/2정) | 간질약 | 식욕억제 | 빈맥, 기분 장애, 수면 장애 |
| 트리메부틴말레산염 100mg | 위장운동 | 비만약, 부작용 경감 | 거의 없음 |
| 히드로클로로티아지드 6.25mg(1/4 정) | 이뇨제 | 부종 경감 | 소변증가, 혈압감소 |
| L-카르니틴 330mg | 대사촉진 | 지방분해 | 췌취(땀 냄새), 설사 |
| 아세트아미노펜 200mg, 에페드린염산염 25mg, 카페인무수물 25mg | 교감신경 자극 | 대사항진 | 빈맥, 혈압 상승, 손떨림, 수면 장애 |

## 30대 여성의 처방전

| 처 방 의 약 품 의   명 칭 | 1회 투약량 | 1일 투여횟수 | 총 투약일수 |
|---|---|---|---|
| 641806060 콘트라브서방정 ( 1 / 정 ) | 1.00 | 2 | 28 |
| 647302950 노브세틴캡슐10밀리그램 ( 1 / 캡슐 ) | 1.00 | 2 | 28 |
| 670604480 에스라진정 ( | 1.00 | 2 | 28 |
| 669905870 카푸린에스정 ( 1 / 정 ) | 1.00 | 2 | 28 |
| 648603290 비우미정 ( 1 / 정 ) | 1.00 | 2 | 28 |
| 642100160 다이크로짇정 ( 1 / 정 ) | 0.50 | 2 | 28 |
| 690301350 엘론드정 ( 1 / 정 ) | 1.00 | 2 | 28 |
| 647302620 디아글리정0.3밀리그램 ( 1 / 정 ) | 1.00 | 1 | 28 |
| 643307660 제니칼캡슐120밀리그램 ( 1 / 캡슐 ) | 1.00 | 1 | 28 |
| -- 이하 여백 -- | | | |

| 성분 | 분류 | 효과 | 주요 부작용 |
|---|---|---|---|
| 날트렉손염산염 8mg, 부프로피온염산염 90mg | 아편길항제 항우울제 | 식탐억제 식욕억제 | 혈압상승, 빈맥, 오심, 설사, 변비, 두통, 어지러움, 구강건조, 불면 |
| 플루옥세틴염산염 11.2mg | SSRI | 식욕억제 | 오심, 위장장애, 어지러움, 성욕감소 |
| 방풍통성산건조엑스(4.6→1) 475mg | 방풍통성산 | 지방분해 | 전신권태감, 발열 |
| 아세트아미노펜 200mg, 에페드린염산염 25mg, 카페인무수물 25mg | 교감신경 자극 | 대사항진 | 빈맥, 혈압 상승, 손떨림, 수면 장애 |
| 수산화마그네슘 500mg, 노회건조엑스 100mg, 우르소데옥시콜산 10mg | 변비약 | 장운동 촉진 | 복통, 설사 |
| 히드로클로로티아지드 12.5mg(1/2 정) | 이뇨제 | 부종 경감 | 소변증가, 혈압감소 |
| L-카르니틴 330mg | 대사촉진 | 지방분해 | 췌취(땀 냄새), 설사 |
| 보글리보스 0.3mg | 당뇨약 | 탄수화물 흡수억제 | 저혈당, 복통, 소화불량, 설사, 방귀 |
| 오르리스타트 120mg | 리파제 차단 | 지방흡수억제 | 지방변, 방귀, 변실금 |

## 20대 여성의 처방전

| 처 방 의 약 품 의      명 칭 | 1회 투약량 | 1일 투여횟수 | 총 투약일수 |
|---|---|---|---|
| 644601380 토맥정 25밀리그램 ( 1 / 정 ) | 0.50 | 3 | 30 |
| 644602360 카엘정_ ( 1 / 정 ) | 0.50 | 3 | 30 |
| 670602300 티오시드정 ( 1 / 정 ) | 1.00 | 3 | 30 |
| 669605090 아이셰틴캡슐20밀리그램 ( 1 / 캡슐 | 1.00 | 3 | 30 |
| 657305800 스티론정 ( 1 / 정 ) | 1.00 | 3 | 30 |

| 성분 | 분류 | 효과 | 주요 부작용 |
|---|---|---|---|
| 토피라메이트 25mg | 간질약 | 식욕억제 | 빈맥, 기분 장애, 수면 장애 |
| 아세트아미노펜 200mg, 카페인무수물 10mg, 에페드린염산염 13mg | 교감신경 자극 | 대사항진 | 빈맥, 혈압 상승, 손떨림, 수면 장애 |
| 티옥트산(알파리포산)  200mg | AMPK 활성 조절 | 식욕억제 에너지소비 증가 | 거의 없음 |
| 플루옥세틴염산염 22.4mg | SSRI | 식욕억제 | 오심, 위장장애, 어지러움, 성욕감소 |
| 티아넵틴나트륨 12.5mg | 항우울제 SSRE | 식욕억제 (스트레스 경감) | 구강건조, 변비, 어지러움, 기립성저혈압, 불면, 악몽 |

# 노인의 갑상선질환

## 노화에 따른 갑상선 호르몬 수치 변화

- Thyroid hormone clearance : 감소 ↓
- Renal iodine clearance : 감소 ↓
- Daily T4 production : 감소 ↓
- Daily T4 clearance : 감소 ↓
- 혈청 T4 수치 : 변화 없음
- 혈청 T3 수치 : 변화 없음 to 감소 ↓
- 혈청 TSH 수치 : 변화 없음
- TSH responses to TRH : 변화 없음 to 감소 ↓
- Diurnal variation in TSH levels : 변화 없음 to 감소 ↓

    노인은 젊은 층에 비하여 갑상선의 요오드 섭취율이 낮고, 하루 T4의 생산량이 적다.
    이러한 현상은 T4의 대사율 감소로 보완되어 혈청 T4는 정상범위를 유지한다.
    그러나 T3는 5deiodinase 활성화 감소로 10-20% 정도 감소할 수 있다.

## 갑상선 호르몬 혈액검사 수치 해석

|  | TSH | T4 | T3 |
|---|:---:|:---:|:---:|
| 갑상선 기능 저하증 | ↑ | ↓ |  |
| 무증상 갑상선 기능 저하증 | ↑ | N |  |
| 중추성 갑상선 기능 저하증 | ↓ | ↓ |  |
| 갑상선 기능 항진증 | ↓ | N/↑ | ↑ |
| 무증상 갑상선 기능 항진증 | ↓ | N |  |
| 중추성 갑상선 기능 항진증 | ↑ | ↑ | ↑ |

| | | | |
|---|---|---|---|
| 갑상선 중독증 | ↓ | ↑ | N/↑ |
| 티록신(T4) 반응 불량 | ↑ | N/↑ | N |

- 항 마이크로솜 항체 Anti-Microsome-Ab(TPO-Ab), 항 갑상선글로불린 항체 Anti-Thyroglobulin-Ab(Tg-Ab) ⋯➤ 수치 상승하면 자가면역 질환(하시모토 갑상선염, 그레이브스병, 산후 감상선염 등)
- 갑상선 수용체 항체 TSH Receptor Antibody(TR-Ab) ⋯➤ 수치 상승하면 주로 그레이브스병(항진증)
- 갑상선 글로불린 Thyroglobulin(Tg) ⋯➤ 갑상선암 수술 후 경과관찰에 유용 ⋯➤ 수치 상승하면 갑상선암 재발 혹은 전이를 의미

# 노인의 갑상선기능저하증

## 노인의 갑상선기능저하증을 치료하는 이유[63]

모든 대사작용이 감소하고, 특히 대사작용으로 발생하는 노폐물들이 몸 밖으로 배출되지
못하고 혈관 내벽에 쌓이는 동맥경화증이 심하게 발생하기 때문
노인의 갑상선 기능 저하는 집중력 저하 및 기억장애를 유발하여 치매증상을 나타내기 때문

- 80%가 하시모토 갑상선염
- 20%는 갑상선수술이나 방사성요오드치료 후 등

## 하시모토 갑상선염

- 여성에서 남성보다 3배 빈도가 높고 30대에서 50대 사이의 연령에서 호발함
- TPO-Ab, Tg-Ab 수치가 높게 나타나며, 이 점이 다른 갑상선염과의 감별에 도움이 됨
- TR-Ab도 흔히 양성이나, 이 경우 차단 항체로서 TSH의 작용을 차단함
- 갑상선은 대칭적으로 크고, 말랑말랑하며, 표면은 약간 우둘투둘하게 촉진됨

## 갑상선기능저하증 증상

| 증상(주관적 호소) | 징후(객관적 관찰) |
|---|---|
| 피로감, 허약<br>건조한 피부, 으슬으슬 추운, 탈모<br>집중력 저하 및 기억장애<br>변비, 식욕감소를 가진 체중증가<br>호흡곤란, 쉰목소리<br>이상감각, 청력이상<br>성욕감소 | 건조하고 거친 피부 : 사지가 차가움<br>얼굴과 손발이 부음(점액부종)<br>전반적인 탈모증<br>서맥, 말초 부종<br>건반사 이완의 감소<br>손목굴 증후군<br>장액성 강내 삼출 |

---

63) Hanyang Med Rev 2012;32:219-226 등

# 노인의 갑상선기능저하증 증상[64]

- 피로, 추위에 민감함, 건조한 피부, 식욕부진, 변비 등의 증상은 다른 동반질환이나 노화 자체에 의해서도 관찰될 수 있기 때문에 진단에 어려움이 있음
- 젊은 환자군에서 흔히 관찰되는 체중 증가 등의 증상은 노인에서는 빈도가 적어짐
- 노인의 경우 인지기능 저하, 발작과 같은 신경증상이나 호흡곤란 및 흉통 등의 증상이 비교적 흔하게 관찰됨
- 노인에서 원인을 알 수 없는 고콜레스테롤 혈중이나 심한 변비, 제한성 심근병증을 동반한 울혈성 심부전이 있는 경우 갑상선기능저하증에 대한 의심이 필요함

| 증상 | 젊은 사람(%) | 노인(%) |
|---|---|---|
| 피로 | 83 | 68 |
| 허약 | 67 | 53 |
| 인지기능 저하 | 48 | 45 |
| 으슬으슬 추운 | 65 | 35 |
| 건조한 피부 | 45 | 35 |
| 변비 | 41 | 33 |
| 우울 | 52 | 28 |
| 식욕감소 | 13 | 27 |
| 반응 저하 | 31 | 24 |
| 체중증가 | 59 | 23 |
| 서맥 | 19 | 12 |
| 탈모 | 28 | 12 |

# 갑상선기능저하증 원인약물

| 원인 약물 | 원인 질환 |
|---|---|
| 인터페론(간염 항바이러스제) | 하시모토 갑상선염 |
| Tyrosine Kinase Inhibitors(항암제) (수니티닙, 소라페닙, 모테사닙 등) | 요오드 결핍 |
| 아미오다론(부정맥약) | 뇌하수체 부전 |
| 리튬(조울증약) | 갑상선 제거 수술 |
| 카바마제핀(뇌전증약) | 선천적 갑상선호르몬 생산 장애 |
| 옥스카바제핀(뇌전증약) | 방사선 요오드 치료로 인해~ |
| 페니토인(뇌전증약) | |

64) J Korean Thyroid Assoc 2012 November 5(2): 94-98, 2018년 대한내과학회 추계학술대회. 문신제, 노인 갑상선 질환

# 갑상선기능저하증 약물요법

- **레보티록신 T4(씬지로이드, 씬지록신)**

  1차 선택약물임

  T4가 반감기 길고 모두에게 공통적이고 안정적인 약물 효과를 기대할 수 있음

  흡수율이 아주 민감한 약이라서 제약회사를 바꾸면 약효가 바뀔 수 있음

  Full 대체 용량 = 1.6mcg/kg/day(62kg이면 T4 100mcg)

  TSH가 많이 높은 환자는 젊고 건강하면 full 대체용량으로 투여,

  증상이 적거나 동반질환이 있으면 부분대체용량으로 투여

  관상동맥질환이 있으면 하루 12.5~25mcg 투여 후 4~6주 간격으로 서서히 증량

  노인은 20~25% 용량 감량

- **리오트릭스 T4:T3=4:1(콤지로이드)**

  T3를 넣어줘야 증상이 편안해진다고 하는 사람이 있음

  T4 ⋯ T3 변환과정에서 효소 활성 등 여러 변수가 작용하기 때문(but. 보통사람은 T3 비율이 높아져서 안 좋음)

  최초 투여 시 보통 반 알

  보통 많이 투여하는 용량이 1~2알

  1알은 T4 50mcg, T3 12.5mcg(콤지 1알 = 씬지 0.1mg 1알)

  보통 갑상선암 수술 후 추적관찰 시에 일시적으로 사용

- **블랙박스 경고문** : 갑상선기능 정상인 사람이 체중감량 목적으로 사용하면 독성 부작용이 나타날 수 있다.
- **경고** : 심혈관 질환이 있으면 용량을 감량하세요. 골밀도를 감소시키는 부작용이 있어요
- **부작용** : 적절한 용량을 초과해서 복용하면 ⋯ 심박수↑, 빈맥, 발한, 체중감소, 부정맥, 신경과민 등
- **복용법** : 아침식사 1시간 전 빈속에 복용 혹은 잠자기 전(마지막 식사 최소 3시간 후) 복용
- **효과 발현 시간** : 최초 복용이나 용량 변경 후 증상이 나아지고 TSH수치 좋아지는데 4~6주 소요됨
- **T3함유 제제** : T3는 반감기가 짧으므로 하루 1번 투여하면 약효 출렁임이 있을 수 있음. T3

는 용량과다일 경우 T4보다 심장독성(부정맥, 심박수↑ 등) 위험이 더 큼

- **약물 상호작용(다른 약과 혼합 포장 시 주의)**
  - ▶ 흡수를 감소시켜 약효를 감소시키는 약물 :
    (알루미늄/마그네슘)제산제, 철분제, 칼슘제, 종합비타민제, 콜레스티라민, 제니칼 등과 최소 4시간 간격을 두고 복용해야 함(PPI 같은 위장약도 흡수를 감소시킴)
  - ▶ 흡수문제가 아닌 다른 이유로 T4 약효를 감소시키는 약물 :
    에스트로겐, 간질약, 결핵약은 T4 약효를 감소시킬 수 있음
  - ▶ T4 ⋯▶ T3 변환을 감소시켜 약효를 감소 시키는 약물 :
    베타차단제(고용량), 아미오다론, 프로필티오우라실(PTU), 스테로이드는 혈중 T4 수치는 증가시키나 실제 약효는 감소시킴
  - ▶ 단백결합 치환 유발로 약물 독성을 증가시키는 약물 :
    T4는 혈중 단백결합률이 높은데 페니토인과 경쟁함
  - ▶ 다른 약물의 농도를 변화시키는 경우 :
    와파린의 약효를 증가시킴↑(PT/INR 증가함)
    테오필린의 약효를 감소시킴↓

# 노인의 갑상선기능항진증

## 노인의 갑상선기능항진증을 치료하는 이유

협심증이나 심근경색증, 심방세동, 뇌졸중을 유발하거나 폐경 후 발생하는 골다공증이 심하게 발생 할 수 있기 때문 (갑상선항진은 골 회전율의 속도를 증가시킴)

- 90~95%가 그레이브스병(TR-Ab로 진단)
- 5~10%는 갑상선염(염증 때문에 호르몬이 더 많이 나옴)
- 약물 부작용으로 인한 항진증은 : 요오드(김, 다시마 등), 아미오다론, 인터페론

## 그레이브스병

- TSH 수용체에 대한 자가항체에 의해 발병되는 일종의 기관—특이성 자가면역성 질환
- 유전적인 요인 + 스트레스, 감염, 약물, 외상 등 환경적 요인이 동시에 작용하여 발병
  ⋯▸ T세포 변화를 겪으면서 최종적으로 갑상선자극항체(TR-Ab) 생성
  ⋯▸ (억제가 아니고) 호르몬 생성을 자극해서 과다하게 분비됨, 갑성선이 붓기도 함

## 갑상선기능항진증 증상[66]

| 증상(주관적 호소) | 징후(객관적 관찰) |
|---|---|
| 과도 활동, 과민성, 언어장애<br>열불내성과 발한<br>심계항진(두근거림)<br>피로와 허약<br>증가된 식욕에도 감소되는 체중<br>설사, 다뇨<br>희소 월경, 성욕 감퇴 | 빈맥, 노년에서는 심방세동<br>진전, 갑상선종<br>따뜻하고 축축한 피부, 손톱 박리증<br>침윤성 피부병증<br>근육약화, 근위부 근육병증<br>안검 퇴축, 안구 돌출<br>여성형 유방 |

66) J. Kor. Soc. Health—Syst. Pharm., Vol. 23, No. 1, 61~69(2006)

# 노인의 갑상선기능항진증 증상[67]

- 식욕증가, 체중감소, 더위에 민감함, 불안, 두근거림, 설사, 과도한 발한 등이 노인에서는 잘 관찰되지 않음
- 갑상선종은 없거나 있어도 작고 뚜렷하지 않으며 안구돌출도 거의 없음
- 대신 설명할 수 없는 체중감소나 불응성 심부전을 포함한 심장 합병증이 나타나기도 함
- 노인의 경우 무증상/유증상 갑상선기능항진증에서 심방세동의 위험률이 증가함

| 증상 | 젊은 사람(%) | 노인(%) |
|---|---|---|
| 피로 / 허약 | 61–84 | 27–56 |
| 과민성(신경예민) | 42–99 | 20–38 |
| 혼란 | 0 | 8–52 |
| 발한(땀분비) | 39–95 | 0–38 |
| 열불내성 | 49–92 | 0–63 |
| 설사 | 43 | 18 |
| 심계항진(두근거림) | 89 | 36–63 |
| 식욕증가 | 38–61 | 0–36 |
| 식욕감소 | 4 | 32–36 |
| 체중감소 | 29–85 | 35–83 |

# 그레이브스병 치료

| 치료법 | 장점 | 단점 |
|---|---|---|
| 약물 | 경증 환자에 적합<br>고령이거나 기대수명이 짧은 경우 적합<br>부작용이 적음 | 치료기간이 김<br>재발이 흔함 |
| 방사선요오드<br>(RAI-131) | 비용이 적게 듦(1회 복용 끝)<br>수술 위험도가 높은 동반질병이 있는 경우 좋음<br>향후 임신을 원하는 여성에게 좋음<br>(4~6개월 지나고 정상수치에서 임신권유) | 영구적인 갑상선기능저하증 발생<br>갑상선 파괴가 서서히 나타남 |
| 수술 | 가장 빨리 좋아짐<br>목에 큰 결절이 있는 경우 제거됨<br>증상이 심한 경우 유용함<br>갑상선암이 의심되는 경우에도 좋음 | 입원해야 함<br>일시에 비용이 많이 듦<br>수술 흉터가 남음<br>영구적인 갑상선기능저하증 발생 |

67) J Korean Thyroid Assoc 2012 November 5(2): 94–98, 2018년 대한내과학회 추계학술대회. 문신제, 노인 갑상선 질환

# 갑상선기능항진증 약물요법

- **프로필티오우라실(PTU) (안티로이드)**

  요오드 산화를 막아서 갑상선호르몬 합성차단 + 말초에서 T4 ⋯ T3 변환 차단.

  보통 최초에 50~150mg TID (8시간 간격)으로 복용하다가 FreeT4 안정화되면 용량을 50mg BID~TID로 줄임[68].

  보통 최초에 복용할 순 있으나 나중에 메티마졸로 변경함.

- **메티마졸(메티마졸, 메티졸)**

  요오드 산화를 막아서 갑상선호르몬 합성차단.

  보통 최초에 5mg TID (8시간 간격)으로 복용하다가 FreeT4 안정화되면 용량을 5~10mg 하루 1번으로 줄임.

  보통 12~18개월 지속 복용 후 TSH 수치 좋아지면 약물 중단 가능할 수 있음.

  이후 재발하면 장기적으로 계속 복용 하거나 방사선요오드, 수술을 선택.함

- **블랙박스 경고문(PTU)** : 심한 간손상, 급성 간부전
- **경고(PTU가 심함)** : 간독성, 골수억제로 인한 무과립구증(0.2~0.3%), 약물 유발 루푸스, 혈관염
- **부작용** : 가려움을 동반한 피부발진(2~3%), 발열, 두통, 위장 불편, 변비, 미각감소, 출혈
- **복용법** : 위장 부작용을 경감시키기 위해 식후에 복용
- **모니터링** : 최초 복용 후 Free-T4, T3 수치를 4~6주 마다 확인 안정화 되면 2~3개월 간격으로 확인. 부작용 확인 위해 LFT(간수치), CBC(혈구수치), PT(혈액응고수치) 관찰 필요.

  복통, 황달, 어두운색 소변, 회백색 대변, 오심, 허약 ⋯ 간손상을 의미.

  발열, 심한 인후통 ⋯ 무과립구증 같은 혈액 부작용으로 인한 감염을 의미.
- **약물 선택** : 부작용 적은 메티마졸이 1차 선택약 임(그러나 Thyroid storm인 경우는 PTU 가 더 빠름)

---

68) J Korean Thyroid Assoc 2013 May 6(1): 1–11 등

# 갑상선기능항진증에 베타차단제 약물요법

- 갑상선기능항진증 치료를 하기 전에 '먼저 증상을 잡는다'라는 개념의 처방이 있음 : (수술이나 방사선요오드 치료 시작 전에도 처방) 심박수가 분당 90회를 넘는 경우 ⋯ 수축기 혈압을 낮추고, 근력저하, 떨림, 불안 및 운동 능력 등을 호전시키기 위해 투여
- 프로프라놀올(인데놀, 테프라)
- 기관지 경련이 있는 환자는 금기
- 베타차단제 대신 베라파밀, 딜티아젬 사용 가능

# 갑상선기능항진증 약물의 부작용 대처방법[69]

- 피부발진, 가려움증 등의 경미한 부작용이 있는 경우
  (1차 옵션) 항갑상선제를 중단하지 않고 항히스타민제 등으로 치료할 수 있다.
  (2차 옵션) 그러나 경미한 부작용이 지속되는 경우에는 ⋯ 다른 종류의 항갑상선제로 바꾸어 본다.
  (3차 옵션) 항갑상선제를 중단하고 방사성요오드 치료 또는 수술을 시행할 수 있다.
- 무과립구증, 혈관염 등의 중증 부작용이 있는 경우
  항갑상선제 간 교차반응이 있으므로 다른 종류의 항갑상선제로 바꾸는 것은 권장되지 않는다.
- 간독성 부작용이 있는 경우 간독성 기전이 다르므로 다른 항갑상선제로 변경 가능하다.
  (PTU – 평균 3개월째 전격성 간염) (메티마졸 – 담즙울체성 간손상으로서 차후에 회복됨)

# 갑상선기능항진증에 요오드화 칼륨 KI

- **수술 전 요오드화칼륨(KI) 투여 :**
  수술로 자르는 과정에서 갑상선 호르몬이 대량 방출되는 것을 막기 위한 목적.
  일시적으로 갑상선 호르몬 분비를 정지시켜줌 ⋯ 1~2 주 동안 T4, T3 수치가 감소함 ⋯ 그 후에는 다시 원래대로 수치가 올라감.

---

69) Korean Thyroid Assoc 2013 May 6(1): 1–11 등

루골용액(방울당 요오드 8 mg): 5~7방울씩 하루 3회,

SSKI(방울당 요오드 50 mg): 1~2방울씩 하루 3회

물 또는 오렌지 주스에 혼합하여 수술 전 10~14일간 투여한다.

응급 수술 등의 경우 코르티코스테로이드를 투여하면 **빠르게 전처치**를 할 수 있다.

- **방사선요오드 치료 후 요오드화칼륨(KI) 투여 :**

  요오드화칼륨(KI)은 방사선요오드의 축적을 막기 때문에 갑상선암이 생기는 것을 막아준
  다.

- **부작용 :**

  피부발진, 두드러기, 금속성 맛, 인후통, 위장불편 식후에 복용하면 위장 부작용이 감소함


## 노인 치료에서의 고려할 점

- 노인은 메티마졸 투여로 인한 무과립구증 부작용 발생율이 젊은 사람보다 높음
- 노인의 갑상선기능항진증은 방사선 요오드 I-131 투여 방법이 더 선호됨(메티마졸 부작용
  을 피할 수 있고 혹시나 갑상선기능항진증이 관리 안 되면 심방세동이기 때문)
- 노인의 갑상선기능저하증 약제로 레보티록신 투여 시

  특히 허혈성 심장질환이나 심부전이 동반된 노인의 경우

  젊은 사람보다 적은 용량인 12.5~25mcg으로 시작함 ⋯▸ 4~6주 후 TSH수치 확인하며 용
  량 증가(제지방 lean body mass이 적기 때문에 레보티록신 부작용이 더 잘 발생함)

# 노인의 구강건강

## 노인 구강건강 평가지수

Geriatric Oral Health Assessment Index (GOHAI)

| 저작기능 | 통증/불편 | 정신적/사회적 문제 |
|---|---|---|
| • (저작기능 때문에) 씹거나 깨무는데 불편함이 있다.<br>• (저작기능 때문에) 음식을 선택하는데 제한이 있다.<br>• (저작기능 때문에) 말을 명확하게 발음 할 수 없다. | • 먹는 동안 불편(통증)하다<br>• 뜨겁고/찬 음식에 시리거나 불편하다.<br>• (구강 통증 때문에) 진통제를 복용한다.<br>• 편안하게 삼키는데 지장이 있다. | • (주변사람 시선 때문에) 치아에 대한 걱정을 하고 있다.<br>• 대면관계에 제한이 있다.<br>• 다른 사람 앞에서 식사하는 게 불편하다.<br>• 치아에 대한 자신감은 어느 정도 인가요?<br>• 치아를 남에게 보이는 것이 어느 정도 인가요? |

※ 각각 항목별로 1점 부터 5점까지 점수를 매겨 합산해서 평가함

## 노인의 구강문제 및 관리방안

| 노인의 구강문제 | 관리방안 |
|---|---|
| • 구강건조<br>• 입맛 감소(미각 장애)<br>• 연하곤란<br>• 구강 감염<br>• 의치성 구내염<br>• 치은염<br>• 치석<br>• 치아 우식증(충치)<br>• 치아 개수 | • 악화시키는 원인 약물 관리(구강건조, 입맛 감소 등)<br>• 잇몸 치료제(의약품, 건강기능식품)<br>• 잇몸 치약, 가글액<br>• 구강감염 의약품, 구강건조 의약품<br>• 칫솔, 치실, 치간 칫솔<br>• 잇몸치료<br>• 스케일링, 충치치료<br>• 의치 / 의치 부착제 / 의치 세정제<br>• 임플란트 |

# 노인의 구강건조

## 구강건조의 원인[70]

| 물리적 요인 | 일반적 요인 | 타액선 요인 | 비타액선 요인 |
|---|---|---|---|
| • 노화<br>• 탈수<br>• 수면<br>• 입으로 숨쉼<br>• 감정의 변화<br>• 영양장애 | • 천식<br>• 당뇨, 고혈압<br>• 신장 질환<br>• 갑상선 질환<br>• 혈액 질환<br>• 바이러스 감염<br>• 자가면역질환 | • 종양<br>• 외상<br>• 방사선 노출<br>• 약물 | • 신경의 이상<br>• 정신과적 이상<br>• 섭식장애<br>• 대사 장애<br>• 흡연 및 음주 |

• 타액분비 저하 구강건조 vs 타액분비 정상 구강건조

식사를 할 때 구강의 건조함이 느껴지거나, 마른 음식을 먹을 때 물이 반드시 필요한 경우, 연하 시 불편감을 느끼는 증상들은 ⋯▸ 실제 타액분비의 저하가 동반될 가능성이 높음

• 구강건조 ⋯▸ 말을 하는 데 불편하거나 미각의 변화, 입안의 작열감, 구취, 잇몸병, 충치 악화 등 유발

• 구강건조 ⋯▸ 의치를 가지고 있는 환자는 이를 조작하는 데 있어 어려움을 느낄 수 있음

## 구강건조 원인약물

| 항콜린성 약물 | 교감신경자극 약물 | 항고혈압제 | 기타 |
|---|---|---|---|
| TCAs<br>항정신병약<br>항경련제<br>항파킨슨병약<br>항콜린성 위장관운동 조절제<br>항구토제<br>항히스타민제<br>항콜린성 요실금약<br>항콜린성 기관지확장제 | 항우울제<br>식욕억제제<br>비충혈제거제<br>베타 효능제(기관지확장제)<br>근육이완제<br>암페타민 | ACEI<br>ARB<br>CCB<br>베타차단제<br>이뇨제 | 항암제<br>항바이러스제<br>아편제제<br>편두통 약물<br>마약성 진통제<br>과민성 장증후군 치료제<br>진정제 |

70) Korean J Otorhinolaryngol–Head Neck Surg 2016;59(6):424-9

# 구강건조 치료

| 생활환경 개선 | 타액분비자극제 | 저작운동 | 충치예방 / 보철물관리 |
|---|---|---|---|
| 잦은 수분의 공급<br>마르고 딱딱한<br>산성음식 제한<br>카페인, 알코올<br>함유 음료의 제한<br>가습기 사용 | 필로카르핀(살라겐)<br>세비멜린(에보삭)<br>Anethole trithione | 자일리톨 껌, 사탕<br>(타액분비의 증가,<br>점막의 마찰 감소) | 불소의 사용<br>보철물 소독<br>(chlorhexidine) |
| | **타액 대체제 및 윤활제** | **타액선 자극** | **구강 내 장치** |
| | 인공 타액<br>(드라이문트 겔,<br>제로미아 스프레이 등) | 비타민C 섭취<br>전기 자극<br>침을 통한 자극 | 나이트 가드<br>(타액 분비의 증가,<br>타액의 증발 예방) |

- **필로카르핀은 5mg or 세비멜린 30mg TID 3개월 이상 복용**

  필로카르핀을 가글(헴굼액)로 사용할 경우에도 타액의 분비가 증가되며 주관적인 증상이 호전된다는 보고가 있음

  주요 부작용 : 땀 분비 증가, 피부 혈관 확장, 오심, 구토, 설사, 딸꾹질, 기관지 축소, 저혈압, 빈맥, 빈뇨, 시야 이상 등

  금기 : 천식환자나 만성폐질환, 베타 차단제를 사용하고 있는 환자, 급성 위궤양이나 조절되지 않은 고혈압 환자, 협각 녹내장이나 홍채염 환자

- **Anethole trithione :**

  담즙배출 촉진제로서 구강건조 증상을 완화시키고 타액의 분비를 촉진시킨다고 알려져 있으나 아직 더 많은 연구가 필요

- **드라이문트 겔 :**

  염화나트륨, 염화칼륨, 염화마그네슘, 염화칼슘, 글리세린 : 타액과 흡사, 점막보습 효과혀 끝에 0.5cm정도 짜 넣고 입안 곳곳에 도포하여 점막을 보호해줌

- **제로미아 액 :**

  염화나트륨, 염화칼륨, 염화마그네슘, 염화칼슘, 카르복시메틸셀룰로오스 : 타액과 흡사, 점막보습 효과하루에 수차례 입 안에 분사하여 점막을 보호함

- **아미포스틴(아미치올 주사) :**

  두·경부암 환자들에게 방사선요법을 행할 때 타액선 세포 보호작용 목적으로 처방함

# 노인의 입맛 감소, 미각장애(dysgeusia)

## 노화로 인해 미뢰 턴오버 감소, 짠맛을 감지하는 능력 감소 ┅▸ 입맛 감소

총론 노인증후군 식욕부진 참조
각론 노인의 영양관리 참조

## 부작용으로 금속 맛을 느끼게 하여 입맛을 더욱 감소시키는 약물

- AChEI 치매약 : 황산기 구조가 금속 맛을 느끼게 함
- 프로필티오우라실, 메티마졸 : 황산기 구조가 금속 맛을 느끼게 함
- 마취제 : 전신마취 후 드물게 금속맛이 1~2개월 혹은 몇 개월간 느껴짐, 치과 국소마취 시에는 더욱 흔함
- 항생제 : 클린다마이신, 메트로니다졸, 플루오로퀴놀론에서 흔하게 발생
- 캡토프릴 : 2~4% 확률로 발생
- 칼시트리올(vit.D) : 고칼슘혈증 전조증상임(저용량에서는 괜찮음)
- 플레카이니드 : 드물게 구강건조을 유발하면서 발생
- 리튬 : 노르에핀에프린을 억제하면서 발생
- 메트포르민 : 3% 확률로 발생. 계속 복용하면 점차 없어짐
- 메토카르바몰 : 빈번히 발생
- 항암 치료 : 함암제, 방사선치료 모두 발생
- 페니토인 : 드물게 발생

# 노인의 치과 처방전

## 치과 처방약 정리

| | |
|---|---|
| NSAIDs | 이부프로펜 〈 나프록센, 메페남산, 아세클로페낙 – 진통, 소염작용<br>(계속 복용과 P.R.N.의 차이는 잇몸이 부었는가 아닌가에 따라 달라짐) |
| 아세트아미노펜 | 안전하고 약한 진통제(아스피린, 항응고제 복용자, 위장출혈 위험자, 신부전 환자에게 처방) |
| 근육이완제 | 에페리손, 티자니딘 턱관절 장애 환자에게 처방 |
| 항생제 | 아목시실린, 오구멘틴, 로도질, 클래리스로마이신, 독시사이클린 등 |
| 스테로이드제 | 염증 억제(구내염, 치과수술, 임플란트, 심한 턱관절 등에 처방) |
| 거담제 | 치태(바이오필름, 플라크) 제거 목적으로 처방 |
| 슈도에페드린 | 혈관수축제로 처방, 치과에서 지혈목적으로 처방, 상악동 거상술 후 처방 |
| 항히스타민제 | 발치나 임플란트 시 상악동의 염증 방지 목적으로 처방 |
| 위장약 | 알마겔, 시메티딘 – (진통소염제와 항생제는 위장부작용이 많아서 처방) |

- **치과에서 거담제를 처방하는 이유 :**

  바이오필름(플라크) 제거 목적

  아세틸시스테인, 소브레롤, 에르도시스테인

- **치과에서 감기약 비슷한 처방을 하는 이유 :**

  위쪽 어금니 임플란트를 할 경우 상악동 거상술을 흔히 하는데 부작용으로 상악동 감염이 가능하고 수술 후 코피가 날 수 있기 때문에 비충혈제거제 및 부비동염 처방과 비슷한 약이 처방됨

  ▶ 아목시실린/클라불린산 625mg( ±혐기성균을 잡는 메트로니다졸)

  ▶ 염증과 통증을 줄여주는 약(NSAIDs)

  ▶ 비충혈제거제 및 코 혈관 수축제(슈도에페드린)

  ▶ 거담제(아세틸시스테인, 소브레롤, 에르도시스테인)

  ▶ 항히스타민제(레보세티리진, 로라타딘)

▶ 클로르헥시딘 가글액 or 나잘 스프레이(항히스타민제 + 스테로이드)

- **치과에서 메코발라민 + 스테로이드 처방을 하는 이유 :**
  사랑니 발치 or 아랫니 임플란트 or 양악수술 후 신경손상 예방 목적으로 처방함
  약처방 예시 1 : 메코발라민 + 소론도 2주 복용
  약처방 예시 2 : 메코발라민 + 가바펜틴 2주 복용

# 턱관절장애 = 측두하악장애(Temporomandibular disorders, TMD)

- **만성 턱관절 근육통**
  노르트립틸린(센시발) 10mg, 잠자기 1시간 전 for 4주 이상
  처음 2주 잘 때 한 알, 다음 2주 잘 때 두 알, increase up to 4알.
  근육이완, 만성두통과 신경통에 First drug of choice.
  이갈이, 이악물기에 대한 효과도 보고된바 있음.

- **급성 턱관절 근육통**
  1. 티자니딘(실다루드) 1mg, 1알 3회/day부터 ⋯→ 3알 3회/day까지 점진적 증가 가능.
     국소근육통 및 두통에도 효과.
  2. 바클로펜 10mg 1알 3회/day
  3. 에페리손 50mg 1알 3회/day

- **TMD Pain Medications**
  1. 중증 증상인 경우(저작 불가능) : 소론도 5mg 2알씩 하루3번 처방 후 점차적으로 감량,
     tapering 6일간
     * 부작용: 불면증, 장기투여 시 골다공증
  2. 중등도인 경우 : 나부메톤 500mg, 2회/day for 2주 처방 후 체크.
  3. 경증인 경우 : 나프록센 500mg, 2회/day for 2주 처방 후 체크.

# 치과 항생제

- **치과에서 잇몸치료, 발치, 임플란트 등에 아목시실린을 처방하는 이유 :**
  - ▶ 잇몸에는 그람 양성균인 스트렙토코쿠스균이 가장 많고 아목시실린이 좋음
  - ▶ 잇몸 세균이 치료과정에서 혈액 중으로 이동하여 심내막염을 일으킬 수 있는데 이를 막기 위해서도 아목시실린이 우수함.

    시술 전에 2g 먼저 먹으라고 함.
  - ▶ 잇몸이 붓거나 염증이 있는 상태에서는 발치가 어렵기 때문에 항생제로 붓기를 가라앉힌 후에 발치를 하기도 함
  - ▶ 2차 선택약은 오구멘틴제제, 클린다마이신, 클래리스로마이신 등

※ 치주염 발치기준 : 치아의 잇몸뿌리 반 정도 녹았을 때 발치 권장함(잇몸 **뼈**가 녹으면 임플란트 시에 잇몸**뼈** 이식비용이 상승함) ⋯➔ 발치 후에는 임플란트 시행함

# 치과 항생제 각 항생제별 특징

- **아목시실린 :** 항균 범위가 넓고 고용량을 투여하여도 부작용이 적음. 어린이 노인 상관없이 루틴하게 처방하기 좋은 약
- **오구멘틴 제제 :** 2차 선택약으로 분류. 내성균이 의심되면 오구멘틴 제제를 처방
- **세팔로스포린계 :** 치과영역에서 일반적으로 혐기성균에 대한 효과가 떨어짐
- **겐타마이신, 아미카신 등 :** 주사제로 쓰이고 필요시에 경구 투여 약물과 별도로 주사로 처방
- **테트라사이클린 계열 :** 혐기성 균에만 효과가 있고 임산부 금기, 12세 이하 금기. 치과영역에서 효용성이 제한되어 있으나 저용량 독시사이클린이 항생효과가 아닌 치아와 잇몸에 손상을 줄 수 있는 효소 인 metalloproteinases에 작용하여 치아와 잇몸을 연결하는 조직 보호목적으로 사용되기도 함.
- **메트로니다졸 :** 절대(obligate) 혐기성균에 효과가 좋아서 아목시실린이 할수 없는 일을 해줌. 스피라마이신과 메트로니다졸이 함께 있는 로도질정은 잇몸 깊숙한 곳에 있는 혐기성균을 제거하는데 탁월함

# 치과 잇몸질환 OTC 보조제

| | |
|---|---|
| 인사돌 | 베타-시스토스테롤(잇몸 염증완화, 지지조직을 강화시킴), 식전 복용 |
| 이가탄 | 아스코르브산(vit.C) - 출혈완화, 잇몸 콜라겐 생성,<br>토코페롤(vit.E) - 항산화, 염증완화<br>카르바조크롬 - 출혈완화(열린 상처의 혈소판에 작용하여 지혈작용), 리소짐 - 소염제 |
| 프로폴리스 | 구강 염증완화에 도움(구강 스프레이, 캔디, 먹는 약 등) |
| 칼슘제 | 임플란트 전에 치과의사가 먹으라고 처방하기도 함 |
| 이엔탁스 | 인사돌 성분 + 이가탄 성분 + 프로폴리스 + 칼슘 |
| 덴큐 헬스<br>페이스트 | 세틸피리디늄(항균), 토코페롤(항산화, 항염), 에녹솔론(항염).<br>하루 2회 잇몸을 마사지.<br>치약타입 잇몸 치료제. 잇몸염증으로 인한 증상에 효과적 |
| 잇치, 이클린탁스,<br>이세탁스 | 라타니아(항균), 몰약(진통, 붓기완화), 카모밀레(항염, 진정).<br>하루 2회 3분간 양치 및 잇몸 마사지 (치약함유) (하루 1번은 일반 치약 사용해야 함) |
| 히아로겔 | 히알루론산. 잇몸 염증, 출혈, 상처에 바름. 보호막의 개념으로 사용 |

# 치과 구내염 OTC 보조제

| | |
|---|---|
| 알보칠액<br>페리터치액 | 폴리크레줄렌(강한 산성을 띠는 용액, 괴사한 부위를 화학적으로 화상을 입혀 탈락시킴)<br>구내염 및 치육염에 면봉 등으로 여러 번 발라준다. (바르면 ⋯ 따가움) |
| 오라메디연고 | 트리암시놀론(항염). 미란, 궤양을 수반하는 구내염 및 설염<br>침을 면봉으로 닦아내고 약제를 도포(코팅)시킴 |
| 페리덱스연고 | 덱사메타손(항염). 미란, 궤양을 수반하는 구내염 및 설염<br>침을 면봉으로 닦아내고 약제를 도포(코팅)시킴. 코팅력이 더 좋음 |
| 터치메드연고 | 아줄렌(항균), 에녹솔론(항염), 세틸피리디늄(항균). 구내염, 설염<br>1일 2~4회 면봉을 이용하여 입 안이 헌 곳, 염증부위에 적당량을 발라줌<br>스테로이드 성분이 없어 안심하고 사용가능 |
| 아프타치정 | 트리암시놀론(항염). 미란, 궤양을 수반하는 구내염 및 설염<br>1일 1~2회 입 안의 아프타성 궤양부위에 정제의 흰색면을 부착(완전히 밀착 될 때까지 손가락으로 눌러줌)<br>정제가 환부에 얇은 막을 형성, 통증을 완화시키고 약물을 지속적으로 방출 |
| 구강 스프레이 | 목앤 스프레이, 베타딘 인후스프레이, 프로폴리스 스프레이 등 |

# 치과 OTC 구강청결제

| | |
|---|---|
| 자극 없는 어린이용 가그린 | 불소 226ppm – 치아에 불소막 형성, 충치균에 의한 부식 방지<br>세틸피리디늄 – 항균작용, 플라크 생성방지(치아착색 가능)<br>무알코올 – 자극이 적음, 6세 이상 사용가능<br>양치 후 자기 전에 1분간 가글 ⋯▶ 물로 행구지 않음, 30분간 음식 섭취 X |
| 케어가글 | 벤제토늄 – 소독 및 살균작용(발치 및 구강수술 후 사용 가능)<br>알코올 – 자극이 약간 있음, 음주단속에 걸림, 30개월 이하 소아 금지 |
| 헥사메딘 | 클로르헥시딘 – 치과수술, 보철, 아구창, 치은염, 구내염에 처방.<br>구강 내 바이러스, 세균 살균·항균 효과<br>장기 사용 시 구강내 세균 불균형 유발 가능(10일 이내 사용해야 함)<br>치아 착색 가능, 보철물 착색 가능, 미각 변화 가능, 18세 미만 투여하지 않음<br>의치(틀니) 세척 가능 – 하루 2번 15분간 담가서 세척 |
| 탄툼 | 벤지다민 – 인두염, 편도염, 구내염, 아구창의 항염증 및 진통, 마취 효과(이비인후과에서 목감기에 진통 목적으로 많이 처방함)<br>15mL 씩 1일 2~3회 원액 또는 물에 희석하여 가글<br>7일 이상 연속 투여하지 않음, 12세 이하 투여하지 않음 |
| 페리오 가글 | 불소, 세틸피리디늄, 자일리톨, 알코올(6세 이상 사용가능) |
| 리스테린 쿨민트 | 살리실산메틸(항염), 유칼립톨(상쾌한 향으로 구취제거, 항염), 티몰(항균, 항진균), 멘톨(청량감)<br>입속 세균 억제, 치은염, 치석 예방, 구취억제<br>아침, 저녁 사용 가능. 1회 20mL 30초간 양치(입 안을 행굼)<br>사용 후 입안을 물로 행굴 필요 없음<br>처음 사용 시 아주 소량으로 10초 미만 가글(자극이 매우 심함) |
| 리스테린 제품선택 기준 | 구취(입냄새) 보통 ⋯▶ 쿨민트(상쾌함)<br>구취(입냄새) 특화 ⋯▶ 후레쉬 버스트(스피아민트향)<br>미백(담배, 커피 좋아하시는 분) ⋯▶ 헬씨 브라이트(레몬, 소금 함유)<br>잇몸보호, 충치, 치석 ⋯▶ 토탈케어(불소, 아연)<br>치석 특화 ⋯▶ 타르타르 컨트롤(아연 함유)<br>기타 불소함유 ⋯▶ 티쓰 앤드 검 디펜스(잇몸강화), 그린티(순한맛) |

# 의치부착재 사용법 복약지도

1. 의치를 깨끗이 세척하고 물기를 닦아내세요.
2. 포장지 설명의 그림과 같이 의치의 종류에 따라 각각 올바른 부위에 의치부착재를 소량씩 발라주세요.
   상악의치(윗니)에는 의치부착재를 양쪽 어금니 부분과 입천장 가운데 부분에 소량씩 바름.
   하악의치(아랫니)에는 의치부착재를 양쪽 어금니 부분에 소량씩 바름
   부분의치는 의치가운데 소량씩 바름

※ 처음 사용 시 소량만 짜서 사용하고 의치의 가장자리에 너무 근접하지 않도록 주의하세요

3. 의치를 부착하기 전에 입안을 깨끗이 헹구세요.

4. 의치가 입안의 올바른 위치에 부착되도록 눌러준 후, 잠시 동안 위·아랫니를 물고 있도록 해주세요.

## 노인 치료에서의 고려할 점

- 흡입용 스테로이드 사용 ⋯➛ 구강 칸디다 감염 위험↑ ⋯➛ 흡입 후 물로 행구기 복약지도 중요, 치료는 약물 상호작용이 적은 플루코나졸 선호.
- 발치나 임플란트 등의 치과 치료로 인한 심내막염 위험↑ ⋯➛ 항생제 복용 복약지도 중요
- 약국에서 치실, 치간 칫솔 판매 및 사용방법 복약지도 중요
- 틀니 관리법 교육 및 틀니 접착제, 틀니 세정제 복약지도 중요
- 인지장애 및 치매노인 구강관리 복약지도 주의 필요
- 연하곤란 노인 ⋯➛ 물을 사용하지 않는 양치 방법 : 드라이문트 겔을 칫솔에 묻혀서 양치해주기도 함

# 노인의 연하곤란

## 노인의 연하곤란 (연하장애, 삼킴 곤란, 삼킴 장애)

삼킴 곤란은 노인에서 높은 발생률을 보임

65세 이상(30~40%), 요양원 노인(40~60%), 뇌졸중 과거력(30%), 파킨슨 질환자(52~82%), 알츠하이머 환자(84%)[71]

## 연하(삼킴) 장애란?

뇌 신경계 손상으로 인한 음식물 섭취 장애신경계(운동, 감각)와 근골격계가 유기적인 작용이 되지 않는 것

(식도와 기도의 구분이 뇌간에 있는 조화운동 중추에 의해 조절됨)

(뇌 손상부위에 따라 삼킴 장애의 정도가 달라짐)

## 연하의 단계[72]

- **구강기 (구강준비기, 구강운반기)**
  음식물을 입에서 부수고 씹고 삼키기 전 단계(치아 상태, 혀 운동 상태 중요)
- **인두기** : 음식물이 기도와 식도로 나뉘는 단계
  비인두 차단(코 역류방지), 혀의 움직임(입 역류방지)
  목 근육 움직임(식도 열림), 후두개 닫힘(기도 혼입 방지)
- **식도기**
  음식물이 연동운동으로 위로 가는 단계(상부식도 괄약근 조임, 식도 연동운동)

---

71) Korean J Gastroenterol Vol. 77 No. 2, 57-63
72) 대한치과의사협회지 제56권 제5호 2018

# 연하곤란의 평가

| 단계 | 증상 평가 |
|------|-----------|
| 구강기 | • 침 흘림(drooling)<br>• 부적절한 저작능력(제대로 씹지 못함)<br>• 혀의 조절이 안 되어 입 안에 음식이 고여 있음<br>• 입 밖으로 음식 흘림<br>• 구강의 감각 감소<br>• 머리가 한 쪽으로 기울어짐<br>• 안면 비대칭 |
| 인두기 | • 먹은 음식이 코로 역류됨<br>• 음식을 먹은 직후 사레들림(choking) 또는 기침<br>• 목에서 쉰 또는 젖은 소리가 남(식사 후 목소리가 변함)<br>• 음식을 먹을 때 딸꾹질<br>• 구역 반사 없음 |
| 식도기 | • 식도 역류로 인한 트림이나 소화불량<br>• 흡입으로 인한 폐렴 발생(이유 없는 폐렴이나 발열) |

# 연하곤란의 종류와 원인[73]

| 종류 | 원인 |
|------|------|
| 구인두 삼킴곤란<br>(oropharngyeal dysphagia)<br>(흡인성 폐렴 위험 높음) | • 뇌졸중(stroke), 파킨슨병, 치매 등의 중추신경계 질환에 의하여 주로 발생<br>• 기계적으로 폐색을 일으킬 수 있는 질환들 : 인두후농양 등의 감염, 갑상선종대, 림프절병, 젠커게실, 윤상인두 이완불능증, 근육염과 섬유화 등으로 인한 근육 탄성의 감소, 호산구성 식도염, 두경부암과 수술과 방사선 치료 후 합병증, 경추 골증식, 구인두 종양 등<br>• 신경근육장애들 : 중추신경계 질환인 뇌졸중, 파킨슨병, 뇌신경마비, 연수마비와 근위축측삭경화증 등과 수축 장애인 중증근육무력증과 눈인두근육 디스트로피 등<br>• 복용하는 약물에 의한 원인 : 항정신병약, 항콜린제, 점막 마취제 등 |
| 식도 삼킴곤란<br>(esophageal dysphagia) | • 강내 원인 : 이물질에 의한 급성 삼킴곤란<br>• 종격 질환 : 폐암, 림프종 등의 종양, 결핵 같은 감염, 심방 확장 혹은 확장된 혈관에 의한 압박 등<br>• 점막 질환 : 염증, 섬유화와 종양 등이 관강을 협소화시켜서 삼킴곤란을 유발<br>• 신경근육 질환 : 식도이완불능증, 경피증, 혼합결합조직병, 식도 경련 등<br>• 수술 후 합병증 : 위바닥주름술 후 발생 등<br>• 복용하는 약물에 의한 원인 : NSAIDs, 비스포포스포네이트에 의한 식도손상 때문 |

# 연하곤란 치료법

| 종류 | 치료법 |
|------|--------|
| 구강기 삼킴곤란 | • 구강위생 교육<br>• 구강운동(입술 운동, 혀 운동, 침 삼키기 등)<br>• 운동/감각 신경 자극(찬 숟가락, 얼음, 촉각 자극 등) |

73) NeuroGastroLatam Rev. 2020;4(1):7-19. Korean J Gastroenterol Vol. 77 No. 2, 57-63

| | |
|---|---|
| 인두기 삼킴곤란 | • 신경자극법(의료장비를 이용한 전기자극치료 등)<br>• 재활치료(병원 내 전문 재활치료)<br>• 보상전략 메뉴버(자세하고 방대한 내용의 실행 매뉴얼) |
| 식도기 삼킴곤란 | • 근이완/근절개술<br>• 보톡스 주사<br>• 상부 식도 괄약근 개방 메뉴버 |

## 연하곤란 재활치료[74]

- **입술 운동**

  아, 에, 이, 오, 우(5회) 입술을 좌우로 10회 움직인다.

  공기를 넣어 뺨을 부풀린다.

- **혀 운동**

  혀 내밀기(5회), 혀 좌우으로 움직이기(10회)

  혀 차기(라라라, 타타타 : 빠른 속도로 혀 움직일 수 있도록 유도)

- **침 삼키기 3회**

- **찬 숟가락 마사지**

  차가운 숟가락으로 양쪽 볼을 구강 안쪽에서 바깥쪽으로 밀듯이 마사지 한다.

  그 후 꿀꺽 삼켜보도록 한다. 식사 30분 전 5회 반복

- **얼음 삼키기**

  생수로 얼린 작은 각 얼음을 입에 넣고 꿀꺽꿀꺽 삼키도록 한다.(폐렴요인이 되지 않도록 꼭 생수 이용) 1회 4~5개의 각 얼음을 사용한다. 식사 30분 전 시행.

## 연하곤란 식사요령

- **식사 시 주의사항**

  ▶ 90도로 앉아서 식사한다.

   (침대에 누워 있는 경우 침대 머리 부분을 올리고 베개로 등 뒤를 잔쳐주어 등을 펴고 앉도록 한다)

  ▶ 음식을 먹을 때 턱을 앞으로 당기고 물을 마실 때 고개를 뒤로 젖히지 않는다.

   (빨대나 수저를 이용하고 컵 사용 시는 물을 2/3이상 가득 담아 마신다.)

74) NeuroGastroLatam Rev. 2020;4(1):7-19. Korean J Gastroenterol Vol. 77 No. 2, 57-63

▶ 한쪽만 마비가 있는 경우 음식은 마비가 오지 않은 쪽으로 넣어준다.

▶ 음식을 한꺼번에 많이 먹지 말고 입에 있는 음식을 완전히 삼킨 후(2번 삼키기) 다음 음식을 먹는다.

▶ 식사는 천천히 하고 식사 도중에는 말하지 않는다.

▶ 식후 30분간은 앉아 있게 한다.

▶ 약복용 시 약은 가루로 만들거나 잘 으깬 후 과일, 아이스크림, 요플레 또는 죽에 섞어서 농후제를 섞어 되직하게 한 후 복용하도록 한다.

## 연하곤란식 단계[75)]

● **연하곤란식 1단계**

중증 연하장애 환자 또는 음식을 처음 경구섭취 시작한 환자에게 적용
(구강 내 조작능력이 심하게 손상, 입술 및 혀의 조작에 문제가 있는 환자)

▶ 걸쭉한 액체, 반고형식으로 음식을 구성한다

▶ 농도가 되직하고, 균일한 질감이어야 한다.

▶ 질감이 거친 음식, 견과류, 생과일, 생채소는 사용을 금한다.

▶ 물은 허용되지 않는다.

▶ 모든 액상음식은 시판 농후제를 이용하여 걸쭉하게 만든다.

▶ 액상이나 분쇄한 약은 과일 퓨레에 함께 섞어서 먹이도록 한다.

● **연하곤란식 2단계**

구강 내 조작능력이 중정도로 손상되고, 치아가 없으며 인두의 연동운동이 저하된 환자
(소량의 씹기 쉬운 음식은 섭취가 가능하나 맑은 액체는 섭취할 수 없는 환자에게 적용되는 식사)

▶ 질감이 거친 음식, 견과류, 생과일, 생채소는 제한한다.

▶ 물은 허용되지 않는다.

▶ 환자가 섭취할 수 있다면 맑은 주스, 유제품 등을 제공할 수 있다.

▶ 액상 음식은 필요한 경우에만 시판 농후제를 사용한다.

75) 대한영양사협회, 임상영양관리지침서 제3판 성인, 2008

▸ 액상이나 분쇄한 약은 식사에 섞어서 먹이도록 한다.

- **연하곤란식 3단계**

  구강 내 조작단계의 손상이 경미한 환자

  (특정음식을 씹고 조작하고 삼키는데 어려움을 겪는 환자에게 적용되는 식사)

  ▸ 음식의 질감이 부드럽고 피부를 자극하지 않아야 한다.

  ▸ 견과류, 마른 식품, 바삭거리는 식품, 생 것이나 질긴 음식은 제한한다.

  ▸ 고기는 다지거나 잘게 자른다.

  ▸ 환자가 가능한 범위 내에서 액상 음식을 마실 수 있다.

  ▸ 액상이나 분쇄한 약은 식사에 섞어서 먹이도록 한다.

- **연하곤란식 4단계**

  부드러운 질감의 음식은 씹을 수 있고 모든 액체를 마실 수 있는 환자

  (일반 연식이나 상식으로 점차적으로 이행할 수 있는 환자에게 적용되는 식사)

  ▸ 부드러운 질감의 음식을 사용하되 다지거나 갈 필요가 없다.

  ▸ 견과류, 생 것, 바삭거리는 음식, 튀김은 허용되지 않는다.

  ▸ 모든 액상 약을 사용할 수 있다.

## 요양원, 요양병원 환자 가루약 조제 시 참고사항

- 가루약 조제 시 최기형성 등 치명적 부작용 주의

  KF-94 마스크 착용 or 방진(방독) 마스크 착용

  조제용 니트릴 장갑 착용, 조제 후 손 씻기

- 가루약을 음식에 섞어 환자에게 먹일 시 음식 전체에 가루약을 섞으면 안 됨(음식 전체를 다 먹어야 약을 다 먹기 때문) ⋯▸ 음식의 일부에만 가루약을 섞고 약을 먹여야 함

- 관급식 튜브를 통해 가루약을 투여할 경우 튜브에 약이 달라붙을 수 있음

- 흡수 상호작용 등으로 음식과 동시에 투여 불가능한 약물 주의 필요

- 가루약 삼투압 주의 ⋯▸ 물(희석) 양이 적으면 오심, 복통, 설사 부작용을 일으킴

  (최소 물 10~30mL가 필요함)

# 노인의 역류성식도염

## 노인의 역류성 식도염[76]

젊은 사람들의 위식도 역류 질환에 비해 전형적인 증상인 흉골 하의 타는 듯한 통증(heartburn)과 역류의 비율이 줄어들고 오심, 구토, 식욕 부진, 소화 불량 및 체중 감소 등의 비전형적인 증상을 호소하는 경우가 증가하며 위식도 역류 질환의 임상적 양상이 젊은 사람보다 더 심하고, 치료 후 재발되는 비율이 더 높다.

## 노화 ⋯› 식도 괄약근 압력 감소

상하부 식도 괄약근의 길이와 압력이 낮아지고, 식도 연동파의 수축력이 낮아지며, 전달 속도 역시 감소. 역류된 산의 제거도 잘 이루어지지 않음으로 인해 위-식도 역류 질환이 잘 발생.

## 노인의 역류성 식도염 ⋯› 젊은 사람보다 더 흔함[77]

위식도 역류 질환 노인에서 더 높은 유병률을 보이며 합병증의 빈도가 증가할 수 있다.
심한 식도염은 젊은 사람보다 65세 이상의 환자에서 훨씬 더 흔하다.
증상의 정도는 점막 질환의 심한 정도와 잘 일치하지 않는다.
즉, 매우 심한 식도염에서도 증상이 거의 없을 수 있다.

## 약물에 의한 식도궤양

정제를 삼킬 때 충분한 물을 마시지 않는다거나 복용 후 바로 누운 경우, 식도배출이 감소되어

---

76) 대한의사협회. 노인병의 임상진료가이드. 노인의 소화기계 질환. 2005.
   Korean J Gastroenterol Vol. 58 No. 1, 3-8. 2011.
77) 대한내과학회지 : 제 74 권 부록 2 호. 노년내과학 심포지엄. 2008

있는 경우, 식도가 남보다 꾸불꾸불한 경우 등에서 더 잘 발생한다. 일반적으로 약제는 대동맥궁 근처나 하부 식도괄약근 부위에 정체되어 궤양이나 미란을 일으킨다.

# 식도염을 일으키거나 악화 시키는 약물

| 심한 궤양 유발 약물 | 경한 점막병변 유발 약물 | 드물게 일으키는 약물 |
|---|---|---|
| • 비스포스포네이트<br>• NSAIDs<br>• 아스피린(항혈소판제)<br>• 다비가트란(항혈소판제)<br>• 염화 칼륨<br>• 퀴니딘 | • 테트라사이클린, 독시사이클린, 클린다마이신, 미노사이클린<br>• 철분제제<br>• 스테로이드<br>• 에스트로겐 제제 | • 페니토인<br>• 페노바르비탈<br>• 페니실라민<br>• 클로자핀<br>• 테오필린, 레티놀<br>• 오메가3 |

# 역류성 식도염 치료

- **생활습관 개선**
  - ▹ 비만인 경우 체중을 감소시킨다.
  - ▹ 침대에 누워있는 경우 베개를 사용하여 머리를 약간 위쪽으로 올려준다.
  - ▹ 잠자기 2~3시간 전에는 지방이 많은 음식을 먹지 않는다.
  - ▹ 자극을 유발하는 음식을 피한다(예. 매운 음식, 카페인, 초콜릿, 산성음료, 탄산음료 등) 꽉 끼는 옷을 피한다.
  - ▹ 조금씩 자주 먹는다. 한번에 많이 먹지 않는다.
  - ▹ 식사 후에 바로 눕지 않는다.

- **1차 치료제**
  - ▹ 고용량 PPI 하루 1번 8주간 복용(증상이 호전되지 않거나 야간에 증상이 있으면 하루 2번으로 증량 가능함)

- **유지요법**
  - ▹ 저용량 PPI or H2차단제(침습성 식도염 증상이 없고 식도염 증상이 호전된 경우)

# PPI 프로톤 펌프 억제제

※ 8주 치료는 고용량 요법으로 사용. 유지요법은 저용량으로 사용.

| 약물 | 고용량 | 저용량 |
|---|---|---|
| 에소메프라졸 | 하루 40mg | 하루 20mg |
| 에스오메프라졸 + NaHCO3 | 하루 40mg | 하루 20mg |
| 오메프라졸 | 하루 20mg | 하루 10mg |
| 란소프라졸 | 하루 30mg | 하루 15mg |
| 덱스란소프라졸 | 하루 60mg | 하루 30mg |
| 판토프라졸 | 하루 40mg | 하루 20mg |
| 라베프라졸 정제 | 하루 20mg | 하루 10mg |

※ PPI 아침 식전 복용 이유 : PPI는 Prodrug이고 위산에 의해 활성화되는 약물임.

아침 식전이 위산 농도가 높고 위가 깨끗하게 비워져 있기 때문에 PPI가 벽세포 근처의 산과 쉽게 결합할 수 있고 쉽게 활성화 되면서 벽세포에서 산분비를 억제시킬 수 있음.

| 약물 | 복용법 | 주의사항 및 부작용 |
|---|---|---|
| 에소메프라졸 | 식사 60분 전 복용 | **경고** : 클로스트리디움 디피실리(C. difficile) 감염 가능성 증가, 비타민 B12, 마그네슘 결핍 위험, 골다공증 위험 증가(1년 이상 복용 시). 약물상호작용으로 클로피도그렐의 효과를 약화시킬 수 있음 |
| 에스오메프라졸 + NaHCO3 | | |
| 오메프라졸 | | **부작용** : 두통, 복통, 오심, 설사 |
| 란소프라졸 | | **참고** : 약효 시작시간: 1~3시간, |
| 덱스란소프라졸 | 식사 상관없이 복용 | 약효 지속시간 : 24시간 이상, 최대효과 : 3~5일 걸림<br>판토프라졸, 에소메프라졸은 정맥주사로도 투여 가능<br>덱스란소, 란소, 에소메, 오메, 라베프라졸 캡셀 제형은 캡셀을 열어서 가루로 가능 (분쇄기에 가는 것은 금지)<br>NSAIDs, 스테로이드 장기복용자는 PPI 저용량 장기복용 가능함 |
| 판토프라졸 | | |
| 라베프라졸 정제 | | |

에소메프라졸 : 생체이용율 개선, 작용발현시간 단축

덱스란소프라졸 : 이중방출제어, 지속시간 길어 식후복용 가능

일라프라졸 : CYP2C19 효소와 상관없어 클로피도그렐과 병용 가능

# PCAB 칼륨 경쟁적 위산분비차단제

※ 프로톤 펌프에서 방출되는 칼륨이온과 경쟁적으로 결합하여 위산분비를 억제함

| 약물 | 복용법 | 주의사항 및 부작용 |
|---|---|---|
| 테고프라잔 (케이캡)<br><br>펙수프라잔 (펙수클루)<br><br>보노프라잔 (보신티) | 식사 상관없이 복용 | **경고** : 클로스트리디움 디피실리(C. difficile) 감염 가능성 증가, 비타민 B12, 마그네슘 결핍 위험, 골다공증 위험 증가(1년 이상 복용 시).<br>**부작용** : 오심, 설사, 상복부 통증<br>**참고** : 약효 시작시간: 30분 이내,<br>약효 지속시간 : 24시간 이상,<br>최대효과 : 1시간 이내<br>미란성 역류성 식도염 : 4주 + 4주 1일 1회  테고프라잔50mg<br>비미란성 역류성 식도염 : 4주 1일 1회 테고프라잔50mg<br>위궤양 : 8주 1일 1회 테고프라잔50mg<br>헬리코박터 제균 : 테고프라잔50 + 아목시1g + 클래리500mg 하루2번 7일간 |

# PPI vs PCAB[78]

| PPI 프로톤 펌프 억제제 | PCAB 칼륨 경쟁적 위산분비차단제 |
|---|---|
| • 작용 발현시간이 느림<br>• 식전에 복용<br>• 야간 위산분비 컨트롤 불량<br>• 헬리코박터 제균 위산분비 억제 보통<br>• 약물 상호작용 가능성 높음<br>• 약포지 포장 시 알약이 부서짐<br>• 시장 점유율 높음 | • 작용 발현시간이 빠름<br>• 식전 식후 상관없이 복용<br>• 야간 위산분비 컨트롤 우수<br>• 헬리코박터 제균 위산분비 억제 훌륭<br>• 약물 상호작용 가능성 낮음<br>• 약포지 포장 아무 상관없음<br>• 시장 점유율 낮음 |

# H2 수용체 차단제

※ 위벽세포의 H2 수용체를 가역적으로 차단하여 위산분비를 감소시킴. 식후 불편한 증상이 있는 경우 식전 30분에 투여함.

78) November 2013Expert Opinion on Drug Metabolism & Toxicology 10(2)

| 약물 | 용법 | 주의사항 및 부작용 |
|---|---|---|
| 파모티딘 | 처방용량<br>20mg 하루 2번 | **경고** : 노인, 심부전 환자에게 혼란, 섬망 유발가능<br>2년 이상 복용 시 비타민 B12결핍 가능<br>파모티딘 : 간부전 환자에게 ECG 변화(QT증가) 가능 |
| 라푸티딘<br>(스토가) | 처방용량<br>10mg 하루 2번 | **부작용** : 두통<br>시메티딘(고용량) : 여성형유방, 발기부전<br>**참고** : 약효 시작시간 : 1시간 이내, 약효 유지시간 : 4~10시간 |
| 시메티딘 | 처방용량<br>200~400mg<br>하루 3번 | 파모티딘, 라푸티딘 용량 감량 : CrCl<50mL/min 일 때<br>시메티딘 용량 감량 : CrCl<30mL/min 일 때<br>시메티딘은 상호작용, 부작용이 많아서 노인에게 권장되지 않음<br>장기간 지속적으로 복용 시 속성내성 발현됨(점점 효과가 약해짐) |

# 위장약과 상호작용이 있는 약물

| 위산농도 감소로 흡수 감소되는 대표 약물 | 제산제와 흡착 상호작용 대표 약물 |
|---|---|
| • 에이즈약: 릴리비린(NNRTI), 아타자나비어(PI)<br>• 항바이러스제: 레디파시비르, 벨파타시비르/<br>  소포스부비르(C형 간염약)<br>• 항진균제: 이트라코나졸, 케토코나졸, 포사코나졸<br>  현탁액<br>• 세포포독심, 세푸록심<br>• 철분제<br>• 메살라민<br>• 리센드로네이트 서방형제제<br>• TKI항암제: 다사티닙, 에로티닙, 파조파닙 | • 항레트로바이러스제(INSTIs): 빅테그라비르,<br>  돌루테그라비르, 엘비테그라비르<br>• 비스포스포네이트<br>• 이소니아지드<br>• 레보티록신<br>• 테트라사이클린<br>• 퀴놀론<br>• 마이코펜톨레이트<br>• 소타롤<br>• 부데소니드 |

# 노인의 소화성궤양

노인 소화성궤양의 원인은 크게 H.Pylori 로 인한 소화성궤양과 NSAIDs로 인한 소화성궤양으로 나눌 수 있다.

## 헬리코박터 제균 요법

### • 헬리코박터균 진단 검사

| 비내시경 검사 | • 혈청검사 : 과거 감염과 현 감염 구분 어려움<br>• 요소호기검사(urea breath test) : 제균 치료 후 결과판정 가능<br>• 대변 내 항원검사 : 대변 채취 불편 |
|---|---|
| 내시경 검사 | • 급속요소분해효소 검사 : 내시경 하면서 바로 알 수 있는 편한 방법<br>• 조직염색 검사 : 판독자에 따라 결과가 달라질 수 있음<br>• 배양검사 : 제균 요법 실패 한 경우에 치료용 항생제 감수성까지 판별 가능 |

※ 요소호기검사(urea breath test) 원리 : 헬리코박터균이 요소를 암모니아와 이산화탄소로 변환하는 능력을 이용한 검사. 표식을 붙인 요소를 먹고 20분 뒤 날숨에서 표식이 붙은 이산화탄소의 양을 측정하여 헬리코박터균의 유무를 판단함.

※ 요소호기검사와 대변 내 항원검사의 경우 검사 직전 2주간 항생제 혹은 PPI를 중단 함.

## 헬리코박터 제균 구제요법[79]

| | 권고내용 | 권고강도 | 근거수준 |
|---|---|---|---|
| 구제<br>요법 | 1차 제균 치료로서 표준 3제요법에 실패한 경우<br>2차 제균 치료로서 비스무스 포함 4제 14일 요법을 권고한다 | 강함 | 높음 |
| | 1차 제균 치료로서 비스무스 비포함 요법에 실패한 경우<br>2차 제균 치료로서 비스무스 포함 4제 14일 요법을 권고한다 | 강함 | 매우 낮음 |
| | 비스무스 포함 4제 요법에 실패한 경우<br>레보플록사신 포함 3제 요법을 고려할 수 있다 | 약함 | 매우 낮음 |

79) 대한의사협회, 소화기 내과 학회 가이드라인

# 헬리코박터 제균 치료 방법

| | | | | |
|---|---|---|---|---|
| **1차 요법** | 표준 3제요법 | • PPI(표준용량), 클래리500, 아목시1g | bid | 7~14일 |
| | 비스무스 비포함 4제요법 | • PPI(표준용량)<br>• 클래리 500mg<br>• 아목시 1g<br>• 메트로니다졸 500mg | bid | 10일 |
| | 순차요법 | • PPI(표준용량), 아목시1g<br>• PPI(표준용량), 클래리500, 메트로니다졸 500mg | bid<br>bid | 5일<br>5일 |
| | 하이브리드 요법 | • PPI(표준용량), 아목시1g<br>• PPI(표준용량), 아목시, 메트로니다졸, 클래리 | bid<br>bid | 7일<br>7일 |
| **2차 요법** | 비스무스 4제요법 | • PPI(표준용량)<br>• 비스무스 120mg<br>• 테트라사이클린 500mg<br>• 메트로니다졸 500mg | bid<br>qid<br>qid<br>tid | 10~14일 |
| **3차 요법** | 레보플록사신 3제요법 | • PPI(표준용량), 레보플록사신250, 아목시1g | bid | 10~14일 |

# 헬리코박터 제균 요법 - 약물 상호작용

- **헬리코박터균약 먹는 동안 고지혈증약 먹지 말라고 하던데요??**

| | |
|---|---|
| 클래리스로마이신<br>(강력 3A4억제제) | • 아토르바스타틴, 심바스타틴, 로바스타틴 대사를 막아<br>• 스타틴의 근육병증 부작용 등을 심하게 할 수 있음<br>• 고지혈증약 드시지 마세요. 복약지도 가능 |
| PPI(2C19 억제) | • 클로피도그렐 대사를 막아서 활성형으로 전환을 억제함<br>• 클로피도그렐 효과X ···› 혈전 위험 증가<br>• 상호작용 강도 : 오메 〉 에소메 〉 란소 〉 판토 〉 라베 |
| 메트로니다졸(2C19 억제) | • 와파린 대사를 억제 ···› 출혈 부작용 위험 증가 |
| 비스무스, 테트라사이클린 | • 각종 흡착 약물상호작용 ···› 각종 약물의 효과를 감소시킴 |

# NSAIDs 혹은 아스피린으로 인한 소화성궤양

- **NSAIDs 관련 소화성궤양 위험인자**

| | |
|---|---|
| • 고령 (65세 이상)<br>• 소화성 궤양의 과거력<br>• 고용량 NSAIDs<br>• 헬리코박터 감염자 | • 스테로이드와 NSAIDs 중복 복용<br>• 항응고제와 NSAIDs 중복 복용<br>• 아스피린과 NSAIDs 중복 복용<br>• SSRI or SNRI와 NSAIDs 중복 복용 |

- **NSAIDs 혹은 아스피린에 의한 소화성궤양 예방 방법**

  NSAIDs(혹은 아스피린) 투약 노인에게 PPI 혹은 미소프로스톨(점막 방어제) 병용투여

  NSAIDs를 가능하면 세레콕시브 하루 200mg 이하로 변경

  헬리코박터 감염의 진단과 치료시행

- **NSAIDs 혹은 아스피린에 의한 소화성궤양 치료 방법**

  NSAIDs 중단 가능하면 ⋯▶ NSAIDs 중단하고 PPI 혹은 H2 차단제 투여

  NSAIDs 중단 불가능하면 ⋯▶ NSAIDs + PPI 투여

# NSAIDs에 의한 하부위장관 부작용

- **NSAID-induced enteropathy**

  NSAID의 상부위장관 부작용은 PPI 사용에 의해 감소하는 추세인 반면 하부위장관 부작용

  발생률이 지속적으로 증가하고 있음

- **장 내강 내 NSAIDs**

  ⋯▶ 생화학적 반응으로 점막세포 integrity 파괴, COX1,2 억제(PG 합성 감소)

  ⋯▶ 장 점막 손상, 장 투과성 증가

  ⋯▶ 장 궤양/협착, 장 출혈 등

- **NSAID-induced enteropathy 예방법**

  점막보호제를 복용 (레바미피드, 애엽 추출물 등)

  프리, 프로, 포스트 바이오틱스 섭취

# 점막보호제/방어인자 증가 약제

| 성분 | 상품명 | 메커니즘 |
| --- | --- | --- |
| 레바미피드 | 무코스타 | 뮤신 생성 촉진, 점막 내 프로스타글란딘↑, 점막 재생 |
| 테프레논 | 셀벡스 | 점막 방어인자 합성↑, 점막 재생↑ |
| 에카베트 | 가스트렉스 | 송진에서 추출, 점막 방어인자 분비↑, 점막 재생↑ |
| 폴라프레징크 | 프로맥 | 아연은 항궤양과 상처치유 작용, 조직재생 촉진 |

| 이르소글라딘 | 가스론엔 | 점막 gap junction 강화, 점막 혈류량↑ |
|---|---|---|
| 애엽 추출물 | 스티렌 | 쑥 추출물, 점막 방어인자↑, 점막 재생↑ |
| 베넥세이트 | 울굿 | 점막 방어인자↑, 점막 혈류량↑ |
| 알긴산 | 라미나지액 | 점막 손상부위 지혈작용 |
| 트록시피드 | 디펜사 | 점막 방어인자↑, 점막 혈류량↑ |
| 설글리코타이드 | 글립타이드 | 인체의 점액과 유사, 위벽에 흡착 ⋯→ 점액 보충 작용 |

# 노인의 오심, 구토

## 노인의 오심(구역), 구토

- 어르신이 현재 구역, 구토를 하고 있다는 것 ⋯▶ 상태가 안 좋다 라는 의미 (기존 질환 악화)
- 구역, 구토의 원인 : 소화기 원인, 신경계 원인, 감염성 원인, 약물 부작용 원인, 대사/내분비 원인, 기타 원인거의 모은 약물이 구역, 구토 부작용을 일으키나 항암제, 마약류 진통제가 특히 빈번함
- 항암제 투여로 인한 구역, 구토 부작용 확률 ⋯▶ 40~90%
- 마약류 진통제로 인한 구역, 구토 부작용 확률 ⋯▶ 20~40%

## 노인의 주요 구역, 구토 원인 질환[80]

- 내이(귀) 질환, 위장관에 염증, 변비, 췌장염, 통증증후군, 불안, 갑상선질환, 신장/간부전, 심혈관 급성 문제 등.주요 수술 후에도 잘 발생하며 각종 질병 말기 환자에게 흔함.

## 노인의 구역, 구토 단기적, 장기적 결과 및 파장

- 주변인들이 해당 노인이 많이 아프다는 것을 모두 알아차릴 수 있게 해준다
- 해당 노인은 위경련으로 인한 복통을 경험하게 되고
- 어지러움, 허약감, 육체적/정신적 손상이 느껴지고 식욕 상실 ⋯▶ 체중감소로 이어질 수 있음
- 또한 탈수, 전해질 불균형, 체력저하, 일상생활 수행능력 저하로 이어질 수 있음

80) Fundamentals of Geriatric Pharmacotherapy 2nd edition. ASHP. 2015

# 노인의 구역, 구토 관리 방법

- 증상 완화 약물 처방 : 항구토제(antiemetics), 위장관 운동 촉진제(prokinetics)
- 원인을 감별 진단하여 원인을 제거하거나 완화시킴
- 수분 및 전해질 불균형, 영양결핍 교정해줌

# 항구토제 종류

도파민 차단제, 세로토닌 차단제, 벤조디아제핀, 칸나비노이드, 항히스타민제, 항콜린제,
스테로이드, 위장운동촉진제 등

# 도파민 수용체 차단제

| Phenothiazine 계 | 프로클로페라진, 클로르프로마진 |
| --- | --- |
| Butyrophenones 계 | 드로페리돌, 할로페리돌 |
| Benzamides 계 | 메토클로프라미드, 트리메토벤자미드, 돔페리돈 |

- **프로클로페라진, 클로르프로마진 :**
  항암치료나 수술 후 구토에 효과적인 약물
  M1 수용체도 동시 차단함. 현훈이나 멀미 등으로 인한 구토에도 효과적임
  노인에게 추체외로 부작용 주의, 섬망 유발 주의, 과진정 유발 주의
- **드로페리돌, 할로페리돌:**
  수술 후 구토에 효과적인 약물, 일부에서 부정맥 부작용 발생 가능
  (투여 후 3시간 동안 심전도 모니터링 권장)

| 메토클로프라미드 | 중추 및 말초의 도파민 D2 수용체에 작용<br>10~15mg QID 식사 30분 전, 취침 전에 복용<br>작용시간이 짧음<br>12주 이상 복용은 추천되지 않음<br>CrCl<40mL/min : 용량 50% 감량(CNS/EPS 부작용이 더 심해지기 때문)<br>추체외로 부작용(급성 근긴장이상, 지연성 운동이상증 포함) 유발 가능<br>노인에게 우울증, 무기력증 인지력 변화 부작용 유발가능 |
| --- | --- |

| 돔페리돈 | BBB(혈액뇌관문)를 통과하지 않음 – 구토중추는 BBB 밖에 있어서 항구토 효과를 볼 수 있음<br>노인에게 추체외로/CNS 부작용은 걱정하지 않아도 됨<br>노인에게 QT연장 (부정맥) 부작용 발생 우려가 있음<br>(고프로락티혈증 작용이 있어 산모에게 모유촉진제로 처방하기도 함) |
|---|---|
| 레보설피리드 | 선택적 도파민 D2 수용체 차단제 이나.. 항구토작용은 약함<br>위장운동촉진 작용은 메토클로프라미드, 돔페리돈 보다 우수함<br>부작용 강한 편임 : 졸음, 손떨림, 의식저하, 구역/구토, 여성형유방, 유즙분비 |
| 이토프리드 | 도파민 D2 수용체 차단제 이나.. 항구토작용은 거의 없음<br>D2 수용체 차단 외에 콜린성 작용(장운동 촉진)이 추가로 있음<br>부작용 마일드한 편임 |

# 세로토닌 수용체 차단제

| 온단세트론,<br>돌라세트론,<br>그라니세트론,<br>팔로노세트론 | 5-HT3 수용체 영역은 화학수용체 유발영역과 미주신경 말단(위장, 소장)에 작용하여 구역 유발<br>항암 치료, 방사선 치료, 수술 후 구토 등에 효과적임<br>일반적으로 안전하며 최소한의 부작용 발생<br>대표 부작용 : 두통, 피로, 설사<br>QT연장 부작용 발생 가능성은 있음(부정맥 환자는 주의) |
|---|---|

# substance P/neurokinin-1 수용체 길항제

| 아프레피탄트,<br>포스아프레피탄트,<br>롤라피탄트,<br>카소피탄트,<br>포사프레피탄트,<br>네투피탄트 | NK1 수용체 : 연수 구토중추 및 위장관에서 발견되는 substance P의 결합부위<br>동물실험에서 substance P 주입 시 구토유발<br>substance P/neurokinin-1 수용체 길항 ⋯➔ 고속핵에서 신경전달↓<br>강력한 항구토 효과 발휘<br>항암 치료 구토에 효과적임<br>항히스타민제 같은 진정 부작용 없음<br>세로토닌 수용체 억제제에서 발생하는 QT연장 부작용 없음 |
|---|---|

# 칸나비노이드

| 드로나비놀<br>(Marinol),<br>Nabilone | 대마초 성분임(의료용 대마초 THC 성분)<br>항암 치료를 받은 뒤 구역 및 구토 증상을 보이는 환자에 허가<br>부작용 : 어지러움, 불쾌감, 우울, 환각 |
|---|---|

## 항히스타민제

| 디멘히드리네이트, 메클리진, 프로메타진, 사이클리진 | 흔하게 처방되는 구토 억제제 및 일반의약품의 멀미약 성분임<br>노인에게 항콜린 부작용 주의<br>대표 부작용 : 진정, 졸림, 구강건조, 변비, 뇨저류, 인지기능 저하 |
|---|---|

## 항콜린제

| 스코폴라민 패취<br>(키미테) | 일반의약품의 멀미약 성분임<br>노인에게 항콜린 부작용 주의<br>대표 부작용 : 진정, 졸림, 구강건조 |
|---|---|

# 노인 치료에서의 고려할 점

- 구역, 구토 증상 노인이 알약을 먹을 수 있는가? 먹은 후 구토하지 않을 수 있는가? 위장관 부작용이나 불편 없이 지속적으로 복용할 수 있는가? 가 치료에 영향을 준다.
- 장기적인 관점에서 구역, 구토로 인한 식욕 감소로 알부민이나 비타민K 저장상태가 감소하면 알부민에 결합하는 다른 약물의 독성이 커지고 와파린의 부작용도 증가한다.
- 평소에 복용하는 약물 부작용을 구역, 구토 증세가 생기면 고령의 노인들이 식욕감소, 체중감소, 약 먹기를 거부, 혈액 검사수치가 왔다갔다 하는 상황이 발생하곤 한다.
- 고령의 노인이 약을 올바르게 복용하지 않을 경우에도 구역, 구토 등의 위장관 부작용이 더 잘 발생한다.(예. 포탈락산을 적은 물에 타서 마실 경우, 비스포스포네이트를 적은 물로 마실 경우, NSAIDs를 빈속에 먹을 경우 등)
복약지도 시 어떻게 복용하고 있는지 약물 복용시간이나 복용 테크닉 등을 물어보고 올바른지 확인해 줄 필요가 있다.

# 노인의 게실병

## 게실질환 용어 정의[81]

| | |
|---|---|
| 대장게실(colonic diverticulum) | 대장 벽 일부가 장막 쪽으로 탈출하여 생긴 작은 주머니 모양의 병변 |
| 게실증(diverticulosis) | 대장게실이 존재하는 상태를 의미 |
| 게실염(diverticulitis) | 게실의 염증을 가리키는 용어로 흔히 육안적 혹은 현미경적 천공이 동반 |
| 게실 질환(diverticular disease) | 일반적으로 게실증과 게실염을 포함하는 용어 |
| 증상을 동반한 게실 질환 (symptomatic diverticular disease) | 게실 출혈, 게실염 및 그에 동반된 합병증인 농양, 누공(fistula), 장 폐쇄, 장 천공이 포함 |

## 게실염은 노인성 질환[82]

게실염의 80%는 50세 이상에서 발현됨, 노화로 인해 대장 근육이 구조적으로 약해지기 때문.
게실염은 식이섬유를 적게 섭취하면 잘 발생함

## 게실 증후군의 분류 및 치료법[83]

| 질환 | 양상 | 치료법 |
|---|---|---|
| 무증상 | 임상증상 없이 게실만 존재하는 경우 | 고섬유질 식이 |
| 유증상 | 복통(±배변습관 변화)을 동반한 게실질환, 염증은 없음 | 고섬유질 식이 |
| 게실염 합병증 없음 | 복통, 발열, 백혈구증가증 (경구섭취를 견뎌낼 수 있는 경우) | 경구항생제(혐기균, 그람음성균 타겟), 맑은 액체식, 가능하면 모르핀 투여는 피할 것 (결장 내 압력을 증가시킬 우려) |
| 게실염 합병증 없지만 고령인 경우 | 복통, 발열, 백혈구증가증 (경구섭취를 견뎌낼 수 없는 경우) (85세 이상 고령인 경우) | IV항생제 (혐기균, 그람음성균 타겟), 정맥 내 수액 투여, 금식(장휴식), 메페리딘(페치딘) 주사 |

81) SMART 기본일차진료매뉴얼. 제3판 2022
82) Fundamentals of Geriatric Pharmacotherapy 2nd edition. ASHP. 2015
83) 대한소화기학회지 2003;42:363-368, 대한소화기내시경학회지 2007;35:146-151

| 게실염 합병증 있음 | 복통, 발열, 백혈구증가증(±패혈증), 천공, 농양, 누공, 폐쇄 | 수액/항생제 투여, 필요시 수술, 경피배액 시술 |

## 게실 증후군의 분류 및 비교[84)]

| 좌측 대장게실염 | 우측 대장게실염 |
|---|---|
| • 좌 하복부에 국한된 통증이 특징<br>• 통증과 함께 가스로 인한 복부팽만이 동반되고 통증은 식사에 의해 악화되며 가스 배출이나 배변에 의해 완화됨 | • 맹장 게실염의 경우 : 급성 충수염과 유사<br>• 급성 충수염에 비해 상대적으로 긴 시간의 우하복부 통증이 있음<br>• 통증 위치 이동, 구역, 구토, 전신염증은 드묾 |
| • 서양인 대부분은 좌측 대장 게실염<br>• 연령이 증가 할수록 좌측이 증가함 | • 동양인 55~75%가 우측 대장게심염<br>(서양인 보다 장벽이 선천적으로 유약함)<br>(식습관이 전통적으로 섬유질을 많이 먹어왔음)<br>• 동양인의 경우 좌측 보다 경증인 경우가 많음<br>• 젊은 사람은 우측인 경우가 많음 |

## 게실질환 진단

병력/신체검사, 영상진단(주로 CT만으로 확진 됨), 내시경 검사(필요 시), 혈관조영술(필요 시)

## 치료법

• 외래치료 : 7~10일간 항생제 복용, 저잔류 유동식 식사(대장내시경 전 식사법과 유사)

| 투여약물 | 용량 |
|---|---|
| • 메트로니다졸 + 퀴놀론계 | • 메트로니다졸 500mg q6~8hrs<br>• 시프로플록사신 500~750mg q12hrs |
| • 메트로니다졸 + 트리메토프림/설파메톡사졸 | • 메트로니다졸 500mg q6~8hrs<br>• 셉트린 or 박트림 160/800mg q12hrs |
| • 아목시실린/클라불란산 | • 아목시실린/클라불란산 875mg q12hrs |

• 입원치료 : 환자 상태에 때라 적정기간 입원 및 주사 항생제 치료

84) 대한내과학회지: 제 75 권 제 5 호 2008

| 투여약물 | 용량 |
|---|---|
| • 메트로니다졸 + 퀴놀론계 | • 메트로니다졸 500mg q6~8hrs<br>• 시프로플록사신 주사 400mg q12hrs |
| • 메트로니다졸 + 3세대 세팔로스포린 | • 메트로니다졸 500mg q6~8hrs<br>• 세프트리악손 주사 1~2g q24hrs |
| • 베타람탐계/beta-lactamase 차단제 | • 암피실린/설박탐 주사 3g q6hrs |

## 노인 치료에서의 고려할 점

- 게실병의 예방과 장기적 관리 및 재발 방지법은 풍부한 섬유질 식사이다. 야채와 채소를 많이 먹는 노인의 경우 매우 좋은 식습관인데 독거노인이거나 입맛이 감소한 노인의 경우 식사가 부실해서 풍부한 섬유질 + 단백질이 아닌 식사를 하는 노인의 경우 게실병 위험이 증가한다. 또한 식사를 자주 거르면 장운동이 부실해 진다.
- 노인의 장 천공과 출혈 위험은 NSAIDs 복용과 밀접한 관계가 있다. NSAIDs를 장기적으로 복용하는 노인은 게실병 관리에도 주의를 기울일 필요가 있다.
- 노인이 배가 아파서 진경제를 복용하면 증상은 좋아지나 혹시 게실병인 경우에는 증상을 은폐시키고 장운동을 억제시켜 게실병이 더 안 좋아질 수 있다.

# 노인의 변비

## 로마 기준 IV : 기능성 변비

다음 증상이 6개월 전에 시작하였고 지난 3개월 동안 나타났을 때로 정의

**(1) 다음 중 2개 이상 만족**

1. 배변 시 과도한 힘주기 : 4회 중 최소한 1회
2. 딱딱하고 덩어리진 변을 보는 경우: 4회 중 최소한 1회
3. 대변의 불완전 배출이 있다고 느끼는 경우: 4회중 최소한 1회
4. 항문이나 직장의 폐쇄감을 느끼는 경우: 4회 중 최소한 1회
5. 배변을 돕기 위한 수지 조작(수지관장, 아랫배 누르기, 골반근육 지지)이 필요한 경우:
   4회 중 최소한 1회
6. 배변횟수: 일주일에 3회 미만

**(2) 하제를 사용하지 않고는 무른 변을 보기 힘듦**

**(3) 과민대장증후군의 진단기준(복통과 배변의 연관성)을 만족시키지 않음**

## 변비의 정의 : 국내 가이드라인[85]

배변 횟수의 감소 뿐 아니라 단단한 변, 불완전 배변감, 배변할 때 과도한 힘주기, 항문 폐쇄감, 배변을 유도하기 위하여 수지조작이 필요한 경우 등

## 병태생리에 따른 변비의 분류

| 적게 먹어서 발생하는 변비 | • 대변을 충분히 만들지 못할 만큼 음식 섭취가 적은 환자군<br>• 체중관리를 하는 젊은 여성들에게 나타나는 변비<br>• 음식 섭취량 감소 ⋯▸ 대변 수분함량 감소, 대장통과시간 지연 ⋯▸ 변비 |
|---|---|

85) Korean J Med. 2017;92(4):372–381

| 과민대장증후군에서 발생하는 변비 | • 변비 우세형 과민대장증후군 환자 군<br>• 복통/변비 동반<br>• 배변 후에는 증상 호전 |
|---|---|
| 서행성 변비 | • 골반저 기능은 정상으로 보이지만 대장운동이 감소되어 대장통과시간이 길어져서 변비가 생기는 군<br>• 원인 불분명. 대장에 있는 신경세포의 수가 감소되어 있거나, 장관의 운동을 담당하는 Cajal 간질세포의 수가 감소되어 있음 |
| 직장출구 폐쇄 | • 배변기전 : 변이 직장에 내려오면 ⋯→ 변의를 느낀 후 ⋯→ 외항문 괄약근과 치골직장근이 이완 ⋯→ 항문이 열리면서 배변<br>• 배변 시 이완되어야 할 외항문 괄약근과 치골직장근이 역설적으로 수축 ⋯→ 출구 폐쇄 ⋯→ 변비<br>• 골반저근 실조증(pelvic floor dysfunction) |
| 직장의 확장 | • 직장은 연령에 따라 확장 ⋯→ 직장 내 대변 보관양 증가 ⋯→ 변의를 느끼기 위해 많은 양의 대변이 필요 ⋯→ 변비 및 단단한 대변 |
| 기계적 폐쇄 혹은 약물 부작용 | • 대장암이나 협착 등 기질적 이상에 의해 나타나는 변비 |
| 이차성 변비 | • 당뇨나 갑상샘 저하증 같은 내분비계 질환이나 결체조직 질환으로 발생한 변비 |

# 노인에게 이차성 변비를 유발하는 요인[86]

| 약물 부작용으로 | 마약류 진통제, TCA, 항히스타민제, 항콜린제(요실금약), 베라파밀, 항경련제 (토피라메이트), 철분제, 칼슘제, 항정신병약(페노티아진계열, 아리피프라졸, 클로자핀), 알루미늄/칼슘 함유 제산제, 지사제, 온단세트론 |
|---|---|
| 내분비/대사 질환으로 | 당뇨병, 갑상선 저하증, 부갑상선 항진증, 만성 콩팥병 |
| 전해질 불균형으로 | 고칼슘혈증, 저칼륨혈증, 고마그네슘혈증 |
| 장 질환으로 | 암, 치질, 헤르니아, 게실증, 방사선치료로 인한 장 섬유화, 수술 합병증, 장협착 등 |
| 근육병이나 신경질환으로 | 피부경화증, 아밀로드증, 치매, 뇌졸중, 파킨슨병, 척추질환, 자율신경 질환, 다발성 경화증 |
| 정신질환으로 | 우울장애, 불안장애, 섭식장애 |
| 기타 | 거동능력 상실로 인해 |

- **노인은 이차성 변비를 유발하는 요인들이 많아짐**

변비의 발생에 관여하는 요소들(활동 감소, 부적절한 식이, 수분 섭취의 감소, 우울증, 여

---

86) The Indonesian Journal of Gastroenterology Hepatology and Digestive Endoscopy · January 2021<br>The Korean Journal of Medicine: Vol. 78, No. 3, 2010

러 약물 복용, 흔한 신경근육 질환, 직장 감각 저하, 직장 배출기능 이상 등)이 젊은 층보다 흔함

- **골반저 근육과 항문 괄약근**의 조합은 배변과정에 필수적인 작용을 하는데 노화가 진행되면서 이러한 근육들의 구조와 기능에 변화가 오면서 항문 배출능에 어려움이 생김
- 노인들은 배변 횟수의 감소보다는 배변 시 힘을 많이 주어야 하는 경우를 변비라고 생각하는 경향이 강하며 젊은 층보다 골반출구 배출장애에 해당하는 증상의 빈도가 높음
- 노화가 진행될수록 근위부(맹장쪽) 결장에 비해 원위부(항문쪽) 결장의 팽창도가 약해져 게실이 잘 발생하고 대변의 이동성 또한 떨어짐

# 치료법

- **식이요법**
  하루 15~25 g의 섬유소를 충분한 수분(1.5~2 L)과 같이 섭취
  (단 섬유소를 너무 급작스럽게 많이 섭취하는 경우 복부팽만, 트림, 설사 등의 합병증이 발생할 수 있으므로 주의)
- **배변습관**
  변의가 느껴지면 바로 화장실로 가서 배변하는 습관이 중요
  (지속적으로 변을 참는 것은 근신경 반사를 억제하고 감각능을 저하시킴으로써 변비의 악순환에 기여하기 때문)
- **배변 시 자세**
  변기에 앉을 경우 무릎을 높이면 복압이 높아지고 치골직장근 쉽게 이완됨
  앉는 것이 불가능한 환자에서는 양다리를 복부 쪽으로 들어 올려 쪼그리는 자세를 취하거나 좌측 앙와위(누워있는) 자세를 취하는 것이 도움이 됨

# 노인 변비 약물요법

- **부피형성 완하제 : 차전자피(무타실산, 아기오 과립), 폴리카르보필칼슘(실콘) 등**
  작용이 마일드 한 특성이 있음. 변의 양을 증가시켜주는 효과.
  노인에게 1차 선택약임
  장협착이나 장폐쇄 환자에게는 쓰면 안 됨

- **삼투성 완하제 : 수산화마그네슘(마그밀), 락툴로오즈(듀락칸이지), 락티톨(포탈락산), 글리세린 관장약**

  대장 내 수분을 증가시켜 대변을 무르게 함으로써 배변을 도움

  노인에게 1차 선택약임

  염류성 완화제와 고삼투압성 완화제로 나눔

  염류성 완화제인 마그밀은 신부전 환자에게 고마그네슘혈증 가능

- **자극성 완하제 : 비사코딜, 센나 열매 등(메이킨큐, 둘코락스, 센코딜, 비코그린)**

  단기간 급성 완화 목적으로만 복용하기를 권장(효과 자체는 부피형성이나 삼투성 완하제보다 강함)

  노인에게 장기복용은 권장되지 않음 (마약성 진통제에 의한 변비에는 좋음)

  장기 사용시 수분 손실, 전해질 손실(저칼륨혈증), 내성 증가로 변비 악화, 2차성 고알도스테론혈증, 지방변, 단백소실장증 등을 유발 할 수 있음

- **Cl채널 활성화제(염화물 채널 활성화제)**

  **루비프로스톤(아미티자 연질캡슐)** 24mcg B ID – 장액 분비를 촉진시킴

  이차적 원인이 없는 만성 변비, 마약성 진통제에 의한 변비에 사용(비급여)

  전신 흡수되지 않음

  오심 부작용을 줄이기 위해 음식과 함께 복용

  부작용 : 오심(8~29%), 설사(7~12%), 두통(2~11%)

- **5-HT4 수용체 작용제(세로토닌-4 수용체 작용제)**

  **프루칼로프라이드(루칼로)** 1~2mg qd – 연동운동 촉진, 위장 통과시간을 단축 시킴

  2종 이상 완하제 6개월 이상 투여로 증상완화에 실패한 성인에서 만성변비 증상의 치료에 보험급여인데… 보험 약가 문제로 단종되고 비급여 제품만 유통됨

  식사와 관계 없이 복용, 전신 흡수됨

  부작용 : 두통(19%), 복통(16%), 오심(14%), 설사(13%), 어지러움, 자살생각 등 SSRI 부작용과 비슷함

- **뮤-아편양 수용체 길항제(PAMORAs)** peripherally acting, μ-opioid receptor antagonists

> 알비모판(엔터레그) 수술 30분~5시간 전 12mg 복용 후 최대 7일간 120mg BID
장관에서 뮤 수용체를 차단시킴(마약 수용체는 장운동을 느리게 하고 차단하면 빨라짐)
수술 후에는 통증을 예방하기 위해 마약 진통제를 흔히 사용함.
알비모판은 BBB를 통과하지 않아 마약 진통제의 진통 효과를 줄이지 않고 말초(위장관)
에서 마약 수용체를 길항하여 변비를 완화시킴
(대장)수술 후 위장관 회복을 촉진
수술 후 7일 이상 사용하면 안 됨(심근경색 위험이 증가함)
부작용 : 소화불량, 심근경색

> 메틸날트렉손(주사제, 말기환자에만 투여함), 날록세골(PEGylated naloxone), 날데메딘
마약 진통제로 인한 변비에만 한정해서 사용됨
(마약류 진통제 투여 ⋯▸ 60%가 변비 부작용 발생)
마약 진통제의 진통 효과를 줄이지 않고 말초(위장관)에서 마약 수용체를 길항하여
변비를 완화시킴
부작용 : 복통, 설사, 오심, 구토

- **Guanylate cyclase C(GCC) 효능제**
  리나클로타이드 290mcg qd 아침식사 최소 30분 전 공복에 복용, 돌카나타이드 1~3mg
  qd, 플레카나타이드 3mg qd
  장에서 Cl, HCO3 분비를 촉진시켜 연동운동을 촉진하고 통증을 경감시킴
  다른 완하제 치료에 실패한 만성 변비, 변비형 과민성 장증후군(IBS-C)환자에 사용
  변비약 보다는 대장암 치료제로서 주목 받고 있음(아직 한국에 시판되지 않고 있음)
  부작용 : 설사

- **Sodium/hydrogen exchanger(NHE3) 억제제**
  테나파노(엑스포자) 50mg BID 식사 바로 직전 복용
  소장, 대장에서 나트륨 흡수를 줄여 장관으로 물 분비를 늘리고 장운동을 빠르게 함
  변비형 과민성 장증후군(IBS-C)환자에 사용
  변비약 보다는 만성 콩팥병의 고인산혈증 치료제로서 FDA 승인 신청 중인 약물임
  부작용 : 설사

# 노인 치료에서의 고려할 점

- 요양원 입소 노인이나 중증환자 같이 침대에 계속 누워있는 변비 환자에게는 부피형성 완하제나 대변 연화제가 별로 효과가 없음 ⋯▸ 삼투성 완하제(마그밀, 듀파락)가 효과가 좋음
- 자극성 완하제(메이킨큐, 둘코락스, 비사코딜)를 필요시에만 단기적으로 급성 변비 완화목적으로 복용하는 건 추천되나 매일 장기적으로 복용하면 의존성이 생기고 약발이 약해지면서 오남용하게 됨
- 마약성 진통제로 인한 변비에는 부피형성 완하제, 삼투성 완하제가 효과가 별로 없고 자극성 완하제, Cl채널 활성제, 뮤-아편양 수용체 길항제가 효과가 좋음
- 노인은 변비를 유발하는 약물로 인해 변비가 생겼을 가능성이 높으므로 복용하는 모든 약을 체크해보고 약물중재 가능한 부분이 있는지 살펴봐야 함

# 노인의 대변실금

## 대변실금 정의

고형 변이나 액상 변, 혹은 가스가 적어도 한 달 이상 조절할 수 없는 상태에서 반복적으로 배출되는 경우.

## 대변실금의 일상생활에 대한 영향

환자에게 정신적, 사회적으로 고통을 주고 삶의 질을 감소시킴

## 노인 대변실금의 3대 원인[87]

- 분변매복 때문(딱딱한 분변이 직장 혹은 S상결장에 정체 또는 축적되어 있는 것)
- 장내감염, 직장염, 과민성대장질환, 방사선 치료 등으로 인한 설사 때문
- 항문괄약근에 관련된 신경손상 때문(치매, 파킨슨병, 뇌졸중, 신경병증 등등의 신경학적 질환과 연관)

| 분변매복 | • 분변매복에 의한 출구폐쇄로 정상적인 배출이 일어나지 못하고 범람에 의해 누출이 일어나는 경우<br>• 직장점막이 과도하게 확장되어 만성적으로 자극을 받아 직장의 운동기능과 감각기능, 직장항문 반사가 손상을 받음<br>• 항문 괄약근이 매복된 분변에 의해 신장성 손상을 입기도 함<br>• 치료법 :<br>　1.인위적인 관장으로 분변매복 제거<br>　2.변비관리(섬유질, 대변 연화제, 장운동촉진제, 변비 악화시키는 약물 중재 등) |
|---|---|
| 설사 | • 설사 원인을 찾고 설사 치료법을 시행함<br>• 지사제로는 로페라마이드가 흔히 처방됨<br>• 설사를 일으키는 약물을 복용중인 노인의 경우 : 원인 약물 중재를 시행함 |

87) Korean J Med 2012;83:580–584<br>CLEVELAND CLINIC JOURNAL OF MEDICINE VOLUME 70 · NUMBER 5 MAY 2003<br>Journal of the Korean Society of Coloproctology 2007;23:386–394

| 신경손상 | <ul><li>음부신경 혹은 체성골반신경의 기능이상에서 시작하여 외괄약근을 포함하는 골반저근의 약화와 골반하강 등을 거쳐 다시 해당 신경의 기능악화라는 악순환을 이루게 됨</li><li>고령이나 분만, 당뇨, 다발성 경화증 등에 의해 유발됨</li><li>치료법 : 지지요법, 바이오피드백, 팽창성하제(아기오과립, 실콘 등), 수술</li></ul> |
|---|---|

## 대변실금의 고위험군[88]

고령, 요실금이 있는 환자, 치매, 정신과적 질환, 분만 중 괄약근 손상, 만성 변비, 분변매복 등이며, 당뇨, 파킨슨병, 중풍, 척수손상, 염증성 장질환, 방사선 관련 직장염 등의 질환도 대변실금을 유발함.

항문질환의 수술 후 합병증으로도 발생될 수 있어서 치루 수술의 27%, 치열 수술 후 12%, 치핵절제술 후 6% 등에 발생될 수 있다고 하며, 최근 저위직장암에서 괄약근 보존술식이 증가하면서 수술 후에 78%까지 발생되었다고 보고됨.

# 요양기관에 입원하는 노인환자

30%가 일주일에 최소한 1회 이상의 대변실금을 경험함

대변실금 노인의 50~70%가 요실금도 같이 있음 ⋯⋯ 이것 때문에 요양원 등에 입소하게 됨

# 치료법[89]

| 지지요법 | <ul><li>섬유질 섭취 늘리기(대변의 양을 증가시키고 묽은 변을 줄이기 위함)</li><li>카페인이 포함된 음료 줄이기(설사와 대변 못 참음의 증상을 악화시킬 수 있음)</li><li>정해진 시간에 매일 배변을 보는 훈련(식후 대변보기)</li></ul> |
|---|---|
| 약물치료 | <ul><li>로페라마이드 하루에 2~4 mg으로 시작해서 하루 최대 16 mg 까지 증량가능(대변 못 참음을 줄이고 내항문 조임근을 강화시켜 직장탄성을 호전시킴)</li><li>아미트립틸린 매일 취침 전에 20 mg씩 4주간 투여</li><li>콜레스티라민(담즙염 흡수장애로 인한 설사가 동반된 경우에 사용)</li><li>에스트로겐(폐경기 이후의 여성인 경우)</li></ul> |
| 바이오피드백 치료 | <ul><li>직장에 삽입된 풍선을 확장시킨 후 2초 이내에 항문조임근의 자발적인 최대 압축이 일어날 수 있도록 훈련</li></ul> |

---

88) 대한대장항문학회. 대변실금 진료권고안 2021
89) J Korean Med Assoc 2012 January; 55(1): 31-36

| 천수신경자극 치료 | • S3 엉치뼈 구멍에 전극을 삽입하고 자극기를 통해 저강도의 자극을 주는 치료법<br>(직장의 운동과 감각기능, 항문조임근의 기능을 향상시킴) |
|---|---|
| 수술적 치료 | • 항문성형술 혹은 항문복원술 등 |
| 기타 치료 | • 항문 안쪽으로 삽입해서 대변과 접촉하면 팽창해서 대변이 항문으로 통과하는 것을 막을 수 있는 항문 마개<br>• 자가지방, 콜라겐, 실리콘, 합성고분자물질을 항문조임근 주위 혹은 손상 받은 조임근 부위의 점막하층에 주입을 하는 방법 등 |

| 대변실금의 종류 | 1차 치료법[90] |
|---|---|
| 분변매복으로 인한 변실금 | 변비약(섬유질, 대변 연화제, 장운동촉진제), 바이오피드백 |
| 설사형 과민성대장증후군(IBS-D) 동반 | 식이섬유, 로페라마이드, 위장관운동조절제, 진경제 |
| 담즙염 흡수장애로 인한 설사 동반 | 콜레스티라민, 콜레세벨람, 콜레스티폴 |
| 현미경적 대장염 동반 | 부데소니드(9mg/day), 금연, NSAID 중단 |
| 만성 감염성 설사 동반 | 항생제 |
| 소장 내 세균 과증식 동반 | 리팍시민(노르믹스) |
| 유당불내증 동반 | 유당 free 식사, 유당 분해효소 섭취 |
| 셀리악병(소아 지방변증) | 글루텐 free 식사 |

- **설사형 변실금에 도움이 되는 위장관 운동 조절제(피나베리움, 옥틸로늄) :**

  대장 평활근에만 선택적으로 작용하여 과민된 대장기능을 정상화 시켜줌.

  장관세포내의 Ca ion 과잉유입을 차단하여 긴장된 장관의 기능을 정상화시킴.

  대장의 기능 이상으로 나타나는 배변장애, 복통, 복부 불쾌감 등의 자각증상을 소실시켜줌

  항콜린성 작용이 없이 대장기능을 조절하는 장점이 있음

## 노인 치료에서의 고려할 점

- 대변실금 ⋯➔ 회음부 주위 피부 손상, 감염 증가 ⋯➔ 위생 관리를 해주어야 함

  ⋯➔ 본인이나 간병인이나 보호자가 해주어야 함 ⋯➔ 관리가 안 되면 2차, 3차 감염이 일어나고 욕창이 생김 ⋯➔ 요양원, 요양병원 입소의 이유가 됨

- 회음부 주위 대변실금으로 인한 욕창 예방으로 산화아연(땀띠분이나 연고), 하이드로콜로이드(듀오덤 등)가 좋음

90) Clin Geriatr Med. 2021 Feb; 37(1): 71-83.

- 대변실금 관리로 성인용 기저귀 착용 필요 ⋯▸ 가격 부담
- 식후 대변반사가 있으므로 식후 30분에 화장실에서 대변을 보는 행동훈련이 필요
- 노인은 다약제 복용을 하고 있으므로 대변실금을 악화시키는 원인 약물 파악을 해주어야 함(분변매복을 악화시키는 변비유발약, 설사형 변실금을 악화시키는 설사유발약)

# 노인의 클로스트리듐 디피실 설사

## 입원 치료중인 노인의 항생제로 인한 설사

입원치료중인 노인의 감염성 설사는 대부분 ⋯▸ 클로스트리듐 디피실 감염에 의한 설사
항생제 투여 한 입원 노인의 설사는 ⋯▸ 클로스트리듐 디피실 감염에 의한 설사일 가능성이
높음.

## 클로스트리듐 디피실 감염에 의한 설사

혐기성 그람 양성 간균으로, 독소를 생성하며 포자형태로 생존 가능
항균제나 항암제 사용으로 인해 정상 장 세균총이 파괴 ⋯▸ C. difficile에 의해 집락화 ⋯▸
장독소 분비 ⋯▸ 장벽의 점막 손상 및 염증 ⋯▸ 장염, 설사, 독성 거대결장

## 항생제 투여 후 클로스트리듐 디피실 감염 설사 발병 시간

보통 항생제 투여 후 2~3일째에 발병, 급성 물설사 혹은 복통, 미열, 백혈구 수치 상승
심한 경우 저혈압, 쇼크, 장폐색, 거대결장으로 진행되고 사망 가능함

## 클로스트리듐 디피실 감염 설사 질병 경과[91]

노인의 약 60%에 해당하는 경증 환자 ⋯▸ 10일 안에 치료됨
노인의 약 32%는 ⋯▸ 약 18일간 지속됨
노인의 약 8%는 ⋯▸ 심한/위중한 결장염이나 합병증으로 진행됨
미국 질병관리본부 통계 : C. difficile 감염 노인의 1~2.5%는 사망하였음

91) Fundamentals of Geriatric Pharmacotherapy 2nd edition. ASHP. 2015
2016년 대한내과학회 춘계학술대회. 김지은. C. difficile 감염: 진단과 치료의 최신 지견

주요 감염 원인 항생제는 광범위항생제인 플루오로퀴놀론계, 클린다마이신, 세팔로스포린계 였음

## 클로스트리듐 디피실 감염 설사 위험인자

**고령 :** 면역력 저하, 위산 농도 저하, C. difficile 독소에 대한 항체생성 능력 저하, 대식능력 저하

PPI 장기 복용자는 특히 재발 위험이 높음

## 클로스트리듐 디피실 감염 설사 치료법

- **광범위 항생제 투약 중단, 손세척**

  손세정제는 소용이 없고 반드시 흐르는 물에 비누로 닦아야 함

- **약물치료**

| | |
|---|---|
| 메트로니다졸<br>(후라시닐) | 500mg TID 10~14일간 복용<br>광범위하게 작용하나 특히 장의 혐기성 세균에 잘 들음(C. difficile는 혐기성균임)<br>설사를 하는 경우에는 대변 내 metronidazole 농도가 살균농도에 쉽게 도달하지만, 치료를 받고 호전된 후에는 대변 내 metronidazole 관련 물질이 거의 측정되지 않음<br>(설가가 심할 때는 메트로니다졸이 장에서 흡수되지 못하고 대변 내에 고농도로 남아 있지만 설사가 멈추면 메트로니다졸이 정상적으로 장에서 흡수되어 혈중을 들어가 버리기 때문에 대변 내에는 메트로니다졸이 없게 됨)<br>주의 : 약 복용 후 3일간 금주(아세트알데히드 분해 효소를 방해함) |
| 반코마이신<br>(반코진 캡슐) | 125 mg 하루 4회 10~14일간 복용<br>경구 vancomycin은 거의 흡수되지 않으며,<br>대변 내 농도가 1,000~3,000 µg/mL로 치료기간 동안 계속 유지됨<br>중증의 경우 사용이 권장됨 |
| 이차약제 | 피닥소마이신, 니타족사나이드, 리팍시민, 티게사이클린<br>피닥소마이신 200 mg 하루 2회 10일간 복용 ⋯▸ 재발율이 낮음<br>리팍시민 ⋯▸ 일부 연구에서 C. difficile 설사 예방에 긍정적 효과를 보임<br>티게사이클린 ⋯▸ 주사제 치료로서 효용성이 있어 보임 |

## 노인 치료에서의 고려할 점

- 경장식(feeding tubes)을 하고 있거나 위산분비 억제제를 복용 하고 있는 노인은 C. dif-ficile 감염 위험이 높아짐

- 노인은 물설사 증상보다 거대결장이나 장폐색 증상이 나타날 가능성이 높음
- 신부전/간부전 노인의 경우 메트로니다졸 투여 농도를 줄여야 함
- 항생제 투여 노인에게 사카로마이세스 보올라디균(비오플) 병용 투여가 C. difficile 감염 위험을 줄여준다는 연구가 있으나 중환자 노인, 매우 허약한 노인에게는 진균혈증 위험이 증가함
- 항생제 투여 노인에게 락토바실러스 병용 투여가 C. difficile 감염 위험을 줄여준다는 소규모 연구가 있으나 균혈증이 보고 되었음
- 노인은 설사를 유발하는 약물을 동시복용하고 있을 가능성이 높으므로 복용하는 모든 약을 체크해보고 약물중재 가능한 부분이 있는지 살펴봐야 함

# 노인의 설사

## 노인의 장염 입원치료

- **급성 위장염, 결장염 :**
  바이러스, 박테리아, 기생충 등이 음식이나 사람을 통해 전염되면서 위와 장에 염증이 생겨 발생
- **흔한 원인균 :** 대장균, 로타 바이러스, 살모넬라, 이질균 등
- **증상 :** 설사, 구토, 복부 팽만감, 탈수, 두통

## 급성 감염성 설사 환자의 경험적 항생제 치료의 적응증은 무엇이며 어떠한 항생제를 선택해야 하는가?[92]

1. 대부분의 급성 물설사는 일반적으로 항생제 치료를 권장하지 않는다.
2. 다음의 경우에는 경험적 항생제 사용을 고려한다.
   ① 혈변이나 점액변이 있고 발열증상이 있거나, 이질 증상(자주 피가 묻어 나오는 설사, 발열, 경련성 복통 등이 있는 경우)
   ② 38.5℃ 이상의 고열을 동반하거나 패혈증 징후가 있는 여행자 설사
3. 혈변이 있는 면역저하자는 항생제 치료를 권장한다.
4. 경험적 항생제는 지역사회나 여행지역의 원인균 분포 및 감수성 양상을 참고하여, fluoroquinolone 계열 항생제나 azithromycin 을 사용한다.
5. Rifaximin은 혈성 설사가 아니고 비침습적 원인균이 의심될 때 사용할 수 있다.
6. STEC(쉬가 독소 생성 대장균) 감염이 의심되는 환자는 항생제를 투여하지 않는 것이 권장된다.

---

92) Infect Chemother. 2019 Jun;51(2):217-243

# 경험에 근거한 급성 세균성 설사 항생제 선택 (합병증이 없는 경우)

| | |
|---|---|
| 플루오로 퀴놀론계 | 시프로플록사신 500mg PO BID 3일간 |
| | 레보플록사신 500mg PO 1일 1회 3일간 |
| | 목시플록사신(아벨록스) 400mg PO 1일 1회 3~5일간 |
| | fluoroquinolone 계열 항생제는 인대염, 인대파열, 말초신경병증, 중추신경계 부작용 등의 중증 부작용의 위험성이 있어서 주의가 필요 |
| 마크로라이드 | 아지스로마이신(지스로맥스) 500mg PO 1일 1회 3일간 |
| 비흡수성 rifamycin 유도체 | 리팍시민(노르믹스) 200mg PO TID 3일간<br>침습성 세균감염이 아닌 경우에 사용<br>주로 E. coli에 효과를 보이고, Campylobacter, Salmonella, Shigella와 같은 침습성 세균에는 덜 효과적임 |

# 급성 세균성 설사 항생제 선택 (원인균이 확인된 경우)

| 원인균 | 1차 선택 항생제 | 2차 선택 항생제 |
|---|---|---|
| 식중독균(Campylobacter) | 아지스로마이신 | 시프로플록사신 |
| 살모넬라 enterica Typhi 혹은 Paratyphi | 세프트리악손, 시프로플록사신 | 암피실린,<br>TMP/SMX, 아지스로마이신 |
| 이질균(Shigella) | 아지스로마이신, 시프로플록사신, 세프트리악손 | TMP/SMX, 암피실린 |
| 비브리오 콜레라 | 독시사이클린 | 시프로플록사신, 아지스로마이신, 세프트리악손 |
| Non-choleraic Vibrio | 비침습성 : 항생제치료 안 함<br>침습성 : 세프트리악손 + 독시사이클린 | 침습성 :<br>TMP/SMX + aminoglycoside |

# (C. difficile가 아닌) 일반적인 설사 치료제

| | |
|---|---|
| 지사제<br>(연동운동 억제<br>+ 분비물 억제) | 로페라마이드 : 2~4mg (최대 16mg/day)<br>C. Difficile에는 사용 금기, 세균성 감염에 사용 금기<br>혈성 설사나 염증성 설사에는 고열, 독성 거대결장을 일으킬 수 있음<br>부작용 : 변비, 복통, 오심, QT증가<br>허가용량 초과로 고용량 복용 시 마약처럼 기분전환 효과가 나타날 수 있음 |
| 장관 분비물 억제제 | 비스무스 제제 : 필요 시 524mg 30~60분 간격으로 복용<br>아스피린 복용자 금기, 출혈 위험자 금기, 위 궤양 환자 금기<br>부작용 : 검은변, 과량복용 시 살리실산 독성, 오심, 복통<br>항응고제, 항혈소판제, NSAIDs 등과 동시 복용 시 출혈 위험 높아지는 약임 |

| 장관 분비물 억제제 | 라세카도트릴(하이드라섹산) : 1.5mg/kg 1일 3회 복용<br>소아의 급성 설사 시 장내로의 수분과 전해질의 배출을 억제하여 설사로 인한 손실을<br>감소시켜주는 약 |
|---|---|
| 독소 흡착제 | 디옥타헤드랄 스멕타이트(포타겔, 스타빅)<br>독소/바이러스/박테리아 흡착, 장점막을 정상화시켜줌<br>다른 약물의 흡수를 방해하는 상호작용이 있을 수 있어 1~2시간 간격 확보 필요 |
| 항생제 | 리팍시민(노르믹스) : 200 mg 6시간마다 7~14일간 경구 투여<br>그람양성균 및 그람음성균에 의한 급성장내감염에 의한 설사 증후군<br>체내로 흡수 되지 않고 광범위한 항균력을 가지고 있음 |

# 설사 및 오심, 구토, 변비, 복통, 장 경련 등에 쓰이는 위장관 운동 조절제

| 도파민2 차단제 | 메토클로피라미드(맥페란) – 식도에 작용; 구역, 구토에 사용<br>돔페리돈 – 식도, 위에 작용; 구역, 구토에 사용<br>레보설피리드, 이토프리드(이토드) – 위장운동 촉진(구역, 구토에는 효과 거의 없음) |
|---|---|
| 5HT4 효능제 | 시사프라이드<br>모사프리드(가스모틴) – 위장운동 촉진 |
| 생약제제<br>(D2 길항, 5HT1,4↑) | 현호색, 견우자(모티리톤) – 위 배출 촉진, 위 순응장애, 팽창과민 개선 |
| 항콜린제 | 시메트로피움(알기론) – 복통 & 설사형 IBS에 사용<br>스코폴라민(부스코판) – 복통 & 설사형 IBS에 사용<br>항콜린성 부작용 : 구갈, 소변저류, 두통, 변비, 졸음 |
| 엔케팔린 효능제 | 트리메부틴(포리부틴) – 설사와 변비를 모두 잡아주는 연동운동 정상화제<br>대장운동이 저하되었을 때 ⋯ mu와 delta 수용체에 결합 ⋯ 대장운동을 항진, 증가<br>대장운동이 증가되었을 때 ⋯ kappa 수용체에 결합 ⋯ 대장운동을 억제 |
| cAMP synthetase↑<br>(PDE 억제) | 티로프라미드(티로파) – 장관 및 비뇨기 경련이나 통증에 사용<br>설사형 과민성 장증후군(IBS) 환자에게 좋음<br>부작용 : 입마름, 구역감, 변비 |
| COMT 억제제<br>(카테콜라민 증가) | 플로로글루신(후로스판) – 담도계, 요관 등의 비뇨기계 경련 및 통증 억제<br>부인과의 경련성 통증 억제에도 사용<br>작용 시간이 빨라 급성 통증 억제에도 적합<br>복통, 하루 배변횟수, 절박감, 점액변, 뒤무직과 가스 증상이 유의하게 감소 |
| 칼슘L통로차단제<br>(흡수되지 않음) | 피나베리움(디세텔) – 대장에 선택적으로 작용, 설사형 IBS, 자각증상 소실<br>옥틸로늄(메녹틸, 유가인) – 대장에 선택적으로 작용, 설사형 IBS, 자각증상 소실<br>대장의 기능 이상으로 나타나는 배변장애, 복통, 복부 불쾌감 등의 자각증상을 소실<br>변실금에도 처방 가능<br>평활근으로 구성되어 있는 담도의 운동 조절에도 사용 가능<br>전신적 항콜린성 부작용 거의 없음 |

# 그 외 설사 치료제[93]

| | |
|---|---|
| 프로바이오틱스 | Lactobacillus rhamnosus + acidophilus(라시도필) 1T bid~tid<br>Lactobacillus acidophilus(안티비오 300mg) 1T tid<br>Saccharomyces boulardii(비오플) 2P bid<br>바실루스 리케니포르미스균(장이락)<br>Lactobacillus reuteri 등 |
| 뮤-오피오이드 수용체<br>효능제 | 엘룩사돌린(비베르지) 100mg PO BID 식후 복용<br>설사형 과민성 장증후군(IBS) 환자에게 사용<br>금기 : 담석환자, 췌장질환자, 오디괄약근 기능 이상자<br>부작용 : 변비, 오심, 복통, CNS 억제 |
| 5-HT3 수용체<br>차단제 | 라모세트론 (이리보)<br>여성의 설사형 과민성 대장증후군 2.5μg을 1일 1회 경구투여<br>남성의 설사형 과민성 대장증후군 5μg을 1일 1회 경구투여<br>부작용 : 변비, 복부팽만, 복통 |
| | 알로세트론(로트로넥스)<br>중증설사를 동반하는 과민성 대장증후군 여성 환자에게만 처방<br>허혈성 장염과 변비 합병증으로 인해 입원, 수혈, 수술 및 사망이 보고되면서<br>철수되었다가 다시 시판 중 |
| 소마토스타틴의<br>합성 유도체 | 옥트레오타이드(산도스타틴 주 0.1mg/1ml) 1앰플 IV bid<br>암이나 약제 등에 의한 uncontrolled 설사 시 |

# 부작용으로 설사를 유발 할 수 있는 약물

- 마그네슘 함유 제산제
- 광범위 항생제
- 메트포르민, GLP-1 효능제
- 항암제(이리노테칸, 캡시타빈, 플루오로우라실, 메토트렉세이트, TKIs)
- 콜키친
- 변비치료제(변비약)
- 위장관 운동 촉진제
- Protease inhibitors(특히, 넬피나비르)
- 퀴니딘
- 로플루밀라스트(닥사스, PDE-4 억제제 COPD약)

---

93) Journal of Clinical Gastroenterology 49(Suppl 1):S37–S45

# 노인의 영양관리

## 노인 영양 문제의 원인[94]

- 고령 ⋯› 호르몬 분비가 변화하고 신체 활동량과 근육량이 줄어 저체중이 흔함.
- 반면 체지방량의 비율은 증가하여 복부 비만과 인슐린 저항성을 동반하며, 체수분량과 골밀도는 감소함.
- 노인의 제지방량 감소 ⋯› 근감소증 위험↑ ⋯› 적절한 단백질 섭취 필요(고기 드셔야 해요).
- 65~75세 여성의 8.8%, 75세 이상 남성의 17.5%가 근육감소 상태임

## 노인의 체중 감소

경제적 어려움, 후각과 미각 기능의 저하, 치아 기능 저하(씹는데 불편), 연하곤란, 다약제 복용, 우울감, 사회적인 고립(배우자 사망) 등 ⋯› 식욕 부진 ⋯› 체중감소

## 노인 영양 불량의 결과

노인 영양실조 ⋯› 폐렴과 욕창 등 감염성 합병증 유발, 기억력, 집중력 등 인지기능 저하, 우울증을 심화시킴

## 다약제 복용 ⋯› 부작용으로 체중 감소

| 체중 감소 주요약물 | 기타 약물 |
|---|---|
| ADHD약 : 암페타민, 메틸페니데이트<br>당뇨약 : GLP-1 효능제(리라글루타이드 등)<br>SGLT2 억제제(다파글리플로진 등)<br>아밀린 유사체(프람린타이드)(심린 주사) | 초중기 치매약(도네페질, 리바스티그민, 갈란타민)<br>항간질약(조니사미드, 에토석시미드)<br>인터페론<br>갑상선약(레보티록신) |

94) Korean J Gastroenterol, Vol. 73 No. 4, April 2019. 2012년 대한내과학회 춘계학술대회. 김재규. 식욕부진과 체중감소

| | |
|---|---|
| 기타 약물 : 부프로피온, 토피라메이트,로플루미라스트 (닥사스) <br> 질환 : 갑상선기능항진증, 셀리악병(소아 지방변증) 염증성 장질환 | 질환 : 역류성식도염(위장약 복용자), 위궤양(위장약 복용자), 루푸스, 활동성 결핵, 낭포성 섬유증 |

## 다약제 복용 ···→ 부작용으로 입맛감소

| 부작용으로 금속 맛을 느끼게 하여 입맛을 더욱 감소시키는 약물 | |
|---|---|
| • AChEI 치매약 : 황산기 구조가 금속 맛을 느끼게 함 <br> • 프로필티오우라실, 메티마졸 : 황산기 구조가 금속 맛을 느끼게 함 <br> • 마취제 : 전신마취 후 드물게 금속맛이 1~2개월 혹은 몇 개월간 느껴짐, 치과 국소마취 시에는 더욱 흔함 <br> • 항생제 : 클린다마이신, 메트로니다졸, 플루오로퀴 놀론에서 흔하게 발생 <br> • 캡토프릴 : 2~4% 확률로 발생 | • 칼시트리올(vit.D) : 고칼슘혈증 전조증상임(저용량 에서는 괜찮음) <br> • 플레카이니드 : 드물게 구강건조를 유발하면서 발생 <br> • 리튬 : 노르에핀에프린을 억제하면서 발생 <br> • 메트포르민 : 3% 확률로 발생. 계속 복용하면 점차 없어짐 <br> • 메토카르바몰 : 빈번히 발생 <br> • 항암 치료 : 함암제, 방사선치료 모두 발생 <br> • 페니토인 : 드물게 발생 |

## 노인의 식욕부진

노인의 식욕부진 유병률 : 전체 응답자 가운데 35.1%(남성노인 〉 여성노인)[95]

남성노인의 식욕부진은 중추신경계 질환을 진단받은 경우가 가장 많았고 여성노인의 경우 식욕부진은 내분비 질환이 있는 경우가 가장 많았음

우울증 증상이 있거나 일상생활에서 의존도가 높은 경우 식욕부진이 현저한 것으로 관찰됨

## 노인의 악액질(Cachexia)

악성종양, 만성폐쇄성폐질환, 만성심부전 등의 만성질환을 동반하여 발생하며, 식욕부진을 동반한 5% 이상의 체중감소, 근육량 및 체지방의 감소, 염증반응 등을 특징으로 하는 만성 소모성 복합증후군

악액질의 열량 불균형 : 식욕부진에 따른 감소된 식사량 & 과대사 반응에 기인된 증가된 열량소모

악액질은 주로 말기 환자에게 나타나는 반면 근감소증은 정상 노인에게 발생함

95) J Korean Soc Food Sci Nutr  43(9), 1431~1438(2014). J Clin Nutr 2017;9:2-6

# 노인의 간이영양상태평가(MNA-SF)

A. 지난 3개월 동안 밥맛이 없거나, 소화가 잘 안되거나, 씹고 삼키는 것이 어려워서
식사량이 줄었습니까?

    0 =많이 줄었다

    1 =어느 정도 줄었다

    2 =변화없다

B. 지난 3 개월 동안 몸무게가 줄었습니까?

    0 = 3kg(6.6lbs)

    1 = 모르겠다

    2 = 1kg~3kg(2.2~6.6ibs)

C. 거동 능력이 어떠십니까?

    0 = 외출 불가, 침대나 의자에서만 생활 가능

    1 = 외출 불가, 집에서만 활동 가능

    2 =외출 가능, 활동 제약 없음

D. 지난 3 개월 동안 정신적 스트레스를 경험했거나 급성 질환을 앓았던 적이 있습니까?

    0 = 예 2 =아니오

E. 신경 정신과적 문제

    0 = 중증 치매나 우울증

    1 =경증 치매

    2 =없음

F. 체질량지수(Body Mass Index) = kg 체중 / (m 높이)2

    0 = BMI 〈19

    1 = 19≤BMI〈21

    2 = 21≤BMI〈23

    3 = BMI≥23

## 선별점수(최대 총 14 점)

    12-14 점 : 정상

    8-11 점 : 영양불량 위험 있음

    0-7 점 : 영양불량

# 간이영양상태평가(MNA)[96]

MNA-SF(short form)에 추가 질문(G~R)을 더 평가하는 것이 MNA full 버전임

**G. 다른 사람의 도움 없이 일상생활이 가능합니까?(병원이나 요양원 등 시설에 있지 않음)**

  0 = 예 1 = 아니오

**H. 하루 3 가지 이상의 처방약을 복용하십니까?**

  0 = 예 1 = 아니오

**I. 압박궤양(욕창) 또는 피부궤양이 있습니까?**

  0 = 예 1 = 아니오

**J. 하루에 몇 회 식사를 하십니까?**

  0 = 1 회

  1 = 2 회

  2 = 3 회

**K. 단백질식품섭취량이 어느 정도 입니까?**

  • 매일 1 회 이상 유제품(우유, 치즈, 요거트) 섭취 (예, 아니오)

  • 주 2 회 이상 콩류 또는 계란 섭취 (예, 아니오)

  • 매일 육류, 생선 또는 가금류 섭취 (예, 아니오)

  0.0="예"가 0 또는 1 개

  0.5="예"가 2 개

  1.0="예"가 3개

**L. 하루에 2 회 이상 과일류 또는 채소류를 섭취하십니까?**

  0=아니오 1=예

**M. 하루에 물과 음료(주스, 커피, 차, 우유 등)을 얼마나 섭취하십니까?**

  0.0=3 컵 미만

  0.5=3 컵~5 컵

  1.0=5 컵 이상

**N. 혼자서 식사할 수 있습니까?**

  0=다른 사람 도움 필요

---

96) Overview of the MNAⓇ – Its History and Challenges.J Nutr Health Aging.2006; 10:456–465.

1=혼자 식사 가능하나 도움 필요

2=혼자 식사 가능

O. 본인의 영양상태에 대해 어떻게 생각하십니까?

0=좋지 않다.

1=잘 모르겠다

2=문제 없다.

P. 본인의 건강상태는 비슷한 연령의 다른 사람들과 비교하여 어떻습니까?

0.0=좋지 않다

0.5=잘 모르겠다

1.0=좋다

2.0=본인 건강이 더 낫다

Q. 상완위둘레(mid-arm circumference, cm)

0.0= MAC ⟨ 21

0.5= 21 ≤ MAC ⟨ 22

1.0= MAC ⟩ 22

R. 종아리둘레(Calf circumference, cm)

0 = CC ⟨ 31

1 = CC ≥ 31

영양불량지표 점수(Malnutrition Indicator Score)

24~30 점 : 정상

17~23.5 점 : 영양불량 위험 있음

⟨ 17 점 : 영양불량


## 식사 관리 시 노인의 특성

- **에너지 요구량 감소** : 나이가 들면서 기초대사량↓, 활동량이 줄어 에너지 요구량↓

- **소화능력 감소** : 소화액 분비↓ 조금씩 자주 섭취하는 것이 좋음, 소화성을 고려해서 식품 및 조리법을 선택.

- **저작 불편** : 치아 손실 ⋯▸ 딱딱한 식재료를 부드럽게 조리하고 식품의 크기도 작게, 그러나 아삭하거나 바삭한 질감도 활용하여 다양한 질감의 음식을 맛보도록 하는 것이 좋음.

- **침 분비 감소** : 약간의 국물이 있거나 재료가 촉촉하도록 조리하는 것이 좋으나 국물이 너무 많으면 나트륨 섭취가 증가할 우려가 있음. 싱겁게 조리해야 함.
- **감각기능 퇴화** : 미각, 후각 등 감각기관이 퇴화하여 짜게 먹을 가능성이 높으므로 다양한 향신료를 이용하여 입맛을 돋구도록 함.
- **식욕 저하** : 어르신 영양섭취 부족의 주원인 중 하나가 식욕저하임. 식욕이 저하되지 않도록 식재료의 향, 색, 모양을 다양하게~

## 식욕촉진제

| 시프로헵타딘,<br>DL카르니틴,<br>리신,<br>B12(트레스탄) | 히스타민1 수용체 차단효과가 식욕을 촉진해줌 +세로토닌 대신 포만중추에 결합해 세로토닌의 작용을 경쟁적으로 억제함으로써 포만감이 덜 느껴지도록 함<br>(식욕부진에 허가 받은 일반의약품)<br>1일 2회 아침, 저녁 식전에 복용<br>주요 부작용은 항콜린 작용 : 졸음, 어지러움, 구갈(목마름), 요저류 |
|---|---|
| 메게스트롤 | 메게이스 400mg/10mL<br>메게이스 에프 625mg/5mL<br>암이나 AIDS 환자의 악액질(식욕부진)에 효과 있음<br>일반노인의 비급여 처방은 오프라벨<br>포만중추의 포만감을 덜 느끼게 하고 시상하부의 뉴로펩타이드Y 분비를 촉진해 식욕을 증진함<br>주요 부작용 : 심부정맥 혈전증, 시상하부 뇌하수체 부신 축 억제 (쿠싱증후군), 혈당 상승 |
| 미르타자핀<br>(레메론) | 우울증 환자나 치매+우울증 노인의 식욕부진에 효과(히스타민1 수용체 차단효과가 있음)<br>자기 전 7.5~15mg 복용<br>임상 연구결과 : 6주 만에 2~4kg 증가 |
| 드로나비놀<br>(Marinol) | AIDS 환자의 식욕부진에 허가(and 항암제 투여로 인한 오심/구토에 허가)<br>노인 환자에게는 CNS 부작용이 심함<br>부작용 : 어지러움, 불쾌감, 우울, 환각 |

## 시니어 비타민 영양제

### 복지관 이용 어르신 200명의 영양섭취실태 조사결과[97] :

일일 영양소 평균필요량 미만으로 섭취하는 어른신의 비율이 50%이상인 영양소가
칼슘, 리보플라빈(B2), 비타민B6, 비타민C, 티아민(B1), 나이아신(B3)으로 나타났음

97) 식품의약품안전처

| 비타민 D | 노인은 활동량이 감소하여 햇빛 노출이 줄고 피부 합성 능력 저하 및 신장 합성이 감소하여 부족증이 올 수 있음 |
|---|---|
| 칼슘 | 연령 증가로 장 흡수 감소와 생체 이용률 감소로 젊은 연령층보다 요구량이 증가됨<br>칼슘 + 마그네슘 + 비타민D 동시 투여가 좋음 |
| 비타민 B12<br>비타민 B6 | 위축성 위염 관련 비타민 B12 부족증 가능<br>동맥경화의 단독 위험 요인인 호모시스테인의 혈청 농도가 상승할 경우에는 엽산, 비타민 B12와 비타민 B6의 고용량 투여를 고려 |
| 철분 | 부족하면 빈혈, 피로감, 근육 경련 등을 동반할 수 있으나 명확히 철분 부족이 확인되지 않는 한 노인에게 철분과다 투여는 주의를 요함 |
| 아연 | 상처 회복, 점막과 피부 건강, 면역력과 관련이 있으며 나이가 들수록 부족하기 쉬움.<br>특히 입맛과 후각의 변화를 유발할 수 있어 식욕 저하 노인은 아연 혈청 농도 측정과 보충을 요함 |

# 노인의 하루 단백질 섭취 필요량[98]

- **건강한 노인 :** 1~1.2g/kg 섭취 필요

  체중 60kg인 경우 ⋯→ 60~72g 섭취 필요

- **만성질환(다중질환) 노인 :** 1.2~1.5g/kg 섭취 필요

  체중 60kg인 경우 ⋯→ 72~90g 섭취 필요

- **영양결핍 노인 :** 2g/kg 이상 섭취 필요

  체중 60kg인 경우 ⋯→ 120g 이상 섭취 필요

※ 단백질 60g = 소고기 등심 330g, 안심 200g, 돼지고기 살코기 200g, 닭 가슴살 220g, 고등어 300g, 달걀 8개, 두부 2모, 치즈 15장, 우유 2L

# 단백질 보충제

| 유청 단백질 | • 유청 : 우유를 응고시킨 커드(curd)를 제외한 나머지 수용성 부분(93%의 수분과 약 0.6%의 유청 단백질로 구성).<br>• 류신(leucine)의 함량이 다른 단백질보다 높고, 소화 흡수가 잘 됨<br>• 우유알레르기가 있거나 유당불내증이 있는 사람은 유청단백질 섭취에 주의가 필요<br>  그러나 단백질만 순수 분리한 분리유청단백(WPI)은 괜찮음<br>• WPC, WPH에는 유당 많음, WPIH는 유당 적음, MPI는 유청단백질+카제인단백질 |
|---|---|

98) Pharmacy Times, July 2017 Digestive Health, Volume 83, Issue 7

| 대두 단백질 | <ul><li>콩의 껍질을 제거하고 단백질을 용해·침전시킨 뒤 수용성 물질을 원심분리시켜 건조해 만듦.</li><li>유청단백질 보다 소화흡수율이 높지 않음.</li><li>유당불내증에서는 자유로움</li><li>소화흡수율 아미노산 스코어(DIAAS) : 우유 단백질 1.2점 대두 단백질 0.84점, 완두 0.62점, 밀 0.45점, 쌀 0.37점</li></ul> |
|---|---|
| 유청+대두+카제인 단백질 | <ul><li>주로 시니어를 대상으로 한 제품</li><li>소화 흡수가 빠른 유청 단백질과 소화흡수가 느린 카제인 단백질, 그 중간인 대두 단백질을 함께 넣은 것</li></ul> |
| WPC | whey protein concentrate 농축 유청 단백질<br>유청 단백질을 추출할 때 유당을 포함한 상태 |
| WPI | whey protein isolate 분리 유청 단백질<br>WPC를 필터로 걸러서 유당을 거의 제거한 상태 |
| WPH | whey protein hydrolysate 가수분해 유청 단백질<br>유청 단백질을 가수분해하여 아미노산으로 잘라 흡수가 빠르고 소화가 잘 되게 나온 제품 |
| WPIH | whey protein isolate hydrolysate 가수분해 분리 유청 단백질<br>WPI를 가수분해하여 흡수가 빠르고 유당도 거의 없는 단백질 |
| MPC | Milk Protein Concentrate 농축 우유 단백질<br>우유에서 유지방을 제거한 후 남은 단백질. 유당도 남아 있는 상태.<br>(유청 단백질 20%, 카제인 80%) |
| MPI | Milk Protein Isolate 분리 우유 단백질<br>MPC에서 필터를 통해 지방과 유당을 제거한 단백질(MPC에서 유당↓, 단백질 함량↑) |
| ISP | Isolated Soy Protein 분리 대두 단백질<br>ISP가 아닌 그냥 '대두단백'은 단백질함량 30% 정도로 그냥 대두에서 콩기름 뺀 것 |

# 노인의 단백질 보충제 섭취 권장사항[99]

- **65세 이상 보통의 다중질환 노인의 경우 :**

  정상적인 식사 + 별도의 단백질 보충제 섭취를 권장함

- **75세 이상 저영양상태 노인의 경우 :**

  유럽정맥경장영양학회에서 경구 보조 영양액(경장영양액. 캔이나 분유 비슷한 가루 제품)을 식사 사이에 하루 2~3회, 총 400~600 mL 공급하라고 권유하고 있음

# 경장영양액의 성분[100]

- **탄수화물**

---

99) SURGICAL METABOLISM AND NUTRITION Vol. 6, No. 2, December, 2015
100) The Korean Society of Surgical Metabolism and Nutrition. Guideline of Surgical Metabolism and Nutrition. 1 st ed. Seoul: Medrang; 2013. Korean

－ 주로 말토덱스트린(maltodextrin) 이용
- **지질**
　　　－ 식물성유 및 MCT oil, fish oil(오메가 3) 사용
- **단백질**
　　　－ 소화와 흡수에 정상적인 췌장효소가 필요
　　　－ 대부분 환자는 가수 분해되지 않은 단백질을(whole protein) 포함한 영양액이 적절
　　　－ 심각한 소화불량이나 흡수 불량 장애가 있는 경우에는 가수분해된 단백질 형태
　　　　（유리 아미노산의 형태(elemental feeds) 혹은 펩타이드 형태(peptide feeds)로 공급
- **수분**
　　　－ 경장영양액 총량이 수분이 아니므로 대상자의 수분 필요량에 따라 추가 투여 필요
　　　－ 1 kcal/cc formula: 약 85%가 수분
　　　－ 2 kcal/cc formula: 약 70%가 수분
- **섬유소**
　　　－ 불용성 섬유소는 장배출시간(transit time)을 줄이는 데 도움
　　　－ 수용성 섬유소는 물과 나트륨을 흡수하여 설사를 조절하는 데 도움
　　　－ 중환자나 장관 허혈 위험이 있는 환자에서는 섬유소가 없는 영양액을 쓰는 것이 안전
- **비타민, 무기질**
　　　－ 대부분의 영양액은 하루 1,000~1,500ml가 투여될 경우 비타민과 무기질 하루 필요량
　　　　을 공급하게 됨. 그 이하로 투여될 경우 비타민과 무기질 보충이 필요

## 경장영양액의 종류

- **표준 영양액(Standard Polymeric formular)**
　　　－ 환자의 소화흡수 능력이 정상이며 다른 질병이 없는 경우
　　　－ 1kcal/ml
　　　－ 삼투압은 등장성(약 300mOsm/kg.H2O)
　　　　그린비아 TF, 뉴케어 300, 메디웰 화이버, 메디웰 화이버리스, 페디아파우더(소아용),
　　　　엔커버, 하모밀란, 그린비아 HP, 모노엘

- **섬유소 함유 영양액**

– 변비 또는 설사 조절

– 불용성 또는 수용성 섬유소를 함유한 영양액임

– 1kcal/ml 그린비아 Fiber, 뉴케어 화이바, 메디웰 화이바, 메디푸드 경관식 엘디

- **농축 영양액**

    – 영양불량 환자

    – 단백질영양보충이 필요한 환자

    – 섭취량 제한 환자

    – 고장성(400~700mOsm/kg.H2O)용액이기 때문에 소장 급식의 경우 적응이 어렵고 주
    입속도가 빠르면 덤핑증후군과 같이 오심, 구토, 떨림, 발한, 설사 등을 초래
    뉴케어 칼로리 1.5 (1.5kcal/cc), 메디웰 프로틴 1.5 (1.5kcal/cc)

- **질병에 따른 영양액**

    ▶ 당뇨환자

    – 저당질, 고지방, 섬유소 함유

    – 1kcal/ml 그린비아 DM, 뉴케어 당뇨식, 메디웰 당뇨식, 메디푸드 당뇨식 글루트롤

    ▶ 신장 기능에 문제가 있는 환자

    – 전해질, 무기질, 단백질 함량은 낮으나 필수 아미노산의 비율이 높고 충분한 에너지
    공급을 위해 지방 함량이 높음

    – Sodium, Potassium, Phosphate 함량 조절

    – 2kcal/ml 그린비아 RD, 그린비아 RD+, 뉴케어 KD, 뉴케어 KD+

- **갈아 만든 영양액**(Blenderized formula)

    – 상업용 영양액으로 공급할 수 없는 조성이나 수분 제한이 필요하여 여러 가지 식품을
    갈아서 만드는 경우

# 노인의 치매

## 치매 발병 현황 (보건복지부, 심사평가원 자료)

65세 이상 ⋯⋯→ 1/10 치매로 진단 받았음

80세 이상 ⋯⋯→ 1/4 치매로 진단 받았음

85세 이상 ⋯⋯→ 1/2 치매로 진단 받았음

## 치매의 종류

| | |
|---|---|
| 알츠하이머 치매<br>(AD)<br>50~80% | 치매의 가장 흔한 타입<br>원인 : 베타 아밀로이드 플라크, 타우 단백질 다발 침적으로 인한 신경세포 사멸<br>기억 상실이 가장 첫 번째 특징임<br>치매 진행 단계에 따른 뇌기능 손상 중 인지능력이 가장 먼저 손상됨<br>질병 진행 양상 : 서서히 악화<br>치매가 진행되면 운동장애, 행동심리증상(BPSD) 등이 악화됨 |
| 혈관성 치매<br>(VaD)<br>20~30% | 원인 : 동맥이 막히거나 좁아지거나 뇌졸중으로 인해 뇌로 가는 혈류가 차단되어 발생<br>질병 진행 양상 : 갑자기 발병, 계단식 악화<br>뇌로의 혈액 공급이 차단되는 뇌졸중 또는 일과성 허혈 발작(TIA)의 병력이 일반적임<br>심근경색, 협심증, 부정맥 환자도 뇌혈관이 막힐 가능성이 높음<br>판단력↓, 계산능력↓, 일상생활 수행능력(ADL)↓ |
| 루이소체 치매<br>레비소체 치매<br>(DLB) 5% | 원인 : 뇌간, 중뇌, 대뇌피질 등에 루이소체(Lewy body)가 침적되어 신경세포 사멸<br>질병 진행 양상 : 치매가 빠르게 진행됨<br>(시각적)환각, 망상, 편집증, 걸음걸이 이상(파킨슨 유사 움직임) + 인지장애, (램)수면장애 |
| 파킨슨 치매<br>(PDD) | 원인 : 뇌간, 중뇌, 대뇌피질 등에 루이소체(Lewy body)가 침적되어 신경세포 사멸<br>파킨슨병 자체는 치매와 무관하지만 파킨슨병이 악화되면 치매로 발전 할 수 있음<br>파킨슨병 ⋯⋯→ 중뇌 기저핵의 흑질 부위에 루이소체 침적<br>파킨슨 치매 ⋯⋯→ 대뇌 피질까지 광범위하게 루이소체 침적 |
| 전두측두엽 치매<br>(FTD)<br>5~10% | 원인 : 전두엽이나 측두엽의 지속적인 신경세포 소실(타우 단백질, TDP-43 단백질)<br>질병 진행 양상 : 진행속도 매우 빠름, 45~64세에 호발,<br>성격이 확(나쁘게) 바뀌어버림<br>감정과 행동 변화(BPSD)가 기억력 감소보다 훨씬 두드러짐 |
| 에이즈 치매 | 수년간의 HIV 감염 후에 발생하는 빠르게 진행되는 치매 형태 |

| 정상 뇌압 수두증 | 치매, 보행장애, 요실금을 동반하는, 뇌압항진이 관찰되지 않는 수두증(뇌에 물이 참) |
|---|---|
| 만성 외상성 뇌병증 | 운동 부상으로 인한 반복적인 두부 외상과 관련이 있는 치매<br>우울증, 기억 상실, 공격성 |
| 알코올성 치매 | 장기간의 과도한 알코올 섭취 … 신경독으로 뇌에 영향을 미칠 수 있음<br>정신적 혼란과 기억 상실이 가장 두드러진 증상임 |

# 치매 선별검사(조기검진) 및 진단

- **선별검사**
  - 보건소 산하의 치매안심센터에서 무료로 검사해줌
  - MMSE, Hasegawa's Dementia Scale, 7 minutes screening test, Montreal Cognitive Assessment (MoCA) 검사법 사용함
- **진단검사**
  - 치매안심센터, 협약병원에서 검사함
  - 검사총집 CERAD Battery, SNSB (Seoul Neuropsychological Screening Battery)를 이용하여 검사함
- **감별검사**
  - 협약병원, 대형병원에서 검사함
  - 혈액 검사, 유전자 검사, 뇌 MRI, PET 촬영 등을 추가로 함

# 치매 선별검사

| Mini-Cog | 3가지 문항으로 구성되어 약 3분 만에 평가<br>단어 3개 따라 말하기, 시계 그리기, 단어3개 회상 |
|---|---|
| KDSQ-C | 한국판 치매선별 설문지<br>15문제 (기억, 언어와 행동, 일상생활 수행능력) 6점 이상이면 치매 |
| MMSE-K | 간이정신상태검사 - 대표적인 치매선별검사 (소요시간 10~20분)<br>동네 내과의원이나 치매안심센터에서 검사하고 있음 |
| HDSR | 하세가와 치매검사 -개정판 Hasegawa Dementia Scale- Revised<br>지남력, 기억력, 계산능력, 집중력과 언어유창성에 대한 평가 문항으로 구성<br>MMSE에서 부족한 전두엽/집행기능 검사가 포함이 되어 있으며, 동작성 과제가 없어 시각 기능이나 운동 기능에 장애가 있는 노인에게도 사용가능하고 문맹인 대상자에도 적용가능 |
| 7-MS | 7분 치매선별 검사 7-minute Screen<br>시간지남력, 기억력, 시계그리기, 언어유창성 등 4가지 영역을 평가함 |

| MoCA-K | 한국판 몬트리올 인지평가<br>MMSE 보다 경증이거나 혈관성 치매를 체크 |
| --- | --- |

# 치매 진단검사

| SNSB | 서울 신경심리 검사(Seoul Neuropsychological Screening Battery)<br>종합적인 신경심 검사 총집(검사에 소요되는 전체 시간은 1시간 30분에서 2시간 정도) |
| --- | --- |
| CERAD-K | 한국판 CERAD 평가집(the Consortium to Establish a Registry for Alzheimer's Disease)<br>알츠하이머병 환자용은 총 8가지 검사, 비알츠하이머병 환자용은 9가지 검사 |
| GDS | 전반적 퇴화척도(Global Deterioration Scale): 치매단계평가검사<br>※ 노인우울증 평가의 GDS(Geriatric Depression Scale)와 다른 검사임 |
| CDR | 임상치매척도(Clinical Dementia Rating) : 치매단계평가검사 |
| ADAS-K | 한국판 알츠하이머병 평가척도<br>11개의 인지기능 영역평가와 10개의 행동장애를 평가하는 비인지기능 영역평가로 구성 |
| K-ADL | 치매 일상생활력 척도(Dementia Activity of Daily Living) |
| NPI | 치매 정신증상 척도(Dementia Neuropsychiatric Inventory) |
| SIB | Severe Impairment Battery 중증 치매 환자에게 적용 |
| CIBIC-plus | 치매환자가 아닌 치매 보호자를 대상으로 한 검사방법<br>인지기능과 일상생활수행능력의 변화 상황을 주로 평가 |

# 치매 감별검사

- **혈액검사**
  - ▶ 인지능력과 관련이 있는 비타민(엽산, B12)이 부족할 경우 치매증상이 더욱 악화될 수 있으므로 혈액 중 비타민 수치를 확인하고 보충해줌
  - ▶ 갑상선기능에 이상이 있는 경우 인지기능 저하 증상이 나타나기도 하므로 갑상선 호르몬 수치를 확인하고 교정함
  - ▶ 전해질이 불균형 할 경우 뇌기능 이상이 오므로 수치를 확인하고 교정해줌
  - ▶ 간/신장기능에 문제가 있어도 인지기능 이상 증세가 나타날 수 있음
  - ▶ 혈중 호모시스테인 수치가 높은 경우에도 뇌기능 이상이 올 수 있음
- **ApoE-e4 유전자검사**
  - ▶ 19번 염색체에 있는 ApoE 유전자 타입이 e4로 나올 경우에는 치매속도가 매우 빠르게 진행 되고 약물반응도 좋지 않으므로 유전자 검사를 실시하여 확인 함

- **뇌 영상검사**
  - ▸ MRI(알츠하이머 치매, 혈관성 치매, 레비소체 치매를 구분할 수 있음)
  - ▸ PET(타우 단백질, 베타-아밀로이드 등을 검출할 수 있음)

# KDSQ 한국판 치매선별 설문지

## 기억력 부분 판별

1. 오늘이 몇 월이고 , 무슨 요일인지를 잘 모른다.
2. 자기가 놔둔 물건을 찾지 못한다.
3. 같은 질문을 반복해서 한다.
4. 약속을 하고서 잊어버린다.
5. 물건을 가지러 갔다가 잊어버리고 그냥 온다.

## 기타 인지기능 판별

6. 물건이나, 사람의 이름을 대기가 힘들어 머뭇거린다.
7. 대화 중 내용이 이해되지 않아 반복해서 물어본다.
8. 길을 잃거나 헤맨 적이 있다.
9. 예전에 비해서 계산능력이 떨어졌다.(예: 물건 값이나 거스름돈 계산을 못한다)
10. 예전에 비해 성격이 변했다.

## 일상생활수행능력 평가

11. 이전에 잘 다루던 기구의 사용이 서툴러졌다.(세탁기, 전기밥솥, 경운기 등)
12. 예전에 비해 방이나 집안의 정리 정돈을 하지 못한다.
13. 상황에 맞게 스스로 옷을 선택하여 입지 못한다.(여름 옷, 겨울 옷 등)
14. 혼자 대중교통 수단을 이용하여 목적지에 가기 힘들다.
15. 내복이나 옷이 더러워져도 갈아입지 않으려고 한다.

# 한국판 간이정신상태검사(MMES-K) Mini-Mental State Examination

| | | |
|---|---|---|
| 1. 오늘은 년 월 일 요일 계절 | 5점 | 지남력-시간 |
| 2. 당산의 주소는 시 구 동<br>아파트의 호수는 동 호 (둘 다 맞으면 1점) | 3점<br>1점 | 지남력-장소 |

| | | |
|---|---|---|
| 3. 여기는 무엇을 하는 곳입니까? (예: 거실, 주택, 가정집, 아파트, 노인정 등) | 1점 | 지남력–장소 |
| 4. 물건 이름 세 가지 (예: 사과, 책상, 동전) | 3점 | 기억등록 |
| 5. 3~5분 뒤에 물건 이름들을 회상(4번) | 3점 | 기억회상 |
| 6. 100−7= −7= −7= −7= (또는 "삼천리 강산"을 거꾸로 말하기) | 5점 | 주의집중 및 계산 |
| 7. 물건 이름 맞추기(예: 시계, 연필) | 2점 | 언어기능 |
| 8. 오른손으로 종이를 집어서 반으로 접어 무릎 위에 놓기(3단계 명령) | 3점 | 언어이해력, 실행능력 |
| 9. 5각형 두 개를 겹쳐 그리기 | 1점 | 시공간력 |
| 10. "간장 공장 공장장"을 따라 하기 | 1점 | 언어기능 |
| 11. "옷은 왜 빨아(세탁해서)서 입습니까?"라고 질문 | 1점 | 추상적사고력 – 이해 |
| 12. "길에서 남의 주민등록증을 주웠을 때 어떻게 하면 쉽게 주인에게 되돌려 줄 수 있습니까?" | 1점 | 추상적사고력 – 판단 |
| 총점 | 30점 | |

※ 검사결과 해석 : 확정적 치매 : 19점 이하, 치매의심 : 20~23점, 정상 : 24점 이상

# HDS-R 하세가와 치매검사-개정판

- HDS-R(The Revised Form of Hasegawa's Dementia Scale)
- 만점은 30점인데 20점 이하는 치매 가능성이 있는 것으로 봄
- 지남력, 기억력, 계산능력, 집중력과 언어 유창성에 대한 평가 문항으로 구성된 총점 30점의 치매 선별검사임
- HDS는 11개의 평가 문항으로 구성되어 있었는데, 이 중 5개를 없애고 즉시회상과 지연회상, 그리고 언어 유창성 검사가 새롭게 추가되어 9가지 평가 문항으로 구성된 것이 HDS-R임

※ MMSE가 HDS-R보다 치매 선별검사 능력이 좋은 것으로 평가되고 있음

1. 올해 연세는 어떻게 되십니까? (2년까지의 오차는 정답으로 간주)

0 ☐  1 ☐

2. 오늘은 몇 년 몇 월 몇 일 무슨 요일입니까? (연월일, 요일이 정답이면 각각 1점씩)

몇 년 0 ☐  1 ☐

몇 월 0 ☐  1 ☐

몇 월 0 □ 1 □

무슨 요일 0 □ 1 □

3. 우리들이 지금 있는 곳은 어디입니까? (스스로 응답하면 2점, 5초 후에 집입니까, 병원입니까, 시설입니까? 물어서 정답을 말하면 1점)

0 □  1 □  2 □

4. 지금부터 말하는 세 낱말을 말해 보십시오. 뒤에 다시 묻겠습니다. 잘 외워두시기 바랍니다. (다음 행렬의 하나를 선택하여 동그라미를 쳐둔다.)

① 비행기 ② 연필 ③ 소나무

0 □  1 □  2 □

5. 100에서 7을 계속하여 빼십시오. (100-7은? 그리고 또 7을 빼면? 이라고 질문한다. 최초의 답이 틀리면 중단한다.)

0 □  1 □

6. 제가 지금부터 말하는 숫자를 역으로 말해 보십시오. (6-8-2, 3-5-2-9를 역으로 말하게 한다. 처음이 틀리면 중단한다.)

0 □  1 □

7. 조금 전에 외워두었던 낱말을 한번 말해 보십시오. (4번 항목에서 제시한 것에 대해 스스로 응답하면 2점, 만약 응답이 없으면 다음의 힌트를 주어서 답하면 1점)

① 0 □  1 □  2 □
② 0 □  1 □  2 □
③ 0 □  1 □  2 □

8. (지금부터 다섯 개의 물품을 보입니다. 그것을 감춥니다.) 무엇이 있었는지 말해 보세요.

시계, 열쇠, 지갑, 지우개, 동전

0 □  1 □  2 □  3 □  4 □  5 □

9. 알고 있는 야채의 이름을 가능한 많이 말해 보십시오.

(말한 야채의 이름을 기입한다. 도중에 생각하는 시간이 10초를 넘으면 중단한다. 0~5개 : 0점, 6 : 1점, 7 : 2점, 8 : 3점, 9 : 4점, 10 : 5점)

0 □  1 □  2 □  3 □  4 □  5 □

야채 이름 기입 : _____

# K-MOCA 한국판 몬트리올 인지평가

MMSE보다 경도인지장애를 선별하는 데 유용

MMSE에서 부족한 전두엽/집행기능 검사가 포함됨 30점 만점 중 22점 이상 정상

- **시공간 집행기능**

  (그림으로 나와 있는) 점을 순서대로 연결하기

  (그림으로 나와 있는) 정육면체 그리기

  시계 그리기 (11시 10분을 동그란 그림에 그리기)

- **이름 대기**

  (MMSE의 동물들 보다 좀 더 복잡한 그림의 3마리의 동물의 이름을 맞추기)

- **기억력**

  5개 단어를 모두 들은 후 즉각회상 실시

  1차 시행을 성공하였더라도 2회 모두 실시 함. 5분 후에 지연회상 실시

  (5개 단어 예시 : 얼굴, 비단, 학교, 피리, 노랑)

- **주의력**

  1초에 1개씩 숫자를 읽어 줌

  (5개 숫자 순서대로 따라 외우기, 3개 숫자 거꾸로 따라 외우기)

  쓰인 순서대로 요일을 불러 줌. 피검자는 "월"에만 손뼉을 쳐야 함. 2개 이상의 오류는 0점

  (예 : 토화월수일, 화월월목금, 토화월도월, 금목금월월, 월목월일화, 토월월화금)

  100에서 7씩 빼기

- **언어**

  따라 말하기 : 칼날같이 날카로운 바위, 스물 일곱 개의 찬 맥주병이 냉장고에 있다

  유창성 / "ㄱ"으로 시작되는 단어를 1분 동안 최대한 많이 말씀해 주세요.

- **추상력 지연회상**

  공통성(예 : 사과와 복숭아 ?? ⋯▸ 과일) (예 : 기차와 비행기 ?? ⋯▸ 교통수단)

  회상 단어 말하기(예: 얼굴에는 뭐가 있지요??) (예: 학교에는 뭐가 있지요??)

- **지남력**

  MMSE와 같은 질문임(오늘이 몇 년, 몇 월, 며칠, 무슨 요일, 장소, 도시이름)

# 치매 진단검사 - 신경심리평가 검사 총집(Battery) SNSB

서울 신경심리 검사(Seoul Neuropsychological Screening Battery)는

- MMSE 검사항목을 포함해서
- 지능(Intelligence; general cognitive ability),
- 주의 집중능력(Attention and concentration),
- 운동기능(Manual motor skills; fine motor skills),
- 언어 능력(Language and related functions),
- 시공간 능력(Visuospatial functions),
- 학습 및 기억력(Learning and memory),
- 집행기능, 문제해결능력, 추상적 사고력(Executive functions, problem solving, abstract reasoning),
- 성격 및 정서 상태(Personality and emotion)를 모두 검사해주고
- 노인우울증 척도, 일상생활동작평가 척도, 그리고 임상치매척도 까지도 검사한다.(검사에 소요되는 전체 시간은 1시간 30분에서 2시간 정도)

# 임상치매척도 CDR(치매 장해 보험 지급 기준이 됨)

| | 기억력 | 지남력 | 판단 및 문제해결 | 사회활동 | 가정생활 및 취미 | 개인관리 |
|---|---|---|---|---|---|---|
| 정상 (0) | 기억력 감퇴가 없거나 혹은 경미한 비지속적인 건망증 | 완전히 있음 | 재정 및 사업과 같은 일상의 문제를 잘 해결함. 과거일과 관련하여 판단력은 좋음. | 통상적 수준으로 독립적 기능 수행함 (직업, 장보기, 자원봉사 및 집단활동) | 가정에서의 생활, 취미, 지적흥미 등은 잘 유지됨. | 혼자서 충분히 수행함. |
| 불확실 (0.5) | 경미한 건망증이 지속됨: 사건에 대한 부분적 회상: "양성" 건망증 | 시간에 대한 경미한 어려움은 있으나 그의 지남력은 완전함. | 문제점, 유사점, 차이점 등을 다루는데 경미한 장애 있음. | 위의 활동상 약간의 장애 있음. | 위의 활동상 약간의 장애 있음. | 혼자서 충분히 수행함. |
| 경도 (1) | 중증도의 기억력감퇴; 특히 최근 사건에 대한 장애가 현저; 이로인해 일상생활이 지장받음. | 사건에 대한 중증도의 지남력 장애; 검사시 장소에 대한 지남력 있음; 다른 곳에서는 지리적 지남력의 장애가 있을 수 있음. | 문제점, 유사점, 차이점 등을 다루는데 중증도의 장애 있음; 대게 사회적 판단은 유지됨. | 위의 활동 일부를 계속하고 있더라도 독립적으로 할 수 없음: 자세히 보지 않으면 정상처럼 보임. | 경도의 그러나 확실한 가정에서의 생활기능 장애: 보다 어려운 집안 일, 복잡한 취미와 관심은 폐기됨. | 암시 및 격려가 필요함. |

| | | | | | | |
|---|---|---|---|---|---|---|
| 중등도<br>(2) | 중증의 기억력<br>감퇴: 고도로<br>숙련된 기억만<br>유지: 새로운<br>지식은 금방<br>소실됨. | 시간관계에<br>심각한 장애:<br>대게 시간,<br>종종 장소에<br>대한 지남력도<br>결여되어 있음. | 문제점, 유사점,<br>차이점 등을<br>다루는데 심각한<br>장애: 사회적<br>판단은 대개 장애<br>있음. | 집밖에서의<br>활동을<br>외관상이나마<br>독립적으로<br>수행할 수 없음.<br>가정 밖에서의<br>활동을 수항 할<br>수 있을 것 같이<br>괜찮아 보임. | 단지 단순한<br>집안일만 하며,<br>매우 제한된<br>관심만 간신히<br>유지됨. | 착의, 위생상태<br>및 외모를<br>유지하는데<br>도움이 필요함. |
| 중증<br>(3) | 중증의 기억력<br>감퇴: 단편적<br>기억만 보유 | 사람에 대한<br>지남력만 보유 | 문제 해결이나<br>판단을 할 수 없음. | 집밖에서의<br>활동을<br>독립적으로<br>수행할 수<br>없음. 너무<br>허약해보여<br>가정 밖에서의<br>활동을 하는 것이<br>불가능해 보임. | 집안에서의<br>특별한 활동이<br>없음. | 개인관리에 더<br>많은 도움이<br>필요: 빈번한<br>요실금,<br>변실금 |
| 심각한<br>(4) | 단편적 기억마저<br>상실: 종종<br>해독하기<br>어려운 말이나<br>동문서답으로<br>기억력 검사를<br>실시하지 못함. | 자신의 이름에만<br>가끔 반응함. | 간단한 지시나<br>명령에도 따르지<br>못함. | 어떤 사회적인<br>모임에도 의미<br>있게 참여하지<br>못함. | 어떤<br>취미활동이나<br>가정 내 활동에도<br>관여 못함. | 스스로 착의나<br>식사를 시도할 수<br>있음:<br>도움 없이는<br>보행이 불가능함. |
| 말기<br>(5) | 의미 있는<br>기억력은 없음:<br>종종 이해할 수<br>없거나 둔화됨. | 자신을 의식하지<br>못함. | 주변상황을 이해<br>못하거나 문제를<br>인식하지 못함. | 어떤 활동에도<br>전혀 관여 못함. | 어떤 활동에도<br>전혀 관여 못함. | 스스로 먹지<br>못함: 와상 상태 |

〈 현 치매 단계 〉
0 = 치매 아님 / 0.5 = 불활실 혹은 진단 보류 / 1 = 경도의 치매 / 2 = 중증도 치매 / 3 = 중중치매 /
4 = 심각한 치매 / 5 = 말기 치매

CDR 5점 : 말기 치매 ⋯▸ 보험 지급율 100%

CDR 4점 : 심각한 치매 ⋯▸ 보험 지급율 80%

CDR 3점 : 중증 치매 ⋯▸ 보험 지급율 60%

CDR 2점 : 중등도 치매 ⋯▸ 보험 지급율 40%

# 전반적 퇴화 척도 Global Deterioration Scale(GDS)

환자의 인지능력은?

| 1 = c | 인지장애<br>없음 | 임상적으로 정상. 주관적으로 기억장애를 호소하지 않음. 임상 면담에서도 기억장애가<br>나타나지 않음. |
|---|---|---|

| | | |
|---|---|---|
| 2 = c | 매우 경미한 인지장애 | 건망증의 시기. 주관적으로 다음과 같은 기억장애를 주로 호소함: (1) 물건을 둔 곳을 잊음; (2) 전부터 잘 알고 있던 사람 이름 또는 물건이름이 생각나지 않음. 임상 면담에서 기억장애의 객관적인 증거는 없음. 직장이나 사회생활에 문제없음. 이러한 자신의 증상에 적절한 관심을 보임. |
| 3 = c | 경미한 인지장애 | 분명한 장애를 보이는 가장 초기 단계. 그러나 숙련된 임상가의 자세한 면담에 의해서만 객관적인 기억장애가 드러남. 새로이 소개 받은 사람의 이름을 기억하기 어려울 수 있음. 책을 읽어도 예전에 비하여 기억하는 내용이 적을 수 있음. 단어나 이름이 금방 떠오르지 않는 것을 주위에서 알아차리기도 함. 귀중품을 엉뚱한 곳에 두거나 잃어버린 적이 있을 수 있음. 낯선 곳에서 길을 잃은 적이 있을 수 있음. 임상 검사에서는 집중력의 감퇴가 보일 수 있음.<br>직업이나 사회생활에서 수행 능력이 감퇴함. 동료가 환자의 일 수행 능력이 떨어짐을 느낌.<br>환자는 이와 같은 사실을 부인할 수 있음. 경하거나 중등도의 불안증이 동반될 수 있음. 현재 상태로는 더 이상 해결할 수 없는 힘든 사회적 요구에 직면하면 불안증이 증가됨. |
| 4 = c | 중등도의 인지장애 | 후기 혼동의 시기. 자세한 임상 면담 결과 분명한 인지장애. 다음 영역에서 분명한 장애가 있음: (1) 자신의 생활의 최근 사건과 최근 시사 문제들을 잘 기억하지 못함; (2) 자신의 중요한 과거사를 잊기도 함; (3) 순차적 빼기(예; 100−7, 93−7…)에서 집중력 장애가 관찰됨; (4) 혼자서 외출하는 것과 금전 관리에 지장이 있음.<br>그러나 대개 다음 영역에서는 장애가 없음: (1) 시간이나 사람에 대한 지남력; (2) 잘 아는 사람과 낯선 사람을 구분하는 것; (3) 익숙한 길 다니기.<br>더 이상 복잡한 일을 효율적이고 정확하게 수행할 수 없음.   자신의 문제를 부정하려고 함. 감정이 무디어지고 도전적인 상황을 피하려고 함. |
| 5 = c | 초기 중증의 인지장애 | 초기 치매. 다른 사람의 도움 없이는 더 이상 지낼 수 없음.<br>자신의 현재 일상생활과 관련된 주요한 사항들을 기억하지 못함(예를 들면, 집 주소나 전화 번호, 손자와 같은 가까운 친지의 이름 또는 자신이 졸업한 학교의 이름을 기억하기 어려움).<br>시간(날짜, 요일, 계절, 등)이나 장소에 대한 지남력이 자주 상실됨. 교육을 받은 사람이 40에서 4씩 또는 20에서 2씩 거꾸로 빼나가는 것을 하지 못하기도 함.<br>이 단계의 환자들은 대개 자신이나 타인에 관한 주요한 정보는 간직하고 있음. 자신의 이름을 알고 있고 대개 배우자와 자녀의 이름도 알고 있음. 화장실 사용이나 식사에 도움을 필요로 하지는 않으나 적절한 옷을 선택하거나 옷을 입는 데는 문제가 있을 수 있음(예를 들면 신을 좌우 바꾸어 신음). |
| 6 = c | 중증의 인지장애 | 중기 치매. 환자가 전적으로 의존하고 있는 배우자의 이름을 종종 잊음. 최근의 사건들이나 경험들을 거의 기억하지 못함. 오래된 일은 일부 기억하기도 하나 매우 피상적임. 일반적으로 주변 상황, 년도, 계절을 알지 못함. '1–10' 또는 거꾸로 '10–1' 까지 세는데 어려움이 있을 수 있음.<br>일상생활에 상당한 도움을 필요로 함(예를 들면 대소변 실수가 있음). 또한 외출 시 도움이 필요하나 때때로 익숙한 곳에 혼자 가기도 함. 낮과 밤의 리듬이 자주 깨짐.<br>그러나 거의 항상 자신의 이름은 기억함. 잘 아는 사람과 낯선 사람을 대개 구분할 수 있음.<br>성격 및 감정의 변화가 나타나고 기복이 심함:<br>(1) 망상적인 행동(예를 들면 자신의 배우자가 부정하다고 믿음, 주위에 마치 사람이 있는 것처럼 얘기하거나 거울에 비친 자신과 얘기함);<br>(2) 강박적 증상(예를 들면 단순히 바닥을 쓸어내는 행동을 반복함);<br>(3) 불안증, 초조, 과거에 없었던 난폭한 행동이 나타남;<br>(4) 무의지증, 즉 목적 있는 행동을 결정할 만큼 충분히 길게 생각할 수 없기 때문에 나타나는 의지의 상실임. |

| 7 = c | 후기<br>중증의<br>인지장애 | 말기 치매. 모든 언어 구사 능력이 상실됨. 흔히 말은 없고 단순히 알아들을 수 없는 소리만 냄. 요실금이 있고 화장실 사용과 식사에도 도움이 필요함. 기본적인 정신 운동 능력이 상실됨(예를 들면 걷기). 뇌는 더 이상 신체에 무엇을 하라고 명령하는 것 같지 않음. 전반적인 피질성 또는 국소적 신경학적 징후나 증상들이 자주 나타남. |
| --- | --- | --- |

# 치매 비약물치료 :

- 아로마 치료 ⋯▸ 심리안정(레몬밤, 라벤더)
- 마사지 ⋯▸ 심리안정, 감각자극, 혈액순환 등
- 음악치료 ⋯▸ 평소에 좋아하던 음악 ⋯▸ 심리안정, 뇌감각자극 등
- 무용 & 운동 치료 ⋯▸ 신체운동(치매예방체조, 박수치기), 활기찬 생활 (스포츠댄스)
- 애완동물 치료 ⋯▸ 정서, 심리안정
- 오감치료 ⋯▸ 뇌 자극(후각, 시각, 청각 보청기, 촉각, 미각 틀니)

# 보건소 산하의 치매안심센터 프로그램

- 치매예방교육 및 체조

  다양한 레크레이션 및 취미소양 교육
- 치매 인지강화 훈련프로그램

  베러코그 인지프로그램 활용,

  인지훈련 교육, 작업치료, 음악치료, 원예치료, 공예치료, 미술치료 등
- 치매예방 건강관리법교육

  헤아림 교재 − 치매알기, 돌보는 지혜, 알짜정보 등 제공
- 가족지원 프로그램 안내, 가족간 소통
- 치매가족 힐링 자조모임
- 치료비, 조호물품 지원 : 기저귀, 미끄럼방지 양말, 방수매트, 에이프런, 약 달력 등 제공

# 치매관리를 위한 약국에서의 약사 역할[101]

- 인지장애나 치매 위험성이 높은 환자를 파악한다.

---

101) U.S. Department of Health and Human Services, Health Resources and Services Administration
Australian Pharmacist October 2014

- 환자가 복용하는 약 중 치매를 악화시키는 약물을 파악해 준다.
- 치매약 복용을 권장하고 복약지도를 잘한다.
  - ▶ 어떤 약도 치매를 되돌릴 수는 없다. 그러나 진행속도를 늦출 수 있다.
  - ▶ 요양원 입소시기를 늦출 수 있다.
  - ▶ 안 예쁜 치매(행동심리증상 심한 상태)가 예쁜 치매로 된다.
  - ▶ 돌봄 비용이 절약되고 돌봄 시간이 절약된다.
  - ▶ 보호자는 당장의 효과에 연연하지 말고 치매약을 꼬박꼬박 먹여라
- 치매와 관련된 문제를 지속적으로 관리한다.
  - ▶ 치매에 수반되는 행동심리증상(BPSD)을 케어 한다.
  - ▶ 복약순응도 저하의 원인을 파악하고 해결법을 찾는다.
  - ▶ 중증 치매환자 관리법을 안내한다.
- 약사 스스로가 해당 지역 내 보건소 등 치매 프로그램 숙지한다.
- 치매 예방법을 교육한다.
- 약사에 의한 보호자나 간병인 교육을 시행한다.
- 약국에 치매 안내 유인물을 비치해두면 좋다.

## 약국에서 인지장애나 치매 위험성이 높은 환자 파악하는 방법

- 단골 노인손님의 기억력변화, 성격변화(감정변화, 행동변화)를 관찰해봄
- 치매 발병 위험이 높은 사람 :
  - ▶ 고령, 가족력, 고지혈증, 죽상동맥경화증, 당뇨, 고혈압이 있으신 분
- 약국에서 볼 수 있는 치매 초기 증상 :
  - ▶ 정수기 뜨거운 물을 못 받음(일상생활 수행능력 저하)
  - ▶ 방금 돈 계산했는지 혼동, 사람 얼굴 못 알아봄
  - ▶ 약의 용법이나 어떤 약인지 자체를 모름
  - ▶ 말을 또박또박 제대로 못하거나 언어를 못 알아 들음
  - ▶ 현재 시간(날짜)이나 장소(몇 층, 약국인지 아닌지)를 혼동함 (지남력 저하)
  - ▶ 약이나 물건을 심각하게 두고 가거나 집에서 분실함
  - ▶ 약국을 나가서 집에 가는 길 방향을 혼동함
  - ▶ 집에서 약을 못 찾고 약국에 와서 약 안 줬다고 행패 부림(성격변화, BPSD)

# 치매 약물요법

- **뇌기능 개선제** : Nootropics로 분류됨
  - ▶ 콜린알포세레이트(글리아티린)
  - ▶ 아세틸-L-카르니틴(니세틸)
  - ▶ 피라세탐(엔브레인), 옥시라세탐(뉴로메드)
  - ▶ 항산화제, 은행잎 제제
- **콜린에스테라제 차단제** : 경~중증도(MMSE 10~26)
  - ▶ 도네페질(아리셉트)
  - ▶ 갈란타민(갈란타민 서방캅셀)
  - ▶ 리바스티그민 (엑셀론 패취)
- **NMDA 차단제** : 중증도 이상(MMSE 〈20)
  - ▶ 메만틴(에자틴)

# 뇌기능 개선제 : Nootropics로 분류됨

- **콜린알포세레이트(글리아티린)**
  - ▶ 콜린 공급 ⋯▶ 아세틸콜린 증가
  - ▶ 멀쩡한 뉴런 감소로 ⋯▶ 남은 뉴런에서 아세틸콜린 가지고 효율적으로 일을 더 잘해야 하는데 콜린 공급은 ⋯▶ 뉴런을 도와준다.
  - ▶ 콜린알포세레이트 + 오메가3 = 포스파티딜 콜린(뇌세포막의 주요성분)이 됨
- **아세틸-L-카르니틴(니세틸)**
  - ▶ 뉴런 내의 미토콘드리아 에너지 생성 증가
  - ▶ PKC 활성↑, neurotrophins(신경분화 촉진)↑, 시냅스 보호
- **피라세탐 (엔브레인), 옥시라세탐(뉴로메드)**
  - ▶ 뉴런 대사 촉진, 효율성 증가, 신경전달물질 복구
- **항산화제, 은행잎 제제**
  - ▶ 뉴런 보호, 혈류(산소) 공급량 증가
  - ▶ PAF차단(혈소판 응집 억제 작용) : 뇌 및 말초 혈액순환, 뇌세포 손상에 대한 항산화 작용, 치매성 증상의 뇌기능 장애에 효과

# 경증~중등도 치매 치료제 - 아세틸콜린 에스테라제 차단제(AChEIs)

| 성분명 | 도네페질 | 리바스티그민 | 갈란타민 |
|---|---|---|---|
| 상품명 | 아리셉트, 도네리온 패취 5~10~23mg | 엑셀론 캡슐, 패취 1.5~6mg, 5~10~15mg | 갈란타민 서방캅셀 16~24mg |
| 선택성 | AChE 선택적 억제 | AChE, Butyryl ChE 억제 | AChE 억제, Nicotin 수용체 자극 |
| 치매 효과 | AD(알츠하이머) | AD, AD with VaD(혈관성) DLB(파킨슨 치매) | AD, AD with VaD(혈관성) |
| T max | 3~5hr | 캡슐 0.5~2hr | 4.4hr |
| T 1/2 | 70~80hr | 캡슐 2hr, 패취 8hr | 8~10hr |
| 투여 횟수 | 하루 1번 투여 | 하루 2번 투여, 패취는 1번 | 하루 1번 투여 |
| 상호작용 | 3A4, 2D6 | 간대사 X | 3A4, 2D6 |
| 주의 | 간부전자 주의 | 간부전자 주의 신부전자 주의 | 간부전자 주의 신부전자 주의 |

# 치매 치료제 - 심평원 보험인정 기준

- 도네페질 5, 10mg : MMSE ≤26, CDR 1~3, GDS 3~7 인 경우 AD에 보험 적용
- 도네페질 23mg : MMSE ≤20, CDR 2~3, GDS 4~7 인 경우 AD에 보험 적용
- 리바스티그민 캡슐 : MMSE 10~26, CDR 1~2, GDS 3~5 인 경우 AD, AD with CVD, PDD에 보험 적용
- 리바스티그민 패취 : MMSE ≤26, CDR 1~3, GDS 3~7 인 경우 AD, AD with CVD, PDD에 보험 적용
- 갈란타민 : MMSE 10~26, CDR 1~2, GDS 3~5 인 경우 AD, AD with CVD에 보험 적용
- 메만틴 : MMSE ≤20, CDR 2~3, GDS 4~7 인 경우 AD에 보험 적용

# 아세틸콜린 에스테라제 차단제(AChEIs) 특징 부연설명

- 도네페질 특징 :
  ▶ AChE만 선택적으로 억제하여 뇌에서 아세틸콜린 농도를 높여줌
- 리바스티그민 특징 :
  ▶ BuChE(부티릴콜린 에스테라제)는 하부피질핵에 분포하고 있어서 파킨슨 치매에 좋음

(환시 감소효과 있음)

- ▶ 알츠하이머 치매가 진행되면 AChE 활성이 점차적으로 감소하는데 반해 BuChE 활성이 상대적으로 증가하는 경향이 있어서 듀얼 차단제가 더 좋을 수 있음
- ▶ AChE, BuChE 모두 아밀로이드 플라크 형성과 관련이 있어 듀얼 차단제가 더 좋을 수 있음
- 갈란타민 특징 :
  - ▶ 니코틴 수용체 자극 ⋯ 아세틸콜린↑, 도파민↑, 세로토닌↑, 신경보호 효과
    (그런데 갈란타민은 니코틴 수용체 자극 효과가 in vivo 실험에서 부족하게 나왔다라는 연구결과가 있음)

## 아세틸콜린 에스테라제 차단제(AChEIs)의 효과

- mild~moderate 치매에 사용
  치매 치료약은 아니다. 그러나 40~70%는 증상 개선 효과가 나타난다.
  ⋯ 일상생활수행능력↑, 기억력↑, 사고력↑, 운동능력개선↑, 불안↓, 자신감↑
- 도네페질 투여로 기대할 수 있는 일상생활수행능력(ADL, IADL) 개선 효과는?
  ⋯ 차를 한 잔 탈 수 있다
  ⋯ 게임을 즐길 수 있다
  ⋯ 대화를 좀 더 잘 할 수 있다
  ⋯ 세수, 목욕, 설거지, 식사 등을 혼자서 할 수 있다

## 실전 케이스 스터디 - 알츠하이머 치매

### 알츠하이머 치매 진단, 도네페질 5mg 복용중인 할머니

⋯ 보호자께서 치매약을 먹으면 더 이상 기억력이 저하되지 않는가 질문을 하심

### 약물상담

도네페질을 먹어도 기억력은 계속 저하 되지만 ⋯ 진행 속도를 늦춰주고 증상과 일상생활기능 (ADL, IADL)을 개선시켜 줍니다. 특히, 초기 치매단계에서 가장 유용한 약이에요. 한 달마다 증상을 체크해주면 좋고요. 10mg으로 용량을 늘릴 수도 있어요.

다약제 복용이 아니라서 약물상호작용 문제는 없으신데 아스피린, NSAIDs,를 같이 드시면 속이 불편하실 수 있어요. 다른 약을 처방 받거나 약국에서 구입하실 때 치매약을 먹고 있다고 말씀해 주시면 좋습니다. 흔한 부작용은 오심, 구토, 설사, 불면, 어지러움 이에요. 먹다가 불편하시면 이야기 해 주세요. 위장 부작용을 줄이기 위해 취침 전에 복용하시는데 혹시 불면증이 생기면 아침에 복용합니다.

## 보호자 상담

남편이나 보호자, 간병인이 약을 챙겨주도록 교육, 약 달력 등을 이용, 핸드폰 알람 기능 이용, 약 정리정돈, 약포장지 포장이 도움이 됨

## 방문 시 복약순응도 체크

먹는데 불편한 점이 있는지 체크, 새로운 질병(부작용) 시작 or 새로운 약물 복용(연쇄처방) 시작 여부를 체크

## 도메페질 10mg으로 증량 하면~

정해진 날짜의 약속을 기억하는 능력↑, 돈 계산 능력↑, 혼자서 옷 입기 능력↑ 목욕하기↑, 요리하기↑, 독립적인 생활 능력↑, 치매안심센터 같은 사회생활 참여도↑
(그러나 용량 증량은 감당 할 수 있는 부작용 범위 안에서 이루어져야 좋음)

## 주요 부작용 체크

▶ GI 부작용 : 오심, 구토, 설사 ⋯▸ 체중감소
  취침 전에 복용하거나 식사직후 복용하면 부작용 감소함
  용량을 줄이거나 패취제로 붙이면 부작용 감소함

▶ 천식, COPD 악화 : 부교감신경 콜린성 약은 기관지를 수축시킬 수 있음

▶ 요실금 : 부교감신경 콜린성 약은 요실금을 악화시킬 수 있음

▶ SSRI, NSAIDs, 아스피린, 와파린 ⋯▸ 위장출혈 위험↑

▶ 디곡신, 아미오다론, 베라파밀, 딜티아젬 ⋯▸ 서맥 위험

▶ CNS 부작용 : 불면, 어지러움

▶ 그 외 중요 부작용 : 실신
  Sick sinus syndrome(동기능 부전 증후군 환자) 서맥 주의 ⋯▸ 실신 위험

**상호작용 체크**

- ▶ SSRI 병용 시?

  플루옥세틴은 도네페질의 대사를 막아서 도네페질 부작용이 증가함

  시탈로프람은 QT연장 위험이 있는 환자에게 부적합함

  에스시탈로프람, 설트랄린은 상호작용이 거의 없음

  위장출혈 증가 위험은 크지 않아서 병용투여 가능. But 관찰필요

- ▶ NSAIDs, 아스피린 병용 시?

  병용투여를 막을 필요는 없음

  But 위장출혈 여부 관찰필요

- ▶ 베타차단제, non-DHP CCB(딜티아젬, 베라파밀) 병용 시?

  실신, 서맥, 부정맥 위험 증가

  But 위험도가 그렇게 크지는 않음. 관찰필요

- ▶ 천식, COPD가 있는 경우?

  아세틸콜린 증가는 천식, COPD를 악화시킴

  스피리바 같은 항콜린성 흡입제를 투여 중인 환자의 경우 효과가 상쇄됨

  어느 쪽을 급하게 컨트롤해야 하는가는 전문의의 판단에 맡김

- ▶ 항콜린제 병용 시?

  치매약 효과 상쇄 & 혼란 유발


# 실전 케이스 스터디 – 혈관성 치매

**혈관성 치매 환자, 70세, 1년 전 낙상 경험**

**동반질환 :** 고혈압, 당뇨, 관상동맥질환, 관절염

**치매처방 및 병용약물 :**

도네페질 5mg, 메트포르민 500mg bid , 아스피린 100mg, 로자살탄 50mg,
로수바스타틴 5mg, 진통제 p.r.n.

**약물상담**

도네페질 : 2019년 혈관성치매에 허가사항 삭제. 보조약물일 뿐임

혈관성 치매에는 뇌졸중 예방 약물이 중요함을 설명 – 아스피린, 클로피도그렐, 항응고제,
은행잎제제, 펜톡시필린, ARB, 스타틴, 당뇨약 등

### 생활습관교정

당뇨, 혈압 ⋯→ 식습관 교정, 운동 교정

당독소 ⋯→ 혈액찐득, 장기손상(뇌손상)

비만 ⋯→ 심혈관질환

흡연 ⋯→ 뇌손상

### 인지기능저하 유발 약물 체크

항콜린성 약물, 수면제, 벤조디아제핀, 마약류진통제(졸음, 혼란)

### 복약순응도 및 보호자교육

보호자가 약을 챙겨 줄 것(정확한 시간, 용량 준수)

### 치매안심센터 정보 제공

환자, 보호자 모두에게 휴식 등 제공

### 치매문헌제공

중앙치매센터 www.nid.or.kr, 대한치매학회 www.dementia.or.kr 일반인용 정보


## 중증 치매 치료제 - 메만틴

- 알츠하이머에 의해 뇌세포가 파괴되면

  ⋯→ 글루타메이트가 다량 방출됨 ⋯→ NMDA 수용체 과다 자극 ⋯→ 뇌세포 안으로 칼슘 증가

  ⋯→ 뇌세포 변성 & 사망

- 메만틴(NMDA 수용제 차단제)은 이 연결고리를 차단하여 뇌세포를 보호함
- 메만틴(에빅사): 5mg 하루 한 번 ⋯→ 하루 10mg 두 번까지 증량가능
- moderate~severe 치매에 사용
- 신장 기능 감소자는 용량 조절함(CrCl〈30 이면 하루 5mg 두 번까지)
- 심한 간부전자에게는 투여하지 않음
- 속효성 제제는 식사와 무관, 서방형 제제는 식사와 함께 복용함
- 28mg XR 제형은 20mg 속효성 제제와 동일함
- 아세틸콜린 에스테라제 차단제(AChEI)와 함께 투여 가능
- CNS 부작용(어지러움, 두통, 피곤함), 위장 부작용(변비), 호흡저하, 혈압상승
- 심한 중증치매의 경우 아주 드물게 환각, 혼란, 간질이 보고됨
- 같은 NMDA 차단제(아만타딘, 케타민, 덱스트로메토르판)와 병용금기

- 시메티딘, 라니티딘, 퀴닌, 퀴니딘, 니코틴은 메만틴의 농도를 높임

# 치매 치료제 신약 - 아두카누맙, 레카네맙, 도나네맙

| 초중기 치매약 | 중증 치매약 | 면역 치매약 (항체 의약품) |
|---|---|---|
| 도네페질, 리바스티그민, 갈란타민 | 메만틴 | 아두카누맙, 레카네맙, 도나네맙 |
| 뇌가 기능을 못하니깐 신호전달물질을 보충해주는 약 | 뇌가 급격히 파괴 될 때 파괴되는 걸 막아주는 약 | 치매 원인 물질인 베타 아밀로이드를 청소 (뇌 청소약) |
| 치매 증상 개선 | 급격한 악화 방지 | 치매 진행 방지 |

## 치매 치료제 : 항체의약품 면역 치매약 장·단점

치매 원인 물질을 청소하는 약이기 때문에 중증 치매에는 효과가 X

이미 손상된 뇌세포는 다시 살리지 못함

그러나 초기 치매에 사용하면 ⋯→ 치매 진행을 막아줄 수도 있는 약

## 치매 치료제 : 아두카누맙 문제점

FDA 치매약 승인, 유럽은 허가 실패(유효성 논란, 안전성 이슈)

치매증상 개선 효과는 미흡함, 진행(쇠퇴)만 방지⋯

알츠하이머만 효과(혈관성 치매 X, 파킨슨 치매 X)

가격이 매우 비쌈

청소과정에서 뇌의 미세혈류 증가로 뇌부종 부작용 다수 발생

시장에서 사실상 퇴출 수순을 밟고 있는 중

⋯→ 후속으로 떠오르는 약물 :레카네맙, 도나네맙

## 베타 아밀로이드 청소용 항체 의약품 신약 : 레카네맙, 도나네맙

⋯→ 임상적 효과 여부와 부작용 발생 여부가 관건

# 치매환자의 복약순응도 저하 문제 해결 방법

- 경제적 문제 :
  ▶ 재정지원 기관, 저가약 선택, 약 개수 줄이기

- 복용을 까먹어서 :
  - ▸ 약포지에 날짜 표시, 달력에 붙이기 등
- 약물 제형 문제 :
  - ▸ 연하곤란의 경우 ⋯▸ 작은 알약이나 패취제 등으로 변경, 가루약으로 조제
  - ▸ 자주 먹어야 하는 경우 ⋯▸ 서방형 제제 등으로 변경
  - ▸ 알약 삼키는 법과 복용 횟수, 시간 등 재교육
- 부작용으로 인한 문제 : 해결법을 알려준다
  - ▸ 위장 부작용 문제는 식사와 함께 복용 혹은 패취제로(도네페질 패취, 리바스티그민 패취)
  - ▸ 도네페질 저녁 복용으로 불면증 생기면 아침에 복용
  - ▸ 치매약 용량을 감량하거나 성분 변경

# 중증 치매환자(End-stage dementia) 케어 방법

- 환자를 관찰하고 중증도를 파악한다.
- 보호자나 간병인에게 환자 상태 정보를 수집한다.
- 치매약물 투여 중단여부를 결정하고 잘 설명해줌
  - ▸ 약물 치료를 지속 할 경우와 중단할 경우 이득 비교
  - ▸ 아주 중증인 경우는 치매약을 복용할 필요가 없다 ⋯▸ 치매약 중단 함
  - ▸ 요양병원이나 요양원, 호스피스에 대한 정보를 보호자에게 제공한다.
  - ▸ 통증관리 약물, 감염관리 약물, 제반 증상 관리 약물, 감정지원에 초점을 맞춘다.

# 치매 예방법 교육

1. 혈압, 당뇨 관리, 호모시스테인↓(엽산, B6, B12), 은행잎, 항산화제, 금연, 절주
2. 하루 30분 주5회 유산소 운동
3. 저지방, 오메가3, 과일, 채소 주5회
4. 뇌운동(오락, 게임, 연산, 배우기, 음악연주, 글쓰기 등)
5. 다른 사람들과의 소통, 사회적인 활동, 단체스포츠, 음악과 춤, 치매예방체조 등

# 치매 노인의 행동심리증상(BPSD)

## BPSD(Behavioral & psychological symptoms of dementia)

치매 환자에게 발생하는 이질적인 행동 및 심리증상들을 아우르는 용어

BPSD는 ⋯ 간병인의(care giver) 고통 ⋯ 요양원 입소의 주된 원인임

| BPSD 증상[103] | 유병율 |
|---|---|
| 무감동, 무관심(Apathy, Indifference) | 29~76% |
| 초조, 공격(Agitation, Aggression) | 22~52% |
| 우울, 낙담(Depression, Dysphoria) | 20~57% |
| 과민, 기분변동(Irritability, Lability) | 20~55% |
| 불안(Anxiety) | 17~45% |
| 수면, 야간행동(Sleep, Night~time behavior) | 12~42% |
| 망상(Delusion) / 환각(Hallucination) | 10~35% |
| 탈억제(Disinhibition) | 9~35% |

## 치매 노인의 행동심리증상(BPSD) 역학(미국 자료)[104]

요양시설 거주 치매환자의 80%에게 BPSD가 있음

재가(집에서 있는) 치매환자의 30%에게 BPSD가 있음

## 치매 노인의 행동심리증상(BPSD) 역학(한국 자료)[105]

요양시설 거주 치매환자의 70~95%에게 BPSD가 있음

103) Ment Health Clin [Internet]. 2018;8(6):284-93.
104) Am J Psychiatry. 2000;157(5):708-14.
105) 대한요양병원 협회 자료.

재가(집에서 있는) 치매환자의 60%에게 BPSD가 있음

인지장애 시작 후 1가지 이상 BPSD의 누적 발생률: 80%

BPSD 유형과 심각도는 시간이 지날수록 변함

(방치하면 치매가 진행 될수록 더 심해지고 약물 치료를 하면 점점 나아지는 경향이 있음)

(배회와 같은 증상들은 약물치료에도 불구하고 줄어들지 않고 지속되는 경향이 있음)

## 치매 진단 전부터의 성격변화, 행동심리증상(BPSD)

- 환자의 72%가 치매로 진단 받기 2년 전부터 이미 BPSD가 있었음[106]
- 알츠하이머 치매로 진단 받기 5년 전부터 이미 알츠하이머병이 진행되고 있었기 때문임
- 알츠하이머병으로 인해 뇌세포가 파괴되기 시작하면 기억력과 인지기능만 감소되는 것이 아니라 성격부분을 담당하는 뇌세포도 파괴되어 성격 변화가 일어나게 되는 원리임
- 인지기능 감소가 현격히 두드러져 치매로 진단 받기 수년 전에 초조, 공격 (Agitation, Aggression) 등의 성격변화 증상이 두드러질 수 있다는 부분을 기억해 둘 필요가 있음[107]

## 치매 환자의 초조, 공격(Agitation, Aggression) 행동

내적인 심리적 긴장에 의해 조바심을 내거나 가만히 있지 못하고 왔다갔다 하는 등의 안절부절못하는 행동.

- **가족과 간병인의 보살핌을 거부**

  보살핌을 쓸데없는 간섭이나 참견으로 인식

  환자가 원하지 않는데 간병인이 보살핌을 제공하기를 지속적으로 고집하면 언쟁이 발생하고 공격적으로 변함

- **감정적 불안정(기분의 급격한 변화, 과민함, 폭발)**을 동반하고, 다음 세 증상 중 하나가 2주 이상 지속됨

  ▶ 과다행동 : 반복적인 행동

    책 여닫기, 의복류 쌌다가 풀기, 옷 입었다 벗기, 서랍 열었다 닫기 등을 반복하고 같은

---

106) J Am Geriatr Soc. 1996;44(9):1078-81
107) Arch Gen Psychiatry. 1997;54:257-63

요구나 질문을 계속 되풀이 하는 등의 아무런 의미 없는 반복적인 행동

▷ 언어적 공격성

▷ 신체적 공격성

| 신체적 비공격적 행동 | 신체적 공격적 행동 |
|---|---|
| • 목적 없이 돌아다닌다.<br>• 옷을 잘못 입거나 잘못 벗는다.<br>• 침을 뱉는다.<br>• 다른 장소로 가려고 한다.<br>• 음식이 아닌데 먹거나 마시려고 한다.<br>• 물건을 용도에 맞지 않게 잘못 사용한다.<br>• 물건을 감춘다.<br>• 물건을 주워온다.<br>• 물건을 찢거나 부순다.<br>• 같은 행동을 반복한다.<br>• 성적인 행동을 한다.<br>• 안절부절하며 가만히 있지 못한다. | • 자신을 포함해서 타인이나 물건을 때린다.<br>• 발로 찬다.<br>• 남을 꽉 잡고 안 놓아준다.<br>• 남을 밀친다.<br>• 물건을 집어 던진다.<br>• 깨문다.<br>• 할퀴거나 긁는 행동을 한다.<br>• 일부러 넘어진다.<br>• 자해하거나 남을 해친다. |
| 언어적 비공격적 행동 | 언어적 공격적 행동 |
| • 반복해서 같은 말을 하거나 계속 질문한다.<br>• 필요하지 않은 상황에서 계속해서 부르거나 도움을 요청한다.<br>• 불평불만을 늘어놓는다.<br>• 거절, 거부한다.<br>• 성적인 말을 한다. | • 소리를 지른다.<br>• 욕을 한다.<br>• 악담을 한다.<br>• 이상한 소리를 낸다. |

※ 치매 노인의 초조, 공격 등의 문제행동은 인간관계의 장애, 사회적 기능의 장애, 생생활의 장애를 초래할 정도로 나타날 수 있고 다른 정신과적인 질환의 문제가 아니며, 보살핌을 제대로 받지 못해서 나타나는 증상도 아니다.


# 치매 환자의 무감동, 무관심(Apathy, Indifference) 증상[108]

무감동, 무관심은 퇴행성신경질환에서 흔히 나타나는데, 알츠하이머치매의 경우는 50%, 전두측두치매에서는 90%, 파킨슨병은 20~30%에서 나타남

• **치매환자의 무감동, 무관심 주요 증상**

  ▷ 온종일 말도 하지 않고 멍하게 앉아 있다.

  ▷ 배가 고파도 밥 달라고 하지도 않는다.

108) Neurology. 1996; 46:130 – 135

▶ 뭘 하라고 이야기해도 말을 듣지 않는다.

▶ 기쁘거나 슬픈 일이 있어도 표정변화가 없다.

▶ 아침에 세수나 양치질을 하지 않아서 억지로 시켜야 겨우 하며, 스스로 알아서 하는 경우가 없다.

▶ 약 먹으라고 챙겨줘도 먹지 않는 경우가 많다.

- **무감동, 무관심 심각도 측정 방법**

  ▶ 자기 주변에 대한 관심을 잃었다.

  ▶ 대화를 먼저 시작하지 않는다.

  ▶ 친구나 가족이 방문했을 때 감정반응을 보이지 않는다.

  ▶ 친구나 가족에게 관심을 보이지 않는다.

  ▶ 평소 관심 있었던 것에 대해서도 관심이 없다.

  ▶ 주변에서 일어나는 일에 대해 관심을 보이지 않고 가만히 앉아있다.

  ▶ 새로운 일을 하려하지 않는다.

- **무감동, 무관심 치료제 :** 치매 환자는 치매약, 파킨슨병 환자는 파킨슨약, 노인우울증 환자는 우울증약

# 치매 환자의 탈억제 (Disinhibition)

억제는 전두엽, 특히 안와전두엽이 담당하는데, 이곳이 손상되면 탈억제가 나타남[109]

전두엽 손상 ⋯▸ 자기조절, 자기통제 능력 손상 ⋯▸ 예) 부적절한 성행동(성추행)

| 탈억제의 흔한 증상 | 치매환자의 부적절한 성행동 |
|---|---|
| • 상대방을 모독하는 말을 쉽게 해버리고 공격적인 언행을 한다.<br>• 사회통념상 부적절하거나 과도한 성행동을 한다.<br>• 음식 등을 사회 예절을 지키지 못하고 예의 바르게 먹지 않는다. | • 시간과 장소에 상관없이 이성을 만지거나 끌어안으려는 과도한 신체접촉을 시도한다.<br>• 타인의 가슴, 엉덩이, 성기 등을 만진다.<br>• 사람들 앞에서 옷을 벗는다.<br>• 음담패설 등 과도하게 성적인 말을 한다.<br>• 공공장소에서 성기를 노출한다.<br>• 공공장소에서 자위행위를 한다. |

※ 성욕의 표현이 아니고 너무 덥거나 옷이 너무 끼여서 옷을 벗으려고 하거나 사타구니나 성기 주변이 간지러워서 자신의 성기를 만지는 것일 수 있는데, 이것이 부적절한 성행동으로

109) Psychopathology. 1994;27(3-5):194-9

오인되는 경우도 있음

## 치매 환자의 망상(Delusion)[110]

- **지인이 나쁜 놈이다!** (합리적 이유나 근거 없이 망상을 하게 됨)
- **누가 도둑 놈이다!** ~ "누가 물건을 훔쳐간다"는 망상
  (집에서 귀중품이나 약을 어디에 두었는지 본인이 도저히 기억을 하지 못하고 며느리나 딸이 훔쳐갔다고 말하게 되거나 처음부터 약사가 약을 안 줬다고 생각하게 되어 도둑놈이라고 말하게 됨)
- **배우자가 부정을 저질렀다!** (합리적 이유나 근거 없이 질투망상을 하게 됨)
- **착오망상 (망상적 오인 증후군)** : 가족을 침입자로 혼동하거나 배우자 또는 보호자가 가짜인 것 같다.(가족의 얼굴을 알아보지 못하고 낯선 사람으로 인식하여 도둑이나 침입자 혹은 외부인으로 혼동하게 됨)
- **지금 살고 있는 곳이 우리 집이 아니다.**
- **유기(abandonment) 망상** (예: 수용시설에 보낸다)

## 치매 환자의 우울증

우울증 가족력이 있는 경우 더 빈발함

**동기증상 :** 흥미소실, 생각과 행동이 느려짐, 집중력 저하 등.

**감정증상 :** 즐거움을 느끼지 못함, 죄책감, 자살생각 등

- 환자분께서 슬퍼서 눈물을 흘리거나 흐느낄 때가 있음
- 슬프거나 기분이 쳐진 것처럼 행동하거나 말함
- 자신은 실패자라고 말하거나 자기 자신을 과소평가하곤 함
- 자신이 나쁜 사람이라고 얘기하거나 벌은 받아도 마땅하다고 얘기함
- 매우 낙심한 것처럼 보이거나 자기에게 미래가 없다고 말함
- 다른 가족에게 짐이 된다고 말하거나 또는 자신이 없으면 가족들이 더 잘 지낼 것이라고 얘기함

110) Biol Psychiatry. 1995;38(7):438-49. Am J Geriatr Psychiatry. 1998;6(2 Suppl 1):S64-78

# 치매 환자의 불안증

- 환자분이 특별한 이유 없이 신경이 매우 예민해 보이거나, 걱정하거나 무서워 함
- 환자분이 긴장 되 보이거나 조바심 내는 증상이 있음.
- 환자분이 보호자로부터 떨어지는 것에 대해서 두려워 함
- 환자분이 앞으로 계획된 일에 대해서 걱정한다고 말함
- 환자분이 몸이 떨리는 기분을 느끼거나 느긋해 할 줄을 모르거나 또는 지나치게 긴장되어 보임
- 신경이 예민해서 숨이 차다고 호소하거나 뚜렷한 이유 없이 헐떡거리거나 혹은 한숨을 쉼
- 신경이 예민해서 가슴이 두근거리거나, 속이 불편하다고 얘기함
- 보호자와 떨어지면 불안해하거나 화를 냄

# 치매 환자의 과민, 기분변동(Irritability, Lability)[111]

별 것 아닌 것으로 화를 내거나 욱하는 경향이 있음.
기분이 급변하여, 금세 기분이 좋아지거나 화를 냄 등

# 치매 환자의 환각(Hallucination)

- 환자분께서 어떤 목소리를 듣는다고 말하거나 듣는 것처럼 행동함
- 없는 사람과 이야기할 때가 있음
- 다른 사람은 못 보는데 환자분은 보는 것처럼 묘사를 하거나 다른 사람은 보지 못하는 것을 환자분은 보는 것처럼 행동함
- 다른 사람은 냄새를 맡지 못하는데 어떤 냄새가 난다고 이야기함
- 어떤 것이 피부에 기어가거나 닿는다고 느낌
- 이유 없이 어떤 맛을 느낀다고 말함

---

111) Am J Psychiatry. 1990;37:452-456. Neurology. 1996; 46:130-135

# 치매 환자의 수면장애, 야간행동

- 일중 주기 장애 : 주야 리듬의 장애
- 반복적으로 밤에 깸
- 야간 수면시간이 50% 이하로 떨어지기도 함(낮에 잠)

# 치매 환자의 배회

- 집이나 보호자 곁을 떠나 아무 곳이나 돌아다님

# 치매 노인 BPSD의 유전학적 요인[112]

- **19번 염색체의 ApoE 타입별 치매 양상의 변화 :**
  - ▶ ApoE4 allele: 상대적으로 이른 나이부터 증상 시작, 치매 예후 안 좋음, 방향감각 상실 , 초조, 운동장애 증상이 잘 발생함
  - ▶ ApoE2 allele: 우울증 증상이 잘 발생함
  - ▶ ApoE3 allele: 불안, 수면장애 증상이 잘 발생함

- 세로토닌(5~HT2A) 수용체 polymorphisms에 따른 치매 양상의 변화 :
  - ▶ 환시, 환청 발생 가능성 높아짐
  - ▶ 도파민 수용체 polymorphisms
  - ▶ 정신증(Psychosis), 공격성 위험 높아짐

# 치매 노인의 이상행동 평가 도구

| NPI | 치매 정신증상 척도(Dementia Neuropsychiatric Inventory)<br>• 12가지 이상 행동: screening question, sub~question<br>• 빈도, 심한 정도, 보호자 고통 정도를 평가<br>• 환자를 잘 알고 있는 보호자와의 면담을 통해 평가 |
| --- | --- |

---

112) J Neurol Neurosurg Psychiatry. 1997;63(2):273-4. Arch Neurol. 2001;58(9):1425-8

| | |
|---|---|
| BEHAVE~AD | • 환자를 잘 알고 있는 보호자와 면담을 통해 평가<br>• 최근 2주 동안의 이상행동을 평가<br>• 1부와 2부로 구성<br>~ 1부 증상군: 7개 증상군 25항목<br>편집증적 및 망상적 관념(7항목), 환각(5항목), 이상행동(3항목), 공격성(3항목),<br>일중주기장애(1항목), 정서적 장애(affective disturbance)(2항목), 불안과 공포 (4항목)<br>~ 2부의 전반적인 평가: 보호자 부담 정도와 환자의 위험 정도를 0~3점 척도로 평가<br>• 25 항목 각각에서 심한 정도를 0~3점 척도로 평가, 빈도는 평가 안 함 |
| BRSD of CERAD | 한국판 CERAD 평가집에 속하는 평가항목<br>• 46문항으로 구성, 8가지 행동장애를 평가 |

# 치매정신증상척도 ~ 간편형(NPI~Q)

## 보호자가 읽고 표시하는 설문지 형식으로 구성됨

다음은 기억장애나 치매가 생긴 환자의 행동에 어떤 변화가 있는지에 대한 질문입니다. 다음과 같은 증상이 현재 있다고 하더라도 기억장애나 치매가 있기 전부터 있었던 증상이라면 없다고 답해야 합니다.(젊었을 때부터 원래 그런 성격이면 제외)

질문에 성실하게 답변하여 주십시오.

다음과 같은 증상들이 지난 달(시기)에 있었으면"예"라고 답해 주시고, 그렇지 않으면 "아니오"로 답해 주십시오.

그리고 각 문항마다 증상의 심한 정도와 그로 인해서 가족들이 겪는 고통의 정도를 아래를 참고하여 표시해 주십시오.

## 가. 얼마나 심한가(심한 정도)

1 = 경함: 증상이 있기는 하지만, 병나기 전에 비해 큰 차이는 없다.

2 = 보통: 증상이 뚜렷하게 있으나, 병나기 전에 비해 심한 변화는 아니다.

3 = 심함: 병나기 전에 비해 매우 두드러지고 심한 변화이다.

## 나. 보호자의 고통 정도(환자의 이상행동 때문에 보호자가 느끼는 고통부담)

0 = 고통이 전혀 되지 않음.

1 = 매우 적음: 약간 고통이 되기는 하지만, 문제가 되지 않는다.

2 = 경함: 고통이 경한 편이고, 쉽게 극복할 수 있다.

3 = 보통: 꽤 고통스럽고 때로는 극복하기 어렵다.

4 = 심함: 고통을 극복하기 어렵다.

5 = 매우 심함: 고통을 극복할 수 없다.

| 1. 망상 | 누군가가 무엇을 훔쳐 갔다고 믿거나 자기를 헤치려 한다고 잘못 믿고 있습니까? | | | | |
|---|---|---|---|---|---|
| □예 □아니오 | 심한정도: | 1 2 3 | 고통정도: | 0 1 2 3 4 5 | |
| 2. 환각 | 누군가의 목소리를 듣는 것처럼 행동합니까? 사람이 없는데도 사람이 있는 것처럼 그 사람과 대화합니까? | | | | |
| □예 □아니오 | 심한정도: | 1 2 3 | 고통정도: | 0 1 2 3 4 5 | |
| 3. 초조/공격성 | 고집이 세졌습니까? 또는 주위 사람들이 도와주려 할 때 도와주는 것을 저항할 때가 있습니까? | | | | |
| □예 □아니오 | 심한정도: | 1 2 3 | 고통정도: | 0 1 2 3 4 5 | |
| 4. 우울/낙담 | 슬퍼 보이거나 기분이 쳐져 있습니까? 울 때가 있습니까? | | | | |
| □예 □아니오 | 심한정도: | 1 2 3 | 고통정도: | 0 1 2 3 4 5 | |
| 5. 불안 | 보호자와 떨어져 있으면 불안해하거나 화를 냅니까? 다음과 같이 신경이 예민해 보이는 증상이 있습니까? 즉, 숨이 차다고 호소하거나 한숨을 쉬거나 느긋해 할 줄 모르고 매우 긴장되어 보이는 것 등을 말합니다. | | | | |
| □예 □아니오 | 심한정도: | 1 2 3 | 고통정도: | 0 1 2 3 4 5 | |
| 6. 다행감/들뜬기분 | 특별한 이유 없이 너무 행복해 보이거나 기분이 좋아 보입니까? | | | | |
| □예 □아니오 | 심한정도: | 1 2 3 | 고통정도: | 0 1 2 3 4 5 | |
| 7. 무감동/무관심 | 일상생활에 대한 관심이 줄거나 다른 사람의 활동이나 계획에 대해서 흥미가 줄었습니까? | | | | |
| □예 □아니오 | 심한정도: | 1 2 3 | 고통정도: | 0 1 2 3 4 5 | |
| 8. 탈억제 | 충동적으로 행동합니까? 예를 들어, 모르는 사람에게 마치 잘 아는 것처럼 말을 잘 건넵니까? | | | | |
| □예 □아니오 | 심한정도: | 1 2 3 | 고통정도: | 0 1 2 3 4 5 | |
| 9. 과민/불안정 | 조바심을 내거나 쉽게 화를 냅니까? 예정된 일을 기다릴 때 또는 예정된 일이 늦어졌을 때 잘 참지 못합니까? | | | | |
| □예 □아니오 | 심한정도: | 1 2 3 | 고통정도: | 0 1 2 3 4 5 | |
| 10. 이상 운동증상 | 반복적인 행동을 보입니까? 예를 들어 특별한 목적 없이 집 안에서 왔다갔다하거나 단추나 그 밖의 물건을 만지작거리거나 장롱이나 서랍을 뒤지는 등 반복해서 하는 행동이 있습니까? | | | | |
| □예 □아니오 | 심한정도: | 1 2 3 | 고통정도: | 0 1 2 3 4 5 | |
| 11. 수면/야간행동 | 밤에 자다가 주위 사람을 깨우거나 아침에 너무 일찍 일어나거나 또는 낮에 지나치게 낮잠을 많이 자는 행동을 보입니까? | | | | |
| □예 □아니오 | 심한정도: | 1 2 3 | 고통정도: | 0 1 2 3 4 5 | |

| 12 식욕/식습관 변화 | 체중이 줄거나 늘었습니까? 또는 좋아하는 음식의 종류가 바뀌었습니까? | | |
|---|---|---|---|
| □예 □아니오 | 심한정도:　1 2 3 | 고통정도: | 0 1 2 3 4 5 |
| 총 점 | 심한정도: | 고통정도: | |

# 치매 노인의 행동심리증상(BPSD) 약물치료

- **BPSD 약물치료 적응증[113]**
  - ▶ 비약물학적 접근에 실패한 경우(비약물요법 … 간병인 교육 및 간병 기술)
  - ▶ 위험스러운 상황이 발생한 경우
  - ▶ 확실한 정신증(Psychosis)이 발생한 경우
  - ▶ BPSD 증상이 환자의 삶의 질이나 기능에 심각한 영향 초래하는 경우
  - ▶ BPSD 증상이 간병보호자의 능력에 부정적 영향을 초래하는 경우
  - ▶ BPSD 증상이 환자 혹은 다른 사람들에게 심각할 정도로 해를 줄 가능성이 있을 때
  - ▶ BPSD 증상이 관리 환경을 방해함으로써 다른 사람들에게 부정적인 영향을 야기할 때

# BPSD 증상별 약물 요법

| 항우울제 | 우울증(depression)에 효과적<br>불안(anxiety)에 효과적<br>망상과 관계가 없는 단순 초조 행동(simple agitated behavior)에 효과적 |
|---|---|
| 항정신병약물 | 의심증(suspiciousness), 망상(delusion), 환각(hallucination),<br>초조/공격성(agitation/aggression)과 같은<br>정신과적 증상(psychotic symptom)에 효과적 |
| 벤조디아제핀 | 불안 혹은 비공격성 초조(agitation)행동 및 수면장애에 효과적 |
| 기분조절제(항간질약),<br>프로프라놀올 | 급성 초조 행동(acute agitated behavior), 탈억제 행동(disinhibited behavior),<br>폭발적 분노 및 기분의 변화가 심한 경우에 단기적으로 사용함 |

# 약물치료로는 효과 없는 BPSD 증상[114]

- 불친절함 Unfriendliness

113) Rabins PV, Lyketsos CG, Steele C. Practical Dementia Care 3 ed
114) Gerlach, L. B., & Kales, H. C. (2020). Managing behavioral and psychological symptoms of dementia. Clinics in Geriatric Medicine,36(2), 315–327.

- 위생관리 엉망 Poor self~care
- 부주의, 집중곤란 Inattention
- 같은 말 반복, 같은 질문 반복 Repetitive verbalizations
- 배회 Wandering

# BPSD의 다른 원인들

| 원인을 해결해 주면 BPSD가 완화될 수 있음 | |
|---|---|
| 통증 | 갑상선 기능 저하증 |
| 변비 | 전해질 수치 이상 |
| 요로 감염, 폐렴 같은 감염 때문 | 항콜린성 약물 때문 |
| 요실금 등 비뇨기과적 문제 | 향정신성 약물 때문 |
| 치매 환자가 목이 말라서~ | 치매환자가 배가 고파서~ |
| 치매환자가 화장실에 가고 싶어서~ | |
| 치매환자의 신체적 목표 미달 때문 | 치매환자의 심리적 목표 미달 때문 |
| 치매환자의 정서적 목표 미달 때문 | 치매환자의 사회적 목표 미달 때문 |

※ BPSD 치료법이 정신과 약물이 아닌 다른 약물이나 비약물요법이 될 수 있음

# BPSD의 다른 원인을 해결하기 전까지 임시로 정신과약 처방[115]

치매 환자가 공격적 행동, 정신증(의심증, 망상, 환각)을 보이고+요로감염이 동반된 경우
··· 요로감염 때문에 BPSD가 악화되고 요로감염을 치료해 주면 BPSD가 호전될 수 있지만, 항생제 처방을 한다고 해서 요로감염이 바로 좋아지지는 않으므로 일단 항정신병약과 항생제를 동시에 처방하다가 항정신병약을 감량하거나 중단시킴

# BPSD 증상별 약물 치료 알고리즘

- 비약물요법 + 경증에 콜린에스테라제 차단제, 중증에 메만틴

---

115) Gerlach, L. B., & Kales, H. C. (2020). Managing behavioral and psychological symptoms of dementia. Clinics in Geriatric Medicine,36(2), 315–327.

- BPSD 증상별 약물 추가 투여

  ▷ 우울/불안에 SSRIs

  ▷ 초조(Agitation)에 트라조돈, SSRIs, 항정신병약 등

  ▷ 정신증(Psychotic)에 항정신병약

  ▷ 조증/경조증에 카바마제핀, 발프론산

# BPSD 증상별 약물 치료

- ## 우울증약 처방[116]

| 적응증 | 우울증(depression)에 효과, 불안(anxiety)에 효과, 망상이 동반되지 않은 단순 초조 행동 (simple agitated behavior)에 효과 |
|---|---|
| 실질적 이점 | 간병인의 고통 완화<br>치매환자의 일상생활 활동 수행능력 개선에 도움<br>로라제팜 같은 벤조디아제핀 약물 투여를 감소시켜 줄 수 있음 |
| 우선선택 약물 | 에스시탈로프람, 설트랄린, 트라조돈, 미르타자핀, 데스벤라팍신 |
| 선택제외 약물 | 플루옥세틴은 반감기가 길고 약물 상호작용이 다른 SSRI에 비해서 더 많음 (2D6 강력 억제제임), 파록세틴은 SSRI 중 항콜린성 부작용이 가장 크고 상호작용도 강함 (2D6 억제제임), 부프로피온은 초조/공격(Agitation/Aggression)이 있으면 추천되지 않음<br>벤라팍신은 혈압 상승 주의가 필요함<br>삼환계 항우울제(TCA)는 항콜린성 효과로 인하여 인지기능을 악화시킬 수 있음 |

| 항우울제 | |
|---|---|
| 에스시탈로프람 | 세로토닌 선택성 매우 높아 깔끔하고 다른 작용은 없어서 1차 선택약임<br>약물상호작용, 부작용 적음,<br>QT증가 부작용 우려 때문에 노인에게 하루 10mg이 최대 용량임 |
| 설트랄린 | 세로토닌 + 시그마1 수용체 효능(통증, 기억력에 좋음)<br>에스시탈로프람보다 용량을 좀 더 강하게 쓸 수 있음<br>약물상호작용, 부작용 적은 편임 |
| 트라조돈 | 초조/공격 치료에 효과 (Haloperidol 1일 1~5mg과 유사한 효과)<br>1일 25~50mg : 수면장애 AD 환자에도 효과 |
| 미르타자핀 | 수면 촉진, 체중 증가 이점이 있음 |
| 데스벤라팍신 | SSRI로 효과가 부족할 때 차선책 옵션으로 좋음<br>약물상호작용, 부작용이 적은 편임 |

---

116) Cochrane Database Syst Rev. 2011 Feb 16;(2):CD008191. Am J Alzheimers Dis Other Demen. 2011 May;26(3):169–83.

- ## 항정신병약 처방[117]

| 적응증 | 의심증(suspiciousness), 망상(delusion), 환각(hallucination), 초조/공격성(agitation/aggression)과 같은 정신과적 증상(psychotic symptom)에 효과적 |
|---|---|
| 임상적 지침 | 초조(agitation)나 정신병(psychois) 등의 BPSD 증상이 심하고 위험한 경우 또는 유의한 고통(significant distress) 을 유발할 경우에만 제한적으로 처방 |
| 우선선택 약물 | 쿠에티아핀, 리스페리돈, 아리피프라졸, 올란자핀 |
| 약물별 특징 | 쿠에티아핀 : 초조/공격성 감소 효과 중간, 졸리고 체중증가<br>리스페리돈 : 초조/공격성 감소 효과 강력, 정신증 감소, 쿠에티아핀 보다 덜 졸림<br>아리피프라졸 : 초조/공격성에 대한 효과가 상대적으로 안 좋을 수 있음,<br>반감기가 75시간으로 길고 적정 스케줄도 김, 급성 상황에서는 권고되지 않음<br>올란자핀 : 위의 3가지 약물로 효과 부족한 경우, 더 졸린 약이 필요한 경우,<br>식욕촉진이 더 필요한 경우 2차 선택약으로 처방함 |

## 항정신병약 (알츠하이머병 BPSD) 용량[118] :

젊은 사람 용량의 1/3 혹은 1/2의 용량을 투여하는 것을 원칙으로 함

저용량으로 보수적으로 투여하고 최소 유효용량으로 적정량을 정함

| 종 류 | 시작용량(mg) | 사용범위(mg) |
|---|---|---|
| Quetiapine | 12.5~25 | 25~150(200) |
| Risperidone | 0.25~0.5 | 0.25~2(3) |
| Aripiprazole | 2.5 | 2.5~5(15) |
| Olanzapine | 2.5 | 2.5~7.5(10) |
| Clozapine | 6.25~12.5 | 12.5~100 |

※ Haloperidol은 초기용량을 0.25~0.5mg으로 시작하고, 1일 0.5~3.0(5.0)mg 이내로 사용 권고됨

| 항정신병약 (알츠하이머병 BPSD) | |
|---|---|
| 약물 효과 판단 | 초조/공격성 감소<br>병동 내에서 환자가 안정된 상태에서 배회 가능할 정도 호전<br>의학적 관리를 거부하지 않음<br>[PRN] 처치 필요성 감소<br>1~4주 이내에 증상이 호전되면 반응 (+) 추정 |

---

117) Cochrane Database Syst Rev. 2009. Am J Geriatr Psychiatry. 2006;14(3):191–210.
118) Ment Health Clin [Internet]. 2018;8(6):284–93

| 감량 | 4주 이내 효과 없으면 해당 약물을 점차 감량하다가 중단<br>효과가 있을지라도, 치료 시작 일로부터 4~6개월 이내에 점차 감량하다가 중단하는 것이 바람직함<br>치료 첫 해에 최소 2회 정도 3~6개월 간격으로 감량 시도 |
|---|---|
| 부작용 크기 | 올란자핀 〉 리스페리돈 〉 쿠에티아핀 〉 아리피프라졸 |

| 항정신병약 주요 부작용 | |
|---|---|
| 뇌졸중 및 사망 | 치매환자에게 뇌졸중 발생 및 혈전생성으로 심혈관 막힘 위험이 3배 이상 증가할 수 있어서, 설명서에 블랙박스 경고문으로 삽입되어 있고 Beers list 노인주의 약물로 지정되어 있다. 그러나 실제 발생 사례를 보면 대부분 할로페리돌 투여 때문이었고 1세대 항정신병약이나 고용량 투여에 의한 경우가 많았다. 치매노인의 BPSD에 꼭 필요한 경우에 한해서 저용량으로 올란자핀, 리스페리돈, 쿠에티아핀, 아리피프라졸 등을 사용하는 경우에는 그 위험성이 매우 낮다고 할 수 있다.[120] |
| 대사성 부작용 | 비전형적 항정신병약물들은 전형적 항정신병약물에 비해 추체외로 증상과 같은 부작용은 적은 반면, 당뇨·비만·고지혈증 등의 대사성 부작용과 관계가 있으며 이는 risperidone과 quetiapine에 비해 clozapine과 olanzapine에서 더 잘 발생함 |
| 중추신경계 부작용 | • 급성 추체외로 부작용 : 파킨슨 증후군(parkinsonian syndrome),<br>• 급성 근육긴장이상증(acute dystonia), 정좌불능증(akathisia) 등<br>• 지연성 추체외로 부작용(Late~onset expyramidal side effect)<br>• 신경이완제 악성 증후군(Neuroleptic malignant syndrome)<br>• 금단 증후군(Withdrawal syndrome) |

## 항정신병약 부작용 용어 설명

▸ 파킨슨 증후군 : 가면모양 얼굴, 안정떨림, 톱니바퀴경축, 보폭이 짧으면서 끄는 걸음, 정신운동지연 등

▸ 급성 근육긴장이상증 : 노인들은 몸통이 한쪽으로 기울어지는 피사증후군이 잘 나타남

▸ 정좌불능증 : 움직이지 않을 수 없는 충동(urge)으로 인하여, 가만히 앉아있지 못하고 앉았다 섰다를 반복하거나 서성이는 행동을 계속하는 운동성 안절부절증

▸ 지연성 추체외로 부작용 : 노인들은 혀를 휘감거나 내미는 행동, 입술을 빨거나 다시거나 오무리는 행동, 씹는 행동 및 턱을 옆으로 움직이는 행동 등의 볼혀씹기 운동이 잘 발생

▸ 신경이완제 악성 증후군 : 40℃ 이상의 고열, 납관과 같은 심한 근육경축, 의식변화, 혈압변화·빠른 호흡·발한을 포함한 자율신경계 이상, 혈중 CPK 증가 등

120) Hazzard's Geriatric Medicine and Gerontology, McGraw Hill / Medical; 8th edition (June 13, 2022)

## 항정신병약 개별 특징 및 부작용[121]

| | |
|---|---|
| Quetiapine<br>쎄로켈 | 5~HT2A ,H1, Alpha1 수용체 강하게 억제(H1차단으로 졸림 부작용)<br>D2 수용체 중간 정도 억제(정신증 증상 완화)<br>5~HT1A 부분효능(항우울 작용 나타냄)<br>M1 수용체에는 친화성이 거의 없음(항콜린 부작용 거의 없음)<br>추체외로 부작용은 risperidone이나 olanzapine에 비해 적은 편<br>흔히 발생하는 부작용 : 졸림, 체중증가, 체위성 저혈압 등 |
| Risperidone<br>리스페달 | D2, 5~HT2A, Alpha1, Alpha2 수용체 강하게 억제(정신증 약효 강함)<br>H1 수용체 중간 정도 억제(졸림 부작용 없는 편임)<br>추체외로 부작용은 많은 편(할로페리돌 보다는 적은 편)<br>고용량에서 진정, 부정맥, 심장차단, 신경이완제악성증후군 부작용 보고됨 |
| Aripiprazole<br>아빌리파이 | 5~HT2A 수용체 억제 작용<br>partial D2 agonist, partial 5~HT1A agonist(수용체 부분 작용 작용)<br>지나치게 자극을 받으면 수용체가 차단되고, 자극이 부족한 상태에서는 수용체를 활성화하여<br>결합부위를 안정화 시키는 특성을 갖고 있음<br>다른 항정신병약에 비해 추체외로 부작용, 고프로락틴혈증 부작용 적음 |
| Olanzapine<br>자이프렉사 | 5~HT2A, 5~HT2C, D2, Alpha1, M1, H1 수용체 강하게 억제<br>GABA~A, BZD, and β~adrenergic 수용체 약하게 결합<br>주요부작용 : 심하게 졸림, 변비, 체중증가, 식욕증가, 구강건조, 체위성 저혈압, 어지러움,<br>손떨림, 추체외로 부작용, 정좌불능, 무기력 등<br>간혹 급성 근육긴장이상증, 신경이완제악성증후군 발생 가능함 |
| Clozapine<br>클로자릴 | 5~HT2A 수용체 강하게 억제, M1, H1 수용체 중간정도 억제<br>D2 수용체 약하게 억제 (약하게 억제하는 약이 파킨슨 치매에 사용됨)<br>추체외로증상과 지연이상운동증은 거의 발생하지 않음<br>심각한 부작용 : 경련(seizure), 무과립구증(agranulocytosis)<br>기타 부작용 : 과다 침분비, 체위성 저혈압, 금단증상 잘 발생함 |
| Ziprasidone<br>젤독스 | D2, 5HT2A, 5HT2C, 5HT1D 수용체 강하게 억제, 5HT1A 강하게 작용<br>Alpha1 수용체 중간 정도 억제(체위성 저혈압 부작용 유발)<br>흔한 부작용 : 졸림, 어지러움, 오심<br>심각한 부작용 : QT증가(심근경색, 심부전 노인에게 금기) |

※ 참고로 파킨슨 치매 BPSD에 쓰는 항정신병약은 : 쿠에티아핀, 피마바세린, 클로자핀

- ## 벤조디아제핀 처방[122]

| 적응증 | 불안 혹은 비공격성 초조(agitation)행동 및 수면장애에 효과적 |
|---|---|
| 임상적 권고 | BPSD 치료에 권장되지 않음, 치매를 악화시킬 우려가 있는 노인주의 약물임<br>가능하면 저용량으로 꼭 필요한 경우만 처방함 |

121) Flavio Guzman, M.D. Editor, Psychopharmacology Institute
122) Am J Alzheimers Dis Other Demen. 2014 Mar 6

| 우선선택 약물 | 로라제팜 : 약물상호작용이 없고 간 대사에도 영향이 없어 간에 부담이 없음<br>알프라졸람 : 반감기가 짧아 부담이 적음 |
|---|---|
| 부작용 | 치매환자에게 역설적 탈억제(disinhibition), 인지장애 유발<br>진정(sedation), 섬망(delirium), 보행장애, 낙상, 체위성 저혈압, 호흡억제 위험성 |

## • 기분조절제 처방(항간질약)[123]

| 적응증 | 급성 초조 행동(acute agitated behavior), 탈억제 행동(disinhibited behavior),<br>폭발적 분노 및 기분의 변화가 심한 경우에 단기적으로 사용함 |
|---|---|
| 선택 가능한 약물 | 발프로산, 카바마제핀 등 |
| 발프로산 | 저용량 : 효과가 별로 없음<br>고용량 : 진정, 졸음, 낙상 부작용 위험이 크게 증가함 |
| 카바마제핀 | 일부 연구에서는 효과 있었으나 대부분 연구에서는 효과가 거의 없음 |
| 이득 대비 손해 | 이득 보다는 손해(부작용)가 더 커서 BPSD에 권장하지 않음 |

## • 콜린에스테라제 차단제와 메만틴 처방[124]

| 콜린에스테라제 차단제<br>도네페질<br>리바스티그민<br>갈란타민 | BPSD 증상 완화에 약간 효과 있음<br>기대하는 약효 : 우울/불안/불쾌감 완화<br>치매환자는 이미 복용하고 있는 약물일 것임<br>주요부작용 : 오심, 구토, 설사, 체중감소, 낙상 위험, 서맥 등 |
|---|---|
| 메만틴 | BPSD 증상 완화에 약간 효과 있음<br>기대하는 약효 : 초조/공격성/망상 완화<br>치매환자는 이미 복용하고 있는 약물일 것임<br>주요부작용 : 두통, 어지러움, 변비 |

# 실제 치매 처방전 리뷰

| 도네페질<br>5mg | 하루 1번 저녁 복용으로 처방된 경우(사례) |
|---|---|
| | 처방 해설 : 경증–중등증 알츠하이머 치매약임. 위장관 부작용 경감을 위해 보통 저녁에 복용함 |
| 쿠에티아핀<br>25mg | 하루 1번 저녁 복용으로 처방된 경우(사례) |
| | 처방 해설 : 초조, 공격적 행동, 망상 등 BPSD에 쓰는 약물임. 졸린약이기 때문에 주로 저녁이나 취침전에 복용함 |

| 도네페질 5mg | 하루 1번 저녁 복용으로 처방된 경우(사례) |
|---|---|
| | 처방 해설 : 경증–중등증 알츠하이머 치매약임. 위장관 부작용 경감을 위해 보통 저녁에 복용함 |

123) Cochrane Database Syst Rev. 2004;(2):CD003945. Int Psychogeriatr. 2008;20(2):293–308
124) JAMA. 2003;289:210–216. Ann Pharmacother. 2008;42(1):32–8

| 콜린알포세레이트 | 하루 2번 아침, 저녁 복용으로 처방된 경우(사례) |
|---|---|
| | 처방 해설 : 콜린 공급 목적 치매 영양제임 |
| 에스시탈로프람 10mg | 하루 1번 아침 복용으로 처방된 경우(사례) |
| | 처방 해설 : 초조, 우울, 불안을 완화 시켜주는 SSRI로서 하루 중 아무 때나 복용 가능한데 주로 아침부터 증상을 완화해주기 위해 아침에 복용함 |
| 알프라졸람 0.25mg | 하루 1번 점심 복용으로 처방된 경우(사례) |
| | 처방 해설 : 불안, 초조 완화 및 진정 목적으로 처방하는 반감기가 짧은 속효성 벤조디아제핀 인데, 이 환자의 경우 낮 시간 대에 증상을 완화시키기 위해 점심 복용으로 처방했음 |
| 메만틴 10mg | 하루 1번 복용으로 처방된 경우(사례) |
| | 처방 해설 : 중등증—중증 알츠하이머 치매약임. |
| 트라조돈 25mg | 하루 1번 저녁 복용으로 처방된 경우(사례) |
| | 처방 해설 : 초조 완화에 좋은 수면 보조 우울증약 |
| 졸피뎀 5mg | 하루 1번 자기전 복용으로 처방된 경우(사례) |
| | 처방 해설 : 치매로 인해 뇌세포가 파괴되면 일주기 리듬도 엉망이 되고 밤에 잠을 못자는 경우가 더 많아짐. 치매로 인한 BPSD로서 수면장애가 오고 수면제가 처방되는 메커니즘을 이해할 필요가 있음 |
| 리스페리돈 0.5mg | 하루 1번 저녁 복용으로 처방된 경우(사례) |
| | 처방 해설 : 초조, 공격적 행동, 망상 등 BPSD에 쓰는 약물임.(쿠에티아핀 보다 강한 약임) |
| 메만틴 10mg | 반 알씩 하루 2번 복용으로 처방된 경우(사례) |
| | 처방 해설 : 중등증~중증 알츠하이머 치매약임. |
| 설트랄린 50mg | 반 알씩 하루 2번 복용으로 처방된 경우(사례) |
| | 처방 해설 : 초조, 우울, 불안을 완화 시켜주는 SSRI인데 기억력 향상, 통증 완화 효과가 더 있는 것으로 평가받고 있음 |
| 도네페질 10mg | 하루 1번 아침 복용으로 처방된 경우(사례) |
| | 처방 해설 : 경증—중등증 알츠하이머 치매약임. 저녁 복용으로 불면증이 부작용으로 나타나면 아침 복용으로 바꿈 |
| 로라제팜 1mg | 아침에는 반 알, 저녁에는 1알 복용으로 처방된 경우(사례) |
| | 처방 해설 : 불안, 초조 완화 및 진정(반감기 짧고 약물 상호작용 없음) |
| 쿠에티아핀 25mg | 하루 아침, 저녁 복용으로 처방된 경우(사례) |
| | 처방 해설 : 초조, 공격적 행동, 망상 등 BPSD에 쓰는 약물임. 하루 2번 복용으로 처방 나오는 경우에는 아침, 저녁 복용함 |
| 미르타자핀 15mg | 하루 1번 저녁 복용으로 처방된 경우(사례) |
| | 처방 해설 : 초조 완화, 우울 완화, 수면촉진, 체중증가 유도, 식욕 증가 |

# 치매 간병

## 간병인 관점에서 본 치매 진행 단계별 증상

- **초기/경증 치매 Early/mild dementia**
  - ▸ 최근의 기억력, 판단력, 추론, 계획 및 대화에 사소한 문제가 발생
  - ▸ 집안 관리, 금전관리, 요리 하기, 병원 가서 약 처방 받기, 전화하기 등의 IADL 활동 계획을 세우거나 조직화해서 일하는 것이 불가능해짐
  - ▸ 익숙한 장소에서도 길을 잃을 수 있음
  - ▸ 스스로 관리비를 납부하지 못하고 자식들 생일 날짜를 기억 못함
  - ▸ 목욕하기, 옷 입기, 용변보기, 식사하기 기능 등의 ADL은 양호하게 유지됨
  - ▸ 사회적 기능은 여전히 좋기 때문에 진짜 치매인가 헷갈릴 수 있음

- **중등도 치매 Moderate dementia**
  - ▸ 기억력, 판단력, 통찰력, 추론 및 계획이 매우 명확하게 손상됨
  - ▸ 화장실을 독립적으로 사용할 수 있는 능력이 왔다 갔다 함
  - ▸ 미끄러운 바닥이나 장애물 위험 인식 X ⋯▸ 낙상 사고 잘 발생함
  - ▸ 낯선 사람에 대한 위험 인식, 판단력 X ⋯▸ 사기나 위험에 쉽게 노출됨
  - ▸ 언어 이해력↓, 말하기 능력↓, 의심↑, 편집성↑, 망상↑, 새로운 학습 불가능
  - ▸ 사회적 필터 X ⋯▸ 옷 선택 부적절, 얼굴 화장 부적절, 사람과 대화 반응 부적절, 행동 번복, 초조성 단순 반복 행동 많아짐, 배회하고 길을 잃음

- **중증 치매 Severe dementia**
  - ▸ 타인에게 전적으로 의존함(ADL, IADL 모두 불가능)
  - ▸ 대변실금, 요실금 모두 있음
  - ▸ 혼자서는 걸을 수 없음
  - ▸ 음식을 씹고 삼키는데 어려움을 겪음(스스로 음식을 삼키는데 매우 오래 걸림)

- 영양결핍 ⋯→ 체중 감소 ⋯→ 근감소증, 체력 감소 ⋯→ 낙상 ⋯→ 골절
- 간병인의 돌봄을 싫어하고 보살핌에 저항함
- 샤워(목욕)은 무서워지고 위생상태가 더 엉망이 됨
- 움직임이 줄어들어 욕창과 감염에 취약해짐

- **말기 치매 End-stage dementia**
  - 전혀 걸을 수 없음(침대에 누워있기만 함)
  - 말을 알아들을 수 없음(치매환자가 무슨 말을 하는지 전혀 해석 불가)
  - 침대에 누워 음식을 삼키는 데 저항하며 종종 뺨에 음식을 주머니에 넣음
  - 이 시점에서 대부분의 가족 간병인은 호스피스 치료를 찾음

# 치매 간병 기본 원칙

- 치매 환자는 익숙한 환경, 차분한 환경, 복잡하지 않은 활동에서 가장 잘 일상생활능력 (ADL)을 발휘할 수 있음
- 치매환자는 어른이므로 아이(어린이) 행동을 하더라도 아이 취급하지 않아야 함
- 모든 치매 환자가 알츠하이머 치매, 혈관성 치매, 레비소체 치매, 전두측두엽 치매, 기타 유형의 치매 등 특정 질병과 관련된 모든 증상을 보이는 것은 아님 ⋯→ 질병의 경과와 감소 속도는 사람마다 크게 다름
- 치매 환자와의 논쟁은 의미 없음 ⋯→ 자신이 틀렸다는 말을 항상 듣는다고 느끼면 감정적으로 동요할 수 있음
- 치매 환자가 자신의 아들이 자신의 아버지라고 우기면 아들은 그 오해를 받아들이고 유쾌하게 아버지처럼 대화하는 편이 나을 수 있음(잘못을 지적하고 바로잡으려고 하면 역효과 남)
  - 저는 엄마의 어머니가 아니라 딸이에요!!
  - 어머니가 한 달 전에 이 물건 산다고 했잖아요??
  - 지금 여름이에요!! 겨울 옷 입으시면 안 돼요!! ⋯→ '저 사람은 항상 화가 나있고 나한테 뭐라고 하네?' ⋯→ BPSD 악화(초조, 우울, 불안, 수면장애, 망상 등)
- 치매 환자는 질병이 진행됨에 따라 의존도가 높아져 더 많은 감독이 필요함
- 각 작업과 활동은 가능한 한 단순화하고 각각 단계별로 나누어야 좋음

- 치매 환자는 말을 잊어버리고 말을 이해하는 능력을 잃게 되지만, 간병인의 감정적 반응은 알아차림

## 간병기술 팁과 테크닉[125]

- **천천히 명확하게 말 하십시오**
  - ▶ 빠른 응답을 기대하지 마십시오.
  - ▶ 짧은 문장과 간단한 메시지를 사용하고 정보를 처리할 시간을 줍니다.
  - ▶ 한 번에 하나의 아이디어를 제시하십시오.
  - ▶ 한 문장에 너무 많은 정보를 주려고 하지 마세요.

- **의사소통 불명확성**
  - ▶ 치매 환자가 말하는 한 가지 단어가 다른 의미를 가질 수 있음을 이해합니다.
  - ▶ 정확한 의미를 추측해야 할 수도 있지만 추측한 내용을 상대방과 명확히 하려고 노력하세요. 틀릴 수도 있습니다.

- **정면에서 의사소통**
  - ▶ 뒤에서 접근하여 사람을 놀라게 하지 마십시오.
  - ▶ 그 사람의 시야 앞에 서거나 정면에 서십시오.
  - ▶ 주의를 끌거나 유지하기 위해 그의 팔이나 어깨를 부드럽게 만지십시오.

- **목소리 톤**
  - ▶ 치매 환자는 비언어적 의사소통에 민감할 수 있습니다.
  - ▶ 목소리 톤과 표정은 실제 단어만큼 중요합니다.
  - ▶ 차분한 태도로 정상적인 목소리 톤을 사용하십시오.

- **바디랭귀지**
  - ▶ 메시지를 전달하기 위해 몸짓과 시각적 단서 또는 보조 도구를 사용하십시오.

125) A Practical Guide for Caregivers, SIXTY PLUS SERVICES

- 만지기, 말하기와 같이 의사소통을 위해 두 가지 이상의 감각을 사용하십시오.
- 사람을 위협하는 제스처를 사용하지 마십시오.

- **질문 및 대답**
  - "왜"라는 질문을 피하십시오. 답을 알지 못하는 것은 그 사람을 당황하게 합니다.
  - 필요한 정보를 부드럽게 알려주는 것이 일반적으로 더 유용하고 훨씬 더 친절합니다.

- **의사결정**
  - 치매 환자가 다른 사람에게 영향을 미치는 중요한 결정을 내리지 않도록 하는 것이 매우 중요합니다.
  - 돈, 생활 방식, 도움 고용에 관한 문제는 치매 환자가 결정해서는 안 됩니다.

- **안전한 환경**
  - 치매 환자는 안전한 상황과 불안전한 상황을 판단하는 능력을 상실하고 있음을 기억하십시오.
  - 각 상황을 평가하고 그 사람이 잠재적으로 위험한 상황에 처하지 않도록 하십시오. 안전한 가정환경을 만듭니다.

- **모든 것을 단순화 함**
  - 환경, 작업, 대화 및 루틴 등 모든 것을 단순화 합니다.
  - 주의를 산만하게 하는 소음과 활동을 가능한 한 많이 제거하십시오.
  - 옷이 올바른 순서로 놓여 있다면 그 사람은 혼자 옷을 입을 수 있습니다.(루틴을 단순화하고 쉽게 한 예임)

- **주의 전환(관심사를 딴 데로 돌리기)**
  - 일시적인 주제 변경은 종종 문제를 해결하고 바람직하지 않은 행동에서 그 사람의 주의를 돌립니다.
  - 그 사람의 건망증이 당신에게 유리하게 작용할 수 있습니다.

- **롤 모델 제공**
  - 중증 치매 환자를 위한 올바른 방법을 간병인이 직접 모델링하여 시연합니다.

▶ 예를 들어, 양치 시간이 되면 이를 닦는 동작을 보여줍니다. 식사 시간에 먹는 동작을 보여줍니다.

- **과거 이야기(오래된 과거인 본인의 젊은 시절 이야기를 함)**
  ▶ 종종 치매 환자는 현재를 살 수 없습니다.
  ▶ 그들은 과거에 대해 이야기하는 것이 더 안전하다고 느끼고 때때로 자신이 먼 과거에 살고 있다고 믿습니다. 그들이 어디에 있든 함께 가십시오.

- **허구**
  ▶ 때때로 치매에 걸린 사람들은 허구적인 이야기를 할 것입니다.
  ▶ 완전히 사실이라고 믿는 날조된 이야기로 기억의 공백을 채울 것입니다.
  ▶ 이런 일이 일어나고 있다고 의심되면 행복, 두려움, 좌절 등 그 사람이 표현하고 있는 근본적인 감정에 대해 이야기 하십시오.(즉, 내용의 사실보다는 환자가 느끼는 감정 상태에 초점을 맞추면 됨)

- **초조/공격**
  ▶ 그 사람이 당신에 대해 불친절한 말을 하거나 어이없고 공격적이더라도 화내지 마십시오. 이것은 간병인에게 매우 어려울 수 있습니다.
  ▶ 이것은 치매환자의 행동심리증상(BPSD) 입니다.

- **즐거운 활동 참여**
  ▶ 좌절할 가능성이 거의 또는 전혀 없는 즐거운 활동에 참여하도록 격려 하십시오. 하지만 치매 환자는 주의 집중 시간이 짧은 경우가 많습니다.

# 치매환자 통증 관리

- 치매환자에게 통증은 흔합니다.
- 그러나 치매환자는 능동적으로 통증 여부를 알려주지 않습니다.
- 치매환자는 비언어적 수단(BPSD)으로 통증을 표현하기도 하며 정신병으로 오해하게 만들 수 있습니다.

- 환자가 통증을 표현하지 못하면 움직임과 행동을 잘 관찰해 봅니다.(찡그린 얼굴, 자세 또는 걸음걸이의 변화, 넘어짐, 무릎이 위로 올라가는 것, 신체 부위를 문지르거나 쥐는 것, 주먹을 꽉 쥐는 것, 신음 소리, 서성거리거나 안절부절 못함, 일상 활동에 대한 관심 감소 등)
- 통증 정보가 모아지면 의사, 약사, 간호사에게 알려주세요.
- 통증을 잘 관리해주면 ADL, 감정, 식욕, 수면 등이 전반적으로 좋아집니다.

## 치매환자 목욕 관리

- 치매환자는 목욕 자체를 자신을 괴롭히는 줄 압니다.
- 샤워기에서 나오는 물이 세고, 빠르게 나오는 것을 두려워할 수도 있습니다.
- 환자마다 선호 방식이 다를 수 있습니다.(예. 샤워, 욕조, 스폰지 목욕 등)
- 절대 환자를 욕실 안에 혼자 두지 마세요. 위험할 수 있습니다.
- 환자에게 수건을 들게 하거나 샴푸를 잡게 하는 등 아주 쉬운 업무를 주는 것은 환자가 목욕에 능동적으로 참여한다는 느낌을 갖게 해주어 좋습니다.
- 환자가 원하는 시간대를 선택해 줍니다.
- 환자의 존엄성을 유지하기 위해 신체를 수건 등으로 가려주면서 목욕시킵니다.
- 피부가 쉽게 상하므로 강하게 문지르지 마세요.
- 머리, 얼굴, 사타구니 부위는 마지막에 씻깁니다.
- 욕실 안에서 넘어지지 않게 하고 욕조에 물은 조금만 받으세요.
- 본인이 할 수 있는 것은 본인이 하게 합니다.(전부 다 해주면 할 수 있는 것도 못하게 되어 치매가 더욱 가속화 됩니다)

## 치매환자 구강 관리

- 구강관리 ⋯→ 식사곤란 관리, 구강 통증 관리, 소화불량 관리로 연결
- 치매환자는 양치질을 싫어하고 거부하는 경우가 많습니다.
- 양치질은 쉽고 간단한 방식으로 합니다.
- 양치질은 부드럽게 살살 해줍니다.
- 환자가 음식을 먹을 때 찡그리면 치통이 있다는 것을 암시합니다.

- 연하곤란이 있으면 양치물을 가글 하다가 사례가 걸릴 수도 있습니다.
- 치매가 악화된 환자는 칫솔 대신 거즈로 닦아줍니다.
- 입 청소 스폰지 면봉(toothettes)에 희석된 과산화수소수를 묻혀 닦아주어도 좋습니다.
- 연하곤란이 있는 경우 구강건조에 바르는 제품(드라이문트겔)으로 문질러주면서 양치를 대신 할 수도 있습니다.
- 편안한 음악이나 편한 의자에 앉혀서 양치를 합니다.
- 치과에 정기적으로 방문합니다.

## 치매환자 식사시키기, 물 섭취

- 치매에 걸리면 식습관이 변하고 밥을 먹어야 할 시간도 모르고 물 섭취도 엉망이 됩니다.
- 배고픔과 갈증을 인지할 수 없어서 탈수위험이 높아집니다.
- 치매가 악화되면 젓가락질, 포크질도 어려워지고 숟가락은 손에 쥐어줘야 먹기 시작하기도 합니다.
- 치매가 진행되면 연하곤란으로 삼키기 자체가 어려워지고 흡인성 폐렴 위험이 높아집니다.
- 음식 섭취는 ⋯▸ 이상한 행동문제나 육체적 악화를 예방해주는 길입니다.
- 중증치매로 가면 감정적, 육체적 기능저하로 인해 식사를 거부할 수 있습니다.
- 치매가 악화되면 음식이 입안에 있어도 이게 음식인지 모릅니다.
- 식사는 문화적인 경험이며 보호자와의 유대관계 형성이 도움이 될 수 있습니다.
- 좋아하는 음식을 주고 건강에 좋은 음식을 줍니다.
- 씹기, 삼키기, 치통, 음식에 무관심, 식사 중 신체 균형 이상, 탈수, 체중 상태를 잘 관찰해 주세요.

## 치매환자 실제로 식사하기

- 치매가 진행된 사람은 "포크를 드세요", "음식을 집으세요", "포크를 입으로 가져가세요" 와 같은 간단한 한 단계 지침을 사용하세요.
- 개인이 선택해야 하는 음식 선택의 수를 제한하세요.
- 한 번에 하나의 식기와 하나의 음식만 그 사람 앞에 놓으세요.

- 환자가 편안한 자세로 앉도록 격려해주세요.
- 환자가 씹는데 어려움이 있거나 의치가 잘 맞지 않으면 음식을 갈거나 아주 작은 조각으로 잘라 주세요.
- 제공되는 음식의 온도에 주의해 주세요. 치매에 걸린 사람은 더위와 추위를 감지하는 능력을 상실하여 입을 데일 수 있습니다.
- 한 입 먹을 때마다 꼭꼭 씹도록 자주 유도해 주세요.
- 환자에게 음식을 삼키도록 상기 시켜야 할 수도 있습니다.

## 치매환자 옷 갈아입히기

- 환자 본인의 패션 스타일을 존중해 주어야 합니다.
- 어떤 환자는 평상시에도 잘 차려 입는 것을 자존감으로 생각합니다.
- 어떤 환자는 옷을 전혀 중요시하게 생각하지 않습니다.
- 헤어스타일, 턱수염을 유지하고 치매가 발생하기 전에 그 사람이 좋아했던 모습으로 화장, 단장해줍니다.
- 옷의 선택은 단순화 시켜 환자의 의지에 맡깁니다.
- '옷을 입으세요'라고 간단명료한 언어만 사용합니다.
- 편안하고 단순한 옷이 입고 벗기에 좋습니다. 복잡한 옷은 피합니다.
- 옷 갈아입는데 충분히 긴 시간이 필요함을 미리 인지합니다.(서두르거나 재촉하지 않습니다)
- 옷을 입어야 하는 순서대로 펼쳐둡니다.
- 옷 갈아입는 사건이 간병인과 환자와의 대화 출발점이 되곤 합니다.
- 계절에 맞지 않는 옷은 눈에 안 보이게 치웁니다.
- 거울을 보여주면 역효과가 날 수 있습니다. 거울 속에 자신과 싸움이 가능합니다.

## 치매환자 외모(얼굴) 치장(꾸미기)

- 치매 남성노인의 경우 면도를 지속적으로 해줍니다.
- 안전을 위해 면도는 치매환자 본인이 직접 하지 않도록 합니다.
- 일반 면도기 사용하지 말고 전기면도기를 사용합니다.

- 치매 여성노인의 경우 화장을 해줍니다.
- 환자가 선호하는 스타일이 있으면 가능한 따라줍니다.
- 머리를 빗겨 줄 때는 환자가 따라 할 수 있도록 독려합니다.
- 얼굴 치장을 할 때는 편안한 의자에 앉힙니다.
- 손톱 다듬기(네일 파일, cardboard nail files)로 손톱을 손질해 줍니다.
- 치장이 끝나면 주변 정리를 깨끗이 해줍니다.

## 치매환자 화장실 데려가기

- 치매환자는 변의를 느껴도 표현할 수 있는 능력이 상실됩니다.
- 치매환자는 화장실로 이동할 수 있는 육체능력이 없기도 합니다.
- 몇 년 동안 같은 집에 있어도 화장실이 어디에 있는지 잊어버리기도 합니다.
- 치매가 악화될 수록 대소변 조절 능력↓(요실금, 요로감염, 치매약 부작용)
- 요실금 징후 파악법 : 집 안에서 오줌 냄새가 난다. 옷이 축축하다.
- 규칙적인 화장실 사용 일정을 정하고 정기적으로 화장실에 가게 합니다.
- 대소변 실수가 발생하면 그 시간 전에 화장실에 가도록 계획을 세웁니다.
- 변비를 예방하기 위해 운동, 섬유질 섭취, 수분섭취를 해주고 필요시에는 관장약을 투여하기도 합니다.
- 화장실에서 환자의 존엄을 신경 써줍니다.
- 화장실 자체를 쾌적하고 안전하게 조성해줍니다.(미끄럽지 않게 하고 넘어지지 않을 수 있는 화장실 환경)
- 화장실 가는 길에 걸리적거리는 물건을 치워둡니다.
- 성인용 기저귀를 준비해 둡니다.

## 치매환자 여가활동 및 운동

- 운동 및 여가 활동 걷기는 좋은 운동을 제공하며 치매 환자의 긴장과 스트레스를 완화할 수 있습니다.
- 사람의 식욕을 증가시키는 데 도움이 될 수 있습니다.
- 팔과 상체의 움직임을 촉진하는 간단한 운동은 근육 기능을 유지하는 데 도움이 될 수 있

습니다.

- 혼동을 느끼는 노인은 집중 시간이 짧고 여러 단계의 작업이나 활동에 직면할 때 쉽게 좌절할 수 있습니다.
- 쉽고 간단한 일을 하는 것이 좋은데 정원 가꾸기, 수채화나 손가락 페인트로 그림 그리기, 분필이나 크레용으로 그림 그리기 또는 색칠하기는 혼란스러운 사람들이 자신을 표현하는 좋은 방법입니다.
- 환자 본인이 젊었을 때 하던 일(직업)과 비슷한 일(업무)로 여가시간을 보내면 좋은 경우가 많습니다.
- 음악 듣기, 정원 가꾸기, 신문 · 잡지보기, 집안 일 하기 등을 하면 좋습니다.

## 치매환자 낙상 관리

- 치매환자는 보고 생각하고 움직이고 균형 유지가 되지 않기 때문에 넘어질 위험이 큽니다.
- 걸리 적 거리지 않게 집안 환경을 잘 조성해줍니다. 조명도 밝게 합니다.
- 탈수 상태에서는 더 잘 넘어집니다.
- 수면제, 항불안제, 통증약, 혈압약, 당뇨약 등은 낙상위험을 증가시킵니다.
- 노인의 낙상은 치명적인 합병증으로 연결 될 수 있습니다.
- 과거 낙상 경력이나 구체적 낙상 상황을 살펴보고 표본으로 삼습니다.
- 화장실 가려다가 잘 넘어지므로 주기적인 대소변 보기와 잠자기 전 소변 보기가 중요합니다.
- 낙상 방지 보조 기구들을 잘 활용합니다.
- 정기적 운동을 해주고 자주 걷게 해야 합니다.
- 균형 감각이 없기 때문에 손을 짚을 수 있도록 벽 등에 가드레일이 필요 합니다.

## 치매환자 실종 방지

- 치매환자는 이해할 수 없는 이유로 인해 거리를 배회합니다.
- 약속되지 않은 다른 사람과의 만남을 위해, 아니면 그냥 시끄러워서, 통증이 있어서, 지루해서 등의 이유로 배회 합니다.
- 배회(Wandering)의 이유 :

- ▶ 육체적, 감정적 요소 – 음식, 화장실, 통증, 고독, 우울, 불안 등으로
- ▶ 환경적 요소 – 시끄럽거나 낯설어서, 간병인이 자주 바뀌어서~
- ▶ 신선한 공기, 자연, 햇볕이 그립거나 단순히 움직이고 싶어서~
- 밖에 돌아다니는 것 자체는 운동이니깐 좋으나 치매환자는 위험한 곳을 가거나 사고 나거나 탈수, 저체온, 사망 등이 가능합니다.
- 산책은 보호자(간병인) 동반 하에 실시합니다.

# 치매환자 행동심리증상(BPSD) 간병

- **반복되는 질문**
  - ▶ 자주 묻는 반복적인 질문은 실제로 그 문제에 관한 것이 아닙니다.
  - ▶ 환자의 초조/불안을 파악하고 심리적으로 안심 시키십시오.
  - ▶ 매우 자주 묻는 반복적인 질문에는 답안 카드를 작성하여 질문 시 마다 보여주십시오.

- **물건 숨기기**
  - ▶ 물건을 숨기는 것은 종종 도난에 대한 우려 때문 입니다.
  - ▶ 치매환자가 물건을 찾을 수 없으면 도난당한 것으로 간주할 수 있습니다.
  - ▶ 귀중품을 치우고 안경, 중요한 열쇠, 보청기 배터리와 같은 중요 품목은 환자가 접근할 수 없는 장소에 보관 하십시오.

- **일몰 증후군 Sundowning**
  - ▶ 해가 지면 많은 치매 환자들이 안절부절 못하고 더 깨어 있으며 때로는 매우 동요합니다. (해가 진 후 불안감을 더 느끼며 과민해져 소리를 지르거나 강박적인 행동을 보임)
  - ▶ 간병인은 치매 환자의 이러한 행동으로 인해 간병의 큰 어려움을 느낍니다.
  - ▶ 모두가 잠자리에 들 준비를 하고 있을 때 치매 환자는 그 어느 때보다 활동적입니다.
  - ▶ 가능하면 늦은 오후에 산책을 하십시오. 그러면 피곤해집니다.
  - ▶ 저녁에는 주요 활동을 거의 하지 않도록 환자의 하루 일정을 조정합니다.

- **의심과 편집증**
  - ▶ 치매에 걸리면 일반적으로 본인이 안전하지 않다는 본능적인 감정을 느낍니다.

▸ 세상은 두려운 곳이 되므로 가족 포함 누구도 신뢰하기 어렵습니다.

▸ 치매환자가 가족을 의심하고 폭언을 할 수 있습니다.

▸ 치매환자가 간병인에게 상처 주는 말과 행동을 하더라도 맞서지 말고 차분하게 대하고 안심시켜 주세요.

- **망상 및 환각**

  ▸ 망상이나 환각이 실제가 아니라고 주장하거나 설득 하려고 하지 마십시오. 그 사람을 바로 잡는 것은 더 큰 동요로 이어질 뿐입니다.

  ▸ 환자의 청력과 시력을 측정해보고 보청기나 안경을 착용하게 합니다.

  ▸ 많은 치매 환자들은 거울을 보고 겁을 먹습니다.

  ▸ 그들은 낯선 사람이 집에 있다고 생각합니다.(그런 경우는 거울을 가리세요)

  ▸ 일부 망상이나 환각은 무해하거나 즐겁습니다. 그런 경우는 즐기며 같이 이야기 하세요

- **파국적 반응 Catastrophic**

  ▸ 때때로 치매 환자는 사소한 문제에 대해 강렬한 감정적 반응을 보입니다.

  ▸ 치매환자 본인은 행동을 유발하는 요인을 식별하지 못할 수 있습니다.

  ▸ 질병, 부상, 변비, 새로운 간병인, 심지어 시간 변화 등 무엇이든 파국적인 반응을 일으킬 수 있습니다.

  ▸ 그 사람은 참을 수 없이 울거나, 소리를 지르거나, 욕을 하거나, 호전적이 될 수 있습니다.

  ▸ 실행하기 힘들지만 간병인의 부드러운 태도와 차분한 관심이 필요합니다.

- **성적으로 부적절한 행동**

  ▸ 치매환자의 성추행 같은 행동도 전형적인 치매 행동심리증상(BPSD) 중 하나 입니다.

  ▸ 충동 조절 부족과 부드러운 접촉에 대한 욕구로 주변사람을 만지려 할 수 있습니다.

  ▸ 치매환자의 주의를 분산시키고 방향을 바꾸도록 노력하십시오.

  ▸ 사타구니 습진 확인 하십시오. 때때로 자위처럼 보이는 행동이 피부 문제 때문일 수 있습니다.

# 간병인 스스로의 스트레스를 줄이는 방법[128]

- 자기 자신만을 위한 시간을 갖는다.

- 치매환자 관리에 대한 정보를 얻는다.
- 치매가 악화될 수록 새로운 간병 기술이 더 필요해짐을 인지한다.
- 전문가의 도움이나 간병인 커뮤니티에서 정보를 받는다.
- 간병인 스스로 잘 먹고 잘 쉰다.
- 스트레스를 받으면 시야가 흐려지거나 소화가 안 되거나 혈압이 상승하거나 불안해지고 집중력이 저하되고 식욕이 없어지기도 하니 의사의 진료를 받도록 한다.
- 시간이 지날수록 점점 난이도가 높아짐을 인정한다.
- 재정적인 문제나 가족들의 미래에 대한 계획을 세운다.
- 죄책감을 가지지 말고 지금 할 만큼 하고 있다고 생각한다.
- 정기적으로 병원 진료를 받도록 한다.

128) Alzheimer's Association. alz.org for caregiver information and support.
    U.S. Department of Health and Human Services, Health Resources and Services Administration

# 노인의 섬망

## 섬망 (Delirium) 이란?

한자로(헛소리 섬, 망령 망)이라는 글자인데 노인 환자가 어느 날 갑자기 인사 불성되고 난동을 부리거나 치매 혹은 우울증 혹은 노망난 노인처럼 보이는 상태. 주로 중환자실, 입원실, 요양병원, 요양원 등에서 잘 발생하고 노인의 건강상태가 악화되었을 때 잘 발생함

## 섬망 발생 위험을 높이는 요소

- **수정 불가능한 요소**
  - ▶ 고령인 경우 : 정신 착란 가능성 높아짐
  - ▶ 의학적 상태 : 다중질환, 중증도
  - ▶ 취약 상태 : 수술 후 중환자실, 입원, 치매, 뇌졸중, 외상성 뇌손상
  - ▶ 염증 상태 : 오랜 골절, 화상, 복잡한 수술, 요로감염 등 각종 감염

- **수정 가능한 요소**
  - ▶ 섬망 발생 위험을 높일 수 있는 약물 : 항콜린성 약물, 벤조디아제핀, 마약류 진통제, 부정맥약, 디곡신, 스테로이드
  - ▶ 거동불가인 경우 : 침대에서 의자로 옮겨 주기만 해도 나아짐
  - ▶ 대사장애 : 탈수 및 전해질 불균형
  - ▶ 산소공급 : 저산소 상태

## 섬망의 종류(아형)[129]

- **과활동형**(Hyperactive)

---

129) A systematic review. Palliative Medicine,27(6), 486–498.

- 과잉 행동 정신 착란, 흥분하고, 밤에 깨어 있고, 지나치게 경계하고, 때로는 방황하고, 발로 차고, 비명을 지르는 상태
- 섬망의 종류 중에서 흔한 형태는 아님!!

- **저활동형(Hypoactive)**
  - 정신 운동 지체, 무관심, 느린 언어, 각성 감소
  - 섬망의 종류 중에서 45 ~ 80%에 해당됨
  - 우울증과 혼동되는 경향이 있음

- **혼합형(Mixed)**
  - 과활동형과 저활동형이 번갈아 나타남
  - 섬망의 종류 중에서 거의 54%

## DSM-5 : 섬망 진단기준

A. 주의력 장애(주의를 돌리고, 집중하고, 유지하고, 이동하는 능력의 감퇴)와 인식 장해(환경을 파악하는 능력의 감퇴)

B. 장해가 단기간 동안(대개 몇 시간에서 며칠) 발전되고, 기준 시점의 주의력과 의식으로부터의 변화가 있으며, 하루 중에도 증상의 심한 정도가 변화하는 경향이 있다.

C. 추가적인 인지 장해(예: 기억력 장해, 지남력 장해, 언어 장해, 시공간 장해, 또는 지각 장해)

D. 진단기준 A와 C의 장해가 다른 이전의, 확정되거나 발생된 신경인지 장애로 더 잘 설명되지 않으며 각성 수준의 심각한 감퇴(예:혼수) 상태에서 발생되지 않아야 한다.

E. 장해가 다른 의학적 상태, 물질 중독, 또는 금단(예: 약물남용 또는 처방약물에 의한), 또는 독성의 노출, 또는 여러 원인들에 의한 직접적 생리적 결과라는 병력, 신체검사 또는 검사실 소견과 같은 증거가 없다.

## 섬망의 실제 진단과정[130]

- 섬망 진단은 혈액검사나 영상검사로 하지 않음

130) Korean J Fam Pract. 2018;8(5):645-653, Korean J Adult Nurs Vol. 25 No. 6, 655-664, December 2013

- 환자의 증상 진행 패턴을 보고 진단함
- 증상에 대해 환자 가족에게 물어보거나 입원 환자의 경우 병원 간호사들이 관찰하여 기록함 ⋯▸ Korean Nursing Delirium Screening Scale
- 정밀검사 항목 : EEG(뇌파 검사), 신경학적 검사(근육경련 및 신경반사 등 체크), 인지기능검사 (실행지능장애 – 문제해결, 의사결정, 과제 지향적 행동, 충동억제 등), (지남력 장애 – 방향감각상실), (단기 및 작업 기억력 손상), (언어장애)
- 감별진단 : 치매, 외상성 뇌 손상, 우울증, 조증, 정신분열증(조현병) 등과 감별
- 섬망이 있는 노인은 ⋯▸ 사망률이 2배 증가하고 이환율(인지기능 저하, 치매, 요양원 입소)도 증가함

# 간호 섬망 선별 도구 Korean Nu-DESC(Korean Nursing Delirium Screening Scale)

간호사들이 입원환자 노인의 증상/징후를 관찰하여 기록함

## 1. 지남력 장애

시간, 장소, 사람에 대한 잘못된 인식으로 지남력이 명확하지 않거나, 헷갈려 하고 못 알아본다.

## 2. 부적절한 행동

튜브나 드레싱, 의료 기구를 함부로 빼거나 제거하려 하고, 침대에서 막무가내로 내려가려고 하거나 폭력적인 행동(물어뜯고, 때리고, 꼬집는)을 한다.

## 3. 부적절한 의사소통

지리멸렬함, 상황에 맞지 않거나 엉뚱하고 무의미하거나 뜻을 알 수 없는 말을 중얼거리거나 횡설수설 한다. 욕을 하거나 소리를 지른다.

## 4. 착각/환각

현재 없는 무언가(사람, 사물, 생명체, 귀신 등)가 눈앞에 보이거나 환청이 들린다고 하며 이러한 것을 만지거나 잡으려고 허공에 손짓을 하는 등의 행동을 보인다. 누군가 자신을 해하려 하거나, 지켜보고 있다고 생각한다.

## 5. 정신운동지연

질문에 응답하는 시간이 느려지고 반응하지 않으려고 하고 행동이나 말이 없거나 느려진다. 계속 잠을 자려고 하며 졸려한다.

# 섬망 발생 예방

| (중환자실) 수술 후 섬망 발생 예방[131] : | |
| --- | --- |
| 수면마취제 선택 :<br>덱스메데토미딘(dexmedetomidine) | 미다졸람과 비교했을 때 섬망을 덜 유발하고, 미다졸람이나 프로포폴과<br>비교했을 때 sleep architecture(수면 구조)를 잘 보존함 |
| 오피오이드 선택 | 히드로모르폰 및 옥시코돈이 모르핀보다 섬망 발생 비율이 낮음 |
| 라멜테온, 멜라토닌 | 섬망을 예방하는 데 도움이 될 수 있다는 증거가 있지만<br>근거는 부실함 |
| 예방용으로 사전에 항정신병제를<br>투약 | 항정신병제의 예방적 사용과 관련하여 혼재된 데이터가 있는데<br>일반적인 관행으로 권장되지 않음<br>할로페리돌 5 mg 정맥 주사 후 IV 0.5 mg every 12 hr 혹은 IV<br>haloperidol 2.5 mg q8h |

# 섬망 관리(섬망은 치료 불가능하고 관리만 가능함)

| 섬망 치료의 개념 | 섬망 관리의 개념 |
| --- | --- |
| • 섬망 자체를 제거함<br>• 섬망 기간을 단축시킴 | • 초조/동요, 지각장애 같은 섬망의 증상과 후유증을<br>  완화시킴 |

- **(중환자실, 요양원) 섬망 관리 비약물요법[132]**

  ▶ 교대 근무 시 하루에 여러 번 섬망 관찰

  ▶ 시계, 달력, 집에서 익숙한 물건을 배치하여 환자를 위한 차분하고 지남력을 잡는 환경 조성

  ▶ 병원 환경에서 종종 어려움을 겪는 환자를 위한 정상적인 수면–각성 주기 잡아주기

  ▶ 가족이 돌봄에 참여하게 해주기

  ▶ 환자가 안경과 보청기를 사용할 수 있게 확인해줌

  ▶ 수액 인풋 및 아웃풋을 면밀히 모니터링

  ▶ 꼭 필요하지 않은 다약제 복용은 deprescribing(감량, 중단)


- **(중환자실, 요양원) 섬망 관리 약물요법[133]**

  ▶ 항정신병약 ⋯▶ 초조/동요, 지각장애 같은 섬망 후유증을 완화시킴

---

131) Open Medicine,12(1), 252–256. Journal of the American Geriatrics Society,67(5), 1057–1065
132) Journal of Critical Care, 48, 372–384.
133) Maldonado, J. R. (2017). Acute brain failure. Critical Care Clinics, 33(3), 461–519.

| 과활동형(Hyperactive) | 저활동형(Hypoactive) |
|---|---|
| • 항정신병약 ⋯› <br> • 지각장애를 감소시켜주고 환자 및 주변사람에 대한 위험을 감소시켜 줌 <br> • 섬망 후 PTSD의 위험을 감소시켜 줌 <br> • 할리페리돌, 클로르프로마진, 올란자핀, 쿠에티아핀, 지프라시돈 등 사용 | • 항정신병약 ⋯› <br> • 항정신병약을 사용할지 여부에 대해 의사들 간에 의견 차이가 있음 <br> • 항정신병약 자체의 부작용을 고려하여 이익 대비 손해를 판단함 <br> • 아리피프라졸 사용 |

# 섬망 발생환자 관리 약물 : IV 할로페리돌[134]

- 할로페리돌은 세로토닌성, 알파, 히스타민 또는 콜린성 수용체에 거의 영향을 미치지 않으면서 D2 수용체에 대해 매우 높은 친화력 가짐
- 상대적으로 깔끔한 약물인 경향이 있고 섬망을 악화시킬 수 있는 항콜린성 부작용이 없음
- 정맥 투여가 빠르기 때문에 선호됨
- 반복적인 근육주사 보다 통증이나 두려움이 적고 크레아티닌 상승이 적음
- 할로페리돌은 진정 효과는 있지만 졸리게 하지는 않음
- IV 할로페리돌이 IM이나 경구투여보다 EPS 부작용이 적거나 거의 없음
- 시작용량 : 4~6시간마다 1~5mg
- 환자가 진정되지만 잠자지 않을 때까지 30분마다 복용량을 두 배로 늘림(한 번에 50mg을 투여할 수도 있는데.. 너무 고용량이면 다른 약제로 바꿈)
- 하루에 2~3회 투여함
- FDA 권장 사항 : 정맥 내 할로페리돌의 모든 용량에서 심전도 측정 필요(QT연장 부작용 측정)
- 실제로는 20mg 이하 용량에서는 QT연장 부작용이 거의 없기 때문에 심전도 측정하지 않음

| 하루 총 용량 | QT증가 위험인자 | 권고사항 |
|---|---|---|
| 〈5mg | 〈2가지 이하 | 심전도 측정 필요 없음 |
| 〉5mg | 〉2가지 이하 | 심전도 1회 측정 후 follow-up |
| 〉25mg | | 매일 심전도 측정 |
| 〉100mg | QTc〉500 msec | 실시간 지속적 심전도 측정 |

134) General Hospital Psychiatry, 67, 42-50.

# 섬망 발생환자 관리 약물 : IV 클로르프로마진[135]

- Chlorpromazine도 IV 형태로 사용할 수 있고 용량 범위가 넓기 때문에 널리 사용되었음
- 6시간마다 25~50mg 정도에서 시작하지만 필요에 따라 복용량을 빠르게 늘릴 수 있음
- 역가(potency)가 낮은 제제이기 때문에 추체외로(EPS) 증상을 덜 일으키는 경향이 있음
- 역가(potency)가 낮다는 것은 알파-1 및 항콜린 효과가 더 크다는 것을 의미함
- Chlorpromazine은 haloperidol보다 더 졸림
- QT 연장 부작용 위험이 높고 torsade 유발 가능

# 섬망 발생환자 관리 약물 : 올란자핀[136]

- 용해성 근육주사 형태로 투여됨
- 벤조디아제핀계 약물을 병용 투여할 경우 심폐질환의 우려가 있어 벤조디아제핀계 약물을 병행 투여 중인 환자의 경우 IM 올란자핀계 약물 투여에 주의해야 함
- IV로 투여하면 편두통, 초조, 오심 부작용이 증가함
- 올란자핀은 여러 수용체에 영향을 미치는 약물이며 항콜린 효과를 포함하고 상당히 졸림
- 시작용량 : 6시간마다 2.5~5mg
- 하루 최대 복용량 : 20mg(용량을 올릴 수 있는 범위가 크지 않음)
- QT연장 부작용 정도는 보통(중간)인 편임

# 섬망 발생환자 관리 약물 : 쿠에티아핀[137]

- 경구 형태로만 사용함
- 용량 범위가 매우 넓다는 장점이 있음
- 시작용량 : 6시간마다 25~50mg, 하루 최대 복용량 : 1,200mg
- 기립성 저혈압 위험이 있으므로 1일 100mg 이상 증량 시 주의가 필요함
- 여러 수용체에서 상호 작용하는 약물이며 현저한 항히스타민 및 항콜린 효과가 있음

---

135) Journal of Psychiatric Practice, 11(4), 258-261. Japanese Heart Journal, 33(1), 61-71
136) Schizophrenia Research, 15(1-2), 169. International Clinical Psychopharmacology, 13, S59-S62.
137) Critical Care Medicine, 38(2), 419-427.

- 12.5~50mg과 같은 저용량에서는 주로 항콜린성 및 항히스타민성 효과를 통해 작용함 (쿠에티아핀은 저용량에서 도파민 차단효과가 크지 않음)
- 정신 착란 환자의 저녁에 수면제로서 특히 도움이 될 수 있음
- 그러나 항콜린 효과 이외의 다른 효과를 얻지 못하기 때문에 저용량으로는 초조 또는 지각 장애에 대한 효과가 약할 수 있음
- 추체외로(EPS) 부작용 위험도가 낮음
- QT연장 부작용 정도는 보통(중간)인 편임

## 섬망 발생환자 관리 약물 : 아리피프라졸[138]

- 지각 장애가 있을 수 있는 저활동성(Hypoactive) 섬망 환자에게 좋음
- 지각 장애에 대한 효과 좋음
- 시작용량 : 6~8시간마다 1~2mg
- 하루 최대 복용량 : 30mg
- 진정(졸림) 부작용이 거의 없음
- 정좌불능 부작용이 특징적임
- 정신 착란에 사용하는 경우 환자를 모니터링 해야 함
- QT연장 부작용이 있을 수 있지만 QT연장 부작용이 가장 적음

## 섬망 발생환자 관리 약물 : 멜라토닌, 라멜테온(멜라토닌 작용제)[139]

- 수면-각성 주기를 회복하는 데 도움이 될 수 있음
- 섬망 관리에 도움이 될 수 있는 중요한 면역 조절 효과도 있음
- 상대적으로 안전하여 부작용 우려가 적음
- 섬망이 있는 환자에게 병원에서 멜라토닌을 투여해주기도 함

---

138) Psychosomatics, 47(5), 385-391.
139) Life Sciences, 250, 117583.

## 섬망 발생환자 관리 약물 : 알파-2 작용제[140]

| 덱스메데토미딘 | • 다른 수면마취제에 비해 섬망 발생 비율이 감소함 |
|---|---|
| 클로니딘 | • 사용 : 역사적으로 외상성 뇌손상 환자의 초조(agitation)에 사용되었음<br>• 섬망에 사용됨, 알코올이나 오피오이드, 마약 금단증상에 사용됨<br>• 지속성 패취제로 투여됨<br>• 시작용량 : 0.1~0.2mg<br>• 부작용 : 저혈압, 서맥 |
| guanfacine | • 섬망에 긍정적인 데이터가 있음 |

## 섬망 발생환자 관리 약물 : 발프론산[141]

- 발프론산은 전통적으로 외상성 뇌손상이나 치매 환자의 충동성, 초조, 집행기능장애 증후군에 사용되었음
- 최근에는 섬망을 관리하는 데에도 사용되고 있음
- 발프론산을 추가하면 항정신병약 용량을 줄일 수 있음
- IV투여로 빠르게 효과를 볼 수 있음
- 치료안전영역이 좁음
- 시작용량 : 하루 2~3번 250mg ⋯➛ 효과가 나타날 때까지 용량을 늘림
- 췌장염이나 전격성 간부전을 유발 할 수 있음
- 고암모니아혈증 유발 가능

## 섬망 발생환자 관리 약물 : 트라조돈[142]

- Trazodone은 수면 효과 외에도 불안과 과민성, 초조에 유용할 수 있음
- 그리고 다양한 이유로 항정신병제를 견딜 수 없는 노인 환자에게 특히 유용할 수 있음
- Trazodone은 경구 형태로만 제공됨. 따라서 환자는 알약을 복용할 수 있어야 함
- 시작용량 : 6시간마다 12.5~25mg
- 하루 최대 복용량 : 600~800mg(용량을 올릴 수 있는 범위가 매우 넓음)
- 고용량에서 지속발기증 부작용 위험이 있음

140) Psychosomatics, 61(6), 585–596. Open Medicine, 12(1), 252–256
141) Journal of Critical Care, 37, 119–125.
142) Critical Care Clinics, 33(3), 461–519.

## 섬망 발생환자 관리 약물 : 베타차단제(프로프라놀올)[143]

- 외상성 뇌 손상 환자의 초조(agitation)를 관리하기 위해 때때로 사용됨
- 프로프라놀올은 혈액-뇌 장벽 침투성이 좋기 때문에 선호됨

## 섬망 발생환자 관리 약물 : 벤조디아제핀(로라제팜)

- 섬망과 관련하여 오랜 동안 많은 논란이 되어 왔으며 역사적으로 벤조가 섬망에 나쁘다는 것이 역사적 지식임
- 그러나 알코올 금단증상, 비경련성 간질지속증을 포함한 섬망의 특정 원인에는 벤조가 필요할 수 있음
- 항정신병약에 추가되는 저용량 벤조디아제핀은 실제로 항정신병약의 효과를 강화하고 항정신병약의 복용량을 줄일 수 있음
- 최근의 메타 분석에서는 할로페리돌과 로라제팜이 섬망 관리를 위한 이상적인 조합일 수 있다고 제안됨
- 정신 착란 환자에게 벤조를 사용하는 경우, 로라제팜이 작용시간이 빠르고 지속 시간이 길지 않기 때문에 선호됨
- 그러나 벤조는 시간이 지남에 따라 축적될 수 있고 알코올 금단증상 등에 과도하게 투여될 경우 중독현상이 나타날 수 있음

## 섬망 발생환자 관리 약물 : 아세틸콜린 에스테라제 억제제(AchEI)[144]

- 효과에 대한 증거가 상반되고 빈약함
- 섬망이 항콜린 상태에서 나타난다고 보기 때문에 항콜린 상태를 콜린 상태로 바꿔줄 수 있는 아세틸콜린 에스테라제 억제제를 투여해 보는 시도가 있음
- 그러나 명확한 항콜린성 중독의 경우에도 아세틸콜린 에스테라제 억제제가 항상 섬망에 도움이 되는 것은 아님

---

143) JAMA Psychiatry, 76(5), 526
144) The Cochrane Database of Systematic Reviews, 6(6), CD012494.

# 섬망 발생환자 관리 약물 : 메틸페니데이트[145)

- 각성제는 특히 심각한 무관심을 가진 환자의 저활동성 섬망에 때때로 사용되었음
- 누군가가 실제 저활동성 섬망이 있고 섬망이 PT 또는 OT에 참여하는 능력을 방해하는 경우 완화 방법으로 하루 5mg에서 시작하여 점진적으로 5~10mg씩 증량하는 저용량 메틸페니데이트를 사용해 볼 수 있음
- 메틸페니데이트와 같은 각성제는 심박수 증가와 혈압 상승에 약간의 영향(부작용)을 줄 수 있음
- 메틸페니데이트와 같은 각성제는 정신병을 악화시킬 위험이 있으며 지각 장애의 증거를 보이는 사람에게는 주의해서 사용해야 함

# 케이스 스터디

### 76세 남성 – 복부 대동맥류 봉합 수술을 위해 입원[146)

- 경미한 인지장애의 병력이 있음
- 카르베딜롤, 아토르바스타틴, 로사르탄, 글리피짓, 메트포르민, 수면용 디펜히드라민 복용 중
- 환자의 가족은 A씨가 수술을 받기 위해 입원하는 동안 환시 문제(침대 옆에 쥐가 여러 마리 돌아다님)가 있었고 여러 번 병원을 떠나려고 시도했다고 말했음

- **섬망 위험인자 :**
  - ▶ 고령
  - ▶ 인지장애 병력 있음
  - ▶ 다중질환, 다약제 복용(특히 항콜린제 디펜히드라민이 문제됨)
  - ▶ 수술 자체가 전신 염증을 수반하는 복잡한 수술임
  - ▶ A씨가 실제로 과거에 정신착란 증세가 있었음

- **섬망 예방 방법 :**
  - ▶ 수면마취제로 덱스메데토미딘 선택
  - ▶ 마약 진통제로는 하이드로모르폰과 옥시코돈과 같은 약제를 선택(모르핀은 섬망을 악화시킬

145) Canadian Journal of Psychiatry. Revue Canadienne de Psychiatrie, 55(6), 386 – 393.
146) General Hospital Psychiatry, 67, 42–50

수 있으므로 선택하지 않음)

- **실제 수술 후 환자의 상태 :**
  - ▶ A씨는 간호사에게 밤에 설치류가 그의 방 전체를 기어 다니고 있다고 말함(환시)
  - ▶ 그는 또한 침대에서 일어나려고 여러 번 시도하고 어느 시점에서 그를 도우려는 간호사를 발로 찼음

- **의료진의 진단 :**
  - ▶ 가족과 간호사에게 이것이 그 환자의 기존 정신 상태에 의한 증상으로서 나타나는 것인지, 수술로 인한 새로운 증상으로서 나타나는 것인지 확인함
  - ▶ 하루 동안 변동이 있는지 간호 직원에게 확인함(섬망은 보통 낮 보다 밤에 더 심함)
  - ▶ 침대에 환자가 누운 상태에서 신경학적인 검사, 인지기능 검사 시행

- **약물 투약과 관련하여 가족에게 설명 :**
  - ▶ 섬망을 없앨 수 있는 치료약은 없음
  - ▶ 시간이 유일한 치료제임
  - ▶ 약물 투약에도 불구하고 섬망은 계속 될 수 있으나 섬망 증상 완화와 후유증을 경감시켜 줄 수 있음을 설명해줌

- **약물 투약 :**
  - ▶ 복용하던 디펜히드라민은 제거하고 멜라토닌으로 바꿈
  - ▶ 지각장애, 초조 증상 완화를 위해 항정신병약 투여
  - ▶ 항정신병약 투여 전에 심전도(EKG) 측정
  - ▶ 항정신병약은 IV 할로페리돌이나 저용량 비정형 항정신병약을 선택함
  - ▶ 효과가 약간 약하다 싶으면 0.25~0.5mg 로라제팜 추가함
  - ▶ 저녁에 IV할로페리돌, 취침전에 저용량 쿠에티아핀 혹은 올란자핀으로 할 수도 있음(졸린 특징의 항정신병약이므로 밤에 자게 할 수 있음)
  - ▶ 충동 장애가 심하면 발프론산을, 밤에 수면 보조에는 트라조돈을 추가로 투약 할 수도 있음
  - ▶ 부작용을 잘 관찰하고 섬망이 악화되는지 심전도는 정상인지 확인 함

# 노인의 파킨슨병

## 역학

파킨슨병은 주로 65세 이상에서 발생하는 신경계 질환임(전형적 퇴행성 질환)

유병률 : 65세 이상에서 약 1~2%, 50세 이하는 거의 0%에 근접함

## 파킨슨병의 4대 증상

| 서동증(느린 움직임) | 행동 느려짐, 다리를 끌며 걸음, 얼굴 표정도 없어짐 |
|---|---|
| 떨림 | 가만히 있을 때(휴식 시) 떨림 발생, 초기에는 한 손에만 나타남<br>팔, 다리, 턱 등에서도 떨림 발생 |
| 경직 | 관절을 굽히거나 펴기 어려움, 몸이 마비된 것처럼 굳음, 통증 발생 |
| 자세 불안정 | 엉거주춤한 자세, 자주 넘어짐 |

## 노인의 떨림 증상 vs 파킨슨병 떨림

- **손 떨림, 발 떨림**
  - ▶ 1. 수전증(본태성 진전)
    - » 20대 전후에 발생하거나 50대 중반 이후에 발생함
    - » 천천히 진행됨(급격한 악화X)
    - » 주로 손을 들어 자세를 취할 때, 손을 사용할 때(컵을 들기, 젓가락질하기, 글씨 쓰기 등) 떨림이 나타남
    - » 양손에서 나타나고 다리는 떨지 않음
  - ▶ 2. 파킨슨병
    - » 편안한 자세에서 떨림(안정 시 떨림-걸을 때 손을 늘어트렸는데 손에서 떨림)
    - » 초기에는 한쪽 손만 떨림 ⋯▸ 몇 년 후 질병이 진행되면 양쪽이 다 떨림
    - » 다리도 떨릴 수 있음(손은 문제없는데 다리와 발만 떠는 경우도 있음)

- **고개 떨림**
  - ▶ 1. 수전증(본태성 진전)
    - » 20% 고개 떨림, 10% 목소리 떨림
  - ▶ 2. 근긴장 이상증
    - » 비정상적인 근육 수축(신체 비틀어짐, 목 근육 비대칭 때문에~)
    - » 근긴장 이상증이 목에서 발생하면 사경증이라고 함

- **안면 떨림**
  - ▶ 1. 피로해서 생기는 안면 떨림
    - » 자연적으로 사라지므로 걱정할 필요 없음
    - » 마그네슘 보충제 권장
  - ▶ 2. 번지는 경우는 – 반측 안면 연축
    - » 혈관이 안면신경을 자극하면 얼굴 근육이 떨리게 됨
    - » 초기 – 눈 밑의 바깥쪽 근육이 떨림
    - » 나중에 – 눈 아래쪽이나 위쪽으로 번짐(신경을 따라서 입까지 떨림)
    - » 치료법 :
      보톡스 주사 – 유효기간 약 3개월
      미세혈관감압술 – 뇌혈관을 안면신경근육으로 부터 분리

## 파킨슨병의 기타 증상[147]

| | |
|---|---|
| 후각(냄새) | 냄새를 잘 맡지 못함 |
| 목소리 | 목소리가 작아짐 |
| 글씨크기 | 글씨가 점점 작아짐 |
| 얼굴표정 | 근육이 굳어서 표정이 없어짐 |
| 걸음걸이 | 발을 질질 끌거나 느려짐 |
| 보행 상태 | 보행시작, 팔 움직임, 동작동결 문제 |
| 구강상태 | 침을 흘림, 연하곤란 |
| 자율신경계 | 요실금 발생, 변비, 위 마비, 발기부전 |
| 정신적 상태 | 우울, 불안 |

147) 대한 파킨슨병 및 이상운동질환 학회

# 파킨슨병 선별검사

| 파킨슨병 선별 설문지 | |
| --- | --- |
| 경직, 서동증 | 1. 의자에서 일어나는데 힘이 드십니까? |
| 글씨크기 | 2. 글씨의 크기가 예전보다 작아졌습니까? |
| 목소리 | 3. 남들이 목소리가 예전보다 작아졌다고 하십니까? |
| 균형, 자세 불안정 | 4. 걸을 때 몸의 균형을 잡기가 힘드십니까? |
| 보행시작 | 5. 문 밖으로 나가는데 갑자기 걸음이 떨어지지 않은 적이 있으십니까? |
| 얼굴표정 | 6. 과거보다 얼굴 표정이 없어졌습니까? |
| 떨림 | 7. 팔이나 다리를 떠십니까? |
| 옷 단추 끼우기 | 8. 옷을 입을 때 단추를 끼우기가 힘이 드십니까? |
| 걸음걸이 | 9. 걸을 때 다리를 끌고, 걸음이 점점 작아지십니까? |

# 파킨슨병의 원인

- **정상적인 상태 :**
  중뇌 흑질의 신경에서 도파민 분비 ⋯ 선조체로 도파민성 신호 전달 ⋯ 대뇌의 피질 운동 조절 중추에 신호전달이 됨
- **파킨슨병 :**
  중뇌의 흑질에서 도파민 분비 감소 ⋯ 도파민성 신호전달 감소 ⋯ 각종 운동장애 발생
- **도파민 분비 고장의 원인은 알파−시누클레인 축적 :**
  도파민을 분비하는 신경 내에서 도파민을 합성하고 분비하는 시스템에 어떠한 이유로 문제가 생기고 신경 내에 일종의 쓰레기이자 도파민 분비를 더욱 방해하는 알파−시누클레인이 축적됨

# 질병진행 단계에 따른 파킨슨병의 증상

- **파킨슨병 진단 10년 전부터 변비 증상이 발생**[148]
  장운동에도 도파민 분비가 필요한데 장운동을 담당하는 자율신경계에서 α−시누클레인이

---

[148] Tolosa et al. Brain 2015;138(8):2120−2122; 2. Wood. Nat Rev Neurol 2016;12(5):249; 3. Fasano et al. Lancet Neurol 2015;14(6):625−639

축적되면서 장운동이 원활하게 되지 않아 변비 증상이 발생함

- **파킨슨병 진단 10년 전부터 후각소실 증상이 발생**

    후각 담당하는 자율신경계에서 α−시누클레인이 축적되면서 냄새를 맡는 기능에 이상이 생기고 후각소실 증상이 발생함

- **파킨슨병 진단 5년 전부터 렘수면 행동장애 증상이 있음**

    뇌간의 도파민계 신경에서 α−시누클레인이 축적되면서 뇌간에서 도파민 분비에 이상이 생기면서 렘수면 행동장애 증상이 나타남

- **파킨슨병 진단 시점에서는 운동장애 증상이 있음**

    뇌간의 중앙에 존재하는 뇌흑질의 도파민계 신경에서 α−시누클레인이 축적되면서 파킨슨병 특유의 운동장애 증상이 나타남

| 질병진행 단계에 따른 파킨슨병의 증상[149] | | |
|---|---|---|
| | 파킨슨병의 운동증상 | 파킨슨병의 비운동증상 |
| 파킨슨병 말기 | • 낙상<br>• 서있기 어려움, 보행장애<br>• 연하곤란 | • 파킨슨 치매<br>• 환각, 섬망 |
| 파킨슨병 중증 | • 허리와 등이 굽어짐<br>• 운동이상증(팔 등이 비틀어짐)<br>• 운동 요동(on과 off가 요동침) | • 기립성 저혈압<br>• 배뇨장애(요실금) |
| 파킨슨병으로 진단 받는 시점 | • 걸음이 느려짐<br>• 근육이 뻣뻣<br>• 휴식 시에 손 떨림 | • 무감각<br>• 피로<br>• 경도인지장애<br>• 통증 |
| 파킨슨병으로 진단 받기 전 | | • 불안, 우울<br>• 렘수면 행동장애<br>• 밤잠 감소<br>• 후각소실<br>• 변비 |

# 파킨슨병의 Braak 병기 모델(1기~6기)[150]

- **1기 : 자율신경계 기능 손상**

    ▸ Auerbach 신경총 같은 장운동을 자극하는 자율신경계에 Lewy 소체 침착됨 ⋯▸ 변비 증상 발생

149) Poewe et al. Nat Rev Dis Primers 2017;3:17013; Kulisevsky et al. Neurologia 2013;28(8):503−521
150) Neurobiology of aging,24(2), 197−211

- ▶ 연수에서 뻗어나오는 10번 뇌신경인 미주신경 운동핵의 역행 수송경로 손상, 후각신경 세포 손상 ···▶ 후각 장애 증상 발생
- **2기 : 솔기핵(Raphe nucleus), 청반(locus coeruleus) 기능 손상**
  - ▶ Raphe nucleus(솔기핵) ···▶ 세로토닌 신경 경로 ···▶ 우울 증상 발생
  - ▶ Locus coeruleus(청반) ···▶ 노르에핀에프린 신경 경로 ···▶ 우울, 불안 증상 발생
  - ▶ 뇌간 부분이므로 ···▶ 렘수면 행동장애 증상 발생
- **3~4기 : 중뇌(Midbrain), 중뇌의 흑질 기능 손상**
  - ▶ Substantia nigra(흑질) 부위가 60~80% 정도 손상되면 ···▶ 파킨슨병 운동증상 발생
- **5~6기 : Higher brain structures(예. 뇌의 신피질 neocortex) 기능 손상**
  - ▶ 뇌의 피질부분까지 전체적으로 손상되면 환각, 보행장애, 거동불가, 낙상, 연하장애, 치매 증상 등이 나타남

## 파킨슨병 진단

- 기본진단은 임상진단으로 함(증상으로만 진단함)
- PET-CT를 촬영하면 ···▶ 흑질 도파민세포의 퇴화를 확인할 수 있음

## 파킨슨병 운동증상 치료

- **1. 약물 치료**
  - ▶ 부작용으로 파킨슨 증상을 악화시키는 약물은 줄이고 파킨슨병 치료제를(도파민 보충제) 복용

- **2. 비약물 치료**
  - ▶ 얼굴 스트레칭, 전신 스트레칭, 요가, 운동
  - ▶ 볼에 바람을 빵빵하게 채우고 서서히 바람을 뺀다 - 얼굴 경직 방지 차원
  - ▶ 눈을 세게 감았다가 이마에 주름이 생기도록 위를 쳐다보며 뜬다 - 얼굴 경직 방지 차원
  - ▶ 발음 및 발성 훈련 - 성대 근육 퇴화 방지 - 연하곤란 예방 차원
  - ▶ 걷는 훈련 - 허리를 펴고 먼 곳을 바라보며 무릎은 높게 올리고 두 팔을 힘차게 걷는다 - 보행장애 방지 차원

- ▶ 가벼운 공부, 취미활동, 사회활동 꾸준히, 가족간에 대화 필요 – 인지장애 방지 차원
- ▶ 파킨슨병이 있으면 치매 예방 노력도 해야 함(나중에 파킨슨 치매로 발전 가능)
- ▶ 혈관 질환이 있으면 뇌의 미세혈관 손상 가능성으로 보행장애가 나타날 수 있다. 그러나 이것은 혈관성 파킨슨병이라고 명명하며 진짜 파킨슨병과는 치료약물이 다르다.

# 파킨슨 증상을 악화시키는 약물(Drug-induced Parkinsonism)

## 도파민을 차단하는 약물이 파킨슨 증상 악화 약물임

- 1세대 정신병약 ⋯➤ stiatum에서 도파민(D2) 수용체 차단
- 2세대 정신병약 ⋯➤ 1세대보단 양호하긴 하나 도파민(D2) 수용체 차단함
- 위장관 운동 촉진제 ⋯➤ 메토클로프라미드, 레보설피리드 주의. 돔페리돈은 BBB동과 못하여 훨씬 양호함

# 파킨슨병 운동증상 약물치료

| 파킨슨병 약물요법 – 도파민 보상 요법 | |
| --- | --- |
| 도파민 공급 | 도파민 원료(전구체) 공급 : 레보도파(퍼킨, 시네메트, 마도파) |
| | 도파민 수용체 작용제 : 프라미펙솔(미라펙스), 로피니롤(리큅) |
| 도파민 손실 방지 | 도파민 분해효소 억제제 : 엔타카폰(콤탄), 톨카폰(타즈마) |
| 도파민 공장 폐쇄 지연 | MAO–B 억제제 : 셀레길린(마오비), 라사길린(아질렉트) |
| 남은 도파민 방출 및 통제 | 도파민 방출 촉진, NMDA 수용체 조절 : 아만타딘(피케이멜즈) |
| 운동회로 조절 | 수술 |

## 파킨슨병 운동증상 약물치료 효과

- 파킨슨병은 레보도파 약물 치료 후 현저한 증상 호전이 나타남.
- 그러나 3~4년(Honeymoon period)정도 지나면 약발이 떨어지기 시작하고 다른 파킨슨병 약을 추가해야 함

## 파킨슨병 약물 효과 – 용어 정리

| | |
|---|---|
| Wearing Off<br>(약효 소진 현상) | 레보도파 혈중 농도가 떨어질 때 쯤 파킨슨병 증상(떨림 등)이 다시 발생하는 현상 |
| On time | 약효가 나타나고 있는 시간 ⋯→ 증상이 잘 개선됨 |
| Off time | 약발이 떨어져 있는 시간 ⋯→ 파킨슨 증상이 다시 나타남 |
| Delayed On and No-On | 레보도파에 대한 효과가 지연되어서 나타나거나 안 나타나는 현상 |
| Freezing (동작동결) | 다리를 움직이려고 하는데 갑자기 멈추어 버리는 현상<br>(레보도파 혈중 농도가 떨어지면 걸어가고 있는데 갑자기 다리가 안 움직임) |
| Dyskinesia<br>(운동장애, 약효 과잉 현상) | 레보도파 혈중 농도가 최고일 때 환자가 의도하지 않은 근육 움직임이 나타남 |
| Off Period Dystonia<br>(근육긴장이상) | 다음날 아침 레보도파 농도가 떨어져 있을 때 다리 근육 수축이 지속되는 현상 |

## 파킨슨병 운동증상 약물치료 : 임상적 사용 방법

| | |
|---|---|
| 도파민 원료(전구체) 공급 : 레보도파 | 운동증상 감소에 가장효과가 좋고 1차 선택약임 |
| 도파민 수용체 작용제 : 프라미펙솔, 로피니롤 | 젊은 사람에게 쓰는 약임(노인은 부작용이 많이 발생) |
| 도파민 분해효소 억제제 : 엔타카폰, 톨카폰 | Off Period도 줄이고 레보도파 약효 과잉 현상도 안<br>나타나게 하기 위해 레보도파에 추가로 처방하는 약 |
| MAO-B 억제제 : 셀레길린, 라사길린 | |
| 도파민 방출 및 NMDA 통제 : 아만타딘 | 레보도파 약효과잉현상 컨트롤과 파킨슨병의 떨림 증상에<br>좋은 약 |
| 도파민 수용체 작용제 : 아포모르핀 | OFF episodes를 겪는 환자들 위한 응급 · 간헐적 치료제,<br>설하필름 · 피하주사제로 나옴, 한국에는 없는 약 |
| 속효성 알파/베타 효능제 : 드록시도파 | 파킨슨병 환자의 기립성 저혈압에 사용하는 약 |
| 항콜린성약 : 벤즈트로핀, 트리헥실페니딜 | 젊은 사람의 손떨림에 사용 (노인주의 약물임) |

## 레보도파

- 레보도파 : 도파민의 전구체임.
- 카르비도파 : 뇌가 아닌 말초에서 도파 디카르복실라제(DDC) 효소에 의해 레보도파가 분해되는 것을 방지해줌

| 약물 | 용량 | 주요 주의사항 |
|---|---|---|
| 카르비도파/레보도파<br>(퍼킨, 퍼킨씨알)<br>벤세라지드/레보도파<br>(마도파 확산정,<br>마도파 HBS) | 퍼킨 TID<br>카르비도파25/레보도파100<br>카르비도파25/레보도파250<br>퍼킨씨알 BID<br>카르비도파50/레보도파100<br>반 잘라도 됨<br>마도파확산정 하루3~4회<br>벤세라지드25/레보도파100 | **금기** : 비선택적 MAOI와 14일 이내 금기, 협우각 녹내장<br>환자 금기<br>**부작용** : 오심, 어지러움, 기립성 저혈압, 약효과잉<br>운동증상, 환각, 정신증, 구강건조, 근육긴장이상증,<br>혼란, 성적충동, 지속발기증, 요산수치, 소변과 땀이<br>적갈색으로 변함<br>**참고** : 카르비도파 최소요구량 하루75~100mg |

- **상호작용**
  - ▶ 단백질이 많은 식사 후 약을 복용하면 흡수가 감소될 수 있다
  - ▶ 철분제가 흡수를 감소시킨다. 복용 간격 반드시 확보 필요
  - ▶ 비타민B6(피리독신)는 말초조직에서 디카르복실라제의 보효소로 작용하여 레보도파의 효과를 없애 버린다. 통상적인 종합비타민제 5~25mg 용량으로도 상호작용이 발생 하므로 B6 복용을 금지해야 한다. 그러나 카르비도파나 벤세라짓을 함께 투여한 경우는 상관없다.
  - ▶ 비선택성 MAO 차단제와 레보도파는 치명적인 고혈압 위기 상호작용이 있다. 2주 이상 복용 간격을 두어야 한다.
  - ▶ 마도파 HBS: 제산제와 동시 투여 시 흡수율 32% 감소

- **레보도파와의 허니문 종료**
  - ▶ 파킨슨병을 진단받고 레보도파 복용
  - ⋯▶ 3~4 년 후에 레보도파 약효가 감소
  - ⋯▶ 허니문 시기 종료
    - » 아침시간에 기상할 때 또는 의자에서 일어설 때 어려움을 느끼게 됨
    - » 보행을 위해 노력하던 중 온몸이 얼어붙은 듯한 느낌을 갖게 됨
    - » 등의 문제가 발생하게 됨
  - ⋯▶ COMT 억제제나 MAO-B 억제제를 추가 복용하면 다시 효과가 좋아짐

# COMT 차단제(엔타카폰)

COMT(Catechol-O-methyltransferse)를 차단하여 레보도파의 작용 시간을 연장해줌.

| 약물 | 용량 | 주요 주의사항 |
|---|---|---|
| 엔타카폰<br>(콤탄)<br>엔타카폰/<br>레보도파/<br>카르비도파<br>(스타레보) | 카르비도파/레보도파와<br>함께 200mg씩 같이 복용<br>(max=1,600mg/day)<br>스타레보<br>보통 하루 4번 정도 복용<br>용량은 여러 조합이 있음<br>예)<br>카르비도파 25mg<br>엔타카폰 200mg<br>레보도파100mg | **부작용** : 레보도파와 부작용이 거의 비슷함<br>(레보도파 작용만 연장, 강하게 해준다라는 개념으로 생각해도 됨)<br>**참고** : COMT 차단제를 처음 추가할 때는 레보도파 약효가 쎄질<br>수 있으므로 레보도파 용량을 10~30% 줄여서 투여해도 좋다<br>COMT 차단제 추가 초반에는 레보도파의 약효과잉현상이 나타날<br>수 있다.<br>레보도파 반감기를 2~2.5시간 정도 늘려줄 수 있다.<br>톨카폰은 간독성 부작용으로 더 이상 상요하지 않는 약이다. |

# MAO-B 차단제(셀레길린, 라사길린)

- 도파민의 분해를 막아준다.
- 레보도파의 효과를 20% 정도 증가시켜 준다.
- OFF(약효소진현상) 타임을 줄여준다.
- 운동장애(약효과잉현상)은 증가할 수 있다.
- 뇌신경 보호효과도 있다.

| 약물 | 용량 | 주요 주의사항 |
|---|---|---|
| 셀레길린<br>(마오비) | 2.5~5mg 하루 2번 아침,<br>점심에 복용(activating 효과가<br>있어 저녁에 복용하면 잠 못 잠) | **금기** : 다른 비선택성 MAOI, 마약류진통제, SNRI, TCA와<br>병용 X<br>**부작용** : 세로토닌 증후군, 고혈압, CNS억제, 도파민<br>약효과잉증상, 충동조절장애<br>라사길린 : 단독투여 시 두통, 관절통, 소화불량<br>**참고** : MAO-B 차단제 최초 투여 시 레보도파 용량을<br>감량해줄 필요가 있음 |
| 라사길린<br>(아질렉트) | 하루 0.5~1mg | |
| 사피나미드<br>(에피쿼나) | 하루 한 번 50mg으로 시작<br>하루 한 번 100mg까지 증량<br>중단 시 감량하며 중단 | |

## MAO-B 차단제 약물상호작용

- MAO-B + MAOI, 메페리딘 → 고혈합성 위기
- MAOIs 복용 시 티라민 함유량이 높은 음식(치즈, 발효된 고기류), 맥주나 와인, 고카페인 음료 등을 피해야 하는데 비선택성 MAOI보다는 덜 하기 때문에 셀레길린 하루 10mg 이하 에서는 약간은 같이 먹어도 괜찮다.(그러나 일단 조심하시라고 복약지도 한다)
  ※ 참고로 세로토닌, 노르에핀에프린 대사는 MAO-A 인데 MAO-A, B 비선택적 차단제

가 상호작용 심각한 약들임

- **셀레길린**을 초기 파킨슨병에 쓰면 레보도파 투여 시작 시기를 1년 정도 늦춰줄 수 있다. 그러나 1년 이상 연장시키지는 못하고 나중에 레보도파와 함께 투여한다. 레보도파와 함께 쓰면 레보도파의 효과를 증가, 지속시켜주는 기능이 있다.
- 참고로 셀레길린 패치제는 파킨슨병에 사용하지 않는다. 우울증에만 사용 허가가 나와 있다.
- **라사길린(아질렉트)** : 파킨슨병 환자의 우울증 치료
- 파킨슨병 환자는 비운동증상(NMSs)이라고 하는 우울이나 인지장애 수면장애 증상을 동반하기도 한다. 파킨슨병 환자가 우울증이 같이 있을 때 SSRI를 처방해야 하는데~
- 라사길린(아질렉트) + SSRI 혹은 TCA가 처방되는 경우가 있다
- 라사길린은 MAO-B 차단제로서 도파민과 세로토닌 수치를 동시에 올려주는 약이다. 셀레길린은 CYP2B6, 2C19에 의해 대사 되지만 라사길린은 CYP1A2에 의해 대사 된다. 따라서 CYP1A2 억제제와 조심해야 하는데 SSRI 중에서는 플루복사민(듀미록스)과 플루옥세틴(푸로작)이 해당 약제라서 금기이다.
- 그러나 라사길린 + (에스)시탈로프람, 설트랄린, 파록세틴은 통상적인 용량에서 병용 가능하다. 그 외 라사길린 + 아미트립틸린, 트라조돈도 가능하다.
- 참고로 메페리딘, 트라마돌, 메타돈, 프로폭시펜, 덱스트로메토르판, 세인트존스 워트는 금기이다.
- CYP1A2 억제제인 시프로플록사신과 함께 복용 시 라사길린을 하루 0.5mg 초과로 복용해선 안 된다.

## 도파민 수용체 작용제(프라미펙솔, 로피니롤)

| 약물 | 용량 | 주요 주의사항 |
| --- | --- | --- |
| 프라미펙솔 (미라펙스) | 속효성 정제 0.125~1.5mg TID 서방정 0.375~4.5mg QD | **경고** : 낮 시간대에 발작수면(기면증), 기립성 저혈압, 환각, 도파민 과잉운동증상, 충동조절장애 발생 위험 있음<br>**부작용** : 어지러움, 오심, 구토, 구강건조, 말단부종, 변비 |
| 로피니롤 (리큅) | 속효성 정제 0.25~8mg TID 서방정 2~24mg QD | **참고** : 도파민 작용제는 주로 젊은 사람 파킨슨병이나 하지불안증후군에 처방 나옴<br>노인의 경우 어지러움, 기립성 저혈압, 구강건조 등의 부작용이 너무 심해서 사용X<br>어지러움, 기립성 저혈압, 기면증 부작용 때문에 용량을 서서히 증량해야 함<br>로피니롤 : 1A2기질 약물임 ⋯▸ 1A2 억제제와 상호작용 주의<br>브로모크립틴도 도파민 수용체 작용제의 한 종류임 (현재 안 쓰는 약) |
| 로티고틴 (뉴프로 패취) 희귀의약품 | 2~8mg/24hours MRI 촬영 전에는 제거해야 함 | |

## 도파민 작용제 부작용

- 도파민 과다 시 나타나는 충동조절장애(Impulse Control Disorders)
    - ▶ 병적 도박
    - ▶ 강박적인 구매 또는 쇼핑
    - ▶ 성적 과잉 행동
    - ▶ 폭식

※ 도파민 작용제(Dopamine agonists) 투여자의 13% 정도가 1가지 이상의 충동조절장애 부작용을 나타냄[151]

※ 충동조절장애 부작용은 보통 의사, 약사에게 알려주려 하지 않음(환자 본인은 별로 문제되지 않는다 라고 스스로 생각하기도 함) 그러나 배우자, 가족 구성원, 간병인이 알아차릴 정도 수준이 되면 그제야 문제시 되는 경향이 있음[152]

| 충동조절장애 관리 방법[153] | |
| --- | --- |
| 도파민 작용제 중단 혹은 감량 | 도파민 작용제를 중단하거나 감량한 후에도 증상이 계속 될 수 있음. 왜냐하면 환자들은 자신이 원하는 삶을 살았고 아마도 본인 스스로의 정신적인 보상에 의해 강화되었을 것이기 때문. |
| 아만타딘 | 별로 효과 없음 |
| 날트렉손 | 별로 효과 없음 |
| CBT(인지행동치료) | 모호한 결과를 나타냄 |
| 12-Steps addiction model (중독 회복 프로그램) | 각종 약물이나 알코올 중독 증상을 치료하는 비약물요법 치료법 점점 인기가 많아지고 있음 |

# 아만타딘

- 흑질선조체(nigrostriatal) 뉴런에서 도파민 방출 증가, 도파민을 분해시키는 전시냅스로의 도파민 재흡수를 억제[154]
- 과흥분성 글루타메이트 경로 NMDA 수용체 차단 ⋯▶ 레보도파 약효과잉현상 부작용을 줄여줌

151) DOMINION Study . Annals of neurology,69(6), 986–996.
152) Annals of neurology,69(6), 986–996.
153) Movement disorders : official journal of the Movement Disorder Society,30(2), 150–9. Neurology,80(9), 792–9.
154) Handbook of Neurotoxicity. Springer Science. Richard M. Kostrzewa

| 약물 | 용량 | 주요 주의사항 |
|---|---|---|
| 아만타딘 (피케이멜즈) | 성인: 1일 1회 100mg 수주 후에 1일 2회 100mg 씩 복용 고령자: 1일 1회 100mg 이하로 복용 | **금기** : eGFR<15mL/min/1.73m2<br>**경고** : 낮 시간대에 발작수면(기면증), 정신증(환각, 망상, 편집증), 충동조절장애 발생 위험 있음<br>**부작용** : 어지러움, 기립성 저혈압, 실신, 불면, 비정상적인 꿈, 구강건조, 변비, 피부에 보라색 반점, 그물울혈반(망상청피반)<br>**참고** : 레보도파 약효과잉현상 컨트롤과 파킨슨병의 떨림 증상 컨트롤 목적으로 주로 처방된다.<br>초기 파킨슨병에 단기 요법으로 사용 가능하나 1차 선택약은 아님<br>움직임이 경직되고 걷는 속도가 느려진 환자에게 좋고 약 8개월간만 떨림을 감소시켜 줄 수 있다.<br>불면 부작용이 있기 때문에 밤에 복용하지 않는다. |

# 벤스트로핀, 트리헥실페니딜

- 중추신경에 잘 들어가는 항콜린성, 항히스타민성 약물임
- 떨림 증상 컨트롤 목적으로 주로 처방된다.
- 움직임이 경직되고 걷는 속도가 느려진 증상에는 거의 효과 없다.(노인의 초조/공격성 증상 완화 목적의 항정신병약 처방에 추체외로 부작용을 감소시키기 위해 처방되기도 함)

| 약물 | 용량 | 주요 주의사항 |
|---|---|---|
| 벤스트로핀 | 0.5~2mg TID(자기전 복용부터 시작) | **부작용** : 항콜린부작용 : 구강건조, 변비, 요저류, 시야흐림, 졸림, 혼란 등 |
| 트리헥실페니딜 | 1~5mg TID(자기전 복용부터 시작) | **참고** : 노인주의 약물 |

# 아포모르핀

- 도파민 수용체 효능제임
- OFF episodes를 겪는 환자들 위한 응급 · 간헐적 치료제임
- 킨모비 10~20mg을 복용했을 때 65%가 45분 이내에 Full ON이 됨

| 약물 | 용량 | 주요 주의사항 |
|---|---|---|
| 아포모르핀 피하주사제 설하필름 (킨모비) | 필요시 0.2mL(2mg) 피하주사 효과는 45~90분 정도만 지속됨 판매실적이 별로임 | **금기** : 온단세트론 같은 5HT-3 차단제와 병용금기 ···→ 심각한 저혈압, 의식 상실 가능<br>**부작용** : 심한 오심/구토, 저혈압, 하품, 졸림, 어지러움, 약효과잉증상, QT 증가<br>**참고** : 혈압을 잘 관찰해야 함<br>구토를 막기 위해 항 구토제를 같이 복용해야 할 정도임 |

# 이스트라데필린

- 이스트라데필린은 카페인 유도체임
- 아데노신 A2A 수용체에 대한 선택적 길항제로, 기존 치료제의 효과 지속시간을 연장시키는 효과가 있음
- 아데노신 A2A 수용체의 차단 ⋯⋙ 기저핵 간접 경로의 억제(GABA) 출력을 감소시켜 운동 활성화로 이어짐[155]

| 약물 | 용량 | 주요 주의사항 |
|---|---|---|
| 이스트라데필린 (누리안즈) | 20~40mg 하루1번 복용<br>CYP3A4억제제 복용자나<br>흡연자의 경우<br>용량 조절 필요함 | **경고** : 환각, 약효과잉운동증상, 충동조절장애<br>**부작용** : 오심, 변비 등<br>**참고** : 일본에서 개발한 약임. 미국 FDA 허가 취득함<br>유럽 의약품평가청(EMA) 허가 승인은 실패함 |

# 드록시도파

- 속효성 알파/베타 효능제
- 에피네프린 혹은 노르에피네프린으로 전환되어 교감신경뉴런을 활성화시킴.
- 파킨슨병 환자의 기립성 저혈압에 사용하는 약임

| 약물 | 용량 | 주요 주의사항 |
|---|---|---|
| 드록시도파 (노테라) | 시작용량:<br>100mg TID<br>max : 1,800mg/day<br>잠자기 최소 3시간 전에는<br>투약함. 자기 전 투약 시<br>잠자는 동안 혈압 올라감 | **블랙박스 경고문**<br>누운 자세 고혈압 : 투약 전 누운 자세에서 혈압을 측정 해보고<br>투약 중에 누운 자세 혈압을 측정해보아야 함. 침대에 누워있는<br>환자의 경우에는 머리 쪽을 올려주는데, 혈압이 높게 나오는 경우는<br>감량하거나 투약 중단해야 함.<br>**부작용** : 실신, 낙상, 두통<br>**참고** : 희귀의약품임 |

---

155) Parkinsonism and Related Disorders 80 (2020) S13 - S20

# 노인의 파킨슨병 비운동증상

## 파킨슨병 비운동증상 종류별 특징 및 관리방법

- **수면장애**
  - ▶ 낮에 졸립다.(Day-time sleepiness)
  - ▶ 밤에 잠이 안 온다.(Insomnia, Sleep apnea)
  - ▶ 꿈을 꾸면서 팔다리를 과격하게 움직여 보호자가 다친 적 있다.(REM sleep behavior disorder 렘수면행동장애)
  - ▶ 렘수면행동장애 ⋯ 꿈을 꿀 때 동작제어 능력이 떨어져서 몸이 움직임.
  - ▶ 잠을 자려고 하면 다리에 불편한 느낌이 든다.(Restless leg syndrome 하지불안증후군)
  - ▶ 렘수면 행동장애 약물 처방은 주로 멜라토닌이나 클로나제팜(리보트릴)이 사용됨

- **통증, 감각이상**
  - ▶ 근골격계 통증(74%), 근긴장증에 의한 통증(28%), 신경통(14%), 관절통(14%), 전신통(2%)
  - ▶ 파킨슨병 ⋯ 근육 경직 증상 발생 ⋯ 근육에 통증이 동반될 수 있음
  - ▶ 통증 조절은 진통제보다 파킨슨병 약의 조절이 필요함

- **파킨슨병에 동반되는 우울증**[156]

| 흔한 증상 | 비교적 적은 증상 |
|---|---|
| 피로감 | 자기비하 |
| 운동이 느려짐 | 죄책감 |
| 새벽에 일찍 깸 | 망상 |
| 집중력 감소 | 실패감 |
| 반응성 감소 | 자기파괴적 사고(자살) |

156) 대한 신경과 학회

※ 참고로 파킨슨병에 동반되는 우울증의 발병 빈도는 파킨슨병 진단 시점 수년전부터에서 파킨슨병 진단 이후 5년 내에 많이 발병함

▶ 파킨슨병에 동반되는 우울증 치료법[157]

| 파킨슨병 우울증 치료법 | 효과 |
|---|---|
| ECT(전기 경련 요법) | Effective |
| rTMS(경두개 자기 자극법) | Effective |
| CBT(인지행동치료) | Best evidence |
| SSRIs | Best evidence |
| SNRIs | Effective |
| 라사길린, 셀레길린(MAO–B 억제제) | 파킨슨병 우울증에 SSRI와 동시 투여 가능함 |

- **파킨슨병에 동반되는 불안증**
  - ▶ 파킨슨병에 동반되는 불안증의 발병 빈도는 파킨슨병 우울증처럼 파킨슨병 진단 시점 수년전부터에서 파킨슨병 진단 이후 5년 내에 많이 발병함[158]
  - ▶ 파킨슨병 진단 이후의 파킨슨병 불안증은 파킨슨병약 OFF time에 불안증상이 주로 나타나고 ON time에는 불안증상이 사라지는 양상이 있음
  - ▶ 파킨슨병에 동반되는 불안증 ⋯ 도파민 보충해주면 불안증상이 개선됨, 도파민 부족하면 불안증 나타남

- **파킨슨병에 동반되는 정신증–환각**
  - ▶ 파킨슨병 진단 후 ⋯ 질병이 대략 10년 정도 진행되면 정신증(Psychosis)이 나타남[159]
  - ▶ 파킨슨병 진단 후 ⋯ 도파민 보충제 처방 ⋯ 도파민약 부작용으로 정신증(Psychosis)이 나타남

| 파킨슨병 정신증 증상[160] | |
|---|---|
| Passage hallucinations (뭔가가 지나가는 환시) | 시야의 주변부에서 물체의 움직임이 보이는데 정면으로 바라보면 그것은 거기에 없음. 그래서 환자들은 종종 그것이 아래쪽에 있었으면 쥐가 뛰어 다닌다고 말할 것이고 높은 쪽에 있었으면 새였다고 말할 것임. |

157) Parkinsonism & related disorders,21(8), 833–842
158) Acta Neurologica Scandinavica,113(4), 211–220
159) Nature Reviews Neurology,13(2), 81.
160) Journal of Parkinsonism and Restless Legs Syndrome,4, 41–51.

| Presence hallucinations<br>(누군가 있는 존재감 환시) | 누군가 가까이 있다는 느낌이나 생각.<br>종종 환자들은 내가 방에 서 있는데 누군가가 내 바로 뒤에 걸어온 것 같다고 함<br>(뒤돌아서 보면 거기에 아무도 없음) |
|---|---|
| Delusions(망상) | 파킨슨병에서 망상은 환각보다 훨씬 덜 일반적이며 대략 환자의 5%에서 10%<br>에서만 망상이 발생함 |

▶ 파킨슨병 환자에게 정신증 증상이 신규로 나타났을 경우 ⋯▸ 관리 방안[161]

   » 혈액 검사, 신체기능 검사, 흉부 X-ray, 뇌 영상 촬영, 기타 검사

   » 환자가 복용하고 있던 약물 중에 정신증에 안 좋은 영향을 줄 수 있는 약을 체크 :
     마약류 진통제, 항콜린성 요실금약, 수면제, 기타 신경정신과 약물

   » 파킨슨병약을 체크 : 파킨슨병약의 용량이 최근 증량 되었는가?, 변경 되었는가?


▶ 파킨슨병 환자 정신증 관리 방법

   » 다른 의학적 원인이 있었다면 그분을 치료하고 다른 의학적 원인이 없었다면~

   » 약물요법

     항정신병약 처방

     리바스티그민 같은 콜린에스테라제 차단제 처방(some evidence).

   » 비약물요법

     환시가 나타나면 고개를 돌려 다른 곳을 바라보세요.

     그리고 다시 고개를 돌려 봐 보세요.(환시가 없어져 있음)

     실내조명을 밝게 하면 도움이 되요.

     혼자 고독하게 있지 말고 다른 사람과 함께 있으세요.


| 파킨슨병 정신증 치료[162] : 항정신병약 | |
|---|---|
| 클로자핀<br>(클로자릴) | • 파킨슨 운동증상을 악화시키는 D2차단 강도가 약함<br>• 정신증에 대한 효과 우수함<br>• 치명적인 무과립구증, 백혈구 감소증, 간질(발작) 부작용 위험 있음 |
| 쿠에티아핀<br>(쎄로켈) | • 파킨슨 운동증상을 악화시키는 D2차단 강도가 약함<br>• 정신증에 대한 효과 보통임<br>• 부작용 마일드한 편임, 치명적인 부작용은 거의 없음 |

161) Current treatment options in neurology,16(3), 281
162) The Lancet,388(9916), 533-540

| 피마반세린<br>(뉴플라지드) | • 파킨슨 운동증상을 악화시키는 D2차단 작용이 없음<br>• 5-HT2A/2C inverse agonism(역작용제 ⋯→ 차단제) ⋯→ 환각, 망상↓<br>• 파킨슨병 수반 정신증 관련 환각 및 망상 증상 치료제로 FDA 허가 취득<br>• 주요부작용 : 위장 부작용, 말초 부종, 혼란<br>• 파킨슨병 환자의 사망 위험을 높일 수 있음 |
|---|---|

※ 도파민 대체 요법의 감소가 필요한 경우 : 아만타딘, MAOI, COMT 억제제, 도파민 작용제를 먼저 제거하고 마지막으로 레보도파를 감량시킴

- **파킨슨 치매, 루이소체 치매**
  - ▶ 파킨슨 치매의 특징 ⋯→ 헛것이 보인다.(환시)[163]
  - ▶ 파킨슨 치매(PDD) : 파킨슨병 진단 후 1년 이상 지나서 치매 발생
  - ▶ 루이소체 치매(DLB) : 파킨슨 증상 없이 바로 치매부터 발생 혹은 파킨슨병 진단 후 1년 내에 치매 발생

| 파킨슨 치매, 루이소체 치매 약물요법 | |
|---|---|
| 아세틸콜린 에스테라제 차단제 | 리바스티그민 ⋯→ 환시 감소 효과 있음 |
| 파킨슨병 운동 증상 치료 | 레보도파 + 알파(파킨슨병 치료제) |
| 항정신병약 | 쿠에티아핀, 클로자핀, 피마반세린<br>(D2 수용체 차단 강도가 약한 항정신병약임) |
| 비약물요법 | 환시가 나타나면 고개를 돌려 다른 곳을 바라보세요.<br>실내 조명을 밝게 하면 도움이 되요.<br>혼자 고독하게 있지 말고 다른 사람과 함께 있으세요. |

- **알츠하이머 치매 vs 루이소체 치매 vs 전두측두엽 치매**[164]
  - ▶ 알츠하이머 치매 : 주로~ 베타 아밀로이드, 타우 단백질 축적
  - ▶ 루이소체 치매 : 주로~ 알파 시누클레인, 베타 아밀로이드 축적
  - ▶ 전두측두엽 치매 : 주로~ TDP-43 단백질, 타우 단백질 축적

# 실제 파킨슨 치매 처방전 리뷰

- **파킨슨 치매 + 심혈관 약물처방 72세 남성 노인 처방전**

---

163) Alzheimer's Research & Therapy volume 6, Article number: 46 (2014)
164) Neurotherapeutics volume 17, pages935-954 (2020)

| 처방 의약품의 명칭 | 1 회 투약량 | 1 일 투여 횟수 | 총 투약 일수 | |
|---|---|---|---|---|
| 퍼킨정25-250mg (1정) | 0.50 | 3 | 28 | |
| 플라빅스정75밀리그람 (1정) | 1.00 | 1 | 28 | |
| 신일폴산정 (1정) | 1.00 | 1 | 28 | |
| 아토타틴정20밀리그램 [1정] (1 | 1.00 | 1 | 28 | |
| 엠코발캅셀500mcg (1캡슐) | 1.00 | 2 | 28 | |
| 암로핀정5mg (1정) | 1.00 | 1 | 28 | |
| 한미탐스캅슐0.4밀리그램 [1캡 | 1.00 | 1 | 28 | 취침전 복용 |
| 리바메론패취10 [1매] (1매) | 1.00 | 1 | 28 | |

| | |
|---|---|
| 카르비도파 / 레보도파 | 도파민 원료(전구체) 공급 약물로서 파킨슨병의 1차 선택약임<br>반감기가 짧아서 속효성 제형의 경우 하루 3번 복용함 |
| 클로피도그렐 | 흔히 과거 스텐트 시술 경력이 있는 경우에 처방되는 약 |
| 엽산 | 치매 환자의 경우 혈액검사로 엽산 수치 확인하여 부족한 경우 처방해줌 |
| 아토르바스타틴 | LDL 수치 및 심혈관 위험이 높은 사람에게 스타틴을 처방함 |
| 메코발라민 | 치매 환자의 경우 혈액검사로 B12 수치 확인하여 부족한 경우 처방해줌 |
| 암로디핀 | 말초동맥혈관 확장작용이 있는 CCB 혈압약임 |
| 탐스로이신 | 전립선 비대증 약물임 |
| 리바스티그민 패취 | 환시가 동반된 알츠하이머 치매 환자나 파킨슨 치매 환자에게 처방되는 약물임 |

## • 파킨슨 치매 + 변비 + 식욕촉진제, 스타틴 처방 72세 남성 노인 처방전

| 처방 의약품의 명칭 | 1 회 투약량 | 1 일 투여 횟수 | 총 투약 일수 | 용 법 |
|---|---|---|---|---|
| 로수바미브정10/5밀리그램 (1정 | 1.00 | 1 | 28 | 아침 식후 1회 복용 |
| 마그밀정 (1정) | 5.00 | 1 | 28 | 아침2점심1저녁2 |
| 트레스탄캅셀 () | 1.00 | 2 | 28 | 아침 저녁 복용 |
| 리바메론패취5 [1매] (1매) | 1.00 | 1 | 28 | |

| | |
|---|---|
| 에제티미브 / 스타틴 | 혈중 LDL 수치를 낮춰주고 각종 심혈관 위험을 줄여주는 약<br>치매 중증도를 잘 관찰해 보고 기대 여명이 5년 이하라고 판단되면 예방 성격이 강한 약물인 스타틴은 중단을 고려해 볼 수도 있음 |
| 수산화마그네슘 | 삼투성 완화제로서 노인에게 부담 없는 변비약임<br>파킨슨병 환자의 비운동성 증상으로 변비가 흔한데, 이렇게 변비약을 다량으로 처방하는 이유는 단순 노인의 변비라기 보다는 파킨슨병의 합병증으로서 변비가 더욱 심했기 때문으로 볼 수 있음 |
| 시프로헵타딘 외 | 식욕촉진제 |
| 리바스티그민 패취 | 환시가 동반된 알츠하이머 치매 환자나 파킨슨 치매 환자에게 처방되는 약물임 |

# 노인의 뇌전증

## 역학 : 나이별 뇌전증 발생률

- 소아나 고령층에서 상대적으로 발생률이 높고 일반 성인은 발생률이 낮음[165]
- 뇌전증은 노인에서 뇌졸중과 치매 이후 세 번째로 흔한 신경학적 질환
- 65세 이상에서 뇌전증 유병률은 2~5%, 발생률은 천 명당 1~3명[166]
- 새로 발생하는 뇌전증 환자 중 60세 이상이 24% 이상을 차지함

## 나이별 뇌전증 발생 원인[167]

- **소아** : 중추신경계 기형, 신경세포 이주장애, 신생아 가사, 뇌출혈, 열성 경련, 저산소성 뇌손상, 대사이상, 중추신경계 감염, 특발성 뇌전증 등
- **노인** : 가장 흔한 원인은 뇌졸중이며 이외에 치매, 뇌종양, 대사성 뇌증, 발작역치를 낮출 수 있는 약물의 부작용, 외상, 뇌염 등에 의해 발생함

## 노인 뇌전증 임상적 특징

- 노인에서 뇌전증은 부분 발작으로 나타나는 빈도가 높으며
- 비특이적인 증상인 어지럼증, 졸림, 인지 장애, 혼란, 이상 감각 등과 같은 증상으로 발현하는 경우가 많음
- '기억이 깜빡깜빡 한다, 순간적으로 헛소리를 한다, 순간적으로 반응이 없고 멍해진다.'

---

165) The Lancet VOLUME 395, ISSUE 10225, P735-748, FEBRUARY 29, 2020
166) J Korean Neurol Assoc Volume 38 No. 4, 2020
167) 대한뇌전증학회

## 뇌전증 진단[68]

뇌파(EEG) 검사, MRI 검사, 대사이상(내과질환), 중추신경계 염증 등 발작의 원인검사

## 뇌전증 발작의 종류

1. 전신발작
2. 부분발작
3. 부분발작에서 기인하는 이차성 전신발작

## 전신발작

- **전신 강직 간대 발작(대발작)**
  발작초기부터 갑자기 정신을 잃고 호흡곤란, 청색증, 근육의 지속적인 수축이 나타나다 몸을 떠는 간대성 운동이 나타나는 형태
- **결신 발작(소발작)**
  갑자기 하던 행동을 중단하고 멍하니 바라보거나 고개를 떨어뜨리는 증세가 5-10초 정도 지속되는 발작. 가끔 눈 주위나 입 주위가 경미하게 떨리는 것도 관찰할 수 있음
- **간대성 근경련 발작**
  깜짝 놀라듯 한 불규칙한 근수축이 양측으로 나타나는 발작으로 식사 중 숟가락을 떨어뜨리거나 양치질 시 칫솔을 떨어뜨리거나 하는 것을 볼 수 있음
- **무긴장 발작**
  근육의 긴장이 갑자기 소실되어 머리를 반복적으로 땅에 떨어뜨리던지 길을 걷다 푹 쓰러지는 발작의 형태로 머리나 얼굴에 외상을 많이 입는 것이 특징

## 부분발작

- **단순부분발작**

168) Epilia: Epilepsy Commun 2020;2(2):45-48

- 의식의 소실 없이 침범된 뇌 영역에 따라 다양한 증상이 나타남.
  - ▷ 단순부분운동발작 : 한쪽 손이나 팔을 까딱까딱하거나 입꼬리가 당기는 형태
  - ▷ 단순부분감각발작 : 한쪽의 얼굴, 팔, 다리 등에 이상감각이 나타남
  - ▷ 자율신경계증상 : 속에서 무언가 치밀어 올라오거나, 가슴이 두근거리고 모공이 곤두서고 땀이 나는 등의 증상을 보임
  - ▷ 정신증상 : 이전의 기억이 떠오른다 던지, 물건이나 장소가 친숙하게 느껴지는 증상 등의 나타남
- **복합부분발작**
  - ▷ 의식의 손상이 나타나는 것이 특징적인 소견
  - ▷ 하던 행동을 멈추고 초점 없는 눈으로 한 곳을 멍하게 쳐다보는 증상이 대표적
  - ▷ 입맛을 쩝쩝 다시던가 물건을 만지작거리거나 단추를 끼웠다 풀었다 하는 등의 의미 없는 행동을 반복하는 경우를 볼 수 있는데 이를 자동증이라 함
- **부분발작에서 기인하는 이차성 전신발작**
  - ▷ 이상전위가 뇌반구의 양측으로 퍼지게 되면 쓰러져서 전신이 강직 되고 얼굴이 파랗게 되며 (청색증) 소변을 바지에 지리거나 혀를 깨무는 증세가 나타나다 팔다리를 규칙적으로 떨게 되는 발작이 나타나는 형태

# 노인 뇌전증 부분발작 부위별 특징

- **전두엽 뇌전증**
  - ▷ 자면서 한쪽 팔다리만 떨거나, 신음 소리를 반복해서 내는 등 정형화된 행동을 하는 것이 특징
- **측두엽 뇌전증**
  - ▷ 잠시 동안 멍해지는 증상이 나타남.(멍해진 동안에는 손으로 주변 물건을 만지작거리는 등 특정 행동을 함)
- **두정엽 뇌전증(감각 신경을 주관)**
  - ▷ 팔다리가 저림
- **후두엽 뇌전증(시각과 관련)**
  - ▷ 눈앞에 번쩍하는 게 보임

# 부작용으로 발작 역치를 낮출 수 있는 약물

- **마약류 진통제**
  - ▶ 모르핀, 트라마돌, 코데인, 페치진, 펜타닐
  - ▶ 용량에 상관없이 나타나긴 하지만 그래도 저용량이 좋음
- **항생제**
  - ▶ 베타람탐계 페니실린,
  - ▶ 세팔로스포린, 카바페넴, 이미페넴
  - ▶ 고용량에서 주의. 보통 용량에서는 거의 발생 안 함
- **항말라리아약**
  - ▶ 메플로퀸, 클로르퀸
  - ▶ (독시사이클린, atovaquone/proguanil(Malarone)는 안전함)
- **항결핵제**
  - ▶ 이소니아지드
  - ▶ B6가 부족과 관련이 있음. B6 보충해 주면 됨
- **항우울제**
  - ▶ 부프로피온, TCA 고용량
  - ▶ 부프로피온을 금연약으로 사용하는 경우에 특히 간질발작 위험이 큼
- **항정신병약**
  - ▶ 클로자핀(나머지 리스페리돈, 올란자핀 같은 약들은 덜하다)
  - ▶ 클로자핀을 꼭 써야하는 경우에는 발프론산 같은 간질약을 함께 투여해주는 편이 좋다.
- **메틸잔틴계**
  - ▶ 테오필린, 아미노필린
  - ▶ 아데노신 A1−receptor 차단과 관련이 있음.
  - ▶ 해결방법으로 벤조디아제핀 투여 시 약간 효과가 있고 페니토인 투여 시에는 효과가 없음
- **마취제**
  - ▶ Sevoflurane
  - ▶ 마취제는 마취 용량에서는 문제가 없으나 마취 전 아래 용량 일정 구간에서 발작 역치를 낮춤
- **항간질약**

- ▸ 카바마제핀, 벤조디아제핀을 만성적으로 복용하다가 중단하는 경우
- ▸ 대부분의 간질약은 고용량에서 오히려 간질을 일으키기도 하고
- ▸ 카바마제핀은 정상 용량에서도 발작을 일으키게도 하고
- ▸ 벤조디아제핀은 금단증상으로 발작 역치를 낮춤
- **건강식품** – 달맞이꽃 종자유, 은행잎, 멜라토닌
- 잠을 못 잔 상태, 만취상태, 심한 감염 상태

# 노인 뇌전증약 선택

- **노인 약동학 및 약력학 변화 :**
  - ▸ 체내 수분량↓, 대사기능↓, 알부민 수치↓ ⋯▸ 뇌전증약 부작용 증가(뇌전증약은 치료 안전영역이 좁음)
  - ▸ 체내 지방량 ↑ ⋯▸ 벤조디아제핀과 페노바비탈 같은 지용성 약물 반감기 증가(부작용이 오래 지속됨)
  - ▸ 노인에게 뇌전증약 사용 시 ⋯▸ 용량을 낮게 시작하여 천천히 올리면서 반응 관찰함

- **다약제 복용 약물상호작용 :**
  - ▸ 페니토인, 카르바마제핀, 페노바비탈 등과 같은 뇌전증약은
    ⋯▸ 효소 유도제로 작용하여 다른 약의 약효를 없앨 수 있음
    ⋯▸ 와파린(warfarin), 항암제, 항생제 등을 복용하는 노인의 경우 특히 주의
    ⋯▸ 상호작용이 덜 한 다른 뇌전증약을 선택해야 함

- **다중질환(인지기능저하, 골다공증, 노인우울증) :**
  - ▸ 인지기능 저하에 영향이 덜 한 뇌전증약이 있음, 뇌전증약은 칼슘 흡수를 감소시킴(드럭머거),
  - ▸ 우울증에 기분안정 효과가 있는 뇌전증약은 라모트리진, 발프론산 등 임

- 노인은 뇌전증약 선택 시 치매나 뇌졸중으로 인한 거동불편 같은 후유증, 우울, 불안, 정신병 등을 잘 관찰해야 하고 특히 인지기능에 대한 영향을 우선적으로 고려 해 주어야 한다.
  - ▸ 인지기능에 악 영향을 줄 수 있는 뇌전증약
    » 구세대 항경련제 – 벤조디아제핀, 페노바르비탈, 프리미돈

» 신세대 항경련제 – 토피라메이트, 조니사미드

▶ 인지기능에 영향을 주지 않는 뇌전증약

» 레비티라세탐(케프라), 라모트리진(라믹탈), 프레가발린(리리카), 가바펜틴(뉴론틴)

▶ 간대사 효소 유도제로 작용하여 치매약 등의 효과를 감소시킬 수 있는 뇌전증약

» 페니토인, 카바마제핀, 페노바르비탈

- 노인은 뇌전증약 선택 시 치매나 뇌졸중으로 인한 거동불편 같은 후유증, 우울, 불안, 정신병 등을 잘 관찰해야 하는데 항경련제는 정신과적인 증상에 플러스 / 마이너스 효과를 갖는다.

▶ 기분안정 효과로 양극성 장애(조울증)에 효과가 좋은 뇌전증약

» 페니토인, 카바마제핀, 발프론산, 라모트리진, 옥스카바마제핀

▶ 우울증에 좋은 뇌전증약 – 라모트리진(라믹탈), 발프론산

» 우울증을 악화시킬 수 있는 뇌전증약 – 바르비탈, 비가바트린, 조니사미드, 토피라메이트, 프레가발린

▶ 불안증에 좋은 뇌전증약 – 벤조디아제핀, 가바펜틴, 프레가발린

» 불안증을 악화시킬 수 있는 뇌전증약 – 라모트리진, 펠바메이트, 티아가빈

- 노인 뇌전증약으로서 노인에게 처방 선호도(한국 신경과 전문의 42명 의견)[169]

| 건강한 노인<br>전신 뇌전증 | - 81%의 전문의가 레비티라세탐을 선택<br>- 74%의 전문의가 라모트리진을 선택 |
| --- | --- |
| 건강한 노인<br>국소 뇌전증 | - 83%의 전문의가 라모트리진을 선택<br>- 73%의 전문의가 레비티라세탐을 선택 |
| 다중질환 노인<br>국소 뇌전증 | - 76%의 전문의가 레비티라세탐을 선택<br>- 62%의 전문의가 라모트리진을 선택 |

# 뇌전증약 종류

| Broad – spectrum AEDs | 라모트리진, 레비티라세탐, 토피라메이트, 발프론산 |
| --- | --- |
| Narrow – spectrum AEDs | 카바마제핀, 옥스카바제핀, 페노바르비탈, 페니토인, 포스페니토인, 로코사미드 |
| 3세대 AEDs | 브리바라세탐, 에슬리카르바마제핀, 세노바메이트 |

169) Epilia: Epilepsy Commun 2020;2(2):45–48

| 소아 결신발작에만 효과 (소발작) | 에토숙시미드 |
|---|---|
| 기타 약물 | 통증을 잡기 위해 – 프레가발린, 가바펜틴 |

## 뇌전증약 종류별 주요 메커니즘

| 벤조디아제핀 | GABA ↑ |
|---|---|
| 발프론산 | GABA ↑ |
| 페노바르비탈 | GABA ↑ |
| 레비티라세탐 | SV2A에 작용 |
| 에토숙시미드 | T타입 Ca채널 차단 |
| 옥스카르바제핀 | Na채널 차단 & Ca채널 차단 |
| 카르바마제핀 | Na채널 차단 |
| 라모트리진 | Na채널 차단 |
| 페니토인/포스페니토인 | Na채널 차단 |
| 토피라메이트 | Na채널 차단 |
| 프레가발린/가바펜틴 | Ca채널 차단 |

## 부작용이 비슷한 뇌전증약 분류

| 뇌전증약 | 대표 부작용 |
|---|---|
| 카르바마제핀, 옥스카르바제핀, 에슬리카르바제핀(제비닉스) | 저나트륨혈증, 피부 발진, 효소 유도제(약물대사 상호작용) |
| 페노바르비탈, 프리미돈 (페노바르비탈의 프로드럭임) | 진정(졸음), 의존성/내성/과량 독성, 효소 유도제(약물대사 상호작용) |
| 토피라메이트, 조니사미드 | 체중감소, 대사성 산증, 신결석, 소아에게 고체온증, 핍한증(발한 감소) |
| 가바펜틴, 프레가발린 | 체중증가, 말단부종, 약간의 euphoria(다행감, 만족감) |

## 뇌전증약 드럭머거

| 뇌전증약 | 드럭머거 |
|---|---|
| 모든 뇌전증약(AEDs) | 칼슘, 비타민 D |

| 모든 뇌전증약(AEDs) 임신 가능성이 있는 여성 | 엽산 |
|---|---|
| 발프론산 | 카르니틴 |
| 라모트리진, 발프론산 | 탈모가 진행 될 경우 셀레늄, 아연 |

# Broad - spectrum Antiepileptic Drugs

| 약물 | 용량 | 주요 주의사항 |
|---|---|---|
| 라모트리진<br>(라믹탈) | 초기용량:<br>1~2주째: 하루25mg<br>3~4주째: 하루50mg<br>5주째 부터:<br>1~2주 간격으로 하루<br>50mg 씩 증량<br>유지용량:<br>300~400mg을<br>하루2번 나누어 복용<br>XR제형은 하루1번<br>복용 | **블랙박스 경고문** : 소아에게 중증 피부발진(스티븐존슨증후군, 독성 표피용해괴사) 위험 있음, 최초 투여 시 용량을 서서히 증량해야 위험이 적음<br>**경고** : 무균수막염, 호산구 증가 및 전신증상을 동반한 약물 반응(DRESS 증후군), 혈구탐식성 림프조직구증(HLH) 위험이 있음<br>**부작용** : 오심/구토, 나른함, 피부 발진, 진전(떨림), 운동실조, 흐릿한 말투 협응 장애, 어지러움, 복시, 시야흐림, 탈모(셀레늄, 아연 결핍)<br>**참고** : 피부 발진이나 과민반응 증상이 있으면 투약 중단한다<br>**약물 상호작용** : 발프론산과 약물 상호작용(라모트리진 농도 2배 증가됨), 효소 유도제(페니토인, 카바마제핀)가 라모트리진 농도를 감소시킬 수 있음 |

| 약물 | 용량 | 주요 주의사항 |
|---|---|---|
| 레비티라세탐<br>(케프라) | 초기용량:<br>500mg BID 혹은<br>1,000mg QD<br>최대용량:<br>하루 3,000mg<br>CrCl≤80mL/min 이면<br>용량 감소 필요<br>IV:PO=1:1 | **경고** : 신경정신과적 이상반응(정신병적 증상과 행동이상), 협조 운동 장애, 졸음/피로, 자살충동, 아나필락시스, 혈관부종, 중증피부반응(SJS, TEN), 혈액학적 이상(빈혈), 혈압 상승 등의 위험이 있음<br>**부작용** : 신경과민, 적개심, 우울, 어지러움, 허약, 무력증,(소아 청소년에게) 구토<br>**참고** : 치매 노인에게 인지기능 개선 이점이 제시되고 있다<br>**약물 상호작용** : 거의 없음 |

| 약물 | 용량 | 주요 주의사항 |
|---|---|---|
| 토피라메이트<br>(토파맥스) | 초기용량:<br>1주째: 하루 50mg<br>혹은 25mg BID<br>2~4주째: 1주일에<br>하루50mg씩 증량<br>5주째 부터: 1주일에<br>하루100mg씩 증량<br>최대용량:<br>하루 400mg<br>CrCl≤70mL/min 이면<br>용량 반으로 감소 | **경고** : 대사성 산증, (주로 소아에게) 핍한증(발한 감소)/고체온증, 신장결석, 근시/협우각 녹내장, 시야이상, (발프론산과 함께 투여 시) 암모니아혈증 발생 위험이 있음<br>**부작용** : 나른함, 어지러움, 정신운동계 느려짐, 기억/집중/학습/참여 어려움, 체중감소, 식욕부진, 이상감각<br>**모니터링** : 전해질 수치(중탄산염), 신기능, 탈수 상태(물을 많이 마셔야 함), 안압 측정<br>**약물 상호작용** : 페니토인, 카바마제핀, 발프론산, 라모트리진이 토피라메이트의 농도를 감소시킬 수 있음<br>토피라메이트 고용량(≥200mg)은 경구용 피임약의 효과를 감소시킬 수 있음<br>토피라메이트 + 와파린 복용 시 INR↓ 수 있음 |

| 약물 | 용량 | 주요 주의사항 |
|------|------|-------------|
| 발프론산<br>(오르필)<br>디발프로엑스<br>(데파코트) | 초기용량:<br>10~15mg/kg/day<br>최대용량:<br>60mg/kg/day<br>알부민 수치(<3.5g/dL)<br>가 낮으면 발프론산<br>약효(혈중 free 폼)가<br>증가함 | **블랙박스 경고문** : 간부전(주로 투여 첫 6개월 이내에 미토콘드리아<br>DNA POLG 유전자 돌연변이 환자에게), 최기형 작용(신경관 결손, IQ<br>저하), 췌장염<br>**금기** : 간질환자, 요소회로 질환자, 임산부에게 편두통 예방 목적으로<br>쓰는 것<br>**경고** : 고암모니아혈증(증상이 나타나면 카르니틴을 투여하면 됨),<br>저체온증, 용량 의존성 혈소판 감소증, DRESS 반응이 나타날 수 있음<br>**부작용** : 탈모(셀레늄, 아연을 보충해 주어야 함), 체중 증가, 오심/<br>구토, 두통, 식욕부진, 복통, 어지러움, 졸림, 진전(떨림), 부종, 복시,<br>시야흐림<br>**모니터링** : 간수치(6개월 마다), 혈구수치, 혈소판 수치 |

- 발프론산을 수년~수십 년 복용한 사람의 겉으로 보이는 부작용 특징(암기법): 배가 나오고 살이 쪄있으며 탈모가 있고 간이 안 좋다.

- 발프론산 목표 혈중 농도: 50~100mcg/ml

- 약물 상호작용 :
  - ▶ 라모트리진과 약물 상호작용 주의(라모트리진 농도 2배 ↑)
  - ▶ 발프론산은 페니토인의 알부민 단백결합을 치환해서 페니토인 독성 ↑
  - ▶ 카바페넴(항생제)은 발프론산 혈중농도 ↓
  - ▶ 발프론산 + 살리실산 → 발프론산 농도 ↑

- 다양한 제형이 있고 생체 이용률이 민감하게 다르니 대체조제 시 혈중농도가 달라져서 발작이 나타날 수 있음

# Narrow - spectrum Antiepileptic Drugs

| 약물 | 용량 | 주요 주의사항 |
|------|------|-------------|
| 카르바마제핀<br>(테그레톨) | 초기용량:<br>200mg BID<br>최대용량:<br>1,600mg/day | **블랙박스 경고문** : 중증 피부부작용(SJS/TEN HLA-B *1502 allele 유전자<br>변이 아시아인들은 금기임. 한국은 1% 미만임),<br>재생 불량성 빈혈(골수 억제 증상이 나타나면 투약 중단함)<br>**금기** : 골수억제, MAO 억제제와 2주 이내 병용금기<br>**경고** : HLA-B *3101 양성인 환자에게 중증피부부작용, DRESS 증후군 위험,<br>SIADH(저나트륨혈증), 갑상선저하증, 심전도 이상, 간손상, 항콜린 작용 있음<br>**부작용** : 어지러움, 졸림, 운동실조, 오심/구토, 피부 가려움증, 광과민반응,<br>피부 발진, 시야흐림, 간수치 상승, 탈모<br>**모니터링** : 간수치(6개월 마다), 혈구수치, 혈소판 수치, 갑상선 수치, 신기능 |

- Auto 유도제로 작용하여 카르바마제핀 스스로의 약효를 줄임
- 첫 투여 3~5일 후와 4주 후에 혈중 농도 체크가 필요함(4주 후에 혈중농도가 감소함)
- 카르바마제핀 목표 혈중 농도: 4~12mcg/ml
- 약물 상호작용 :
  ▶ 카르바마제핀은 효소 유도제로 작용하여 다른 약의 약효를 줄임(다른 뇌전증약들, 아리피프라졸, 레보티록신, 와파린, 경구 피임약 등)
  ▶ 카르바마제핀은 주요 3A4기질 약물임 ⋯ 네파조돈, NNRTls 등과 같은 효소 유도제와 동시복용 금지

| 약물 | 용량 | 주요 주의사항 |
|---|---|---|
| 옥스카르바제핀 (트리렙탈) | 초기용량: 300mg BID 서방형제제는 600mg 하루 1번 최대용량: 2,400mg/day CrCl≤30mL/min 이면 시작용량 300mg/day 카르바마제핀 ⋯ 옥스카바마제핀 용량 전환 : 카르바마제핀 * 1.2~1.5배 | **금기** : 에슬리카르바제핀에 과민반응 환자<br>**경고** : 카르바마제핀과 25~30% 정도 교차반응 있음(SJS/TEN HLA-B *1502), 저나트륨혈증, 갑상선저하증, 간질발작 악화<br>**부작용** : 졸림, 어지러움, 오심/구토, 복통, 복시, 시야 이상, 운동실조, 진전(떨림)<br>**모니터링** : 나트륨 수치, 갑상선 수치, 혈구 수치<br>**약물상호작용** : 옥스카르바제핀은 약한 3A4 유도제, 2C19 억제제임 ⋯ 페니토인, 포스페니토인, 페노바르비탈의 혈중농도를 증가시킬 수 있음 |

| 약물 | 용량 | 주요 주의사항 |
|---|---|---|
| 라코사미드 (빔팻) 급여협상 실패로 자진취하 | 초기용량: 50~100mg BID 최대용량: 400mg/day CrCl≤30mL/min 이면 최대용량 300mg/day IV:PO=1:1 | **경고** : PR간격 증가로 부정맥 위험 높아짐, 치료 용량에 도달 후 심전도 확인 필요, DRESS 증후군 위험, 실신, 어지러움, 운동실조<br>**부작용** : 어지러움, 두통, 복시, 시야흐림, 운동실조, 진전(떨림), euphoria(다행감)<br>**모니터링** : 심전도(ECG)<br>**약물상호작용** : 라코사미드는 약한 2C19, 2C9, 3A4 기질약물임 ⋯ 2C19, 2C9, 3A4 억제제들이 라코사미드 부작용을 증가시킬 수 있음. 서맥을 유발하는 PR 간격 증가 약물과 상호작용 주의 필요(베타차단제, Non DHP CCB, 디곡신) |

| 약물 | 용량 | 주요 주의사항 |
|---|---|---|
| 페노바르비탈 | 초기용량: 50~100mg BID or TID 목표 혈중 농도: 20~40mcg/ml(성인) 15~40mcg/ml(어린이) | **금기** : 심한 간손상, 호흡곤란, 기도폐쇄, 수면제로서 중독/의존성<br>**경고** : 습관성 발현, 공격적/과잉 행동 가능성 있음, 치명적 중증 피부 부작용, 호흡 억제<br>**부작용** : 졸림, 인지기능 저하, 어지러움, 운동실조, 육체적 의존성/내성, 취한 기분, 우울, 엽산 결핍 |

| | | 참고 : 프리미돈은 페노바르비탈의 프로드럭임 |
|---|---|---|
| 페노바르비탈 | | 약물상호작용 : 페노바르비탈은 강력 효소 유도제임 ···› 매우 많은 종류의 다른 약의 약효를 감소시킬 수 있음 |

| 약물 | 용량 | 주요 주의사항 |
|---|---|---|
| 페니토인 포스페니토인 주사제 (페니토인의 프로드럭) | 부하용량 : 15~20mg/kg 유지용량 : up to 300~600mg/day 포스페니토인은 PE (phenytoin equivalents) 로 투여됨 1mg PE=1mg 페니토인 페니토인:포스 = 1:1.5 IV:PO=1:1 목표 혈중 농도: 10~20mcg/ml (total) 1~2.5mcg/ml (free) | 블랙박스 경고문 : IV 페니토인 50mg/minute, IV 포스페니토인 150mg/minute 보다 빠르게 주입하면 부정맥, 저혈압이 생길 수 있음<br>금기 : 페니토인에 간독성이 있던 사람<br>경고 : 혈관외유출손상, 중증 피부부작용(SJS/TEN HLA-B *1502), 알부민 감소자의 경우 독성 증가, 심장, 간, 신장 주의, 갑상선저하증<br>**부작용**<br>용량 의존적 부작용 : 안구진탕증, 운동실조, 복시/시야흐림, 말이 어눌해짐, 어지러움, 졸림, 나른함, 혼란<br>만성 부작용 : 치은증식, 체모증가, 간독성, 피부 발진, 말초 신경병증, 혈당 상승, 금속성 맛, 결합조직 변화, 입술두께 증가 |

- 안전 영역이 매우 좁음 : 약물 용량이 조금만 증가 되도 독성 반응 나타남
- 독성 반응은 알코올 독성과 매우 유사함

  운동실조(똑바로 걷지를 못함), 혼란, 오심, 구토, 말할 때 술 취한 것처럼 말함

- 약물 상호작용 :

  ▶ 3A4, 2C19, 2C8/9, 2B6, P-gp 강력 유도제임

  ▶ 다른 뇌전증약이나 와파린 등의 혈중농도를 감소시킴

  ▶ 플루코나졸, 아미오다론, 술, 시메티딘, 플루복사민 등의 효과도 감소시킴

# 기타 Antiepileptic Drugs

| 벤조디아제핀 클로바잠(센틸) 디아제팜 | - 블랙박스 경고문 : 마약류 진통제와 복용 시 진전, 호흡마비<br>- 경고 : 전향성 기억상실, 파라독시컬 공격성/과잉반응<br>- 주의 : 육체적 의존성/내성, 침흘림 |
|---|---|
| 브리바라세탐 (브리비액트) | - SV2A에 레비티라세탐 보다 선택성 15~30배 높음<br>- 경고 : 레비티라세탐과 거의 비슷함(신경정신과적 이상반응) |
| 세노바메이트 (엑스코프리) | - 미국에서 2020년에 허가, 한국에서는 임상3상 단계 중<br>- 이전 약제에 비해 국소 뇌전증에 좀더 강력한 약제로 알려져 있음<br>- 경고 : DRESS 증후군, QT간격 감소, 졸림, 보행곤란, 시야이상 |

| 에슬리카르바마제핀<br>(제비닉스) | • 활성형 대사체가 옥스카르바제핀 임<br>• 옥스카르바제핀과 주의사항, 부작용 등이 거의 같음 |
|---|---|
| 에토숙시미드<br>(자론티) | • 소아용 간질(결신발작) 치료제임<br>• 경고 : SJS/TEN, DRESS 증후군, 혈액학적 이상<br>• 부작용 : 오심/구토, 복통, 체중 감소, 딸꾹질, 어지러움, 졸림 |
| 펠바메이트<br>(펠바톨) | • NMDA 수용체 차단<br>• 블랙박스 경고문 : 간부전, 재생불량성 빈혈 |
| 페람파넬<br>(파이콤파) | • AMPA 수용체 차단<br>• 블랙박스 경고문 : 신경정신과적 이상반응 |
| 프리미돈 | • 페노바르비탈의 프로드럭임<br>• 페노바르비탈과 주의사항 부작용 등 거의 같음 |
| 칸나비디올<br>(에피디올렉스) | • 의료용 대마, 가격이 비쌈, 심한 난치성 뇌전증에 사용<br>• 경고 : 진정, 졸음, (발프론산과 동시 복용시) 간독성<br>• 희귀 소아 뇌전증인 난치성 드라베 증후군 또는 레녹스-가스토 증후군 환자에게 사용함 |
| 루피나미드<br>(이노베론) | • 소아 레녹스-가스토 증후군에 사용(희귀질환)<br>• 금기 : QT감소 위험<br>• 식사와 함께 복용함 |
| 조니사미드<br>(엑세그란) | • 금기 : 설폰아미드에 과민반응이 있는자<br>• 경고 : SJS/TEN, DRESS 증후군<br>• 부작용 : 토피라메이트와 거의 같음 |
| 비가바트린(사브릴) | • 블랙박스 경고문 : 영구적 시력 상실(≥30%의 환자) |
| 티아가빈(가비트릴) | • 경고 : SJS/TEN<br>• 식사와 함께 복용함 |
| 스트리펜톨<br>(다이아코미트) | • 소아 드라베 증후군에 사용 (희귀질환)<br>• 경고 : 식욕감소, 체중감소, 환각/망상<br>• 클로바잠(센틸)과 함께 복용함 |

| 처방 의약품의 명칭 | 1 회<br>투약량 | 1일<br>투여<br>횟수 | 총<br>투약<br>일수 | 용 법 |
|---|---|---|---|---|
| 알로페질정5mg [1정] (1정) | 1.00 | 1 | 28 | 저녁 식후 1회 복용 |
| 알포아티린리드캡슐 [1캡슐] (1 | 1.00 | 2 | 28 | 아침 저녁 복용 |
| 케프라정1000밀리그램 [1정] (1 | 1.00 | 2 | 28 | 아침 저녁 복용 |
| 신일폴산정 (1정) | 1.00 | 1 | 28 | 아침 식후 1회 복용 |
| 스틸녹스정10mg (1정) | 1.00 | 1 | 28 | 취침전 복용 |
| 라제팜정 (1정) | 1.00 | 1 | 28 | 취침전 복용 |
| 아티반정1mg (1정) | 1.00 | 1 | 28 | 취침전 복용 |
| 프리스틱서방정50밀리그램 [1정 | 1.00 | 1 | 28 | 아침 식후 1회 복용 |
| 트레스탄캡셀 () | 1.00 | 2 | 28 | 아침 저녁 복용 |
| 비타메진캅셀50mg비급여 (1캅셀 | 1.00 | 1 | 28 | 아침 식후 1회 복용 |
| 하루날디정0.2mg (1정) | 1.00 | 1 | 28 | 취침전 복용 |

• 치매 + 우울증 + 불면증 + 뇌전증 + 전립선 비대증 71세 남성 노인 처방전

| 도네페질 | 경증~중등증 치매약 |
|---|---|
| 콜린알포세레이트 | 치매 영양제(콜린 공급) |
| 레비티라세탐 | 뇌전증(간질) 치료제로서 발작과 경련에 사용<br>폭발적 분노 및 기분의 변화가 심한 경우에도 사용<br>치매환자에게 기억력 증진 효과가 있다고 알려짐<br>노인 뇌전증에 가장 선호되는 간질약임 |
| 엽산 | 뇌전증약 처방 시에 엽산 결핍 방지용으로 처방 |
| 졸피뎀 | 수면제 |
| 플루니트라제팜 | 졸피뎀 보다 훨씬 강한 초강력 수면제<br>치매가 있는 경우 뇌세포 파괴 ···→ 일주기리듬 장애로 인해 불면증 증상이 더욱 악화 될 수 있는데, 거기에 뇌전증까지 있으면 수면장애 증상이 더 다시 악화되어 일반 수면제 가지고는 안 되고 초강력 수면제를 써야 약효가 나오는 경우가 있음 |
| 로라제팜 | 불안, 초조 완화 및 진정(반감기 짧고 약물 상호작용 없음) |
| 데스벤라팍신 | 보통 SSRI로 효과가 부족할 때 쓰는 우울증약 |
| 시프로헵타딘 외 | 식욕촉진제 |
| B1, B6, B12 | 뇌전증약 처방 시에 B6, B12 결핍 방지용으로 처방 |
| 탐수로이신 | 전립선 비대증에 처방하는 알파1차단제 |

# 노인 치료에서의 고려할 점

- **약물 안전영역이 좁음**

  페니토인, 발프론산, 카바마제핀, 페노바르비탈은 안전영역이 좁고 독성 부작용 위험이 높음

- **약물 상호작용**

  효소 유도제 : 카르바마제핀, 옥스카르바제핀, 페니토인, 포스페니토인, 페노바르비탈, 프리미돈

  효소 억제제 : 발프론산 ···→ 라모트리진 농도를 올림

- **CNS억제**

  모든 뇌전증약은 ···→ 어지러움, 졸림, 혼란, 운동실조, 협응 장애, 낙상 위험 증가

- **골밀도 감소**

  모든 뇌전증약은 ···→ 칼슘, 비타민 D의 드럭머거임, 뇌전증약 복용 2년 만에 골밀도 감소됨

# 노인성 우울증

## 주요우울장애 DSM-5 진단기준[170]

| 기준 A | 다음의 증상 가운데 5가지 이상의 증상이 2주 연속으로 진행되며, 증상 중에 적어도 하나는 (1) 우울기분이거나 (2) 흥미나 즐거움의 상실이어야 한다. |
|---|---|
| | 1. 하루 중 대부분 그리고 거의 매일 지속되는 우울 기분<br>2. 거의 매일, 하루 중 대부분, 거의 모든 일상 활동에 대해 흥미나 즐거움이 뚜렷이 저하됨<br>3. 체중조절을 하지 않은 상태에서 의미 있는 체중의 감소나 증가<br>4. 거의 매일 나타나는 불면이나 과다수면<br>5. 거의 매일 나타나는 정신운동 초조나 지연<br>6. 거의 매일 나타나는 피로나 활력의 상실<br>7. 거의 매일 무가치감 또는 과도하거나 부적절한 죄책감<br>8. 거의 매일 나타나는 사고력이나 집중력의 감소, 우유부단함<br>9. 반복적인 죽음에 대한 생각, 구체적인 계획 없이 반복되는 자살사고, 또는 자살시도나 자살수행에 대한 구체적인 계획 |
| 기준 B | 증상이 사회적, 직업적 또는 다른 중요한 기능영역에서 임상적으로 현저한 고통이나 손상을 초래한다. |
| 기준 C | 삽화가 물질의 생리적 효과나 다른 의학적 상태로 인한 것이 아니다. |

※ 하루 중 50% 이상, 거의 매일, 최소 2주 이상 증상이 있어야 함

## 우울증의 종류

| 지속성 우울장애(기분부전증)(만성 우울증) | | 경미한 우울증상이 장기적으로 나타남(2년 이상 지속) |
|---|---|---|
| 주요우울장애<br>(MDD) | 불안증적 양상 | 일반적 우울증보다 불안, 초조가 두드러진 경우 |
| | 멜랑콜릭 양상 | 무쾌감, 반응 없음, 아침에 심함(내인성 우울증) |
| | 비전형 양상 | 기분 반응성, 많이 먹고 많이 잠, 납 마비(팔 다리 무거움), 거부 민감성 |
| | 계절성 양상 | 겨울에 특히 심해짐, 계절마다 우울감이 반복 |
| | 혼합형 양상 | 경조증 증상을 동반(양극성 우울증) |
| | 정신증적 우울증 | 우울증 + 환각, 망상 |
| 청소년 우울증(정서조절장애) | | 성인과 임상적 특징이 다름(정서조절 장애 측면이 큼) |

170) BPAC New Zealand. Best practice adult depression. 2009.

| 노인성 우울증 | 신체적 증상이 주로 나타나고 멜랑콜릭 양상이 흔함 |
|---|---|
| 임신중 우울증, 산후 우울증 | 산모의 5~25%까지 발생 |
| 갱년기 우울증 | 폐경 전 후 10년 사이에 발생 |
| 생리전 불쾌장애 | 생리 시작 7~10일 전부터 발생 |
| 다른 원인으로 인한 이차성 우울증 | 다른 질병, 약물 등으로 인해 오는 우울증 |

# 노인 우울증의 증상

- **우울, 불안 증상**
  - ▶ 노년기 우울증환자는 다른 연령의 우울증 환자에 비해 멜랑콜릭 우울증이 흔함
  - ▶ 임상에서는 우울증의 핵심 증상인 우울한 기분을 묻는 질문에 "우울하지 않다"고 부정하는 경우가 흔함
  - ▶ 얼굴 표정이 우울해 보이지 않은 경우도 있기 때문에 가면성 우울증(masked depression) 이라고도 함.
  - ▶ 노인의 대표적 우울 증상 :
    - » 활력 상실, 무기력, 흥미 소실 ⋯▶ 사회활동↓, 취미활동↓
  - ▶ 노인의 대표적 불안 증상 :
    - » 초조, 예민, 쉽게 짜증, 속에서 화가 올라오는 것 같은 느낌
  - ▶ 특정 사건이 원인이 되어 우울증이 생기는 경우가 흔함
    - » 경제적 문제, 사별, 이혼, 은퇴, 질병, 신체적 기능 저하 등

- **신체적 증상**
  - ▶ 통증
    - » 특정 한 곳이 아닌, 여기저기 쑤시고 아픈 형태
    - » 두통, 몸살 기운, 가슴에서 치받쳐 오르는 느낌 등
    - » 병원 검사에서 별다른 이상이 없다고 함
  - ▶ 식욕 감소, 소화 장애, 위장장애
    - » 내시경 등의 내과 검사에서 특별한 문제가 없음
  - ▶ 수면장애
    - » 새벽에 일찍 깨어 다시 잠들기 어려워함

    ▹ 변비

- **정신증적 증상**
  - ▹ 망상 :
    - » 질투망상(배우자 외도 망상)
    - » 피해망상(억울하고 화나고 원통함)
  - ▹ 부정적 사고 :
    - » 과도한 죄책감, 허무주의 ···▶ 노인자살 위험 증가

- **인지기능 저하**
  - ▹ 기억력, 시공간능력, 집중력 감소 : 가성 치매라 부름 ···▶ 치매와 혼동하기도 함
  - ▹ 우울증약을 먹으면 인지기능이 개선되는 경향이 있음
    (치매인 경우는 우울증약으로 개선되지 않음)
    - » 괜찮던 분이 갑자기 기억력이 감퇴되면 ···▶ 노인성 우울증
    - » 기분에 따라 기억력이 좋아지고 나빠지고 함 ···▶ 노인성 우울증
    - » 기억력 감퇴가 서서히 오랜 시간 점진적으로 진행 ···▶ 알츠하이머 치매
    - » 기억력 떨어진다 우울하다 등 자식이나 약사한테 자꾸 이야기를 하면 ···▶ 노인성 우울증
    - » 본인의 증상을 감추고 얘기를 잘 안 하면 ···▶ 치매
  - ▹ 판단력, 자기관리 능력 저하
  - ▹ 본인의 위생관리, 다중질환 관리, 약물 복용 실천 등이 엉망이 됨
    (예를 들어 당뇨병 동반 노인의 경우 우울증이 있으면 식사 관리, 운동, 약 꼬박꼬박
    먹기 등이 제대로 안 됨)

# 노인의 혈관성 우울증

- 뇌경색이나 혈관성 치매처럼 뇌의 혈관이 막히는 경우인데 뇌의 미세혈관이 막히면 미세하
  게 뇌세포 일부분의 기능이 저하되면서 우울증이 나타날 수 있음
- 노인의 혈관성 우울증은 기억력 저하가 동반 되는 경우가 많음
- 혈액순환 관련 약물이 중요함
- 좀 더 많이 광범위하게 막히면 나중에 혈관성 치매로 발전할 수 있음

# 노인 우울증 선별검사(GDS) Geriatric depression scale(full 버전 30문항)

| | 노인 우울증 선별검사(GDS) | 응 답 | |
|---|---|---|---|
| 1 | 쓸데없는 생각들이 자꾸 떠올라 괴롭다. | 예 | 아니오 |
| 2 | 아무 것도 할 수 없을 것처럼 무기력하게 느낀다. | 예 | 아니오 |
| 3 | 안절부절못하고 초조할 때가 자주 있다. | 예 | 아니오 |
| 4 | 밖에 나가기보다는 주로 집에 있으려 한다. | 예 | 아니오 |
| 5 | 앞날에 대해 걱정할 때가 많다. | 예 | 아니오 |
| 6 | 지금 내가 살아있다는 것이 참 기쁘다. | 예 | 아니오 |
| 7 | 인생은 즐거운 것이다. | 예 | 아니오 |
| 8 | 아침에 기분 좋게 일어난다. | 예 | 아니오 |
| 9 | 예전처럼 정신이 맑다. | 예 | 아니오 |
| 10 | 건강에 대해서 걱정하는 일이 별로 없다. | 예 | 아니오 |
| 11 | 내 판단력은 여전히 좋다. | 예 | 아니오 |
| 12 | 내 나이의 다른 사람들 못지않게 건강하다. | 예 | 아니오 |
| 13 | 사람들과 잘 어울린다. | 예 | 아니오 |
| 14 | 정말 자신이 없다. | 예 | 아니오 |
| 15 | 즐겁고 행복하다. | 예 | 아니오 |
| 16 | 내 기억력은 괜찮은 것 같다. | 예 | 아니오 |
| 17 | 미쳐버리지나 않을까 걱정 된다. | 예 | 아니오 |
| 18 | 별일 없이 얼굴이 화끈거리고 진땀이 날 때가 있다. | 예 | 아니오 |
| 19 | 농담을 들어도 재미가 없다. | 예 | 아니오 |
| 20 | 예전에 좋아하던 일들을 여전히 즐긴다. | 예 | 아니오 |
| 21 | 기분이 좋은 편이다. | 예 | 아니오 |
| 22 | 앞날에 대해 희망적으로 느낀다. | 예 | 아니오 |
| 23 | 사람들이 나를 싫어한다고 느낀다. | 예 | 아니오 |
| 24 | 나의 잘못에 대하여 항상 나 자신을 탓한다. | 예 | 아니오 |
| 25 | 전보다 화가 나고 짜증이 날 때가 많다. | 예 | 아니오 |
| 26 | 전보다 내 모습(용모)이 추해졌다고 생각한다. | 예 | 아니오 |
| 27 | 어떤 일을 시작하려면 예전보다 힘이 많이 든다. | 예 | 아니오 |
| 28 | 무슨 일은 하든지 곧 피곤해진다. | 예 | 아니오 |
| 29 | 요즈음 몸무게가 많이 줄었다. | 예 | 아니오 |
| 30 | 이성에 대해 여전히 관심이 있다. | 예 | 아니오 |

※ 0~13점 : 평균치 정도의 수준으로서 정상 14~18점 : 평균치보다 다소 높은 우울감

19~21점 : 중등도 정도의 우울증 22점 이상 : 심한 우울증

## 노인 우울증 선별검사(GDS-5/15) (퀵 버전 5문항, 간편형 버전 15문항)

| | 1 | 당신은 평소 자신의 생활에 만족합니까? | 예/아니오 |
|---|---|---|---|
| 퀵 | 2* | 당신은 활동과 흥미가 많이 저하되었습니까? | 예/아니오 |
| | 3 | 당신은 앞날에 대해서 희망적입니까? | 예/아니오 |
| | 4 | 당신은 대부분의 시간을 맑은 정신으로 지냅니까? | 예/아니오 |
| | 5 | 당신은 대부분의 시간이 행복하다고 느끼십니까? | 예/아니오 |
| | 6 | 당신은 지금 살아있다는 것이 아름답다고 생각합니까? | 예/아니오 |
| 퀵 | 7* | 당신은 가끔 낙담하고 우울하다고 느낍니까? | 예/아니오 |
| 퀵 | 8* | 당신은 지금 자신의 인생이 매우 가치가 없다고 느끼십니까? | 예/아니오 |
| | 9 | 당신은 인생이 매우 흥미롭다고 느끼십니까? | 예/아니오 |
| | 10 | 당신은 활력이 충만하다고 느끼십니까? | 예/아니오 |
| 퀵 | 11* | 당신은 자주 사소한 일에 마음의 동요를 느끼십니까? | 예/아니오 |
| 퀵 | 12* | 당신은 자주 울고 싶다고 느낍니까? | 예/아니오 |
| | 13 | 당신은 아침에 일어나는 것이 즐겁습니까? | 예/아니오 |
| | 14 | 당신은 결정을 내리는 것이 수월합니까? | 예/아니오 |
| | 15 | 당신의 마음은 이전처럼 편안합니까? | 예/아니오 |

※ 5점 이하 정상, 6~9점 중등도 우울, 10점 이상 우울증

# 노인 우울증 검사

- **PHQ-9 설문지**
  우울증 정도와 우울증약의 효과를 주기적으로 확인 및 수치화하는데 좋음
- **K-MOCA 한국판 몬트리올 인지평가(치매 전 단계 검사)**
  노인 우울증은 인지기능저하가 핵심 증상이고 나중에 치매로 갈 가능성이 높기 때문에 주기적으로 인지기능을 수치화해야 좋음
  MOCA는 집행기능(계획, 판단, 실행)을 잘 측정해 줄 수 있음
- **자살 위험성 선별 도구를 활용한 검사 수행**
  노인 우울증 ⋯▸ 노인 자살로 이어지므로 자살 위험 평가가 필요함

## PHQ-9 설문지

| 지난 2주일 동안 당신은 다음의 문제들로 인해서 얼마나 자주 방해를 받았는지 해당번호에 표시(∨)해 주세요. | 전혀 방해 받지 않았다 | 며칠 동안 방해 받았다 | 7일 이상 방해 받았다 | 거의 매일 방해 받았다 |
|---|---|---|---|---|
| 일 또는 여가 활동을 하는데 흥미나 즐거움을 느끼지 못함 | 0 | 1 | 2 | 3 |
| 기분이 가라앉거나, 우울하거나, 희망이 없음 | 0 | 1 | 2 | 3 |
| 잠이 들거나 계속 잠을 자는 것이 어려움, 또는 잠을 너무 많이 잠 | 0 | 1 | 2 | 3 |
| 피곤하다고 느끼거나 기운이 거의 없음 | 0 | 1 | 2 | 3 |
| 입맛이 없거나 과식을 함 | 0 | 1 | 2 | 3 |
| 자신을 부정적으로 봄, 혹은 자신이 실패자라고 느끼거나 자신 또는 가족을 실망시킴 | 0 | 1 | 2 | 3 |
| 신문을 읽거나 텔레비전 보는 것과 같은 일에 집중하는 것이 어려움 | 0 | 1 | 2 | 3 |
| 다른 사람들이 주목할 정도로 너무 느리게 움직이거나 말을 함, 또는 반대로 평상시보다 많이 움직여서 너무 안절부절 못하거나 들떠 있음 | 0 | 1 | 2 | 3 |
| 자신이 죽는 것이 더 낫다고 생각하거나 어떤 식으로든 자신을 해칠 것이라고 생각함 | 0 | 1 | 2 | 3 |

## K-MOCA 한국판 몬트리올 인지평가

이 책의 '노인의 치매'설명부분 참조

## 자살 위험성 선별 도구

▶ 지난 몇 주 동안 죽고 싶다고 생각한 적이 있습니까?

▶ 지난 몇 주 동안 자신이 죽으면 본인 또는 본인의 가족이 더 나아진다고 생각한 적이 있습니까?

▶ 지난 몇 주 동안 자살에 관해 생각한 적이 있습니까?

▶ 자살을 시도했던 적이 있습니까?

▶ 본인은 지금 자살하고 싶은 생각이 있습니까?

# 노인 우울증 약물요법 용어 및 해설

• 약물 투여 급성기(초반 2~3개월) : 주요 증상의 호전을 목적으로 함

• 약물 투여 연장기(4~6개월) : 증상 호전 상태를 유지하며 급성기 치료시 개선되지 않은 잔

여 증상을 없애는 것을 목적으로 함

- 약물 투여 유지기(6~24개월) : 재발 예방을 목적으로 함
- 약물 투여 후 반응률 : 우울증 증상이 50% 이상 개선되는 비율
- 약물 투여 후 관해율 : 우울증 증상이 완전히 개선되는 비율
- 재발 : 관해 후 다시 우울증이 발병하는 경우
- 재발병 : 6~9개월 이상 지속적으로 관해 되었는데 나중에 재발한 경우

# 항우울제 투여 후 약효 여부를 판단하는 한국판 Hamilton 우울증 평가 척도

## 1. 우울한 기분(슬픔, 절망감, 무력감, 무가치감) (depressed mood)

0. 없다.

1. 물어보았을 때만 우울한 기분이라고 말한다.

2. 자발적으로 우울한 기분이라고 말한다.

3. 얼굴 표정, 자세, 목소리, 쉽게 우는 경향과 같은 비언어적인 표현을 통해 우울한 기분을 나타낸다.

4. 오로지 우울한 기분만을, 언어적·비언어적 표현을 통해 나타낸다.

## 2. 죄책감(feeling of guilt)

0. 없다.

1. 자책하거나 자신이 사람들을 실망시킨다고 느낀다.

2. 죄를 지었다고 생각한다던가 과거의 실수나 자신이 한 나쁜 행위에 대해 반복적으로 생각한다.

3. 현재의 병을 벌로 여긴다. 죄책망상이 있다.

4. 비난 또는 탄핵하는 목소리를 듣거나 위협적인 환시를 경험한다.

## 3. 자 살(suicide)

0. 없다.

1. 인생이 살 가치가 없다고 느낀다.

2. 차라리 죽었으면 하거나 죽는 것에 대한 상상을 한다.

3. 자살 사고가 있거나 자살기도처럼 볼 수 있는 행동을 한다.

4. 심각한 자살 기도를 한다.

## 4. 초반부(입면) 불면증(insomnia, early) (수면개시에 어려움)

0. 잠드는 데 어려움이 없다.

1. 간간이 잠 들기가 어렵다(잠드는 데 30분 이상 걸린다).

2. 매일 밤 잠 들기가 어렵다.

## 5. 중반부 불면증(insomnia, middle) (중간에 깸)

0. 어려움이 없다.

1. 편하고 깊게 자지 못한다.

2. 한밤중에 깨어 뒤척이거나 잠자리에서 벗어나는 경우 2점으로 평가한다. (소변을 보기 위한 경우는 제외한다).

## 6. 후반부 불면증(insomnia, late) (수면 후반부에 깸)

0. 어려움이 없다.

1. 새벽에 깨지만 다시 잠이 든다.

2. 일단 깨어나면 다시 잠들 수 없다.

## 7. 일과 활동(work and activities)

0. 어려움이 없다.

1. 제대로 할 수 없다고 느낀다.

   일이나 취미와 같은 활동에 대해 피로하거나 기력이 떨어졌다고 느낀다.

2. 일이나 취미와 같은 활동에 흥미를 잃는다.

   환자가 직접 이야기하거나 무관심, 우유부단, 망설임을 통해 간접적으로 나타낸다.
   (일이나 활동을 억지로 한다고 느낀다).

3. 활동 시간이 줄거나 생산성이 떨어져 있다.

   입원 환자의 경우, 병동생활에서의 개인적인 자질구레한 일을 제외한 활동(원내
   작업이나 취미)에 보내는 시간이 하루 3시간을 넘지 못한다.

4. 현재의 병 때문에 일을 중단한다.

   입원 환자의 경우, 병동생활에서의 개인적인 자질구레한 일 이외에는 전혀 활동을
   하지 않거나 도움 없이는 병동생활에서의 개인적인 자질구레한 일도 해내지 못한다.

## 8. 지체(생각과 말이 느려짐 ; 집중력 저하 ; 운동활성의 저하) (retardation)

0. 정상적으로 말하고 생각한다.

1. 면담할 때 약간 지체되어 있다.

2. 면담할 때 뚜렷이 지체되어 있다.

3. 면담이 어려울 정도로 지체되어 있다.

4. 완전한 혼미 상태에 있다.

## 9. 초 조(agitation)
0. 없다.

1. 조금 초조한 듯하다.

2. 손이나 머리카락 등을 만지작거린다.

3. 가만히 앉아 있지 못하고 몸을 자꾸 움직인다.

4. 손을 비비꼬거나 손톱을 물어뜯거나 머리카락을 잡아당기거나 입술을 깨문다.

## 10. 정신적 불안(psychic anxiety)
0. 없다.

1. 긴장감과 과민함을 느낀다.

2. 사소한 일들에 대해 걱정을 한다.

3. 얼굴 표정이나 말에서 염려하는 태도가 뚜렷하다.

4. 묻지 않아도 심한 공포가 드러난다.

## 11. 신체적 불안 불안의 생리적 현상(somatic anxiety)
0. 없다.       위장관계 – 입마름, 방귀, 소화불량, 설사, 심한 복통, 트림

1. 경도.       심혈관계 – 심계항진, 두통

2. 중등도.      호흡기계 – 과호흡, 한숨

3. 고도.        기타 – 빈뇨, 발한

4. 최고도(기능을 전혀 할 수 없을 정도이다)

## 12. 위장관계 신체증상(somatic, gastrointestinal)
0. 없다.

1. 입맛을 잃었지만 치료진의 격려 없이도 먹는다. 속이 더부룩하다.

2. 치료진의 강요 없이는 잘 먹지 않는다. 하제나 소화제 등 위장관계 증상에 대한 약제를 요구하거나 필요로 한다.

## 13. 전반적인 신체증상(somatic general)
0. 없다.

1. 팔, 다리, 등, 머리가 무겁다. 등의 통증, 두통, 근육통. 기운이 없고 쉽게 피곤해진다.

2. 매우 뚜렷한 신체증상이 있다.

## 14. 성적인 증상(genital symptoms)
증상 : 성욕 감퇴 월경 불순 등

0. 없다.

1. 경도.

2. 고도.

## 15. 건강염려증(hypochondriasis)

0. 없다.

1. 몸에 대해 많이 생각한다.

2. 건강에 대해 집착한다.

3. 건강이 나쁘다고 자주 호소하거나 도움을 청한다.

4. 건강염려증적 망상이 있다

## 16. 체중감소 A 또는 B로 평가한다.(loss of weight)

### A. 병력(환자의 말)에 의해 평가할 때

0. 체중감소가 없다.

1. 현재의 병으로 인해 체중감소가 있는 것 같다.

2. (환자에 따르면) 확실한 체중감소가 있다.

### B. 매주 체중 변화를 측정했을 때

0. 주당 0.5kg 미만의 체중감소.

1. 주당 0.5kg 이상, 1kg 미만의 체중감소.

2. 주당 1kg 이상의 체중감소.

## 17. 병 식(insight)

0. 자신이 우울하고 병들었다는 것을 인식한다.

1. 병들었다는 것을 인정하지만 음식, 날씨, 과로, 바이러스, 휴식 부족 등이 이유라고
생각한다.

2. 자신의 병을 전적으로 부인한다.


## 평가 결과 해석

0~6점: 정상, 7~17점: 경증(mild), 18~24점: 중등증(moderate),

25점 이상: 중증(severe)

# 항우울제 종류별 분류

| SSRI | Selective serotonin reuptake inhibitors | 선택적 세로토닌 재흡수 억제제 |
|---|---|---|
| SNRI | Serotonin−norepinephrine reuptake inhibitors | 세로토닌 노르에피네프린 재흡수 억제제 |
| NDRI | Norepinephrine−dopamine reuptake inhibitor | 노르에피네프린 도파민 재흡수 억제제 |
| SARI | Serotonin antagonists and reuptake inhibitors | 세로토닌 길항제 재흡수 억제제 |
| NaSSA | Noradrenergic and specific serotonergic antidepressant | 노르아드레날린 세로토닌계 항우울제 |
| TCA | Tricyclic antidepressant | 삼환계 항우울제 |
| MAOI | Monoamine oxidase inhibitors | 모노아민 산화효소 억제제 |

# 항우울제 종류별 성분명

| SSRI | 에스시탈로프람, 시탈로프람, 설트랄린, 플루옥세틴, 파록세틴 |
|---|---|
| SNRI | 벤라팍신, 데스벤라팍신, 둘록세틴, 레보밀란시프란, 아토목세틴 |
| NDRI | 부프로피온(Unicyclic aminoketone) |
| SARI | 보티옥세틴, 트라조돈 |
| NaSSA | 미르타자핀(Tetracyclic antidepressant) |
| TCA | 아미트립틸린, 노르트립틸린, 클로미프라민, 이미프라민, 독세핀 |
| MAOI | 셀레길린, 페넬진, 트라닐사이프로민, 이소카르복시지드 |

# 항우울제 종류별 주요 특징

| SSRI | 우울증상의 치료에 효과적이며, TCA에 비해 항콜린성 부작용, 진정 효과 등의 부작용이 적다. |
|---|---|
| SNRI | 우울증상의 치료에 효과적이며, 특히 통증 및 신체 증상 감소에 효과가 있다. |
| 부프로피온 | 우울증상의 치료에 효과적이며, 특히 정신운동지체, 피로감, 집중력 저하를 개선하는 효과가 있다. |
| 보티옥세틴 | 우울증상의 치료에 효과적이며, 무의욕−무쾌감(멜랑콜릭), 인지기능 향상에 효과가 있다. |
| 미르타자핀 | 우울증상의 치료에 효과적이며, 특히 불면, 식욕 및 체중 감소, 불안 증상 감소에 효과가 있다. |
| 아고멜라틴 | 우울증상의 치료에 효과적이며, 수면장애 개선 및 일주기 리듬 회복에 효과가 있다. |
| TCA, MAOI | 우울증상의 치료에 효과가 있으나, 심각한 약물 부작용으로 인해 낮은 선호도를 가진다. |

# 항우울제 종류별 주요 부작용

| SSRI | 오심, 구토, 설사, 두통, 성기능 감소 |
|---|---|
| 벤라팍신 | 오심, 구강건조, 야간 발한(땀), 변비, 성기능 감소, 혈압상승 |
| 부프로피온 | 오심, 두통 |
| 보티옥세틴 | 오심, 구토, 설사, 두통, 성기능 감소, 비정상적인 꿈 |
| 미르타자핀 | 졸림, 체중증가, 식욕증가 |
| TCA | 항콜린 부작용, 심혈관 부작용(부정맥 등), 피로, 혼란, 섬망, 체중증가 |
| MAOI | 졸림 or 과잉행동, 기립성 저혈압, 이완기 혈압 상승 |

# SSRI, SNRI 항우울제 종류별 주요 특징

| 에스시탈로프람 | SSRI 중에서 약물상호작용이 거의 없음<br>다른 부수적인 작용 없이 깔끔하게 세로토닌 재흡수만 억제해줌<br>가장 1차 선택 우울증약 임(허가사항 초과로 고용량 투여하면 QT증가 위험 있음) |
|---|---|
| 설트랄린 | 에스시탈로프람은 용량을 많이 못 올리나 설트랄린은 많이 올릴 수 있음(더 강한 역가로 처방 가능) 2D6 상호작용 약간 있음(플루옥세틴, 파록세틴 보다는 훨씬 적음) |
| 파록세틴 | 불안한 우울증 환자에게 사용하는 약임(진정시켜주는 효과가 좋음)<br>2D6 강력 억제 상호작용 있음<br>특징적 부작용은 성기능 장애, 중단 증후군(금단증상), 체중 증가임 |
| 플루옥세틴 | 지체 우울증이나 비정형 우울증 환자에게 좋음 (activation 시킴)<br>식욕억제에 좋음, 강박장애에 좋음, 월경전 불쾌장애에 좋음<br>불면증이나 동요(초조)가 있는 환자는 좋지 않음<br>반감기가 길음, 2D6 강력 억제 상호작용 있음 |
| 벤라팍신, 데스벤라팍신 | SSRI로 효과가 없는 우울증에 (데스)벤라팍신이 효과가 있는 경우가 많음<br>금단증상이나 부작용 강도가 SSRI(에스시탈로프람, 설트랄린)보다 심한 편임 |

# 젊은 성인 포함 일반적인 우울증의 약물치료 알고리즘[171]

| 반응 단계 | 약물요법 단계 |
|---|---|
| Step 1<br>1차 선택약 | • 심리치료(CBT 인지행동치료, IPT 대인관계치료)<br>• 단일요법 최소 4~8주(SSRI, SNRI) |
| Step 2<br>2차 선택약 | • 다른 단일요법제로 switch(SSRI, SNRI, 부프로피온, 미르타자핀 등)<br>• 항우울제 2종 처방(SSRI or SNRI + 부프로피온, 미르타자핀 등)<br>• SSRI or SNRI + 증폭요법(아리피프라졸, 브렉시프라졸 등) |

171) Florida Best Practice Psychotherapeutic Medication Guidelines for Adults 2017~2018

| Step 3<br>치료저항성 우울증 | • SSRI or SNRI + 증폭요법(쿠에티아핀, 리튬, T3, L메틸엽산 등)<br>• MAOI 단일요법<br>• TCA 단일요법 |
|---|---|
| Step 4<br>치료저항성 우울증 | • 기존 항우울제 + MAOI 증폭요법<br>• 3중 요법(SSRI or SNRI + 미르타자핀 + 부프로피온 or 리튬)<br>• 에스케타민 단일요법 |

# 우울증 진단 후 Psychosocial Interventions(심리치료)

| CBT Cognitive behavior therapy<br>(인지 행동 치료) | 부정적인 생각이나 행동 패턴을 바꾸기 위한 정신치료<br>잘못된 믿음이나 행동을 파악하고 새로운 대처기술을 배움 |
|---|---|
| behavioral activation<br>(행동 활성화) | 어떤 목표를 설정하고 생활 방식에 변화를 일으키고<br>긍정적인 상호작용을 증가시키는 방법 |
| psychodynamic therapy<br>(정신 역학 치료) | 우울증상이 과거의 경험들, 해결되지 않은 갈등, 치유되지 않은<br>상처와 어떻게 연결되는지를 알고 해결해 나가는 것을 목표로 함 |

# 일반 성인의 주요우울장애 1차 선택약

| MDD(Major Depressive Disorder) First line(1차 선택약)[172] | |
|---|---|
| 에스시탈로프람(약 33% 관해율을 보임)<br>설트랄린, 데스벤라팍신 | 부프로피온 |
| 성기능장애 부작용 발생 확률 40~80% | 성기능장애 부작용을 피하고 싶은 환자는 성기능장애 부작<br>용이 없는 부프로피온을 대안으로 선택할 수 있음 |

# 일반 성인의 1차 선택약으로 추천되지 않는 우울증약

| SNRIs | 심혈관 문제(혈압 상승)와 위장관 문제(속 더 불편)가 있음 |
|---|---|
| 미르타자핀 | 체중증가 부작용이 있음(비만을 싫어하는 사람들에게 안 좋음) |
| 트라조돈 | 졸림 부작용이 있음 |
| 보티옥세틴 | 최근 개발된 약이라서 2차 선택약임 |
| 삼환계항우울제(TCA) | 심장 부작용(부정맥), 기립성 저혈압 부작용이 있음 |
| 플루옥세틴 | 효과 적고 불면, 불안 악화, 2D6상호작용, 반감기 길어서 부작용도 길음 |
| 파록세틴, 시탈로프람 | SSRI중에서 부작용이 상대적으로 더 많음 |

172) American Journal of Psychiatry, 168(7), 689–701. The lancet, 373(9665), 746–758. The Journal of clinical psy-
chiatry, 66(6), 705–707

# 1차 선택약 및 2차 선택약으로 반응하지 않는 우울증에 증폭(증강) 치료제 및 추가 옵션약

| | |
|---|---|
| 2세대 항정신병약 (저용량) | 항우울제로 효과가 없으면 증폭치료제로서 추가되는 약임<br>아리피프라졸, 브렉시프라졸, 쿠에티아핀, 리스페리돈 등<br>주요 부작용 : 체중증가, 대사장애, 당뇨위험 증가 등<br>주요 부작용은 각 약제마다 각각 다르게 나타남 |
| 리튬 | 항우울제로 효과가 없으면 증폭치료제로서 추가되는 약임<br>기분 조절제로서 감정기복을 조절해주는데 좋음<br>주요 부작용 : 구토, 졸림, 손떨림, 설사, 다뇨, 복통, 체중 증가 |
| 에스케타민 (코 스프레이) | 치료저항성 우울증에 처방됨. 병원 내에서 정신과 의사에 의해 코에 스프레이하는 약임<br>주요 부작용 : 이인증(자기가 낯설게 느껴짐, 자기로부터 분리 소외됨), 졸음, 혈압 상승 |
| 갑상선약 T3 | 치료저항성 우울증에 처방됨(혈중 TSH 수치 확인하면서 투여함)<br>대사 항진제로서 무기력에 활동력을 증가시켜주기 위해 처방됨<br>주요 부작용 : 갑상선 호르몬 과잉 시의 부작용 |

# 일반 성인 우울증의 증폭치료제 특징 비교[173]

| | | |
|---|---|---|
| 주요우울장애<br>1차 치료제<br>+<br>추가 투약 | 아리피프라졸 | 주로 선호되는 약임<br>대사장애, 체중증가 부작용 있음 |
| | 쿠에티아핀 | |
| | 브렉스피프라졸(렉설티) | 최근에 나온 신약, 아리피프라졸과 비슷한 효과가 있다고 알려짐 |
| | 리스페리돈 | 효과 쎄고 부작용이 상대적으로 더 큼(치료저항성 우울증에는 권장됨) |
| | 플루옥세틴 + 올란자핀 | 올란자핀 부작용이 심해서 권장되지 않음(양극성 우울증에는 권장됨) |
| | 부프로피온 | 부프로피온 자체가 30% 관해율을 나타냄<br>체중증가, 성기능 부작용 없이 추가 가능 |
| | 미르타자핀 | 모노아민 재흡수와 다른 작용기전으로 작동<br>체중증가 부작용 있음, 성기능 장애 부작용은 거의 없음 |
| | 보티옥세틴 | 멀티 수용체에 작용 + 인지기능 향상<br>SSRI와 부작용 위험 더욱 증가함 |
| | 벤라팍신 or 데스벤라팍신 | SSRI보다 수용체 범위 넓음<br>SSRI와 부작용 위험 더욱 증가함 |
| | 아고멜라틴 | 일주기 리듬 정상화 기능 추가 이점<br>간수치 주의 필요 |

173) CNS spectrums, 14(4), 197–206. PLoS medicine, 10(3), e1001403
Biological psychiatry, 51(2), 183–188. Annual Review of Clinical Psychology, 14, 209–236.
한국형 우울장애 약물치료 지침서 2021

# 증폭치료제 아리피프라졸과 쿠에티아핀 특징 비교

| | 저용량 아리피프라졸<br>(우울증 용량 : 흔히 2mg)<br>(조현병 용량 : 10~15mg) | 저용량 쿠에티아핀<br>(우울증 용량 : 흔히 25mg)<br>(우울증 용량 : 150~750mg) |
|---|---|---|
| 장점 | 가장 선호되는 1차 선택 증폭치료제임<br>의욕이나 동기가 없는 경우 더 좋음<br>쾌감상실(anhedonia)의 경우 더 좋음 | 2차 선택 증폭치료제임<br>약간 다운 시켜주는 기능이 있음<br>수면장애가 있는 경우 좋음 |
| 단점 | 추체외로 부작용이 있음<br>간혹 도파민성 충동 부작용 가능 | 졸린 부작용이 있음<br>체중증가 부작용이 있음 |

# 일반 성인의 치료 저항성 우울증 치료 : 신경조절술

| 경두개 자기 자극법<br>Transcranial Magnetic<br>Stimulation(TMS) | 전자기장을 머리의 특정 부분에 가하여 뇌의 전두엽에 있는 신경세포를<br>자극시켜 선택적으로 활성 혹은 억제시키는 뇌 자극 치료술<br>장점 : ETC처럼 경련을 일으키지 않음, ETC 처럼 기억장애를 일으키지 않음 |
|---|---|
| 미주신경 자극술<br>Vagus Nerve Stimulation(VMS) | 미주신경 자극을 하면 두뇌의 측부, 전두부, 전비구, 편도 등의<br>유발 전위 변화를 일으킴 |
| 전기 경련 요법<br>Electroconvulsive Therapy<br>(ECT) | 뇌에 약 1분 동안 전류를 통과시켜 인위적인 경련(발작)을 일으켜줌<br>⋯▶ 이 과정에서 다양한 신경전달 물질의 변화가 일어나 정신과적 증상이<br>　　 줄어들게 됨<br>⋯▶ 보통 입원 치료를 하며 일주일에 2~3회씩, 경과에 따라 6~12회 시행을<br>　　 받음<br>단점 : 기억상실과 같은 인지 부작용이 나타날 수 있음 |

# 우울증약 부작용 상담 사례

- 우울증약 먹으니 살쪄요!! 이 약 살찌는 약인가요??

| 항우울제 살찌는 순서![174] | | | |
|---|---|---|---|
| 1 파록세틴 | 2 미르타자핀 | 3 독세핀 | 4 아미트립틸린 |
| 5 노르트립틸린 | 6 클로미프라민 | 7 데시프라민 | 8 이미프라민 |
| 9 둘록세틴 | 10 에스시탈로프람 | 11 트리미프라민 | |

---

174) PLoS ONE · June 2012 Changes in Body Weight and Psychotropic Drugs: A Systematic Synthesis of the Literature

※ 체중증가 부작용 거의 없는 항우울제 :

벤라팍신, 데스벤라팍신, 플루복사민, 설트랄린, 트라조돈, 플루옥세틴, 부프로피온

| 항정신병약 | 체중증가 | 당뇨위험성 | 고지혈증 위험성 |
|---|---|---|---|
| 클로자핀 | +++ | + | + |
| 올란자핀 | +++ | + | + |
| 쿠에티아핀 | ++ | +/− | +/− |
| 리스페리돈 | ++ | +/− | +/− |
| 아리피프라졸 | +/− | − | − |

- 졸음 유발약 있나요?? 졸려 죽겠어요~~

| 우울증약 | 졸림 발생 정도 | 항정신병약 | 졸림 발생 정도 |
|---|---|---|---|
| 아미트립틸린 | ++++ | 클로자핀 | ++++ |
| 독세핀 | ++++ | 올란자핀 | +++ |
| 트라조돈 | ++++ | 쿠에티아핀 | +++ |
| 미르타자핀 | ++++ | 팔리페리돈 | ++ |
| 파록세틴 | + | 리스페리돈 | ++ |
| 벤라팍신 | + | 아리피프라졸 | − |

# 노인 우울증 약물요법 약물선택

| 노인성 우울증에 약물 선택 요령 | |
|---|---|
| 에스시탈로프람<br>설트랄린<br>(데스)벤라팍신 | 반감기 상대적으로 짧고 약물 상호작용 적고<br>부작용 상대적으로 적고 효과 좋아서 선호됨<br>파록세틴은 항콜린 부작용 ···→ 인지기능 저하<br>플루옥세틴은 반감기 길고 2D6억제 ···→ 불면 등 부작용 증가 |
| 미르타자핀 | 체중증가 이점, 식욕증가 이점, 수면촉진 이점 |
| 노인에게 주요 부작용<br>관찰 포인트 | QT증가(심전도 측정), SIADH(전해질 수치 나트륨 측정–낙상 위험 증가), 위장 출혈,<br>약물 상호작용 |
| 아미트립틸린 (TCA) | 통증, 수면에는 이점이 있음<br>그러나 항콜린 부작용, 기립성 어지러움 등 때문에 노인주의 약물임 |
| 증폭요법 | 아리피프라졸, 쿠에티아핀, 리튬 |

# 노인 우울증 약물요법 주의사항[175]

- 우울증약의 효과가 젊은 사람 보다 더 늦게 시작됨 : 젊은 사람은 4~6주에 약효가 시작되지만, 노인의 경우 약효가 8주 이후부터 시작되곤 한다.(초반에 효과 없다고 투약을 임의로 중단 할 수 있으니 복약지도 잘 할 것)
- Continuation therapy(연장 투여) : 관해 후에도 재발을 방지하기 위해 6개월 이상 우울증약을 지속 투여해야 한다.
- Maintenance therapy(유지 투여) : 재발 위험이 높은 노인의 경우에는 관해 후에도 재발을 막기 위해 1~3년 이상 우울증약을 지속 투여한다.
- 치매 + 우울증 노인의 경우 특히 치매약+우울증약을 2년 이상 지속 투여한다.
- 다중질환이 많은 노인의 경우에 우울증 재발이 더 흔하다.

# 노인 우울증 예방법[176]

| 우울증으로 갈 가능성이 있는 경미한 증상의 노인 | • CBT, cognitive behavior therapy(인지 행동 치료)<br>• IPT, interpersonal psychotherapy(대인 관계 치료)<br>• problem solving therapy(문제 해결 치료)<br>• 건강한 식이 요법으로 교정(엽산, B6, B12, 오메가3 등)<br>• 건강한 생활 요법으로 교정(사회적 관계 활동, 낮에 운동 등) ⋯ 우울증 발병 확률 20% 이상 감소함 |
|---|---|
| 뇌졸중 후의 환자(신체장애) | • problem solving therapy(문제 해결 치료)<br>• 에스시탈로프람 5mg/day |
| 황반 변성 후의 환자(시력장애) | • 구조화된 단기개입 치료 |

※ 노인 우울증 예방 방법

  ⋯ 노인과 대화, 사회적 관계 활동, 식이 요법, 저용량 에스시탈로프람 등

---

175) University of Pittsburgh School of Medicine Professor of Psychiatry. CHARLES F. REYNOLDS III, M.D.

176) JAMA, 299(20), 2391. Archives of General Psychiatry, 64(8), 886–892. Psychiatric Services, 65(6), 765–773.

# 노인성 불안장애

## 노인의 불안장애의 특징

- 노인의 우울증 보다는 누적 연구 데이터가 적다.
- 노인의 불안증 + 우울증이 불안증만 있는 경우보다 3배정도 더 많다.(노인 우울증만 있는 사람보다 우울증 + 불안증이 동시에 있는 사람이 예후가 더 안 좋다)
- 노인의 불안장애 발병율은 범불안장애(1.2%), 특정공포증(3~5%), 공항장애(0.7%), 사회불안장애(2~5%), 강박장애(0.7%), 외상후스트레스장애(0.4%)로서 노인의 경우 범불안장애와 사회불안장애, 특정공포증이 많다.[177]
- 노인의 불안장애는 65세 이후에 발병한 경우는 드물고 대부분 젊었었을 때부터 있었던 불안증이 노인이 되어서도 지속적으로 있는 경우이다.
- 취약계층(위험인자)은 여성, 다중질환자, 이혼이나 사별하여 배우자가 없는 노인, 저학력자, 신체장애가 있는 노인, 신경질적인 경향이 있는 노인이다.

## 노인의 불안증 증상 :

- 일반적인 불안감 대신 ⋯▸ 건강 걱정 · 신체 증상 심함(건강 염려증, 통증 엄살)
- 신체증상으로 ⋯▸ 피로, 통증, 위장관 불편, 수면장애 등

## 노인의 불안증을 방치하면 :

- 뇌졸중, 혈관성 치매에 걸릴 위험 증가(스트레스 호르몬 ⋯▸ 혈압↑, 혈관 수축)
- 불안장애 약을 적절히 처방하여 건강 걱정을 덜하게 해야 함
- 벤조디아제핀 남용은 부작용이 많으므로 SSRI, SNRI를 우선적으로 선택함

---

177) Fundamentals of Geriatric Pharmacotherapy 2nd edition. ASHP. 2015

**인지행동치료(CBT)**는 젊은 사람보다 덜 효과적이나 여전히 가치가 있다.

- **불안장애 CBT :**

  호흡이완요법, 근육이완, 걱정하는 주제에 집중 제한, 특정 공포에 대한 점진적인 노출, 집단치료, 동기부여, 주기적인 관리가 필요함

# 노인 불안 선별검사 도구 geriatric anxiety inventory[178]

1. 과도한 걱정
2. 결정을 내리기 어려움
3. 안절부절
4. 안정을 찾기 어려움
5. 걱정 때문에 다른 일을 즐길 수 없음
6. 사소한 일들이 나를 괴롭힘
7. 위장 불편
8. 나 스스로를 걱정이 많은 사람이라고 생각
9. 사소한 일에도 걱정하지 않을 수 없음
10. 나는 종종 긴장/신경질적임을 느낌
11. 내 자신의 생각은 종종 나를 불안하게 만듦
12. 걱정 때문에 위장이 뒤집힘
13. 나는 내가 신경질적인 사람이라고 생각함
14. 나는 항상 최악의 상황이 일어날 거라고 생각
15. 나는 종종 내면이 흔들리는 것을 느낌
16. 내 걱정이 내 삶을 방해한다고 생각
17. 내 걱정은 종종 나를 압도함
18. 나는 종종 내 뱃속에 커다란 매듭을 느낌
19. 걱정이 너무 많아서 놓치는 일이 많음
20. 자주 속상함

---

178) *Journal of anxiety disorders* 28 8 (2014): 804–11.

# 치매 불안 측정척도(Rating Anxiety in Dementia, RAID)

(1) 신체적 건강에 대한 염려

(2) 인지능력에 대한 걱정(기억감소, 길 잃음, 대화를 따라가지 못함)

(3) 재정, 가족문제, 친지의 신체적 건강에 대한 염려

(4) 잘못된 믿음이나 지각으로 인한 걱정

(5) 쓸데없는 일에 대한 걱정(사소한 일에 반복적으로 신경이 쓰임)

(6) 두렵고 불안함

(7) 소음에 대한 민감성(과장되게 놀라는 반응)

(8) 수면장애

(9) 짜증이나 화를 잘냄

(10) 전율

(11) 운동성 긴장(두통, 신체통증)

(12) 가만히 있지 못함(안절부절못함, 가만히 앉아있지 못함, 왔다갔다 서성거림, 손을 꼼지락거림, 계속 옷을 고름)

(13) 피로함, 지침

(14) 가슴 두근거림

(15) 입이 마름, 조마조마함

(16) 과호흡, 숨가쁨

(17) 어지러움(기절할 것 같은 느낌)

(18) 진땀, 얼굴이 화끈거리거나 오싹한 느낌, 손발가락 저림 또는 무감각

(19) 공포증(군중 속에 있는 것, 집밖에 혼자 있는 것, 폐쇄된 공간에 있는 것, 특정동물에 대한 두려움)

(20) 공황발작(죽을 것 같은 두려움, 심장마비에 대한 불안)

# 부작용으로 불안증을 악화시킬 수 있는 약물

- 항정신병약(아리피프라졸, 지프라시돈, 할로페리돌 등)
- 부프로피온
- 카페인 고용량

- 테오필린
- 살부타몰(알부테롤 – 벤토린에보할러) 부적절하게 사용했을 경우
- 비충혈제거제(슈도에페드린 등)
- 마약(코카인, 메스암페타민, LSD 등)
- 레보티록신 – 정상 용량을 초과해서 복용 했을 경우
- 스테로이드
- 각성제, ADHD약(암페타민, 메틸페니데이트)

## 범불안장애와 정상적인 불안의 구별 (DSM-5)

| 범불안장애 | 정상적 불안 |
|---|---|
| 걱정 정도가 과도하고 정신사회적 기능을 현저하게 방해한다. | 정도가 과도하지 않고 처리할 수 있는 문제로 지각되며, 더 중요한 문제가 있을 때는 잠시 미뤄 놓을 수 있다 |
| 전반적으로 극심하고 고통을 주고, 기간이 길며, 유발 인자 없이 발생한다. 걱정하는 환경의 범위가 넓다. | 기간이 짧고 유발 인자가 있다 |
| 신체적 증상을 동반(안절부절 못함, 낭떠러지 끝에 서 있는 기분, 위장불편, 통증 등) | 신체 증상을 동반하는 경우가 적다 |

## 범불안장애 정의

| DSM 3, 4, 5 진단적 정의 | |
|---|---|
| DSM 3 | 불안으로 인한 자율신경계, 운동 신경계, 신체증상 발현<br>⋯▶ 범위가 너무 넓고 다른 정신과 질환에서 불안/초조는 포괄적으로 나타나는 증상임 |
| DSM 4, 5 | 핵심 증상: 과도한 걱정(미래에 경험하게 될 다양한 상황에 대해서 과도한 불안과 걱정을 나타냄), 자신을 통제하기 어렵고(사회적) 기능적인 장애를 초래함 |

## 범불안장애 DSM5 진단기준

A. 적어도 6개월 동안, 여러 사건들과 활동들(직장 또는 학교 수행과 같은)에 대한 과도한 불안과 걱정(우려하는 예상)이 나타난 날들이 그렇지 않은 날보다 더 많이 있음

B. 걱정을 통제하는 데 어려움이 있음을 알고 있음

C. 불안과 걱정은 다음 여섯 가지 증상들(지난 6개월 동안 적어도 몇몇 증상들이 나타난 날들이 안 나타난 날보다 더 많음) 중에서 3가지(또는 그 이상)와 연관됨(주: 아동의 경우 단지 한 가지 항목만 요구됨)

   1. 안절부절못함 또는 긴장되거나 신경이 곤두선 느낌

   2. 쉽게 피로해짐

   3. 주의집중 곤란이나 정신이 멍해지는 느낌

   4. 자극과민성

   5. 근육긴장

   6. 수면장애(잠이 들거나 잠자는 상태를 유지하기 어려움, 제대로 잠들지 못하고 불만족 스러운 수면)

D. 불안함, 걱정, 신체증상이 임상적으로 심각한 고통이나 사회적·직업적 또는 기타 중요한 영역의 기능에서 손상을 야기함

E. 장애는 물질
(예시: 약물남용, 약물치료)이나 다른 의학적 상태(예시: 갑상선기능 항진증)의 생리학적 영향에 기인하지 않음

F. 장애는 다른 정신장애
[예시: 공황장애에서 공황발작이 일어나는 것에 대한 불안이나 걱정, 사회불안 장애(사회 공포증)에서 부정적인 평가, 강박장애에서 오염이나 강박증, 분리불안 장애에서 애착 대상으로부터의 분리, 외상 후 스트레스 장애에서 정신적 외상적 사건들을 상기시키는 것, 거식증에서 살찌는 것, 신체증상 장애에서 신체적 통증, 신체변형장애에서 신체적 외모 결함, 질병 불안장애에서 심각한 질환이 있는 것, 정신분열증 또는 망상장애에서 망상적인 생각의 내용]에 의해 더 잘 설명되지 않음

## 범불안장애(GAD)에 허가된 처방약

| 에스시탈로프람(렉사프로) | 강박장애, 공황장애(PD), 범불안장애(GAD), 사회불안장애(사회공포증) |
|---|---|
| 파록세틴(세로자트, 팍실CR) | 강박장애, 공황장애(PD), 범불안장애(GAD), 외상후 스트레스장애(PTSD), 사회불안장애(사회공포증) |
| 둘록세틴(심발타) | 범불안장애(GAD), 신경통, 섬유근육통 |

| 벤라팍신(이팩사SR) | 공황장애(PD), 범불안장애(GAD), 사회불안장애(사회공포증) |
|---|---|
| 부스피론(부스파) | 범불안장애(GAD) |

# 범불안장애(GAD)에 허가되지 않은 처방약

| 시탈로프람 | 강박장애, 공황장애(PD), 범불안장애는 한국 식약처에서 승인되지 않았음 |
|---|---|
| 플루옥세틴(푸로작) | 강박장애, 신경성 식욕과항진증(폭식증), 월경전 불쾌장애 |
| 설트랄린(졸로푸트) | 강박장애, 공황장애(PD), 외상후 스트레스 장애(PTSD) |
| 플루복사민(듀미록스) | 강박장애 |
| 클로미프라민(그로민) | 강박장애, 공포상태, 수면발작과 관련된 급발작 |

# 에스시탈로프람

- SSRIs 중에서 부작용이 적고 상호작용도 없고 효과 좋은 약
- 고용량에서 QT 증가 나타날 수 있음(성인 20mg/day, 노인 10mg/day 이하로 복용)
- 대부분 체중증가 부작용이 나타나지 않으나 일부에게서 체중증가가 나타날 수 있음

# 파록세틴

- SSRIs 중에서 부작용이 많은 약
  - ▸ 항히스타민 작용(졸릴 수 있음)
  - ▸ 오히려 불면을 유발 10~20%
  - ▸ CYP450 약물 상호작용 가장 심함
  - ▸ 체중증가
  - ▸ 성기능 장애 가장 심함
  - ▸ 변비
  - ▸ 반감기 짧아서
  - ▸ 금단증상 쉽게 발현
  - ▸ 임산부 카테고리 D(다른 SSRIs는 카테고리 C임)

# 설트랄린

- 범불안장애에 허가 받은 약이 아니지만 임상적으로 처방함[179]
- 임상적으로 효과가 있음
- 부작용이 상대적으로 적음
- 1차 선택약으로서 부족하지 않음

## SSRI의 공통 부작용[180]

| | |
|---|---|
| 기본 주요 부작용 | 오심, 구토, 두통, 머리 띵, 어지러움 등 |
| 성기능 감소 | 남성 : 발기부전, 사정지연(무사정증)<br>여성 : 질 건조, 클리토리스 울혈(혈액 정체로 감도 감소)<br>남녀 모두 : 성적욕구 감소, 무오르가즘 |
| 위장 출혈 | NSAIDs와 동시 복용 시 7~9배 증가 |
| 낙상, 골절 위험 | SIADH 유발 ⋯→ 나트륨 농도 저하로 ⋯→ 어지러움 유발(노인의 경우 특히 조심)<br>SSRI는 뼈에서 골밀도를 약간 낮출 수 있는 부작용이 있음 |
| 자살생각 및 자살성향 증가 | 10대 ~ 20대 초반 여성 특히 주의<br>자살위험 증상(불안, 동요, 불면, 과민 등) 주의 깊게 관찰 필요 |

## 범불안장애 FDA허가 SNRIs[181]

| | |
|---|---|
| 둘록세틴(심발타) | • 유효 용량 : 60~120mg/day<br>• 범불안장애에 둘록세틴이 외국에서 선호되는 경향이 있음<br>• 신경통에도 유효함<br>• 일반 부작용 : 오심/구토, 어지러움, 구강건조, 피로, 졸림, 변비<br>• 주의 부작용 : 요저류, 항콜린작용, 간수치 모니터링 필요 |
| 벤라팍신(이팩사) | • 유효 용량 : 서방형제제 75~150mg/day<br>• 한국에서는 둘록세틴보다 벤라팍신이 선호됨<br>• 주의 부작용 : 혈압상승, 발한(식은땀) |

179) Hidalgo, R. B., Tupler, L. A., & Davidson, J. R. (2007). An effect-size analysis of pharmacologic treatments for generalized anxiety disorder. Journal of Psychopharmacology, 21(8), 864–872

180) Chan, C. H., (2017). Risk of First Onset Stroke in SSRI-Exposed Adult Subjects: Survival Analysis and Examination of Age and Time Effects. The Journal of clinical psychiatry, 78(8), e1006–e1012.

181) De Berardis, D., Serroni, N., Carano, A., Scali, M., Valchera, A., Campanella, D., ... & Ferro, F. M. (2008). The role of duloxetine in the treatment of anxiety disorders. Neuropsychiatric disease and treatment, 4(5), 929. Carter, N. J., & McCormack, P. L. (2009). Duloxetine. CNS drugs, 23(6), 523–541

# 부스피론(부스파)

- FDA approval: 1986(DSM-III)
- 벤조디아제핀과 다르게 오남용 위험이 없고 부작용이 적음
- 유효 용량 : 30mg/day
- 효과가 별로 없다라는 연구결과도 있음(효과가 상대적으로 약함)
- 심한 불안증에는 별다를 효과를 기대하기 어려움[182]
- 인지기능이나 정신증적 부작용이 거의 없음
- 성기능 부작용이 거의 없음
- 부작용 : 어지러움, 졸림, 두통, 오심, 흥분(신경증)
- 상호작용 : 약한 3A4 기질 약물임

# 히드록시진 (아디팜)

- 허가사항 :
  - ▶ 1. 수술 후, 신경증에서의 불안, 긴장, 초조
  - ▶ 2. 두드러기, 피부질환에 수반하는 가려움
  - ▶ 범불안장애에는 허가X
- 작용 기전 : H1차단, 5-HT2 차단
- 유효 용량 : 37.5~75 mg/day(보통 50 mg/day)
- 오남용 위험이 적음, 성기능 부작용이 거의 없음
- 다른 항불안제와 비교해도 동등한 수준의 항불안 효과가 나타남[183]
- 우울증이나 다른 불안증에 대한 영향이 거의 없음
- 보통 PRN으로 처방함(Onset: 15~30 min, Half-life: 3 hours, Duration: 4~6 hours)
- 주요 부작용 : 졸림

182) Kranzler, H. R., Burleson, J. A., Del Boca, F. K., Babor, T. F., Korner, P., Brown, J., & Bohn, M. J. (1994). Buspirone treatment of anxious alcoholics: a placebo-controlled trial. Archives of general psychiatry, 51(9), 720–731.

Abejuela, H. R., & Osser, D. N. (2016). The Psychopharmacology Algorithm Project at the Harvard South Shore Program: an algorithm for generalized anxiety disorder. Harvard review of psychiatry, 24(4), 243–256.

183) Biological Perspectives. Perspectives in psychiatric care, 49(1), 2–4.

Hydroxyzine for generalised anxiety disorder. Cochrane Database Syst Rev.

- 100 mg/day 초과시 QT증가 위험 있음

## 프레가발린, 가바펜틴[184]

| 프레가발린(리리카) | <ul><li>유럽, 남아프리카에서는 범불안장애에 허가 O</li><li>미국, 한국 등에서는 범불안장애에 허가 X</li><li>SSRI보다 효과가 빨리 나타나고 수면장애에도 좋음</li><li>용량에 비례하는 효과 – 300 mg/day 이상이 더 효과적임</li><li>노인에게 낙상, 졸림 부작용이 증가하므로 주의 필요</li></ul> |
|---|---|
| 가바펜틴(뉴론틴) | <ul><li>프레가발린 보다 가격이 저렴함</li><li>프레가발린과 화학구조상으로 비슷하고 효과도 비슷함</li><li>항불안제로서 오프라벨로 처방됨</li><li>범불안장애에 대한 근거 있는 임상 연구는 없음</li><li>오남용 우려는 있는 편임</li></ul> |

## 부프로피온(웰부트린)

- 부프로피온 150~300 mg/day과 에스시탈로프람 10~20 mg/day 비교 연구에서 HAM–A 점수 개선이 ⋯▶ 부프로피온이 열등하지 않았음[185]
- 설트랄린과 비교 연구에서 열등하지 않았음
- 부스피론보다 우수한 항불안 효과가 있었음
- 부프로피온은 도파민 자극성 효과가 있기 때문에 경우에 따라 불안이나 초조 증세를 악화시킬 우려도 있는 약임(그러나 환자의 증세에 따라 항불안제로서 효과가 있을 수 있음)

## 벤조디아제핀

- 불안증에 실제로 가장 많이 처방 나옴

184) A pooled analysis of four placebo–controlled trials. Pharmacopsychiatry, 40(04), 163–168.
    Pregabalin for the treatment of generalized anxiety disorder. Annals of Pharmacotherapy, 46(3), 424–429.
    Canadian Journal of Anesthesia/Journal canadien d'anesthésie, 60(5), 432–443.
185) A pilot controlled trial of bupropion XL versus escitalopram in generalized anxiety disorder. Psychopharmacology bulletin, 41(1), 46–51.
    Do bupropion SR and sertraline differ in their effects on anxiety in depressed patients? The Journal of clinical psychiatry, 62(10), 776–781.

- 범불안장애에 FDA 승인된 약은 알프라졸람
- 오프라벨로 쓰는 약은 : 클로나제팜(리보트릴), 로라제팜, 디아제팜
- 벤조디아제핀은 매우 빠르게 약효가 나옴(약효가 늦은 SSRI + 약효 빠른 벤조 같이 처방)
- 벤조디아제핀은 신체적 불안 증상과 정신증적 증상을 효과적으로 완화 시킴
- 벤조디아제핀은 부작용 때문에 1차 선택약이 아님
  - ▹ 진정, 졸림
  - ▹ 인지장애(장기 투여 시 더 문제)
  - ▹ 낙상 위험 증가
  - ▹ 자동차 사고 위험 증가
  - ▹ 내성, 의존성 발생
  - ▹ 금단증상 발생
  - ▹ 호흡 억제 위험(수면 무호흡증 환자에게 위험한 약임)
  - ▹ 마약류중독으로 인한 불안증 환자에게는 투여 금기임

## 범불안장애 처방 알고리즘

- 에스시탈로프람, 파록세틴, 둘록세틴, 벤라팍신, 부스피론 중에 1가지를 1차 선택약으로 선택해 보고 ⋯→ 1차 선택약에 만족스러운 효과를 보이는 경우 1가지 약물만으로 투약 유지
- 에스시탈로프람, 파록세틴, 둘록세틴, 벤라팍신, 부스피론 중에 1가지를 1차 선택약으로 선택해 보고 ⋯→ 1차 선택약에 부분적으로만 반응을 보이는 경우 ⋯→ 증폭 치료로 약효를 추가하기 위해 히드록시진, 프레가발린, 벤조디아제핀 등을 추가하기도 함
- 1차 선택약에 부분 반응도 없고 효과가 없다고 판단되는 경우 ⋯→ 설트랄린 포함 다른 SSRI로 교체 해보고 ⋯→ 필요 시 부스피론, 히드록시진, 프레가발린, 벤조디아제핀, 부프로피온, 벤라팍신, 둘록세틴 등을 증폭치료제로서 추가함

# 노인성 수면장애

## 수면장애 DSM5 진단기준

A. 환자는 수면의 시간과 질에 대해 두드러지게 불만이 있으며, 아래 증상 중 한 개 이상의 불평을 호소한다.

　1. 잠자리에 누웠는데도 잠들기 어려움(insomnia, early)

　2. 수면 유지의 어려움, 수면 중에 자주 깨서 다시 잠을 취하기 어려움(insomnia, middle)

　3. 아침에 너무 일찍 깨서 다시 잠들기 어려움(insomnia, late)

B. 수면장애는 심각한 심리적 불편감을 초래했거나 낮 시간 동안 아래의 증상 중 적어도 한 가지를 호소하며 이 증상(들)으로 인해 사회적ㆍ직업적 기능에 두드러진 지장이 있을 때이다.

　1. 피로 혹은 저조한 에너지

　2. 낮 시간 동안 졸림

　3. 인지적 장애(예 : 각성, 집중, 기억)

　4. 부정적 기분(예 : 과민성 혹은 우울한 기분)

　5. 행동 장애(예 : 과다 활동, 충동성, 과격한 행동)

　6. 직장 혹은 학교 활동에 지장

　7. 대인관계 혹은 사회 활동에 지장

　8. 간병인 혹은 가족에 부정적인 효과(예 : 피로, 졸림)

C. 수면장애는 일주일에 적어도 3일 이상 일어난다.

D. 수면장애는 3달 이상 지속된다.

E. 수면장애는 나이에 적당한 환경과 잠을 잘 수 있는 기회가 충분한데도 불구하고 지속된다.

F. 불면증 증상이 다른 수면장애로 설명이 되지 않으며, 다른 수면장애(기면증, 폐쇄성 수면 무호흡증, 일주기 장애, 사건 수면)가 나타날 때에만 증상이 생기지 않아야 한다.

G. 불면증 증상은 타 약물의 생리적 효과로 설명되지 않는다.

H. 공존하는 정신 및 신체 질환은 불면증 주 호소를 충분히 설명하지 못한다.

공존 질환 명시

1. 정신 질환

2. 신체 질환

3. 다른 수면장애

하위 분류

1. 삽화성(episodic) : 증상이 적어도 1달 이상, 3달 미만으로 지속

2. 만성(persistent) : 증상이 3달 이상 지속

3. 반복성(recurrent) : 1년 안에 불면증 삽화가 두 번 이상 나타남

※ 아급성 불면증(증상이 3달 이하로 지속되지만 빈도, 강도, 스트레스와 기능 저하에 대한 모든 기준에 해당)은 기타 명시된 불면장애로 진단.


## 수면장애의 가능한 원인

- 원인 없는 본태성(뚜렷한 원인을 모름)
- 부작용으로 불면증을 유발하는 약 때문
- 알코올, 카페인 때문
- 서카르디안 리듬 변화(일주기 리듬)
- 수면위생 불량
- 퇴행성 뇌질환(치매, 파킨슨병) ···▶ 뇌세포 손상 ···▶ 일주기 리듬 손상
- REM 수면장애(렘수면행동장애)
- 코골이, 수면무호흡증 때문
- 하지 불안 증후군 때문
- 울혈성 심부전 때문
- 신경통, 관절통 등 각종 통증 때문
- COPD, 기침 때문


## 부작용으로 불면증을 유발할 수 있는 약물

- 벤라팍신, 플루옥세틴, 부프로피온
- 카르비도파/레보도파

- 비충혈제거제(슈도에페드린 등)
- 테오필린
- 각성제(카페인, 모다피닐, ADHD약 등)
- 베타차단제
- 클로니딘
- 스테로이드
- 시메티딘
- 자극성 변비약(센나엽 등)
- 페니토인

## 불면증 증상 별 가능한 진단

| 증상 | 가능한 진단 |
|---|---|
| 잠들기 어려움 | • 수면위상지연증후군(Delayed sleep phase disorder)–일주기 리듬 장애<br>• 하지 불안 증후군<br>• 불안증 |
| 수면 유지의 어려움 | • 수면무호흡증<br>• 야뇨증<br>• 통증(신경통, 관절염 등) |
| 아침에 너무 일찍 깸 | • 전진수면위상증후군(Advanced sleep phase disorder) – 일주기 리듬 장애<br>• 우울증 |
| 잠을 잔 것 같지 않은 수면 | • 섬유근육통(Fibromyalgia)<br>• 정신과적 질환<br>• 약물 부작용으로 인한 것 |

## 노화에 따른 수면 패턴 변화[186]

- 잠드는데 더 오랜 시간이 걸림(깨어있는 상태에서 stage1 수면으로 전환 시간 증가)
- 전반적인 수면 효율이 감소함(Stage 3 감소, REM sleep 감소)
- 밤에 깨어있는 시간이 증가함
- 새벽에 일찍 일어나는 경향이 있음

186) Perspectives on Psychological Science,10(1), 97 – 137
    Sleep medicine,10(9), 952–960. Perspectives on Psychological Science,10(1), 97 – 137

- 낮잠이 증가하는 경향이 있음

## 수면 패턴 불량 위험인자[187]

- 수면 위생(규칙적인 생활패턴)이 불량한 남자
- 젊었을 때 불면증이 있던 경우
- 정신과 질환이 있거나 정신과 약을 복용하고 있는 경우
- 사회적 지위가 낮거나 경제력이 부족한 경우
- 거주지 환경이 안전 하거나 쾌적하지 못한 경우
- 다약제 복용자의 경우

## 불면증이 건강에 끼치는 영향[188]

- 기억력과 집중력에 안 좋은 영향
- 문제 해결과 집행능력에 안 좋은 영향
- 낙상 위험 증가
- 심혈관 질환 위험 증가
- 당뇨에 안 좋은 영향

## 수면 패턴을 개선시키는 생활습관[189]

- 낮에 운동을 한다. 낮에 외출을 한다.
- 매일 규칙적인 일과를 따라서 생활한다.(정해진 시간에 일어나고 식사하고 정해진 시간에 잔다)
- 잠자리 환경을 쾌적하게 한다.(소음, 방의 온도 등)
- 침대는 오로지 잠자리 용도로만 사용한다.(침대에서 TV, 책, 스마트폰 등을 보지 않도록 한다)

187) Archives of general psychiatry,42(3), 225-232.
188) Archives of internal medicine,171(10), 887-895. Management of Treatment-Resistant Major Psychiatric Disorders, 285.
189) Archives of internal medicine,171(10), 887-895. Management of Treatment-Resistant Major Psychiatric Disorders, 285.

# 수면 패턴을 악화시키는 생활습관

- **음주(술) :**
  - 알코올 혈중 농도가 높을 때는 졸릴 수 있으나 알코올 혈중 농도가 감소하면 금단증상이 나타나면서 불면을 유발 할 수 있다.(술을 마시고 잠이 들면 혈중 농도가 높은 입면 초반에는 잠이 빨리 들 수 있으나 알코올이 REM 수면도 줄이고 Stage 3 수면도 감소시켜서 전반적인 수면효율을 감소시킬 뿐만 아니라 새벽에 혈중 알코올 농도가 내려가면서 급성 금단증상으로 불면을 유발하면서 새벽에 일찍 깨게 할 수 있다)
  - 알코올이 이뇨작용으로 새벽에 야뇨를 촉진하여 잠에서 깨게 한다.
  - 알코올은 코골이나 수면무호흡증을 악화 시킨다.

- **커피(카페인) :**
  - 카페인 각성 효과가 최대 10시간 까지 지속될 수 있다.

# 불면증을 위한 인지행동치료 CBT-I

| 치료 항목 | 설명 |
|---|---|
| 수면 교육<br>(Sleep Education) | 수면의 기본적인 구조(수면 1~3단계, REM 수면)에 대한 설명과 수면이 이루어지는 두 개의 과정(수면 욕구와 생체리듬의 원리)에 대해 설명한다. |
| 수면 위생<br>(Sleep Hygiene) | 더욱 효과적인 수면을 위해 따라야 할 규칙을 몇 가지 소개한다.<br>예를 들어, 잠자리에 들기 전 과도한 알코올·흡연·운동 금지, 잠자기 6시간 전 카페인 섭취 피하기, 낮잠 제한 등. |
| 자극 조절<br>(Stimulus Control) | 침대와 수면에 대한 연상을 재학습하기 위해 규칙을 제시한다.<br>예를 들어, 졸릴 때에만 잠자리에 들기, 잠이 오지 않으면 침대에서 나오기, 침대에서는 잠자는 것과 성관계 이외에는 다른 활동 피하기 등. |
| 수면 제한<br>(Sleep Restriction) | 수면 효율성(실제 잠자는 시간/침대에 있는 시간)을 높이기 위해 침대에 있는 시간을 제한한다.<br>수면 효율성이 85% 이상이 될 수 있도록 침대에서 보내는 시간을 조절한다. |
| 이완 요법<br>(Relaxation Techniques) | 신체적 긴장을 낮추기 위한 근육 이완 요법, 호흡 요법, 혹은 심상 요법을 배운다. |
| 인지 요법<br>(Cognitive Therapy) | 수면에 대해 갖고 있는 부정적이거나 잘못된 생각을 수정한다.<br>예를 들어, 꼭 8시간을 자야지만 이상적인 숙면을 취한다고 생각하는 환자에게 수면 일지를 작성하게 하여 총수면 시간과 낮 동안의 에너지는 무관하다는 증거를 수집하여 부정적인 인지를 수정하고 대안 사고를 유도한다. |

| | |
|---|---|
| 광 치료<br>(Light Therapy) | 모든 환자에게 적용이 되지 않고, 특히 저녁형 성향이 강한 내담자, 혹은 우울증 증상이 있는 환자에게 적용하면 효과적이다.<br>기상 후 15분 이내로 45분 동안 광 치료기기를 사용하거나 야외에서 햇볕을 쬔다. |

- **수면 위생(Sleep Hygiene)**
  - ▸ 약물 부작용으로 숙면에 영향을 주는 약물을 체크한다.
  - ▸ 잠자는 방에 잠자기 좋은 환경을 만들어준다.
  - ▸ 오후에는 술, 커피, 담배를 끊거나 줄인다.
  - ▸ 저녁에는 많은 음료를 마시지 않는다.
  - ▸ 기상시간과 수면시간을 일정하게 정해서 규칙적인 생활을 한다.
  - ▸ 낮잠은 하루 1회 이하, 총 30분 이내로 제한한다.
  - ▸ 오후나 이른 저녁에 야외활동을 한다. 햇볕을 쬐고 선글라스는 착용하지 말아야 한다.
  - ▸ 잠자기 직전에 편안하고 이완적(운동)인 활동을 한다.
  - ▸ 일주일에 3~4번 운동한다.(단 잠자기 직전에는 격렬한 운동하지 않는다)

- **자극 조절(Stimulus Control)**
  - ▸ 졸릴 때만 침대에 눕는다
  - ▸ 20분 내로 잠들지 못하면 침대에서 나온다. 가능하면 잠자는 방에서 나온다.
  - ▸ 침대에서 나오면 조용하고 이완적인 활동을 한다.
  - ▸ 다시 침대로 갈 때는 졸릴 때만 간다.
  - ▸ 다시 침대로 가서 20분 내로 잠을 못 자면 다시 침대에서 나온다.
  - ▸ 다시 조용한 활동(행동)을 반복한다.
  - ▸ 아침에는 정해진 시간에 무조건 기상한다.(잠을 충분히 못 잔 경우에도 마찬가지이다)
  - ▸ 낮잠을 반드시 피하려고 노력한다.

- **수면 제한(Sleep Restriction)**
  - ▸ 환자 스스로 평소 평균 수면시간을 계산해 본다.
  - ▸ 잠자러 가는 시간 = 정해진 아침 기상시간 − 평균 수면시간
  - ▸ 평균 수면시간(수면 시작 시간) + 15분 정도만 침대에 누워있는 시간으로 한정시킨다.
  - ▸ 아침에는 반드시 정해진 시간에 무조건 기상해야 한다.
  - ▸ 낮잠을 아주 엄격하게 확실히 없앤다. 낮잠 무조건 금지

▶ 잠자기 성공 효율이 80~85%에 도달하면 잠자러 가는 시간에서 15분 먼저 일찍 자러 가도 좋다.

▶ 잠자는 총 시간이 8시간에 도달할 때 까지 이와 같은 과정을 반복한다.

- **인지 요법**(Cognitive Therapy)[190]

  ▶ 하루에 꼭 8시간은 자야 낮 동안 기능을 할 수 있다?

  ▶ 사람이 하룻밤 동안 자는 잠은 평균 7~8시간이지만 매번 8시간 잠을 잘 잘 수 있는 것은 아니다. 또한 사람마다 잠자는 시간이 차이가 있기 때문에 본인에게 알맞은 시간을 알아보는 것이 중요하다. 그 잣대는 낮 시간 동안 피곤함 및 졸림을 느끼는지가 되어야 하고, 잠을 적게 자도 낮 시간 동안 지장이 없으면 괜찮은 것이다. 잘못된 수면습관과 잠에 대한 집착 또는 불안으로부터 자유로워지면서 본인이 잘 수 있는 양의 잠을 자연스럽게 자는 것이 중요하다. 또한 수면은 기분을 따라가는 경우도 많다

  ▶ 하룻밤에 몇 번씩 깨서 다시 빨리 잠 들지만, 나에게 악영향을 미치는 것 같다?

  ▶ 밤중에 몇 번씩 깨는 것은 정상적인 수면의 일부분이다. 기억은 하지 못하지만 우리가 정상적으로 밤마다 깨는 횟수는 평균 12번이다.

  ▶ 불면증은 타고난 것이므로 통제가 불가능하다?

  ▶ 모든 사람은 소인적인 요인을 어느 정도 타고나긴 하지만, 소인적인 요인만으로는 불면증에 걸리지 않는다. 불면증을 유발하고 지속시키는 요인은 흔하게 행동적 · 인지적 요인으로 스스로 통제할 수 있다.

  ▶ 잠을 잘 못 자면 다음 날 일을 제대로 할 수 없다?

  ▶ 밤에 취하는 수면과 다음 날 낮 기능과는 일대일의 관계가 아니다. 밤에 잠을 잘 잤어도 다음 날 본인을 피곤하게 할 수 있는 요인들이 많다. 예를 들면, 현재 복용하는 다른 약물의 부작용, 카페인 리바운드, 우울증, 식습관, 통증, 과도한 운동, 비만, 염증 등이 있을 수 있다. 그렇기 때문에 낮에 피곤한 걸 가지고 너무 수면장애 탓으로만 돌리는 것은 바람직하지 않다.

  ▶ 어젯밤에 잠을 잘 못 잤으니 오늘은 낮잠(또는 늦잠)을 자야 제대로 생활할 수 있다?

  ▶ 수면의 질이 수면의 양보다 더 중요하다. 더불어 침대에서 더 오랜 시간을 지내면 수면 욕구와 생체리듬을 방해하기 때문에 우울증에 걸릴 확률이 증가할 수 있다.

---

190) 사례를 통해 배우는 불면증을 위한 인지행동치료. 저자 서수연. 시그마프레스 출판

▶ 나이가 들면 불면증에 걸리는 것이 당연한 것이다?

▶ 나이가 들수록 더 자주 깨는 것은 사실이지만 모든 노인이 불면증이 있는 것은 아니다. 나이가 들수록 불면증을 예방할 수 있는 방법은 여러 가지가 있다.

## 불면증에 쓰이는 처방약

| | |
|---|---|
| 졸피뎀<br>에스졸피클론 | 자기 직전 ~ 10분전 반 알 복용(약 먹고 돌아다니면 낙상 위험)<br>(에스졸피클론 : 처방일수 제한 없음, 저용량은 중간에 잘 깸) |
| 트리아졸람 | 자기 직전 ~ 10분전 복용(졸피뎀 보다 부작용 쎈 약) |
| 벤조디아제핀 | 리보트릴, 데파스, 알프람, 아티반, 달마돔 등 각각 부수적인 특성이 약간씩 다름 |
| 멜라토닌(서카딘 서방정) | 잠자기 2시간 전에 복용, 효과 약함, 시차적응에는 좋음(일주기 리듬 교정) |
| 트라조돈(트리티코) | 정신과 전문의가 25mg 자기 전에 다른 약과 병용해서 처방함<br>우울증 or 초조(agitation) 증상이 있는 경우 좋음 (불면을 야기하는 5HT2A 억제) |
| 미르타자핀(레메론) | 불면증 + 체중 감소 + 우울증이 모두 있는 경우에 좋음(불면을 야기하는 5HT2A 억제) |
| 쿠에티아핀(쎄로켈)<br>올란자핀(자이프렉사) | 치매, 망상이나 정신증적 증세 + 불면증이 있는 경우에 좋음 |
| 독세핀(사일레노) | 잠자기 30분 전에 복용, 항콜린 부작용으로 노인에게 추천 X |
| 수보렉산트(벨솜라) | 오렉신 수용체 차단제(수면 이상 행동, 수면 마비, 기억상실 위험이 높음) |
| 잠이 들게 하는 약[191]<br>(수면 유도) | 졸피뎀, 에스졸피클론, 트리아졸람(할시온)<br>클로나제팜(리보트릴), 라멜테온, 멜라토닌 서방정 |
| 수면을 유지시켜주는 약 | 졸피뎀, 졸피뎀 CR, 에스졸피클론, 플루라제팜(달마돔)<br>독세핀, 트라조돈, 멜라토닌 서방정, 수보렉산트 |

## 졸피뎀, 에스졸피클론

- 벤조디아제핀-1(BZ1) 수용체 선택적 효능제로서 GABA-A의 활성도를 높인다. BZ2 수용체보다 BZ1 수용체에 선택성이 높기 때문에 항불안 작용, 근육 이완 작용, 항경련 작용이 거의 없다. 염소이온 전도 증가, 탈분극, 활동전위 억제, 뉴런 흥분성 억제 등으로 수면 진정작용을 나타낸다.

- 벤조디아제핀과 부작용이 유사하다.-설사, 어지러움, 졸림, 붕 뜨는 머리, 운동실조, 피부에 바늘로 찌르는 느낌, 기억상실, 수면 중 이상행동

191) J Sleep Med. 2016;13(1):1-7

- 노인에게 낙상 위험이 있다.
- 노인은 잠자기 바로 직전에 반 알(5mg)만 복용하는 편이 좋다.
- 잠자기 직전 지방이 있는 음식이나 다량의 음식을 먹으면 졸피뎀의 효과가 늦게 나타나고 총 흡수량도 감소하며 불면증 자체에도 좋지 않다. 따라서 자기 전에 빈속에 복용하라고 복약지도하고 밤늦게 음식을 먹지 마시라고 복약지도도 한다.
- 졸피뎀의 가장 흔한 부작용은 설사이다.
- 드물게 나타나는 부작용은 수면 중 이상행동이다.−자다가 일어나서 음식 준비, 걸어 다니기, 전화 등을 하고 다음날 기억을 못함
- 악몽이나 비정상적으로 생생한 꿈이 가능하다.
- 장기간 복용하면 효과도 떨어지고 부작용이 증가한다.
- 일주일에 3~6일만 먹어라 라는 식으로 가능하면 줄여야 한다.
  - ▹ 졸피뎀 속효성 제제: 잠들기 쉽게 하고 중간에 잘 안 깨어나게 하는 약
  - ▹ 졸피뎀 서방형 제제: 중간에 더 잘 안 깨어나게 하는 약(잠들기 쉽게 하는 기능은 떨어짐)
- 에스졸피클론은 6개월까지 장기적으로 사용해도 좋다고 FDA 허가가 나와 있는 약이다
  - ▹ 에스졸피클론: 노인은 1mg, 성인은 2mg 복용
  - ▹ 에스졸피클론 1mg: 잠들기용, 2mg: 잠을 유지 하기용, 3mg: 잠을 더 오래 유지 하기용
  - ▹ 에스졸피클론 흔한 부작용: 불쾌한 입맛, 구강 건조

## 졸피뎀 수면제 복약지도(Medication Guide)

- **제일 중요한 사항**
  - ▹ 처방 보다 많이 드시면 안 돼요(반 알 처방인데 1알 드시면 안 돼요).
  - ▹ 복용 후 7~8시간 내에 기상하여 활동을 해야 한다면 드시지 마세요.(잠이 덜 깨어 어지럽습니다.)
  - ▹ 잠자기 바로 직전에 복용하세요.

- **매우 드물지만 다음의 비정상적인 부작용이 보고되었습니다.**
  - ▹ 잠자다가 일어나서 수면운전, 음식준비, 전화 걸기 등을 하고 다음날 기억을 못함(졸피뎀을 과량 복용했거나 술을 먹었거나 다른 졸음 유발 약을 먹었을 경우 더 잘 발생하므로 이런 경우는 졸피뎀을 먹지 마세요).

- **이 약을 먹지 말아야 할 사람은?**
  - ▸ 18세 이하의 청소년.
  - ▸ 과거에 졸피뎀으로 피부 발진, 얼굴이나 목이 부음 등의 알레르기가 있던 경우.
  - ▸ 처방 받은 본인 외에 다른 사람에게 주어서는 안 됩니다(가족이나 친구 등도 안 됨).

- **이 약의 부작용과 주의사항**
  - ▸ 대표적 부작용은 어지러움, 졸림, 몽롱함.
  - ▸ 간혹 기억력 감소, 기분변화나 자살성향이 증가된다는 보고가 있으니 이런 증상이 나타나면 의사와 상의하세요.
  - ▸ 7~14일간 복용을 하여도 불면증이 나아지지 않으면 다른 질환을 검사 받아야 합니다.
  - ▸ 다른 처방약들을 비롯한 많은 의약품과 약물상호작용이 있으므로 의사, 약사에게 복용하는 약을 알려주세요.
  - ▸ 약을 자주 먹다가 중단하면 잠자기 어려움, 불안, 긴장, 두통 등의 금단 증상이 나타날 수 있습니다.
  - ▸ 빈속에 먹어야 하는데 음식을 먹은 상태에서 졸피뎀을 먹으면 약효가 약해지고 잠도 늦게 옵니다.
  - ▸ 그밖에 주의사항은 의사, 약사에게 상담하세요.

## 트리아졸람(졸민) vs 졸피뎀 복약지도

- **졸피뎀과 동일한 주요 주의 사항**
  - ▸ 잠자다가 일어나서 수면운전, 음식준비, 전화 걸기 등을 하고 다음날 기억을 못할 수도 있어요.(술이나 다른 졸린 약을 같이 먹었을 경우 더 잘 나타납니다).
  - ▸ 복용 후 7~8시간 내에 기상하여 활동을 해야 한다면 드시지 마세요(잠이 덜 깨어 어지럽습니다).
  - ▸ 잠자기 바로 직전에 복용하시고 처방보다 많이 드시면 안 됩니다.

- **졸피뎀과 DUR 금기사항 비교**
  - ▸ 투여기간 주의: 졸피뎀은 28일이지만 트리아졸람은 21일입니다. 트리아졸람 연속 사용 최대 권장일은 보통 7~10일로 졸피뎀 보다 더 단기간으로 사용하는 약입니다.

▶ 임부금기: 졸피뎀은 임부금기가 없지만 트리아졸람은 1등급 금기로 임산부는 먹지 않습니다.

▶ 병용금기: 졸피뎀은 병용금기가 없지만 트리아졸람은 이트라코나졸, 케토코나졸, 플루코나졸 같은 무좀약이나 에리스로마이신 같은 항생제와 금기이고 이러한 약들이 트리아졸람의 부작용을 심하게 합니다.

▶ 연령금기: 졸피뎀은 18세 미만 금기인데 트리아졸람은 금기가 없습니다.

- **졸피뎀과 다른 주요 부작용**

  ▶ 해외여행 같은 수면시간 변경 목적으로 사용 시 여행자 기억상실 위험이 트리아졸람에서 보고되었습니다. 기상 후 몇 시간 동안 기억이 상실되고 이 시간에 평소와 다른 행동이 나타나곤 합니다.

  ▶ 대표적 부작용인 졸림, 두통, 어지러움은 졸피뎀과 동일하나 트리아졸람은 쓰러질 것 같은 느낌, 바늘로 찌르는 느낌, 집중력 저하가 더 보고되었습니다.

  ▶ 졸피뎀으로 효과가 없는 경우 트리아졸람이 더 적합하기도 하나 도취감(euphoria), 환각 같은 부작용이 트리아졸람에서 더 심합니다.

# 벤조디아제핀

- 뇌의 후시냅스 GABA 뉴런의 벤조디아제핀 수용체에 결합한다. 신경세포막의 염소 이온 투과성을 증가시켜 억제성 신경인 GABA를 활성화 시킨다. 결과적으로 CNS를 억제한다.
- 반감기가 짧은 약물이 수면제로 사용된다.
- 로라제팜, 옥사제팜, 테마제팜은 글루크로나이드 포합으로 대사되어 약물 상호작용이 적어서 노인에게 좋다.( LOT )
- 노인에게 낙상 위험이 크다.
- 어지러움, 혼란, 졸음 부작용이 흔하다.
- 부작용: 오심, 구토, 호흡곤란, 졸음, 어지러움, 기억력 감소, 낙상 위험 증가, 전향성 기억상실(전향성 기억상실이란 벤조디아제핀을 수면제로 먹고 다음날 아침에 깨어나서 오전 일을 나중에 기억하지 못하는 현상이다.)
- 드물게 나타나는 부작용은 수면 중 이상행동이다.—자다가 일어나서 음식 준비, 걸어 다니기, 전화 등을 하고 다음날 기억을 못함
- 바늘로 찌르는 듯 한 통증 부작용이 나타나기도 한다.

- 장기간 복용하면 효과도 떨어지고 부작용이 증가한다.
- 7~10일 연속 복용하면 의존성이 생길 수 있다.

## 벤조디아제핀 반감기 및 역가 비교

|  | 반감기 (평균) | 동일 역가 |
|---|---|---|
| 트리아졸람(졸민) | 1.5~5(2시간) | 0.25mg |
| 에티졸람(데파스) | 4~8(3.5시간) | 0.5mg |
| 알프라졸람(자낙스) | 12~15(11시간) | 0.5mg |
| 클로티아제팜(리제) | 6.5~18 시간 | 5mg |
| 로라제팜(아티반) | 10~20(15시간) | 1mg |
| 브로마제팜 | 11~22(17시간) | 3mg |
| 플루니트라제팜(라제팜) | 13~36 시간 | 1mg |
| 클로나제팜(리보트릴) | 18~50 시간 | 0.25mg |
| 디아제팜(바리움) | 20~100(43시간) | 5mg |
| 플루라제팜(달마돔) | 40~100(74시간) | 15mg |

## 벤조디아제핀 특징 비교

|  | 수면, 진정 | 신체적 불안 | 정신적 불안 | 항경련 효과 | 근육 이완 |
|---|---|---|---|---|---|
| 졸피뎀 10mg | *** | * | * | * | * |
| 트리아졸람 0.25mg | *** | *** | ** | * | * |
| 알프라졸람 0.5mg | ** | **** | **** | ** | * |
| 로라제팜 1mg | ** | **** | *** | * | * |
| 브로마제팜 3mg | ** | **** | ** | ** | ** |
| 플루니트라제팜 1mg | ***** | * | ** | ** | * |
| 클로나제팜 0.5mg | *** | * | * | **** | * |
| 디아제팜 5mg | ** | *** | **** | *** | **** |
| 플루라제팜 15mg | ** | * | * | * | * |

|  | 임상적 특징 |
|---|---|
| 졸피뎀 10(스틸녹스) | 1차 선택 수면제(잠이 들게 하는 약) |

| 트리아졸람 0.25(졸민) | 2차 선택 수면제(잠이 들게 하는 약) |
|---|---|
| 알프라졸람 0.5(자낙스) | 속효성 안정제(불안, 긴장, 우울, 수면장애) |
| 로라제팜 1(아티반) | 상호작용 없는 노인용 안정제 |
| 브로마제팜 3 | 디아제팜과 비슷하지만 강도가 약하고 반감기도 짧아서 디아제팜 대용으로 좋음 |
| 플루니트라제팜 1(라제팜) | 정신과 전문의만 처방하는 초강력 수면제 |
| 클로나제팜 0.5(리보트릴) | 렘수면행동장애(악몽, 소리지름) 수면제, 구강 작열감 등에 국소진통 치과 가글<br>간질, 발작, 공황장애에도 쓰임 |
| 디아제팜 5(바리움) | 수면, 진정, 신체적 불안, 정신적 불안, 항경련, 근육이완(반감기가 길어서 노인주의<br>주요 약물임) |
| 플루라제팜 15(달마돔) | 밤에 자주 깨거나 새벽에 잠이 깨는 불면증에 쓰임 |

# 트라조돈

- 뇌에서 H1, 알파1 수용체를 차단한다. 5-HT 전시냅스에서 세로토닌 재흡수를 차단한다. 항우울효과를 나타내는 5HT1A 효능, 불면을 야기하는 5HT2A 억제
- 저용량이 오프라벨로 노인의 불면증에 사용된다(25~50mg)
- 노인 우울증이나 치매 환자의 야간 초조/동요 증상(Sundowning) 완화에 흔히 처방한다.
- 기립성 저혈압,(고용량에서) 지속발기증 부작용이 가능하다.
- 졸피뎀이나 항콜린성 수면제보다 노인에게 부작용이 적다고 간주되고 있다.
- 수면 패턴에 대한 부정적 영향이 적다.

# 항히스타민제

- 독시라민, 디펜히드라민은 일반의약품으로 판매된다.
- 잠자기 30분 전 1알 복용
- 노인에게는 추천하지 않는다.
- 항콜린성 부작용이 우려된다. 변비, 요저류, 안구건조, 구강건조, 혼란 등

# 멜라토닌 서방정

- 천연 호르몬성 물질이기 때문에 부작용이 적다고 간주된다.

- 부작용: 어지러움(아침에 어지러움), 위장 장애, 두통(아침에 두통), 낮에 졸림 등
- 임상적으로 효과가 강하지 못하나 노인들은 멜라토닌 수치가 감소되어 있으므로 도움이 될 수 있다.
- 잠자기 1~3시간 전(보통 2시간 전)에 먹는다.
- 졸피뎀이나 항콜린성 수면제보다 효과가 약하다.
- 젊은 사람의 경우 해외여행 시 시차적응에 효과가 좋고 주야 교대근무 시 일주기리듬 교정에 좋다.

## 수보렉산트 (벨솜라)

- 오렉신 수용체 차단제 : 각성을 촉진하는 오렉신(orexin) 신경전달물질을 차단하여 수면 촉진
- 미국에서 향정신성 의약품임(C-IV)
- 잠자기 전 10~20mg 복용(7시간 수면 시간 확보 필요)
- 중등도 3A4 억제제와 동시 복용 시 반으로 용량 감량 필요
- 강력 3A4 억제제와는 동시 복용 금기
- 금기 : 기면증
- 경고 : 비정상적인 생각이나 행동, 우울증 악화, 자살생각, 수면 마비(가위눌림), 수면 중 이상 행동(몽유병)
- 부작용 : 나른함, 졸림, 두통, 어지러움, 비정상적인 꿈

## 실제 처방전 리뷰 (72세 여성 노인)

| 처방 의약품의 명칭 | 1 회 투약량 | 1 일 투여 횟수 | 총 투약 일수 | |
|---|---|---|---|---|
| 미르탁스정15mg [1정] (1정) | 0.50 | 1 | 28 | 취침전 복용 |
| 스틸녹스정10mg (1정) | 1.00 | 1 | 28 | 취침전 복용 |

| 미르타자핀 | 수면 촉진 + 우울증 완화 + 식욕 촉진(체중증가) |
|---|---|
| 졸피뎀 | 속효성 수면제 |

# 노인의 물질사용장애 (알코올 사용장애)

## 물질사용장애 용어 정리

| | |
|---|---|
| 물질(substance) | 뇌에 영향을 미쳐 의식이나 마음상태를 변화시켜는 것(마약, 알코올 등) |
| 중독 | DSM-5, 물질관련장애와 물질사용장애가 정식 명칭 |
| 중독질환 | 자꾸 사용하고 싶은 충동 및 갈망(의존성)과 사용할 때마다 양을 늘리지 않으면 효과가 없으며(내성), 사용을 중지하면 온몸에 견디기 힘든 이상(금단증상)을 일으키며, 인격퇴행 등의 임상적 증상과 징후가 나타남 |
| 알코올 사용장애(AUD) | 알코올이라는 신경독에 의해 뇌의 생리적, 구조적인 변화와 뇌손상으로 초래되는 뇌질환. 음주 초기 알코올은 대뇌 피질을 마비 시켜 자신의 통제능력을 손상시키지만 반복되는 폭음과 만성적인 음주는 뇌의 화학적, 생리적 변화뿐만 아니라 뇌 회로의 구조적인 변화와 화학적 뇌손상을 초래함 |

## 알코올이 정신건강에 미치는 영향

| | |
|---|---|
| 알코올 금단증상 (Withdrawal) | • 손이나 혀가 떨리고 오심이나 구토, 무기력감, 나른함, 가슴이 뛰고, 식은땀이 나며, 불안하거나 우울함, 구갈증, 두통, 수면장애, 악몽 등<br>• 금주 후 곧바로 나타나서 대개 1주일 이내에 소실 |
| 알코올 금단 섬망 (Delirium) | • 5~15년 이상 술을 마셔 온 사람에게서 나타나며 처음에는 불안, 초조, 식욕부진, 진전(떨림), 공포감에 의한 수면장애 등의 증상 발현<br>• 진전(떨림), 망상, 환각, 안절부절못하는 행동, 지남력 장애, 환시 등의 공포감<br>• 경과 : 음주 중단 후 1~3일째에 시작, 5~7일에 해소. |
| 알코올성 건망증 | • 지속적으로 과음 시 티아민(비타민 B1)이 결핍되기 쉬운데 ⋯ 티아민 결핍 때문에 오는 건망증후군<br>• 주 증상은 건망증이며, 자기 주변의 시간, 공간, 인물 등에 대한 지남력의 장애, 기억의 결핍된 부분에 엉뚱한 다른 삽화(기억)를 끼워 넣어 말하는 작화증, 말초신경장애 등을 보임 |
| 알코올성 치매 | • 일시적인 중독증상 이외에 비교적 영구적인 상태인 치매 발생할 수 있음 |

## 알코올 중독증의 단계

| | |
|---|---|
| 1단계 | • 서서히 그 양과 횟수가 증가(계속 이유를 찾으면서)<br>• 잦은 폭음과 과음<br>• 알코올중독의 시초로 작은 스트레스에 직면하기만 하면 과음<br>• 흔히 5~10년이 경과하면 다음 단계로 이행 |
| 2단계 | • 음주에 관련된 활동에 지나치게 집착<br>• 음주가 일상적인 생활<br>• 가정불화, 사회적응장애, 심리적인 불안, 우울증상 발현<br>• 부분적으로 신체증상(손떨림 등)이 등장. 수년이 지나면 3단계로 이행 |
| 3단계 | • 신체적 의존, 금단증상 및 신체 합병증(알코올성 건망증이나 기존 신체질환 악화 등) 발현<br>• 결국에는 금주가 불가능한 4단계로 진행 |
| 4단계 | • 술을 1~2일 끊으면 금단증상이 나타나 금주 불가능 |

## 알코올 사용장애 DSM5 진단기준

다음 증상 중 최소 2가지에 해당하면 알코올 사용 장애(AUD)를 나타냅니다.

AUD의 중증도는 다음과 같이 정의됩니다.

경증: 2~3가지 증상 존재, 중등증: 4~5가지 증상 존재, 중증: 6가지 이상의 증상 존재

1. 의도한 것보다 더 많이, 또는 더 오래 음주한 적이 있습니까?

2. 음주를 줄이거나 중단하고 싶었거나, 또는 그러한 시도를 했지만 하지 못했던 적이 한 번 넘게 있었습니까?

3. 음주하는 데 많은 시간을 소요했습니까? 또는 아프거나 다른 후유증에서 회복하고 있습니까?

4. 다른 생각은 할 수 없을 정도로 음주하고 싶었습니까?

5. 음주 또는 음주로 인해 아픈 것이 자주 가정 또는 가족을 돌보는 데 방해가 되었습니까? 또는 업무에 문제를 일으켰습니까? 또는 학교생활에 문제를 일으켰습니까?

6. 가족 또는 친구들과 문제를 일으켰음에도 불구하고 계속 음주했습니까?

7. 음주하기 위해 자신에게 중요하거나 흥미롭거나 기쁨을 주는 활동을 포기하거나 줄였습니까?

8. 음주 중 또는 음주 후에 다칠 가능성이 높아지는 상황(운전, 수영, 기계사용, 위험한 지역에서 걷기 또는 안전하지 못한 성관계 등)을 한 번 넘게 경험했습니까?

9. 음주로 인해 우울하거나 불안하거나 다른 건강 문제가 심해지는 것 같더라도 계속 음주

했습니까? 또는 음주 후 기억이 나지 않은 적이 있습니까?

10. 원하는 효과를 얻기 위해 이전보다 훨씬 많은 양의 음주를 해야 했습니까(내성)? 또는 평소의 음주량이 이전보다 효과가 훨씬 덜했습니까?

11. 알코올의 효과가 사라졌을 때, 수면 장애, 떨림, 안절부절, 메스꺼움, 발한, 심장 두근거림 또는 발작과 같은 금단증상이 있었습니까? 아니면 존재하지 않는 것을 감지했습니까?

| 신체적 의존 : 내성, 금단증상 | 자제력(금주, 절주) 상실 | 탐닉(갈망) | 부정적 문제 발생 |
|---|---|---|---|

# 알코올 사용장애 선별검사 AUDIT-K

| 문항 | 1점 | 2점 | 3점 | 4점 | 5점 |
|---|---|---|---|---|---|
| 술은 얼마나 자주 마십니까? | X | 1달<br>1↓ | 1달<br>2~4 | 1주<br>2~3 | 1주<br>4↑ |
| 평소 술을 마시는 날 몇 잔 정도 마십니까? | 1~2 | 3~4 | 5~6 | 7~9 | 10↑ |
| 한번 술을 마실 때 소주 1병 또는 맥주 4병 이상 마시는 음주는 얼마나 자주 하십니까? | 전혀<br>없다 | 한 달에<br>한 번<br>미만 | 한 달에<br>한번 | 일주일에<br>한번 | 매일<br>같이 |
| 지난 1년간, 술을 한 번 마시기 시작하면 멈출 수 없었던 때가 얼마나 자주 있었습니까? | | | | | |
| 지난 1년간, 당신은 평소 할 수 있었던 일을 음주 때문에 실패한 적이 얼마나 자주 있었습니까? | | | | | |
| 지난 1년간, 술 마신 다음날 아침에 다시 해장술이 필요했던 적이 얼마나 자주 있었습니까? | | | | | |
| 지난 1년간, 음주 후에 죄책감이 들거나 후회를 한 적이 얼마나 자주 있었습니까? | | | | | |
| 지난 1년간, 음주 때문에 전날 밤에 있었던 일이 기억 나지 않았던 적이 얼마나 자주 있었습니까? | | | | | |
| 음주로 인해 자신이나 다른 사람이 다친 적이 있었습니까? | X | | 지난해 | | 매년 |
| 친척이나 친구 또는 의사가 당신이 술 마시는 것을 걱정하거나 술 끊기를 권유한 적이 있었습니까? | X | | 지난해 | | 매년 |

# 알코올 사용장애 선별검사 점수별 평가 및 행동지침[192]

• 남자 0~9점, 여자 0~5점 : 정상 음주 상태

• 행동지침 :

- ▶ 65세 이상 노인의 경우 일주일에 5잔 미만으로 마시세요.
- ▶ 고혈압, 당뇨, 협심증, 불면 등의 동반질환이 있는 경우 가급적 금주 하세요.
- ▶ 빈 속에 술을 드시지 마시고 건강한 음식의 안주를 충분히 드세요.
- 남자 10~19점, 여자 6~9점 : 위험 음주 상태
- 행동지침 :
  - ▶ 과음으로 인한 음주폐해에 대한 교육이 필요 합니다.
  - ▶ 전문가에게 상담을 받아야 합니다.
  - ▶ 음주일지 작성, 작은 잔으로 마시기, 음주 속도 제한, 스트레스 대처방법 훈련, 폭탄주 혹은 독주 피하기, 안주 충분히 먹기, 술 마시지 않는 날 정하기 등의 훈련법이 필요 합니다.
- 남자 20점 이상, 여자 10점 이상 : 알코올 남용이나 의존단계
- 행동지침 :
  - ▶ 알코올 중독으로 인해 기존 신체질환이 더욱 악화 될 수 있고
  - ▶ 알코올 중독으로 인해 직장, 가정, 지역사회에서 문제가 나타날 수 있으니
  - ▶ 전문 병의원이나 정신건강증진센터, 중독관리통합지원센터를 방문하여 진단과 치료를 받도록 합니다.

※ 여성의 경우 : 남성보다 체중이 적고 남성보다 간 크기가 적으며 분해효소인 알코올 디히드로게나제(ADH)가 적기 때문에 알코올에 더 취약함

# 노인의 알코올 관련 신체적 특성[193]

- 신체가 노화되면서 알코올 대사속도가 느려지고
  - ⋯▶ 그만큼 알코올 및 중간대사물질이 체내에 머무는 시간이 길어짐
- 노년기에는 뇌졸중, 고혈압, 신경퇴화, 기억력 상실, 기분 저하, 인지 및 감정문제 등의 다양한 증상을 더 많이 가지고 있기 때문에
  - ⋯▶ 알코올 섭취로 인해 이들 증상을 더욱 악화시킬 수도 있고
  - ⋯▶ 복용하는 약물과의 상호작용을 통하여 악영향을 미칠 수도 있음
- 노년층은 각종 질병으로 인하여 많은 약물을 복용하는 경우가 많은데
  - ⋯▶ 알코올 섭취는 약물치료의 효과를 감소시키는 부정적인 측면이 있음

192) 보건복지부
193) 5 year strategic alcohol plan across the lifespan in USA

# 노인의 알코올 사용장애와 인지기능[194]

- 과량의 알코올 섭취는 노인의 인지기능에 부정적인 영향을 끼침
- 충분한 음식 섭취 없이 알코올을 장기적으로 섭취하면 비타민(특히 티아민)의 결핍으로 인하여 베르니케 뇌병증이라 불리우는 급성 신경질환을 유발 가능
- 베르니케 뇌병증 증상 : 안구마비, 걸음걸이 이상, 혼란
  ⋯→ 치료 시기를 놓치게 되면 후향적 기억상실, 작화증(없었던 일을 지어내는 행위)이 나타나는 코르사코프 증후군의 상태가 됨
- 베르니케뇌병증은 티아민의 공급으로 회복이 되지만 코르사코프 증후군으로 진행될 경우 회복이 어려움
- 알코올성 치매 : 알코올 및 티아민 결핍에 의한 직접적인 신경독성 효과 외에도 알코올과 관련한 혈관손상, 면역 관련 이상, 대사장애, 외상에 의한 기전에 의하여 발생

# 알코올 사용장애로 인한 영양 결핍[195]

- 티아민(B1)
  - 과도한 알코올 섭취 ⋯→ 위장관에서 티아민 흡수를 방해함
  - 알코올 중독자는 식사가 부실하고 영양섭취가 불량해짐 ⋯→ 티아민 결핍
  - 알코올 금단증상 발현 기간에 ⋯→ 티아민 대사 및 소모가 더 증가함 ⋯→ 각기병, 뇌기능 저하, 베르니케 뇌병증, 코르사코프 증후군
- 나이아신(B3)
  - 과도한 알코올 섭취 ⋯→ 위장관에서 비타민 흡수를 방해함
  - 알코올 중독자는 식사가 부실하고 영양섭취가 불량해짐 ⋯→ 비타민 결핍
  - 알코올 금단증상 발현 기간에 ⋯→ 비타민 대사 및 소모가 더 증가함 ⋯→ 펠라그라 : 설사, 피부염, 치매
- B12, 엽산
  - 영양보충 필요함

194) 대한노인정신의학회
195) Psychosomatics,53(6), 507–516.

# 노인의 알코올 사용장애 치료 효과[196)

노년기는 생애주기의 다른 연령층에 비해 알코올 치료에 대하여 긍정적인 자세를 보이며, 특히 동년배로 구성된 집단으로 치료할 때 특히 적극적이기 때문에 효과 측면에서는 보다 좋을수 있음

- 실제로 인지행동치료 및 단체가족치료가 노년층의 환자에서 효과적임이 보고되고 있음
- 그러나 알코올중독 치료를 위한 약물치료는 상대적으로 효과가 적은 것으로 나타나고 있음
- 노년층에게는 알코올 사용장애를 치료하기 위한 최선의 방법으로 교육이 제시되고 있는데 이는 많은 노인들에게 알코올에 대한 정보가 부족하기 때문인 것으로 알려져 있음

# 알코올 치료 프로그램

| A.A.(단주친목) | 실제 단주를 하고 있는 협심자와 집단모임 |
|---|---|
| 12단계 촉진치료 | 12단계의 기본 원칙, 실천방법들에 관한 교육과 토론 방법.<br>12~24주 과정으로 진행됨.(중독 평가, 인정, 수용, 술 없이 활기찬 생활)<br>중독자들을 12그룹으로 나누고 상호 연결하며 서로 간에 참여를 촉진하고 성공할 수 있도록 시너지를 창출함 |
| 의미치료 | 환자 자신의 존재가치와 삶의 목표 그리고 의미 발견하도록 도움 |
| 단주를 위한<br>사회기술훈련 | 실제적인 실습을 통한 단주 대처기술 학습<br>- 토론 & 인지행동치료, 역할극(Role Play)에 중점 |

# 알코올 사용장애 약물치료

| 금단증상에 대한<br>약물치료 | <ul><li>벤조디아제핀(로라제팜, 알프라졸람 등)</li><li>페노바르비탈</li><li>뇌전증약 : 토피라메이트, 가바펜틴, 바클로펜</li><li>알파2 효능제 : 클로니딘, 덱스메데토미딘(섬망 잡는 최면진정 주사)</li></ul> |
|---|---|
| 알코올 사용장애<br>FDA 승인 약물 | <ul><li>아캄프로세이트(항갈망제)</li><li>날트렉손(항갈망제)</li><li>다이설피람(혐오치료제)</li></ul> |

※ 투여 방법 : 금주 ⋯▸ 금단증상 약물치료(4~7일 금주) ⋯▸ 항갈망제 투여(3개월이나 6개월)

---

196) 5 year strategic alcohol plan across the lifespan in USA

# 날트렉손

- 알코올은 중뇌(midbrain)에 위치하고 있는 복측피개 영역(ventral tegmental area)의 μ-아편계 수용체와 결합하여 중뇌 변연 도파민 회로에서의 dopamine 분비를 증가시킴 ⋯ 술 취한다 기분 좋다.
- 날트렉손은 아편계 μ-수용체에 작용하는 경쟁적 길항제(competitive antagonist)로서 술을 마실 때 느끼는 주관적인 즐거움을 약화시키고, 민감화된 유인적 현저성으로 인한 갈망감을 약화시킴
- 알코올사용장애 환자는 술과 연관이 있는 자극(alcohol-related cue)에 노출되면 중뇌 변연 도파민 회로가 활성화되면서 갈망감이 유발됨.[197]

  예를 들어, 술과 함께 자주 먹었던 음식을 보면 알코올중독자는 술을 마시고 싶은 갈망감을 강하게 느낌. 이러한 갈망감은 중뇌변연도파민회로의 연합 학습으로 인해 나타나는 현상임. 술을 갑자기 마시고 싶은 충동이 의식적으로 강하게 느껴질 수도 있고, 충동을 억압하면서 의식하지 못하는 사이에 행동으로 이어지는 경우도 있음.
- 날트렉손은 이러한 갈망감을 약화시킴으로써 단주를 유지하고 재발을 방지하는 효과가 있음.

| 용법 | • 하루에 한 번 50 mg을 경구 투여<br>• 초기에 오심 부작용 때문에 25 mg으로 시작해서<br>• 3~7일 후에 50 mg으로 증량하면 순응도를 높일 수 있음 |
|---|---|
| 반감기 | • 날트렉손(반감기 4시간) ⋯ 활성 대사산물(active metabolite) 6-β-naltrexol(반감기 13시간) |
| 투여 기간 | • 대부분 3개월 정도(과음을 줄이고 갈망감을 약화시키는 효과가 큼) |
| 투여 시점 | • 술을 끊고 나서 최소 4~7일이 지난 이후부터 투여를 시작하는 경우에 치료효과가 더 좋음 |
| 부작용 | • 오심, 구토, 두통, 어지럼, 불면, 불안 등 |
| 금기 | • 아편류 진통제를 복용 중인 환자, 아편류 의존이 의심되는 환자, 급성 간염이나 중증의 간 질환 환자, 신 질환 환자, 18세 미만의 청소년에게는 투여하지 말 것을 권장 |
| 주의 | • 간수치 상승 가능 – 투여 전, 투여 후 4주마다 주기적으로 간 기능 검사를 시행하는 것이 좋음 |

# 아캄프로세이트

- 아캄프로세이트의 화학명 : calcium acetyl homotaurinate

---

197) J Korean Neuropsychiatr Assoc. 2019 Aug;58(3):167-172

- (N-methyl-D-aspartate)NMDA 수용체 길항제(antagonist)로서 glutamate에 의해 유발되는 신경세포의 과흥분을 억제하거나 GABA 수용체 조절제(modulator)로 작용함으로써 GABA계와 glutamate계의 균형을 유지하는 데 기여하는 것으로 연구되고 있음
- 술은 GABA를 억제함 (억제(자제력)를 억제하여 술주정을 부리게 됨)[198]
  ⋯▶ 술을 장기적으로 남용하는 경우에는 GABA 수용체의 신경적응변화가 일어남
  ⋯▶ 음주를 중단하게 되면 GABA 수용체의 탈감작(desensitization)으로 인해
  ⋯▶ 중추신경계가 과도하게 흥분되는 금단증상이 나타남
  금단증상은 대개 4~5일 정도면 완화되지만, 중독자의 경우 2~6개월 지속 될 수도 있음
- 아캄프로세이트는 GABA 수용체에 조절제로 작용함으로써 만성적인 금단증상을 완화시키고 갈망감을 억제하는 것으로 알려져 있음(급성 금단증상에는 효과 없음)

| 용법 | • 체중 60 kg 이상 : 하루 3회(아침 2정, 점심 2정, 저녁 2정) 총 1,998 mg 경구 투여<br>• 체중 60 kg 미만 : 하루 3회(아침 2정, 점심 1정, 저녁 1정) 총 1,332 mg 경구 투여 |
|---|---|
| 반감기 | • 20~33시간. 간에서 대사 되지 않고 24시간 이내에 사구체 여과에 의해 소변으로 배출됨 |
| 투여 기간 | • 보통 6개월 정도 복용 함(보통 단주를 유지시켜주는 목적으로 처방) |
| 부작용 | • 설사, 두통, 복부 팽만감 등 |
| 금기 | • 18세 미만의 청소년에게는 투여하지 말 것 |
| 주의 | • 간 질환 환자에게는 사용할 수 있으며, 간경변 Child-Pugh Score B 까지는 복용이 가능<br>• 칼슘 침착이 생길 수 있으므로 신장결석이 있는 환자에서는 투여를 신중히 해야 하며, 중증 신질환자는 금기 |

## 날트렉손 vs 아캄프로세이트

| 날트렉손 | opioid계와 dopamine계의 활성화를 차단함으로써 갈망감을 약화시키고 음주량을 감소시키는 효과가 높음 |
|---|---|
| 아캄프로세이트 | 알코올 사용장애에서 깨져 있는 GABA계와 glutamate계의 균형을 원래대로 회복하는 특징을 가지고 있기 때문에 단주를 유지시키는 효과는 뛰어나지만 일단 술을 마시기 시작하면 치료효과가 떨어짐 |

## 다이설피람

- 메커니즘 : 알데히드수소이탈효소(aldehyde dehydrogenase)의 활성도를 억제

198) J Korean Neuropsychiatr Assoc. 2019 Aug;58(3):167-172

··· 간에서 알코올의 대사를 방해함 ··· 술을 마시면 숙취 물질인 알데히드가 다량 쌓임

··· 술을 마시면 오심과 구토 등의 혐오반응을 유발하는 혐오치료제

- 한국에는 없는 약임
- 250mg 하루 1번 복용 함
- aldehyde dehydrogenase 뿐만 아니라 dopamine beta-hydroxylase까지 억제함

    ··· 도파민 분해를 억제하여 ··· 약을 먹으면 뇌에서 도파민 농도가 증가함

    ··· 도파민 과다 증상 부작용이 나타날 수 있음 ··· 정신병적 증상, 섬망 등

- 간독성 부작용도 있음

# 가바펜틴[199]

| 작용기전 | • GABA와 구조적 유사체임 |
|---|---|
| 용법 | • 300~1,200mg TID |
| FDA허가 | • 뇌전증, 신경통에 허가(알코올 사용장애에는 허가 X) |
| 부작용 | • 어지러움, 졸림, 피로, 체중증가, 우울증 악화, 기분전환 약으로 오남용 가능 |
| AUD에 효과 | • 금단증상 조절 목적으로 벤조디아제핀 대신 사용할 때 어느 정도 작동 함<br>• 과음을 줄이고 금주을 촉진하는 데 어느 정도 효과가 있음<br>• 날트렉손 50mg + 가바펜틴 600~1,200mg 증폭 요법이 더 효과가 좋았음 |

# 바클로펜

| 작용기전 | • GABA와 구조적 유사체이고 GABA-B 수용체에 대한 선택적 효능제임<br>• 측좌핵에서 알코올 자극 도파민 방출을 억제함(날트렉손과 유사한 작용임) |
|---|---|
| 용법 | • 점진적인 용량 증가가 필요함<br>• 처음 : 5mg TID<br>• 3일 마다 증량 : 최대 10mg TID 까지 |
| FDA허가 | • 다발성 경화증이나 척수 손상에 허가(알코올 사용장애에는 허가 X) |
| 부작용 | • 졸림, 두통, 불면증, 메스꺼움, 빈뇨, 저혈압 |
| 주의 | • 갑자기 중단하면 바클로펜에 금단증상 나타나므로 서서히 감량해야 함 |
| 특장점 | • 간경화 환자에게 사용할 수 있는 알코올 사용장애 약임(날트렉손은 간경화에 금기임) |

---

199) Harvard Medical School. Assistant Professor of Psychiatry. Joji Suzuki, M.D.

# 노인에게 신경정신과약 사용 원칙

## Start low, Go slow

- 노인의 신경정신과약 용량은 일반 용량의 1/2이나 1/3이다.

  가능하면 하루 1번 투여가 좋으나 부작용이 걱정되면 하루 2~3번으로 나누어 투약한다.

  (복용 편리성, 복약순응도 vs 피크타임 부작용)
- 노인은 다중 질환이기 때문에 가능하면 각 신경정신질환에 1개 약물만 처방한다.

  ···▶ 우울증에 처방약 1개만, 뇌전증에 처방약 1개만, 수면제도 가능하면 적게 처방한다.
- 노인의 다약제 복용 약물 중재 시 Deprescribing은 1개 약물만 하는 것이 원칙이다.

  ···▶ 한 번에 여러 약물 건드리면 예상치 못한 부작용이 나타날 수 있다.

  ···▶ 정신과약 Deprescribing은 정신과 전문의의 허락이 반드시 있어야 한다.

## Beers list 노인주의 약물 원칙을 지킨다.

- 장시간형 벤조디아제핀 피하기
- 1세대 항정신병약 피하기
- TCA 삼환계 항우울제 피하기
- 가능한 항콜린성 약물 피하기

## 노인에게 항정신병약 사용 원칙

- 항정신병약 임상 사용 용도
  - ▶ 조현병에 사용
  - ▶ 조증의 정신증적 증상에 사용
  - ▶ 주요우울장애 중 정신증적 증상에 사용
  - ▶ 망상장애, 섬망 등에 사용

▶ 치매의 행동심리증상(BPSD)에 사용

- 추천되지 않는 항정신병약 임상 용도
  ▶ 범불안장애 Generalized anxiety
  ▶ 공항장애 Panic disorder
  ▶ 건강염려증 Hypochondriasis
  ▶ 성격장애 Personality disorders
  ▶ 물질사용장애 Substance abuse disorders
  ▶ 주요우울장애 Non-psychotic major depression
  ▶ 수면장애 Insomnia or other sleep problems
  ▶ 적개심, 안절부절 Primary hostility or irritability
  ▶ 멀미 Motion sickness
  ▶ 신경통, 오심 Neuropathic pain or nausea
  ▶ 항암제로 인한 구토 Vomiting due to chemotherapy

# 동반질환에 따른 항정신병약의 선택[200]

| 동반질환 | 항정신병약 추천 |
|---|---|
| 당뇨병 동반 | 아리피프라졸, 지프라시돈<br>(혈당상승, 대사장애 부작용이 상대적으로 적은 항정신병약을 선택) |
| 녹내장 동반 | 아리피프라졸, 리스페리돈, 쿠에티아핀<br>(항콜린성 부작용이 상대적으로 적은 항정신병약을 선택) |
| 파킨슨병 동반 | 저용량 쿠에티아핀, 클로자핀<br>(추체외로 부작용이 상대적으로 적은 항정신병약을 선택) |
| 지연성 운동이상증<br>Tardive dyskinesia | 아리피프라졸, 클로자핀, 올란자핀, 쿠에티아핀<br>(추체외로 부작용이 상대적으로 적은 항정신병약을 선택) |

# 항정신병약 약물상호작용[201]

- CYP3A4 억제제는 ⋯▶ 아리피프라졸, 리스페리돈, 지프라시돈, 쿠에티아핀, 피모짓의 혈중

---

200) Meltzer HY: Update on Typical and Atypical Antipsychotic Drugs. Annu Rev Med, 2012
201) Jacobson SA. Clinical Manual of Geriatric Psychopharmacology, 2nd Ed. Washington, DC: American Psychiatric Publishing, Inc., 2014

농도를 증가시킴

- CYP1A2 억제제는 ···→ 클로자핀, 올란자핀의 혈중농도를 증가시킴
- CYP2D6 억제제는 ···→ 아리피프라졸, 리스페리돈, 할로페리돌의 혈중농도를 증가시킴
- QT 증가 약물 + 티오리다진, 지프라시돈 = torsade's de Pointes 위험 증가

## 각각의 항정신병약 부작용 발생 위험도 비교

- QT 증가(부정맥), 진정(졸림) : 아리피프라졸이 위험 적음(메소리다진, 티오리다진, 지프라시돈은 위험 큼)
- 기립성 저혈압(기립성 어지러움) : 아리피프라졸, 루라시돈, 지프라시돈이 위험 적음
- 항콜린 부작용(변비, 요실금, 인지장애, 섬망 등 악화) : 치매환자에게 특히 더 주의가 필요한 부작용임
- 대사 장애(혈당 상승, 고지혈증 등) : 아리피프라졸, 루라시돈, 지프라시돈, 팔리페리돈이 위험 적음(클로자핀, 올란자핀은 위험 큼)
- 추체외로 증후군(노인은 더 취약함) : 클로자핀은 위험이 없고 쿠에티아핀도 위험이 적음

## 노인에게 SSRI, SNRI 사용 원칙

| Start low, Go slow | • 에스시탈로프람의 경우 2.5mg/day부터 시작<br>• (젊은 성인은 5~10mg/day로 시작함)<br>• 인내심을 가지고 천천히 일정한 간격을 두고 증량함 10mg/day까지 증량 가능<br>• 항우울제 효과가 나타나려면 8~12주정도 소요될 수 있음<br>• (젊은 성인은 4~6주 임) |
|---|---|
| 포기하지 않도록 복약지도 해주어야 함 | • 약물 효과가 나타날 예상 시간을 충분히 설명해주어야 함<br>• 항우울제는 노인에게 3개월 까지 효과가 없을 수 있음<br>• 1~2 달 먹어보고 포기하지 말고 더 복용해야 함 |
| 약효 나타나기 전 임시 처방 | • 노인의 경우 약효가 빠른 벤조디아제핀을 가급적 처방하지 않음<br>• 히드록시진이나 가바펜틴도 가급적 처방하지 않음<br>• 불안형 우울증이거나 정신증적 우울증의 경우에는 처방할 수 있음 |
| 약효 나타나기 전 심리치료 | • CBT, cognitive behavior therapy(인지 행동 치료)<br>• behavioral activation(행동 활성화)<br>• interpersonal psychotherapy(대인 관계 치료)<br>• problem solving therapy(문제 해결 치료) |
| 에스시탈로프람 | • 2.5mg/day 시작해서 최대 10mg/day 까지만 사용 |

| | |
|---|---|
| 설트랄린 | • 5.25mg/day 시작해서 적절히 증량(젊은 성인은 200mg/day 까지 사용) |
| 파록세틴 | • 항콜린 부작용이 커서 노인에게 사용 하지 말아야 하는 약(구강건조, 변비, 요저류, 혼란)<br>• CYP 2D6 억제제임 ⋯ 약물 상호작용 많음<br>• 반감기 짧은 약물임 ⋯ 금단증상이 심한 약물임<br>• 항콜린 부작용 별로 안 느끼고 혼란, 인지장애 증상 없고 효과 잘 보는 노인은 복용해도 됨 |
| 플루옥세틴 | • 젊은 성인에게는 자주 사용하는 약임<br>• 반감기가 길어서 금단증상이 상대적으로 없으나 반감기가 길어서 노인에게 안 좋음<br>• CYP 2D6 강력 억제제임 ⋯ 약물 상호작용 많음 |
| 벤라팍신<br>데스벤라팍신 | • 우울증과 더불어 통증에도 좋음<br>• 저녁에 복용하면 수면을 방해할 수 있으므로 가급적 아침에 복용<br>• 갑자기 중단하면 금단증상 잘 생김<br>• 고용량에서 혈압을 상승시킬 수 있음 |

## 노인의 항우울증약, 항불안증약 부작용

• QT 증가 : TCA가 위험 큼(저용량 에스시탈로프람은 괜찮음)

• 기립성 저혈압 : TCA가 위험 큼

• 항콜린 부작용 : TCA, 파록세틴이 위험 큼

• 위장 출혈 : NSAIDs와 동시 복용 시 위험 큼(플루옥세틴, 파록세틴, 설트랄린이 SERT 결합력이 더 강하여 위험도 큼)

• SIADH(항이뇨호르몬 부적절 분비증후군) : SSRI 투여 첫 2주 이내에 잘 발생, 혈중 나트륨 수치 체크 필요(뇌에서 나트륨 농도가 저하되면 혼란을 느끼는 증상이 나타날 수 있음)

• 낙상 : 모든 항우울제가 낙상 위험을 증가시킴

## 노인의 양극성 장애약 사용원칙[202]

• 조증 Mania

   ▶ 1차 선택약: 발프론산 + 탄산리튬 ±비정형 항정신병약

   ▶ 초기부터 복합요법으로 투여함

   ▶ ECT: 1차 선액약으로 효과가 없을 경우 전기경련요법 시행함

202) Jacobson SA. Clinical Manual of Geriatric Psychopharmacology, 2nd Ed. Washington, DC: American Psychiatric Publishing, Inc., 2014.

- 양극성 우울증 Bipolar depression
  - ▶ 탄산리튬 + 라모트리진 ±비정형 항정신병약을 복합요법으로 같이 투여함
  - ▶ 발프론산 + 라모트리진 ±비정형 항정신병약도 가능함

- 유지 치료 Maintenance
  - ▶ 발프론산 + 탄산리튬 ±라모트리진 ±비정형 항정신병약

| | |
|---|---|
| 탄산리튬 | <ul><li>조증에 1차 선택약임</li><li>신장에서 배설되는데 사구체여과율에 큰 영향을 받음</li><li>노인의 신기능에 따른 용량 조절이 중요한 약임</li><li>노인의 탈수 상태 체크가 필요함</li><li>혈중농도 체크가 필요함 : 0.4 and 0.8 mEq/L</li></ul> |
| 발프론산 | <ul><li>위장관에서 빠르게 흡수됨</li><li>오르필 서방정이나 데파코트 서방정 처럼 서방형으로 해야 부작용이 줄어듦</li><li>부작용 : 진정, 메스꺼움, 체중 증가, 손떨림, 혈소판 감소증, 췌장염, 간수치 증가</li><li>알부민 수치 낮은 노인들은 free폼이 증가하여 부작용 증가함</li></ul> |
| 라모트리진 | <ul><li>용량을 서서히 증량 해야함</li><li>대부분 신장으로 배설되어 신기능에 영향을 많이 받음</li><li>발프론산, 카바마제핀과 약물상호작용 있으므로 농도 주의 필요(라모트리진 용량 감량 필요)</li><li>스티븐존슨 증후군 부작용 우려 있음</li></ul> |
| 카르바마제핀 | <ul><li>1차 선택약 아님(부작용, 상호작용 많음)</li><li>오토 유도제로서 약물상호작용 있음</li><li>부작용 : 진정, 메스꺼움, 현기증, 저나트륨혈증</li><li>혈액학적 독성(무과립구증), 피부 독성 있음</li></ul> |

# 노인에게 수면진정제 사용 원칙

| 노인에게 권장하지 않는 수면진정제 | 이유 |
|---|---|
| 항히스타민성 수면유도제<br>(디펜히드라민, 독시라민 등) | 항콜린성 부작용이 큼 |
| CYP450 Oxidation으로<br>대사 되는 약물 | 디아제팜, 플루라제팜 등이<br>반감기가 너무 길어져 부작용이 증가함 |
| 벤조디아제핀 | 다음 날 진정, 졸림, 자동차 사고 위험, 혼란, 인지기능 감소, 면무호흡 위험 증가(졸피뎀이 벤조디아제핀 보다 약간 나음) |

# 노인의 근육통, 신경통

## 근골격계 질환 및 통증 진료과 개념 구분

- 정형외과 : 뼈, 근육에 대한 질환(관절, 인대 포함)
- 신경외과 : 척추, 뇌에 대한 수술, 검사(두통, 뇌종양, 목, 허리 디스크)
- 재활의학과 : 근력개선 등 재활치료(주사, 약물, 물리치료)
- 마취통증의학과 : 수술 전 마취, (통증)신경차단술(대상포진, 허리디스크)

# 근육통

## 근육통이 쉽게 생기는 원인

- 운동 부족 및 노화로 인한 근육량 감소(중년이후 여성 취약)
- 관절의 퇴행성 변화로 인한 주변 인대와 근육의 탄력성 저하
- 폐경기 이후의 여성은 호르몬 변화로 인해 뼈와 근육이 약화

  (손주 돌보고 비만에 일을 많이 하는데 근육은 약함)

## 담이 걸렸다?? 근육이 뭉쳤다??

- 근근막 통증 증후군(myofascial pain syndrome, MPS) :
- 근육에 단단한 결절(통증유발점)이 생겨 통증이 지속적으로 나타내는 질환

## 근근막 통증증후군의 원인 :

- 주로 외상이나 근육의 지나친 사용, 잘못된 자세 등으로 인해

- 근육이 과도하게, 지속적으로 뭉쳐서 발생 ···▸ 뭉친 부위에 혈류공급 차단 ···▸ 산소, 영양분 공급 X, 노폐물 배출X ···▸ 통증, 경화(결절)

## 근근막 통증 증후군의 증상 :

- 통증 유발점을 눌렀을 때 생기는 압통
- 누르지 않았는데도 통증이 느껴지는 자발통
- 주변 다른 부위로 번지는 연관통

## 통증 유발점의 형태 :

- 길쭉한 형태, 동그란 형태, 네모난 형태 등

## 통증 유발점의 주요발생 부위 :

- 주로 목, 어깨, 허리부위에 발생
- 오십견의 경우 : 어깨 관절을 움직이기 어려움(운동제한)

## 근근막 통증 증후군의 치료법 :

- 자세교정 – 장기간 고개를 숙이고 있는 자세(스마트폰 보는 자세)는 목 주변 근육통을 유발
- 근육을 이완시켜주는 스트레칭
- 통증 유발점 주사(triger point injection)
- 리도카인, 부피바카인 주사(진통작용, 혈관확장작용–뭉친 부위에 혈류가 차단되어 있는데 그걸 풀어주는 기능이 있음)
- 스테로이드 주사(항염증작용)
- 경구용 진통소염제 – 아세트아미노펜, 이부프로펜, 나프록센 등
- 온찜질

# 중년 여성의 섬유근육통

## 섬유근육통 :

어느 한 부위가 아픈 것이 아니고 전신에 통증이 나타나는 질환

## 섬유근육통의 증상 :

- 심한 압통과 자발통이 발생
- 11군데 이상에서 통증
- 전신 통증과 함께 우울감, 수면장애, 무력감, 변비 등이 동반

## 섬유근육통 치료법 :

- 통증 유발점 주사, 침, 마사지
- 가벼운 운동, 스트레칭, 요가
- 수면장애 관련 치료 – 멜라토닌, 수면제, 마그네슘, 테아닌 등
- 약물치료 – 리리카(프레가발린), 익셀(밀란시프란), LDN(저용량 날트렉손)

# 근육통 vs 관절통 vs 신경통

## 근육통, 관절통의 특징

- 문제가 생긴 관절이나 근육에 통증 발생
- 근육통은 뻐근하거나 묵직한 느낌, 욱신거리는 통증
- 관절통은 화끈거리거나 시큰거리는 통증, 특정 동작을 취하면 통증이 심해짐

## 신경통의 특징

- 신경을 따라 저린 증상 등 다양한 형태로 나타남
- 주로 한 지점에 통증이 나타나기 보다 문제가 생긴 신경을 따라
- 비교적 넓은 부위에 통증이 발생

    예〉 허리 신경 문제 - 허벅지, 장단지 쪽으로 통증이 퍼짐

    예〉 안면 신경 문제 - 안면 신경을 따라서 넓게 통증이 퍼짐

    예〉 몸통 신경 문제 - 몸통을 따라서 주변으로 퍼짐

- 찌릿하거나 저린 통증 외에도 화끈거리거나
- 날카로운 것으로 찌르는 듯한 통증 등 다양함


# 신경통

## 신경통의 주요 원인

- 근육, 인대, 뼈 등 주변조직에 의해 신경이 눌린 경우
- 근육, 인대, 뼈 등 주변조직에 의해 혈액이 신경으로 잘 공급되지 않는 경우
- 신경이 손상 되거나 신경에 염증이 있는 경우


**다빈도 1위** : 척추관 협착증, 디스크 등으로 인한 좌골신경통

좌골 신경통의 대표 증상은 ···▶ 허리부터 다리까지 이어지는 방사통

**다빈도 2위** : 당뇨병의 합병증으로 인한 당뇨병성 신경병증

**다빈도 3위** : 대상포진, 중이염 등으로 인한 삼차신경통

# 좌골신경통

## 좌골신경 :

다리의 감각과 운동을 담당하는 신경, 단일 말초 신경으로는 우리 몸에서 가장 굵음

## 좌골신경통 :

- 허리부터 엉덩이 또는 허리부터 다리까지 이어지는 통증
- 통증의 형태는 저리거나 터질 것 같은 느낌 등 다양
- 주로 다리의 옆쪽이나 뒤쪽으로 퍼지는 방사통 (하지방사통)
- 경우에 따라 발이나 발가락에도 통증 발생
- 다리나 발의 감각이 둔해지거나 운동장애가 발생하기도 함
- 발가락이나 발목을 위쪽으로 젖히기 어려운 경우도 있음

## 좌골신경통의 주요 원인 :

- 허리디스크(추간판 탈출증)나 척추관 협착증이 생겨 척추신경이 눌리면 발생
- 좌골신경 주변에 생긴 종양이나 좌골신경 주변 근육에 의해 좌골신경이 눌려도 발생
  이상근 – 좌골신경은 이상근 아래쪽 또는 이상근 사이에 위치
  이상근 수축에 의해 좌골신경이 눌리면 좌골신경통 발생

## 척추질환으로 인한 좌골신경통 치료법 :

- 통증 완화를 위한 신경통약 복용
- 문제가 되는 신경에 직접 약물을 투여하는 주사 치료
- 신경이 지나가는 통로를 넓혀주는 시술
- 척추관 내에 두꺼워진 인대, 뼈 등을 일부 제거하는 시술

## 척추 수술을 고려하는 경우 :

- 다리에 힘을 주기 어렵거나 대소변 장애가 생기면 수술 고려
- 발가락이나 발목을 위로 젖히지 못할 때
- 발과 다리의 감각이 심각하게 저하 되었을 때
- 약물 또는 주사요법을 6주 이상 진행해도 호전되지 않을 때

## 좌골신경통 실제 사례 :

3년 전 허리통증과 함께 왼쪽다리가 저린 증상 발생

⋯ 1년 후 왼쪽 다리와 왼쪽 발의 감각이 저하됨

⋯ 발에 감각이 없어 낙상 위험↑

⋯ 한 번 통증이 오면 10~20분간 지속

## 척추관 협착증에 좋은 운동 :

똑바로 누워 두 무릎을 세운 후, 다리를 골반 너비만큼 벌린다.

숨을 내쉬면서 골반을 올리고, 숨을 들이마시면서 골반을 내린다.

⋯ 한 번에 10회씩, 하루에 4~5번 시행

무릎을 꿇어 엎드린 후, 양팔과 다리를 어깨 너비만큼 벌린다.

왼쪽 팔과 오른쪽 다리를 일직선으로 뻗어 10초간 유지한다.

⋯ 이 후 반대쪽 시행, 총 15회 반복

## 좌골신경통 예방에 좋은 스트레칭 :

허리를 90도 정도로 굽혀 손으로 의자를 잡는다.

한쪽 발의 앞부분을 들어 올린 후, 10초간 유지한다.

⋯ 이후 반대쪽 시행, 총 10회 반복

# 삼차신경통

## 삼차신경 - 얼굴 신경

얼굴의 감각 및 일부 운동기능을 담당하는 5번째 뇌신경
3갈래로 나누어져 삼차신경이라 부름
얼굴 좌, 우에 각각 세 갈래씩 존재

## 삼차신경통이 나타나는 부위 :

코 옆의 위쪽 뺨, 턱관절부터 턱 아랫부분 까지, 눈 위쪽 이마에도 드물게 통증이 발생

## 삼차신경통 특징 :

- 날카로운 것으로 찌르는 듯한 통증이 갑자기 발생했다가
- 몇 초 ~ 2분 이내에 사라지는 것이 반복
- 심한 통증으로 얼굴을 움찔 거리게 되는 유동성 틱 증상이 발생
- 음식물을 먹거나 양치질을 할 때, 차갑거나 뜨거운 음식물이 닿았을 때,
- 심한 경우는 바람만 스쳐도 통증
- 경우에 따라 삼차신경이 분포한 부위 중 특정지점(통증 유발점)을 만지면 통증이 발생

## 삼차신경통의 원인 :

- 대상포진을 일으킨 수두 바이러스가 삼차신경을 침범한 경우(얼굴에 대상포진이 발생한 경우)
- 중이염이 있을 때 삼차신경으로 염증이 퍼진 경우
- 안면 외상 또는 안면 수술 등으로 인해 삼차신경이 손상된 경우
- 동맥, 정맥, 종양 등에 의해 삼차신경이 눌린 경우
- 원인을 찾기 힘든 특발성 삼차신경통도 상당수 있음

# 삼차신경통 치료법 :

- 통증 완화 효과가 있는 약물(항경련제) 복용
- 중이염, 대상포진 등의 원인 치료(조기에 치료해야 함)
- 원인을 찾기 어려운 경우는 신경에 직접 주사제를 투여하는 주사치료(Block)
- 필요한 경우 주사치료와 더불어 고주파 치료를 시행

# 신경통 약물요법

| 카바마제핀, 옥스카바제핀<br>(항경련제) | pre시냅스에서 Na 채널 차단 ⋯▸ 통증 전달물질 분비를 감소시킴<br>post시냅스에서 Na 채널 차단 ⋯▸ 신경 안정화(통증 전달 차단) |
|---|---|
| 가바펜틴(뉴론틴) | 시냅스에서 α2-δ 수용체에 결합하여 칼슘채널 차단<br>⋯▸ 통증 전달물질 차단(glutamate, substance P 분비↓) |
| 프레가발린(리리카) | 시냅스에서 α2-δ 수용체에 결합하여 칼슘채널 차단<br>⋯▸ 통증 전달물질 차단(glutamate, substance P 분비↓) |
| 둘록세틴(심발타) | SNRI로서 세로토닌, 노르에핀에프린 재흡수 차단하여 진통작용 |
| 아미트립틸린(에트라빌) | TAC로서 여러 수용체 건드리는데 Na 채널 차단, PD-L1 증가로 진통작용 |
| 마약류 진통제 | 통증억제에 관여하는 mu 수용체 자극 |
| 메코발라민(Vit. B12) | 신경의 마이엘린 수초 형성에 도움(신경손상 회복) |

# 통증 약물 종류별 작용 부위

| 작용 부위 | 약물 |
|---|---|
| 말초의 통각수용체에 작용<br>(at the nociceptor) | NSAIDs, 캡사이신, 트라마돌, 마약류 진통제, 칸나비노이드 |
| 말초의 통각수용 신경에 작용<br>(along the nociceptive nerve) | 국소 마취제, 항경련제(카바펜틴, 프레가발린 제외) |
| 중추의 뇌 부분에 작용 | 아세트아미노펜, 항경련제(카바펜틴, 프레가발린 제외), 트라마돌,<br>마약류 진통제, 칸나비노이드 |
| 척수의 하행성 통증 조절계에 작용 | 트라마돌, 마약류 진통제, 칸나비노이드, TCA, SNRIs |
| 척수 후각(dorsal horn)에 작용 | 항경련제 (카바펜틴, 프레가발린 포함), 트라마돌, 마약류 진통제,<br>칸나비노이드, TCA, SNRIs, NMDA 수용체 차단제(케타민 등) |

# 신경통 약물요법

## 카르바마제핀, 옥스카바제핀

- 적응증 : 당뇨병성 신경병증, 대상포진 후 신경통, 복합부위통증 증후군, 삼차신경통

| 약물이름 | 카르바마제핀(테그레톨, 에필렙톨씨알) | 하루 2번 복용 |
|---|---|---|
| 효능 | 보험적용 : 삼차신경통 | 비보험 : 각종 신경통 |
| 약물동력학 | 간기능 저하자 복용금기, 임부 금기<br>CYP 효소 강력 유도제로 작용함 | 음식영향 없음, 초기 반감기 : 25~65시간<br>4주 복용 후 반감기 : 12~17시간 |
| 상호작용 | 아세트아미노펜 – 간독성 증가<br>이뇨제 – 저나트륨혈증 증가<br>와파린 – 항응고효과 감소 | 수많은 CYP 기질약물들의 대사를<br>증가시키므로 주의 |
| 부작용 | 매우 흔하게 : 저나트륨혈증<br>흔하게 : 시야흐림, 혼란, 저칼슘혈증, 오심, 안구진탕증, 비몽사몽<br>매우 드물게 : 무과립구증, 재생불량성빈혈, 스티븐존슨신드롬, 독성표피괴사용해 | |
| 복약지도 | 경구피임약의 효과를 감소시켜 임신이 될 수 있어요. 술이나 자몽주스 드시지 마세요 | |

## 페니토인

- 적응증 : 당뇨병성 신경병증, 삼차신경통

## 발프론산

- 적응증 : 삼차신경통, 후두 신경통

## 가바펜틴(뉴론틴)

- 적응증 : 신경병증성 통증, 간질, 하루 3번 복용, 1일차 300mg/day, 2일차 600mg/day, 3일차 900mg/day
- 주요 부작용 : 어지러움 17.1%, 졸림 19.3%, 하지부종, 체중증가 4.6%, 운동실조 12.5%

## 프레가발린(리리카)

- 적응증 : 신경병증성 통증, 섬유근육통, 간질, 하루 2번 복용, 1일차 150mg/day  7일 간격으로 증량
- 주요 부작용 : 어지러움 10.7%, 졸림 8.3%, 하지부종, 체중증가 1.2%, 운동실조 7.1%

| 약물이름 | 가바펜틴(뉴론틴, 가바페닌) | 하루 3번 복용 |
|---|---|---|
| 효능 | 보험적용 : 신경병증성 통증, 당뇨병성 말초 신경병증성 통증, 대상포진 후 신경통, 척수손상에 따른 신경병증성 통증, 척추 수술후 통증증후군, 삼차신경통, 복합부위 통증증후군, 다발성 경화증, 암성 신경병증성 통증 | 비보험 : 그 외에 각종 통증 |
| 약물동력학 | 신장기능에 따라 용량조절 필요함 | 음식은 흡수율을 증가시킴<br>신장에서 배설됨, 반감기 5~7시간 |
| 상호작용 | 제산제 – 가바펜틴의 흡수를 감소시킴(2시간 간격 필요) | |
| 부작용 | 매우 흔하게 : 어지러움, 비몽사몽<br>흔하게 : 시야흐림, 피로, 적대적 행동, 말단부종, 체중증가, 오심, 구토, 안구진탕증<br>매우 드물게 : 스티븐존슨신드롬, 자살생각 | |
| 복약지도 | 최초 복용 시 자기 전에 드세요<br>우울한 생각이나 자살생각, 행동의 변화 등이 있으면 의사약사에게   이야기 하세요 | |

| 약물이름 | 프레가발린(리리카, 카발린) | 하루 2번 복용 |
|---|---|---|
| 효능 | 보험적용 : 신경병증성 통증, 당뇨병성 말초 신경병증성 통증, 대상포진 후 신경통, 척수손상에 따른 신경병증성 통증, 척추 수술 후 통증증후군, 복합부위 통증증후군, 섬유근육통, 암성 신경병증성 통증 | 비보험 : 그 외에 각종 통증 |
| 약물동력학 | 신장기능에 따라 용량조절 필요함 | 음식 영향 없음<br>신장에서 배설됨, 반감기 5~6.5시간 |
| 상호작용 | 신경안정제 – CNS 억제가 증가됨 | |
| 부작용 | 매우 흔하게 : 어지러움, 비몽사몽, 운동실조, 두통, 말단부종<br>흔하게 : 시야흐림, 피로, 체중증가, 오심, 구토, 안구진탕증, 다행감, 혼란, 식욕증가<br>매우 드물게 : 혈관부종(입술부종) | |
| 복약지도 | 어지럽거나 몽롱할 수 있으니 운전이나 위험한 기계조작에 주의하세요. 자살성향 증가가 보고 되었습니다. 외국에서 기분전환(다행감) 목적으로 남용되기도 하는 약 입니다. | |

| 약물이름 | 둘록세틴(심발타, 투발타) | 하루 1번 복용 |
|---|---|---|
| 효능 | 보험적용 : 당뇨병성 말초 신경병증성 통증, 섬유근육통 | 비보험 : 각종 신경통 |
| 약물동력학 | 간기능저하자, 신기능저하자 복용금기<br>CYP 2D6 억제제로 작용함 | 음식은 흡수속도를 감소시킴,<br>반감기 12시간 |
| 상호작용 | 항응고제, 항혈소판제, NSAIDs – 출혈위험 증가<br>트립탄 편두통약, SSRI, 트라마돌, TCA – 세로토닌 증후군 위험성 증가<br>CYP 2D6 기질약물 – 둘록세틴이 2D6 대사를 막아서 기질약물 부작용을 증가시킴 | |
| 부작용 | 매우 흔하게 : 두통, 오심<br>흔하게 : 구강건조, 비몽사몽, 어지러움, 피로, 변비, 설사, 혈압상승, 성기능감소<br>매우 드물게 : 간독성, 세로토닌 증후군, 자살생각 | |
| 복약지도 | 장기복용 하다가 갑자기 중단하면 금단증상이 생길 수 있어요.<br>최초 약물 투여 시나 용량을 증량할 때 자살생각이나 행동의 변화가 나타날 수 있어요.<br>간독성 관찰을 위해 간수치를 확인해 보면 좋아요. | |

## 아미트립틸린(에트라빌)

노르트립틸린과 진통 효과는 비슷하나 부작용이 더 많다(가장 많이 처방됨)

## 노르트립틸린(센시발)

아미트립틸린과 진통 효과는 비슷하나 부작용이 더 적다(품절약으로서 공급X)

## 데시프라민

가장 부작용이 적으나 한국에 없는 약이다.

| 약물이름 | 아미트립틸린(에트라빌, 에나폰) | 자기전 복용 |
|---|---|---|
| 효능 | 보험적용 : 우울증, 야뇨증 | 비보험 : 만성 통증, 신경통, 편두통 |
| 약물동력학 | 간기능저하자 용량 감량 필요, CYP 2D6 에 의해 대사됨 | 음식에 영향 없음, 반감기 9~27시간 |
| 상호작용 | 항콜린제 – 항콜린 부작용 증가<br>QT 증가 약물 – 심장마비 위험 증가<br>CYP 2D6 억제제 – 아미트립틸린 대사를 막아서 부작용　증가 | |
| 부작용 | 매우 흔하게 : 졸림<br>흔하게 : 시야흐림, 혼란, 어지러움, 나른함, 변비, 요저류, 구강건조, 성기능 감소<br>매우 드물게 : 심장박동 이상(부정맥), 간독성, 간질발작, 자살생각 | |
| 복약지도 | 위험한 기계조작 주의, 운전 주의, 술과 병용을 피하세요<br>다른 정신과약이나 향정신성의약품과 졸림 등의 부작용이 증가할 수 있어요<br>최초 투약 시 효과가 몇 주간 안 느껴질 수 있어요 | |

## 비타민 B12

B12는 메틸말로닐 CoA를 석시닐 CoA로 대사시키는 기능을 하는데 B12가 부족하여 메틸말로닐 CoA가 넘쳐나면 마이엘린수초가 메틸말로닐 CoA로 만들어져서 마이엘린수초가 무너진다.

- 진통 효과

  당뇨병성 말초신경병증(손발저림, 작열감, 자발통)

  만성 요통 – 신경 눌림으로 인한 통증에는 좋은데 디스크에는 효과 없다

  만성 목 통증(자발통, 통각 과민, 저림, 무감각)

  신경통 – 대상포진, 설인신경통, 삼차신경통 등

- 진통 메커니즘

  마이엘린 수초 합성과 재형성에 도움 – 신경전도 속도 개선

  손상된 신경의 재형성 촉진 – 신경 자체를 회복시켜줌

  비정상위치 자발통 억제 – 신경전달 과정에서 이상으로 인한 통증 감소

## 제2부 각론 | 근골격계 질환
# 노인성 골관절염

### 65세 이상 노인의 만성질환 유병율 순위 (2020년 보건복지부 노인실태조사)

1 고혈압, 2 당뇨병, 3 고지혈증, 4 골관절염, 류마티스 관절염, 5 요통, 좌골신경통

### 골관절염(퇴행성관절염) – 복약지도 시 알아 두어야 할 질환의 특징

- 관절통 (보통 저녁에 심함)
    - 무릎, 골반, 척추, 손이 가장 흔하게 아픈 부위임
    - 관절의 압통(눌렀을 때 느껴지는 통증)
- 아침이나 한동안 관절을 움직이지 않았을 경우 **뻣뻣한** 느낌
- 시간이 갈수록 연골이 손상되거나 없어짐
- 부음/염증/발적은 거의 없다(류마티스 관절염의 경우에 심함)
- 만약 상태가 아주 악화되어 있는 경우에는 관절교체술을 한다(예. 무릎 인공관절 치환술)
- X-ray 촬영 소견으로 관절이 좁아져 있다 ⋯ 척추 관절이 좁아지면 ⋯ 키가 줄어듦, 허리가 굽음

### 퇴행성 관절염 환자 350만 명 시대

65세 이상 무릎관절염 발병률은 70~80%

뼈와 뼈가 만나는 모든 부위에 발생 – 노화의 흔적 '관절염'

노년층의 삶의 질을 떨어뜨리는 주범

무릎, 고관절, 허리, 손가락의 통증으로 일상생활 방해

- **겨울 – 관절 질환↑**

    날씨가 추워지면 ⋯ 활동X, 근육도 경직, 약화 ⋯ 관절 위축 ⋯ 여기저기 시리다

    퇴행성 관절염 ⋯ 활동을 안 하니깐 ⋯ 골다공증 유발가능성도 ↑
- **스트레스가 관절염에 안 좋은 이유**

운동량 저하 – 근육, 뼈 건강 악화

면역력 저하 – 연골관절 부위에 감염 가능성↑(집안 우환 후 감염)

- **관절의 영양공급 :**

  무혈관 ┅→ 활막액(synovial fluid)에 의해 연골 세포로 공급됨

  관절이 주기적으로 움직여 줘야 ┅→ 영양분이 연골로 전달됨

  관절이 움직이지 않고 고정 시에는 ┅→ 영양분 공급 감소

  **Q : 무릎 관절염 환자가 많은 이유?**

  체중이 많이 실리는 곳이라서..모든 신체활동의 중심 ┅→ 손상위험↑

  **Q : 무릎 관절염의 주된 증상은?**

  초기 : 앉았다가 일어나기가 거북함, 계단 보행 시 통증

  말기 : 관절 자체 모양이 변형, 휘어지고 움직이지 않아도 통증, 밤에 더욱 악화

  **Q : 관절염에 걸리기 쉬운 사람은?**

- 폐경기 여성호르몬 감소 ┅→ 연골 보호기능도 떨어짐
- 정상 체중보다 1kg 증가(여성 비만〉남성비만) ┅→ 무릎 하중은 3kg 증가
- 남성보다 허벅지 근육량이 적은 여성
- 쪼그려 앉아서 빨래, 걸레질을 하는 여성
- 'O자형 다리'– 무릎 관절 안쪽으로 체중의 80~90% 부담(똑바르면 60% 부담)
- 무릎 외상이 있었던 경우
- 7.5cm 이상의 굽이 높은 신발을 신고 6개월 이상 있으면 허리, 무릎 관절염↑(낮은 굽, 충격 흡수 신발 권장)

# 기본 진단은 X-ray   뼈 모양, 관절 간격 확인

# 정밀 진단은 MRI   연골판 손상(찢어짐), 염증, 연골괴사 등 확인 가능

# 치료법

- **퇴행성 관절염 1기 :**

  자각증상은 있지만 X-ray 검사 결과 정상

체중조절, 생활습관 개선(좌식생활X, 수중운동, 걷기, 자전거, 근육운동), 찜질, 관절영양제

- **퇴행성 관절염 2기 :**

증상은 심해졌는데, X-ray로는 양호하게 나옴, MRI로는 손상된 부분이 보임

⋯▸ 약물 치료(NASIDs 등 처방약), 관절 주사 치료

뼈주사(1~2개월간 증상 확 좋아짐) : 스테로이드 - 1년 2회 정도만, 반복 투여 시 **뼈** 약해짐(무혈성 괴사 가능)

연골 주사(연골이 재생되는 주사는 아니다) : 히알우론산 - 통증 경감, 윤활유 공급

- **퇴행성 관절염 3기 :**

연골 마모, 다리모양 변화, X-ray 촬영으로 보임 ⋯▸ 절골술, 관절경 수술

- **퇴행성 관절염 4기 :**

연골 완전 마모, 다리 변형 극심, 보행 곤란 ⋯▸ 인공관절 수술 고려


# 무릎 관절 수술

- **관절경**

무릎에 작은 구멍을 내고 내시경을 삽입해서 수술

파열된 연골판이나 인대를 봉합 치료(출혈, 통증이 적고 합병증 위험↓)

- **절골술**

'O자형 다리', 60세 이하 환자 대상

휜 다리의 비정상적인 '축'을 바로잡는 수술

- **인공관절 수술**

연골이 완전히 마모된 3,4기 환자 대상

파열된 연골, 인대 등을 제거 ⋯▸ 인공관절 삽입

**Q : 동반질환이 많이 있는데 인공관절 수술 해도 되는가?**

노인 치고 고혈압, 당뇨 없는 사람이 없다~

무릎수술 환자의 70%가 고혈압 환자, 무릎수술 환자의 30%가 당뇨병 환자

무릎수술 환자의 30%가 3개 이상의 복합질병 상태

아스피린 종류만 중단하면 되고 당뇨약이나 혈압약은 잘 먹어야 한다.(수술 당일 날 금식이면 당뇨약 안 먹음)

- **무릎 건강 관리법**

  체중조절 – 비만을 피할 것 (본인의 키 – 100 = 적정 몸무게)

  근육 운동(근력이 중요)

  꾸준한 운동 – 빨리 걷기, 실내 자전거, 수중운동(아쿠아로빅)

  생활습관 관리 – 무릎에 해로운 행동을 피할 것(무릎 꿇기, 걸레질, 책상다리 같은 좌식 생활)

- **쪼그려 앉기 ⋯▸ 무릎 관절 손상**

  쪼그려 앉아서 오래 있으면 윤활액이 못 들어감

  윤활액이 못 들어가면 관절이 뻣뻣해지고 일어날 때 연골에 상처

  쪼그렸다 일어날 때 체중의 9배 압력이 가해짐

  일어날 때 연골, 인대 미세 손상

- **쪼그려 앉기 ⋯▸ 허리에 부담**

  허리가 굽으면서 ⋯▸ 척추 뒤쪽에 부담이 증가

  척추뼈를 붙들고 있는 ⋯▸ 근육과 인대에 피로 증가

  완충 역할을 하는 추간판(디스크)을 압박 ⋯▸ 추간판탈출증을 유도

- **무릎 꿇기 ⋯▸ 슬개골 손상**

  슬개골이 바닥에 닿아서 압박을 받음

  슬개골이 바닥에 마찰되면서 큰 충격을 받음

  슬개골 손상으로 관절염으로 이어질 수 있음

- **양반다리 ⋯▸ 고관절 손상**

  고관절에 무리를 주는 자세

  고관절이 벌어지면서 인대와 근육을 잡아당김

  다리 쪽 신경이 눌려 다리가 저림

- **다리 꼬기 ⋯▸ 고관절 손상**

  고관절에 무리를 주는 자세

  고관절이 앞으로 당겨지면서 탈구 유발 가능

  올라간 다리 쪽 고관절 인대와 근육이 잡아당겨짐

- **다리 꼬기 ⋯▸ 무릎 연골 손상**

  체중이 한 쪽 다리의 무릎으로 집중되어 무릎 연골 손상을 촉진시킴

  허벅지 쪽을 압박하여 혈액순환이 잘 안되고 신경도 눌림

# 골관절염 약물요법

| | |
|---|---|
| Step1 | • 아세트아미노펜 규칙적 투여, 가능한 단기간 투여<br>• 국소 NSAIDs 제제(각종 파스, 겔)<br>• 국소 캡사이신 제제(각종 파스)<br>• 글루코사민/콘드로이친(각종 관절 영양제 - MSM, 리프리놀, 보스웰리아 등) |
| Step2 | • 경구 NSAIDs 투여<br>CrCl<30 ml/min인 경우에는 NSAIDs 삼가함<br>소화성 궤양 및 심혈관 위험성이 모두 높으면 가능한 NSAIDs 삼가함 |
| Step3 | • 스테로이드(뼈주사), 히알루론산(연골주사): 관절강 내 추가 투여 |
| Step4 | • 트라마돌<br>• 둘록세틴(무릎 관절염에만 투여함) |
| Step5 | • 수술<br>• 마약류 진통제 (수술이 불가능한 경우에 투여함) |

# 골관절염 약물 복약지도 예시

| | |
|---|---|
| 진통 소염제 | **세레콕시브**<br>위장 불편 부작용이 확~~ 줄어 들은 소염 진통제 입니다.<br>심혈관 관련 부작용이 확~~ 줄어 들은 소염 진통제 입니다.<br>저용량 아스피린 복용 환자에게 적합한 NSAIDs 입니다.<br>진통작용은 30분 내로, 항염증작용은 1~2주 후에 나타납니다.<br>**부작용** : 위장 불편, 몸이 부음(신장기능 관련), 간, 심혈관 등 |
| 생약 성분 관절약 | **조인스, 신바로, 레일라 등**<br>관절의 염증 관련 물질들을 줄여주어 염증 완화해주는 약입니다.<br>연골 조직 파괴를 줄여주거나 연골 보호작용이 있습니다.<br>**부작용** : 소화불량, 위장불편, 구역질 등 |

# NSAIDs 특징 비교[203]

- **이부프로펜** : 저용량 아스피린의 효과를 방해할 수 있음, 아스피린과 동시 복용 시 아침 일찍 아스피린을 먼저 먹고 2시간 정도 후에 이부프로펜을 먹으면 좀 괜찮음
- **디클로페낙** : 혈전 생성 등 심혈관 위험이 너무 높음
- **나프록센** : 심혈관 위험이 높은 사람에게 굿 초이스. 위장관 부작용 위험이 높은 편이 단점이지만 PPI와 함께 쓰면 괜찮음
- **멜록시캄** : 살짝 COX-2 선택적 억제제임(부분 선택적), 다른 NSAIDs 보다 피부 과민반

203) J Korean Orthop Assoc 2020; 55: 9-28

응 부작용이 더 심한 편임

- **세레콕시브** : 위장관 부작용이 가장 적음, 저용량 아스피린과 동시 복용했을 경우 가장 상호작용이 적음, 심혈관 위험이 높은 환자에게는 저용량을 투여함(200mg 하루 1번 복용)

## 위장관 위험도와 심혈관 위험도에 따른 NSAIDs 선택

- **GI 위험도가 낮은 환자 :**

  CV 위험도가 낮은 환자 – 이부프로펜 포함 아무 NSAIDs나 가능

  CV 위험도가 높은 환자 – 나프록센이나 저용량 세레콕시브를 선택

  CV 위험도가 높고 아스피린 복용 중인 환자 – 저용량 세레콕시브를 선택

- **GI 위험도가 높은 환자 :**

  CV 위험도가 낮은 환자 – 세레콕시브 ±PPI

  CV 위험도가 높은 환자 – 나프록센 + PPI 혹은 저용량 세레콕시브 + PPI

  CV 위험도가 높고 아스피린 복용 중인 환자 – 저용량 세레콕시브를 + PPI

## 위장관 부작용 위험도 :

세레콕시브 〈 잘토프로펜, 아세클로페낙 〈 디클로페낙 〈 이부프로펜 〈 나프록센 〈 인도메타신 〈 멜록시캄 〈 피록시캄 〈 케토롤락

## 심혈관 부작용 위험도 :

아스피린, 아세트아미노펜(부작용 거의 없음) 〈 저용량 세레콕시브, 나프록센 〈 이부프로펜 〈 고용량 세레콕시브 〈 아세클로페낙

## 골관절염 약물 복약지도 예시

| 진통 소염제 | 이부프로펜, 나프록센, 아세클로페낙, 펠루비프로펜, 쎄레콕시브 등<br>진통작용은 30분 내로, 항염증작용은 1~2주 후에 나타남<br>부작용 : 위장 불편, 몸이 부음(신장기능 관련), 간, 심혈관 등 |
|---|---|

| 비마약성 진통제 | 아세트아미노펜 + 트라마돌 통증 신호전달 차단.<br>부작용 : 어지럽고 멍하거나 졸릴 수 있음 |
|---|---|
| 위장보호약 | PPI, H2차단제, 위장관운동조절제 등, 소염진통제로 인한 위장 불편, 손상을 막아줄 목적으로 처방<br>부작용 : 장기복용 시 비타민, 미네랄 흡수 감소 |
| 근육이완제 | 에페리손, 클로르페네신 카바메이트 등, 경직되거나 뭉치거나 담결린 근육을 풀어줌<br>부작용 : 항콜린부작용, 어지러움, 나른함 |

## 근골격계 질환 관련 일반의약품 판매 상담

| 아세트아미노펜 | 500mg – 빠른 약효, 4시간 지속, 아무나 먹어도 됨<br>650 ER – 느리고 약한 약효 8시간 지속, 한 번에 2알 먹어야 함<br>음주 후에는 금지, 하루 최대 4,000mg 이하, 노인은 3,000mg 이하 |
|---|---|
| 이부프로펜<br>덱시부프로펜 | 속편한 진통제 – 몸살, 목감기, 두통, 생리통 주력(약효 4시간)<br>심장질환 아스피린 복용자는 비추천,<br>임산부 비추천, 수유부는 괜찮음 |
| 나프록센 | 강력 OTC 진통제 – 정형외과적 통증, 치통, 편두통 등(약효 4시간)<br>심혈관 위험자에게 이부프로펜 보다 안전(위장은 더 불편) |
| 작약감초탕 | 나프록센 등의 소염진통제와 함께 복용<br>근육통증, 담결림, 근육경련, 근육경직에 좋음<br>작약 : 혈관확장, 염증억제(근육의 허혈상태 개선 – 쥐나고 경련나고)<br>감초 : COX억제, 염증억제, 신경통완화, 순환촉진 |
| AAP+클로르족사존 | 아세트아미노펜 + 근육이완제<br>2알씩 하루 4회까지 식후 복용(효과 약함) (약효 4시간) |

## 대표적인 관절영양 보조제

| 글루코사민(일반의약품) | 글루코사민 황산염 – 다당류가 연골의 성분, 증상개선은 6주 후부터 연골성분과 히알우론산 등의 생성에 도움 |
|---|---|
| 콘드로이친(일반의약품) | 콘드로이친 – 관절 속 활액이 연골에 머물도록 도와줌<br>통증, 염증 개선, 활액 점도 유지, 히알우론산 증가 |
| 녹색입홍합추출물<br>(건강기능식품) | 리프리놀(오메가3 비슷) – 강한 항산화작용, 항염증작용 – 원료가 매우 중요<br>Serine protease 억제, LOX억제, COX억제 |
| MSM(건강기능식품) | 유기황 화합물 – 통증, 염증완화(주로 COX만 억제), 연골 콜라겐 생성에 도움 |
| 보스웰리아(건강기능식품) | Boswellic acid – LOX억제, COX억제로 PGE2억제 |
| 강황(일반식품) | 커큐민 – 관절 통증, 뻣뻣함이 개선됨, 제품별로 흡수율 차이가 심함 |
| 오메가3 | 전반적인 염증완화 효과 및 콜라겐 분해 감소로 관절에 도움 |

# 노인의 마약류 진통제 사용

## 마약류 진통제

- 옥시코돈, 히드로코돈, 몰핀, 펜타닐, 메타돈, 히드로몰폰, 코데인
- 중추신경계에서 opioid 수용체에 결합하여 상행성 통증 경로를 차단한다.
- 전반적인 CNS 억제 작용도 있다.
- 공통 부작용

  변비(만성 사용 시 변비약 사용이 필요하다), 졸음, 혼란 같은 CNS 부작용, 호흡 억제(과량 독성반응), Ceiling dose가 없다(용량을 올리면 진통효과가 계속 증가하는데 과도한 용량 투여로 호흡 억제 같은 부작용이 나타날 수 있음), 내성이 생긴다, (신체적)의존성이 생긴다, 중독성이 있다(말기 환자나 호스피스 완화의료의 경우에는 이 문제를 염두에 두지 않고 사용한다.)
- 마약류간의 전환은 대략적인 근사치이며 약물동력학에 영향을 끼치는 요소가 많다.
- 주로 약물 유전학적인 요소가 크게 영향을 끼친다.

  대략적인 동일 진통 역가는 다음과 같다.
  - ▶ 모르핀 30mg(통상적 1정의 용량)
  - ▶ 코데인 200mg
  - ▶ 옥시코돈 20mg
  - ▶ 펜타닐 12mcg/hour patch
  - ▶ 트라마돌 120mg
- 고용량을 투여했을 경우에는 서서히 감량해야 한다

| 마약류 진통제 부작용 | 대처방법 |
|---|---|
| 변비 | 센나엽, 도큐세이트, 비사코딜, 마그밀 등 |
| 심한 변비 | 프로필렌 글리콜, 마그밀, 락툴로오스, 관장약 등 |
| 오심/구토 | 프로클로르페라진, 프로메타진, 할로페리돌, 클로르프로마진, 드로나비놀 |

| 위 배출 지연 | 메토클로프로파미드, 돔페리돈 |
|---|---|
| 소양증(가려움증) | 항히스타민제 |
| 알레르기 반응 | 코데인, 히드로코돈, 히드로몰폰, 옥시몰핀, 옥시코돈, 트라마돌은 모두 교차반응이 존재함 ⋯ 교차반응이 나타나지 않는 메페리딘, 메타돈, 펜타닐, 타펜타돌로 교체하면 알레르기 반응으로 부터 안전함 |

## 노인의 마약류 진통제 부작용 주의사항

- 급성 부작용 : 졸음, 뇌 활동 상태 저하, 산소분압 감소(호흡 문제)
- 만성 부작용 : 오심/구토, 변비, 인지장애

## 신장기능 부전 환자의 진통제 사용

- 안전한 편인 약물 : 펜타닐, 메타돈, 히드로몰폰, 아세트아미노펜, 가바펜틴, 프레가발린
- 용량 감량 등 주의가 필요한 약물 : 트라마돌, 히드로코돈/옥시코돈, 데시프라민/노르트립틸린
- 사용하지 말아야 할 약물 : 모르핀, 코데인, 메페리딘(데메롤), 프로폭시펜

## 트라마돌 – 비마약성 진통제(약한 마약류 진통제)

- 분류 : 비마약성 진통제(미국에서는 향정신성의약품으로 분류하고 있음)
- 효능 : 강직성 척추염, 척추관 협착증, 만성 허리통증, 어깨 힘줄에 염증, 오십견, 회전근개 파열, 석회성 건염, 퇴행성 관절염, 연골 인대 손상, 테니스 엘보, 발목 통증 등등
- 작용기전 : 약한 모르핀(40% 효과) + SNRI(세로토닌 20%, 노르에핀에프린 40% 효과)
- 약물동력학 : 트라마돌 대사체인 M1이 더 강력 진통제임

| 간기능 용량 조절 | 간기능 저하자의 경우 서방형제제를 피하고 속방형으로 50mg 하루2번 이하로 용량을 감량 | 흡수 | 흡수율 : 75% 음식의 영향 없음 |
|---|---|---|---|
| 신기능 용량조절 | CrCl < 30mL/min이면 서방형제제를 피하고 속방형으로 12시간 간격 (하루 최대 200mg) | 분포 | 분포용적 = 3L/kg 단백결합 20% |

| 혈액 투석 | 투석되지 않음 | 대사 | 간에서 90% 대사됨<br>CYP2D6, 3A4에 의해 대사됨<br>트라마돌 ⋯ M1 ⋯ M2<br>복용 후 2~3시간 만에 M1도 만땅 |
|---|---|---|---|
| 임산부<br>카테고리 | C | 배설 | 신배설 30%, 트라마돌 반감기 6시간<br>M1 반감기 9시간 |
| 수유부 | 주의해서 투여 | 약물유전학 | CYP2D6 느린 대사자는 용량 감량 필요 |
| 금기사항 | 마약진통제에 과민반응이 있는 경우,<br>장 마비나 호흡마비 위험이 있는 경우 | 블랙박스<br>경고문 | 없음 |

- 트라마돌 상호작용

| 상호작용 약물 | 작용기전 | 임상적 관리법 |
|---|---|---|
| CYP3A4 유도제 | 트라마돌의 대사를 증가시켜<br>트라마돌 약효를 감소시킴 | 트라마돌 용량 증가 고려 |
| CYP2D6, 3A4 억제제 | 트라마돌의 대사를 감소시켜<br>트라마돌 부작용을 증가시킴 | 트라마돌 용량 감량 고려<br>부작용 관찰 |
| 향정신성 의약품, 마약류 | 졸림 등의 중추신경 억제 증가 | 환자에게 주의 및 관찰 |
| MAOIs | 호흡억제 증가, 세로토닌 신드롬 | 병용금기 |

- 트라마돌 부작용

| 매우 흔하게(>10%) | 흔하게(1~10%) | 흔하지 않게(<1%) |
|---|---|---|
| 변비, 오심, 어지러움, 졸림, 땀,<br>홍조, 두드러기, 부종 | 호흡곤란, 구강건조, 우울(신경질),<br>기립성저혈압 | 심장마비, 육체적 의존성, 내성,<br>간질발작 역치 하락 |

- 트라마돌 독성증상 및 관리 방법

| 독성 증상 | 관리 방법 |
|---|---|
| 간질(발작) | 벤조디아제핀 보조요법으로 관리 |
| 극심한 진정(졸음) / 뇌 활동 상태 저하 | 날론손 투여, 필요 시 기관내 삽관 실시 |
| 부정맥(독성용량에서 Na채널 차단됨) | 심전도 측정, wide QRS 빈맥이면 중탄산염 투여 |
| 세로토닌 증후군<br>(초조, 빈맥, 떨림, 근육간대경련) | 벤조디아제핀 투여<br>병용 중인 세로토닌성 약물 중단<br>(SSRI, SNRI, TCA, 트립탄, 리튬, MAOI 등)<br>병용 중인 상호작용 약물 중단 (2D6억제제, 3A4억제제) |

- 트라마돌 복약지도 체크포인트 :

| 효과 확인 | • 통증이 줄어들 거에요 |
|---|---|
| 독성 부작용 확인 | • 너무 심하게 졸리거나 멍하면 약 용량이 과한 거에요<br>• 호흡이 어려워지면 약 용량이 과한 거에요<br>• 변비가 심해지거나, 가슴(심장)에 통증이 느껴지면 약 용량을 줄여주세요 |
| 복약지도 키포인트 | • 만성적으로 복용 시에는 변비를 예방하기 위해 변비약을 드셔야 할 수 있어요<br>• 어지럽거나 멍할 수 있으므로 운전이나 위험한 기계조작 시 주의하세요<br>• 술이나 신경안정제를 드시면 더 졸리거나 어지러울 수 있어요<br>• 졸리거나 멍하긴 한데 막상 자려고 누우면 잠은 안 오고 그럴 수 있어요 |
| 임상적 특이사항 | • 만성적으로 장기적으로 복용하면 내성 및 육체적 의존성이 생길 수 있음<br>• 장기간 복용하다 갑자기 중단하면 금단증상이 생길 수 있음<br>• 기분전환 목적으로 과량으로 오남용 한 결과 사망 보고가 있음(호흡마비 등) |

- 트라마돌 금단증상 :

| 0~3일차 | 4~6일차 | 1~2주 후 |
|---|---|---|
| 불안, 신경 예민 | 우울, 피로, 불안, 집중력 저하 | 기분이 왔다갔다 요동침 |
| (중독약물) 갈망 | 수면장애 | (자극에 대한) 감수[반응, 흥분]성 예민 |
| 혈압상승 | 설사 | 수면장애 |
| 몸살, 발열, 근육통 |  | (중독약물) 갈망 |

# 코데인

- 코데인은 2D6에 의해 대사되어 모르핀으로 전환된다.
- 대사되지 않은 코데인이 뇌의 연수에서 직접적으로 기침중추를 억제하기도 하고
- 전반적인 CNS 억제작용을 나타내기도 한다.
- 2D6 초고속 대사자는 호흡마비로 사망할 수 있다.
- 2D6를 억제하는 약물은 진통효과를 없애는 상호작용이 있다.
- 모르핀보다 역가(진통강도)가 약하다.
- 코데인 1정 20mg = 모르핀 1정 30mg의 1/10 수준의 진통강도를 나타냄
- 모르핀보다 위장관 부작용이 적고 호흡 억제나 졸음 부작용이 적다.

# 모르핀

- Gold standard for opioids(약물 비교의 기준이 됨)
- 약물 강도를 비교할 때 모르핀을 기준으로 한다(각 성분별, 경구용, 좌제용, 패치, 주사용 등)
- 신부전 환자 주의
- moderate to severe 암으로 인한 통증에 1차 선택약임
- 위장관에서 흡수 잘됨. 생체 이용률은 간에서 대사되는 속도에 의해 차이가 남
- 1시간 내로 최대 혈중 농도 도달. 반감기는 3~4시간
- 용량은 통증의 강도와 과거에 어느 정도 진통제가 필요했는지에 따라 달라진다.
- 속효성 제제 4시간 마다 투여 가능
- 서방형 제제 12시간 마다 투여
- 진통작용에 대한 한계가 없다. 통증이 강하면 용량을 더 늘리면 된다. 그러나 부작용 발현 때문에 실질적인 한계는 존재한다.
- 환각 증상도 부작용 중에 하나이고 통증이 전혀 없는 일반인에게는 저용량의 모르핀으로도 환각 부작용이 나타날 수 있다.

# 옥시코돈

- 미국에서는 아세트아미노펜/옥시코돈 복합제품이 많이 쓰인다.
- 미국에서 처방률 상위권이다.
- 경구형 제제만 있다.
- 심한 통증에 사용된다.
- 뇌와 척수의 opioid 수용체에 pure agonist로 작용한다.
- 반감기가 몰핀의 2배이다.
- 서방형 제제는 12시간 마다 복용한다.
- 20mg oxycodone = 30mg morphine
- 블랙박스 경고문: 심각한 호흡마비 가능, CYP 3A4억제제로 옥시코돈 농도 상승,
- 임산부에게 지속적인 투여는 신생아 금단증상 유발, 중독성 및 오남용 우려가 있음, 어린이가 실수로 복용하면 치명적일 수 있음

# 펜타닐 패취

- 중등도에서 중증 통증에 사용한다.
- 급성 통증에는 적합하지 않다.
- 통증 강도가 비교적 일정한 환자에게 사용한다.
- 모르핀에 부작용을 나타내는 환자에게 적합하다.
- 경구 투여 약물이 부적합하거나 복약 순응도가 낮은 환자에게 좋다.
- 통증이 있다가 없다가 하는 환자에게는 적합하지 않다.
- 강도가 강한 진통제라서 이전에 마약류 진통제를 복용한 경력이 있는 환자에게 사용한다. (사용 경험이 없는 환자는 호흡마비가 올 수 있다.)
- 부착 후 효과를 나타내려면 12~24시간이 지나야 한다.
- 패치 위에 부착물을 붙이거나 감싸도 상관없다.
- 열은 흡수 속도를 촉진 시키므로 피해야 한다.
- **블랙박스 경고문:** 심각한 호흡마비 가능, CYP 3A4억제제로 펜타닐 농도 상승, 중독성 및 오남용 우려가 있음. 어린이가 실수로 복용하면 치명적일 수 있음

# 메타돈

- 마약류 금단증상 감소 목적으로 사용-하루 1번 투여
- 통증에 진통 목적으로는 8~12시간 간격으로 투여
- 반감기는 8~59시간 이지만 진통 작용은 4~8시간만 지속된다.
- 다른 마약류보다 QT 연장 부작용이 쎄다, QT 연장 부작용이 있는 약물과 상호작용 주의
- **블랙박스 경고문 :** QT 연장, 호흡마비, 임산부가 복용하면 신생아 금단증상, 중독성 및 오남용 우려가 있음. 어린이가 실수로 복용하면 치명적일 수 있음.

# 메페리딘 = 데메롤 = 페치딘

- 노인에게는 사용하지 않는다: 신경독성이 강하다.
- 다른 마약성 진통제에 비해 이점이 없다.
- 보통의 사용 용도는 마취 전이나(작용 시간 짧음), 응급환자 진통 목적으로 사용함

- 몰핀의 진통 강도 보다 1/8 정도 역가이다.(메페리딘 100mg = 몰핀 15mg)
- 간질 같은 CNS 부작용 위험이 높다.
- 신경독성이 나타났을 때 날록손을 투여해도 소용이 없다.(날록손은 마약류 진통제 과다 복용으로 인한 독성 증상을 감소시켜주고 마약류에 결합되어 있는 opioid 수용체를 날록손으로 치환시켜주는 일종의 해독제이다.)
- 호흡마비, 기관지 수축 부작용이 있다.
- 고용량에서 산동 부작용을 나타낸다.

## 부프레노르핀 패취

- 오랜 기간 지속되는 만성통증 관리 목적으로 처방된다.
- CNS의 μ-opioid 부분 효능, κ-opioid 길항작용을 나타낸다.
- 일정 용량 이상 투여 시 진통효과 상승이 나타나지 않는다.(ceiling effect)
- 호흡기 부작용에 있어 '천장효과'가 있어서 용량을 올려도 호흡마비가 잘 발생하지 않는 장점이 있다.
- 일주일(7일)마다 부착(같은 시간에 교체해주고, 패취에 부착한 날짜와 시간 기록하면 좋다)
- 패취 부착 후 최대 효과 발현까지는 약 3일이 걸린다.
- 부착 시 혈액으로 바로 흡수되고 지용성 약물이라서 중추신경계 내 필요한 수용체에 강하게 결합하는 특징이 있고 간 대사과정을 거치지 않아 소화, 위장관 등에 부작용이 거의 없다는 장점이 있다.
- 신기능 저하 고령 환자에게도 투여하기 적합하다.
- 패취가 부착된 피부(주변 포함)를 뜨거운 열원에 노출되지 않도록 해야한다.(단, 샤워, 목욕, 수영은 가능)
- 술과 알코올이 포함된 음료는 피해야 좋다.
- 패취의 영향으로 어지러움, 졸음, 시야 흐림의 증상이 있는 경우 자동차 운전 및 기계 조작하지 않아야 한다.

# 노인성 골다공증

## 노인성 골다공증 (senile osteoporosis)

- 타입1 : 폐경 전후 에스트로겐 감소로 인함(여성)
- 타입2 : 70세 이상 남녀 모두에 해당(남:여=1:2), 조골세포↓, Pro-inflammatory 사이토카인 (IL-6)↑ ┅▶ 파골세포 자극

## 골다공증 위험인자

**2가지 큰 위험요인** : 성장기 동안 충분한 골량 형성이 안 되어 낮은 최대골량의 형성과 노화 및 폐경 등으로 인한 **빠른 골소실**

| 환자 요인 | 생활 습관 |
|---|---|
| 고령<br>인종(백인, 아시아인)<br>가족력<br>여성<br>체중감소자 | 흡연<br>하루 3잔 이상 음주<br>칼슘 적게 섭취<br>바타민D 적게 섭취<br>운동 안 하는 습관 |
| 질병 요인 | 약물 부작용으로 |
| 거식증<br>당뇨병<br>위장질환(IBS, celiac disease, 위절제술 등)<br>갑상선기능항진증<br>성선기능저하증 남성<br>폐경<br>류마티스 관절염, 자가면역질환<br>기타(간질, 에이즈, 파킨슨병 등) | 스테로이드(3개월 이상 하루 1알 이상)<br>데포-메드록시프로게스테론<br>PPIs(칼슘 흡수 감소 때문)<br>레보티록신(갑상선호르몬제) 과다<br>아로마타제 차단제(유방암 치료제)<br>GnRH agonists(전립선암 치료제)<br>카바마제핀, 페니토인 (뇌전증약)<br>리튬(조울증 치료제)<br>기타(헤파린, 루프이뇨제, SSRIs, TZDs 등) |

## 골다공증 치료제 보험적용

- 칼슘 및 Estrogen제제 등의 약제 : 골밀도검사상 T-score $\leq$ -1.0

- 칼시토닌(살카토닌, 엘카토닌), raloxifene제제, 활성형 Vit D3제제 및 bisphosphonate제제 등의 약제 : 중심골 T-score ≤ -2.5 혹은 정량적 전산화 단층 골밀도 검사(QCT) : 80 mg/㎤ 이하 등

  ※ 1년 마다 재검사해야 보험적용 됨

## 골다공증 치료제 칼슘, 비타민D[204]

### 칼슘 :

- 성인 1일 권장섭취량 : elemental calcium 800mg
- elemental calcium 600mg 초과는 흡수율 한계 때문에 나누어 복용 권장
- 노인이나 PPIs 복용자는 탄산칼슘보다 위산에 의한 흡수율 영향이 없는 구연산 칼슘이 좋음
- 주요 부작용 : 변비, 위장장애
- 고칼슘혈증이나 신석회증, 신장결석이 있으면 칼슘투여 중단 고려

### 비타민D :

- 부족(25(OH)D 〈30ng)인 경우 하루 5,000IU 2~3개월 투여해도 좋음. 그 후 하루 1,000~2,000IU 지속 복용
- 장에서 칼슘 흡수에 필요, 뼈와 근육 기능, 신체 균형유지에 중요한 역할, 낙상위험을 낮추고, 골절 예방효과
- 과도한 투여 ⋯▶ 고칼슘혈증, 고칼슘뇨증
- 장기간 투여 ⋯▶ 신결석증, 신석회화증
- 이상반응 의심되면 혈액검사로 칼슘수치, 비타민D수치 확인 필요

## 칼슘제 종류

| 칼슘 종류 | 1,200mg 당 함량 | 흡수율 | 특징 |
|---|---|---|---|
| 탄산칼슘 | 500mg | 40~15% (20%) | 식후 복용이 좋음 위장약이나 저산증 등에 의해 흡수가 감소함 |
| 구연산칼슘 | 250mg | 40% | 식전, 식후 상관 없이 복용 위산에 대한 흡수 영향 거의 없음 |

204) 한국인 영양소 섭취기준, 보건복지부 & 한국영양학회, 2021 NAPLEX course book, RxPrep

| 락트산 칼슘 | 150mg | 50% | 물에 잘 녹아서 흡수율이 좋음<br>유당불내증 환자에게는 안 좋음 |
|---|---|---|---|
| 아세트산 칼슘<br>(초산 칼슘) | 300mg | | 말기 신부전 환자의 고인산혈증 치료제<br>(아세트산 칼슘의 80%가 인산에 결합되어 배출됨) |
| 산호칼슘<br>(코랄 칼슘) | 240mg | 70% | 칼슘과 마그네슘이 2:1로 섞여 있음<br>15분 내로 이온화 됨 |
| 이온칼슘<br>(나노 글루콘산 칼슘) | 85mg | 매우 높다고<br>주장 | 나노 입자크기로 물에 거의 다 이온화 된다고 함 |

# 골다공증 약물요법

| 골 재흡수 억제제(골소실 억제)<br>Anti resorptive drugs | 골 형성 촉진제<br>Anabolic drugs |
|---|---|
| Bisphosphonates (BPs) 알렌드로네이트 등<br>Selective estrogen receptor modulator<br>(SERM) 랄록시펜, 바제독시펜 등<br>Denosumab 엑스지바, 프롤리아 피하주사 | PTH analog : Teriparatide, Abaloparatide<br>포스테오, 테리본, 팀로스 피하주사<br>Anti sclerostin antibody : Romosuzumab 이베니티<br>피하주사 |

| 주요 요점 요약 | |
|---|---|
| **비스포스포네이트**<br>대부분 예방과 치료에 1차 선택약<br>복약지도 : 맹물 한 컵 가득 드시고 최소 30분간 눕지 마세요<br>부작용 : 식도염, 위장장애, 저칼슘혈증<br>드문 부작용 : 대퇴골골절, 턱뼈괴사<br>연속 투여기간 : 위험이 낮은 환자는 3~5년(대퇴골골 절, 턱뼈괴사 때문)<br><br>**랄록시펜, 바제독시펜**<br>폐경 후 여성의 척추골절 고위험군에게 비스포스포네이트 대체약물 옵션으로 선택<br>정맥혈전색전증(VTE), 뇌졸중 위험을 높임<br>부작용 : 혈관운동(갱년기) 증상 | **데노수맙(주사제)**<br>RANKL 억제제 비스포스포네이트 대체약물로 사용<br>6개월마다 피하주사<br>부작용 : 저칼슘혈증<br><br>**테리파라타이드, 아발로파라타이드(주사제)**<br>PTH 유사체 골절 위험이 매우 높은 환자에게 추천됨(몇 번의 척추골절 경력 환자 등) 매일 피하주사<br>부작용 : 고칼슘혈증<br><br>**추천되지 않는 후 순위 치료제**<br>에스트로겐(혈관운동 증상이 있는 폐경 후 여성에게 예방목적 처방) : 가능한 저용량으로 짧은 기간 투여<br>칼시토닌(다른 치료법이 모두 실패했거나 적합하지 않을 때) : 오래 투여하면 암 발생 위험이 높아짐 |

| 척추골절에만 효과 | 척추골절 + 비척추골절에 효과 |
|---|---|
| 이반드로네이트, 랄록시펜, 바제독시펜, | 알렌드로네이트, 리센드로네이트, 데노수맙, 테리피라타이드 등 |

# 골다공증 치료제 비스포스포네이트

**금기 :** 저칼슘혈증, 약 복용 후 최소 30분간 서있거나 앉아 있을 수 없는 환자인 경우, 기도 흡인 위험이 있는 경우(액제나 발포정), 식도에 이상이 있는 경우(협착, 이완불능증 등)

**경고** :  턱뼈괴사 : 침습적 치과 시술 시↑, 구강위생 불량 시↑, 암 진단시↑, 항암치료나 스테로이드 장기 투여 시↑

대퇴부 골절, 근육통이나 관절통, 식도염, 식도궤양, 식도천공(복약지도가 매우 중요함)

시료 시작 전에 저칼륨혈증을 교정해야 함

신부전 : 알렌드로네이트 CrCl<35 mL/min 이면 투여금지, 이반드로네이트, 리센드로네이트 CrCl<30 mL/min 이면 투여금지

**부작용** :  소화불량, 연하곤란, 속쓰림, 오심/구토, 저칼륨혈증, 복통, 근육통,

리센드로네이트 : 두통, 고혈압, 피부 발진, 비뇨기감염

**참고** : 치료 시작 전에 칼슘, 비타민D 수치를 확인해보면 좋음

턱뼈괴사 부작용 우려 때문에 치료 시작 전에 치과치료를 마쳐야 함

아스피린, NSAIDs 동시 복용은 위장 부작용 위험을 더욱 증가시킴

칼슘 보충제, 제산제, 철분제, 마그네슘과 최소 2시간 간격을 두고 복용

비노스토 발포정에는 나트륨 650mg이 함유되어 있다. 나트륨 섭취 조절 주의

**복약지도** : 아침에 일어나자마자 빈속에 복용 합니다.(빈속에 흡수율이 좋습니다)

물 한 컵 가득 복용하세요. 1시간 정도(최소 30분) 눕지 마세요.

1시간 정도(최소 30분) 맹물 이외에는 아무것도 드시지 마세요.


# 비스포스포네이트 주사제 악골괴사 부작용

- BRONJ (Bisphosphonate–Related Osteonecrosis of the Jaw)
- 정맥주사용 비스포스포네이트 제제 96%
- 경구용 비스포스포네이트 제제 4%
- 악골괴사는 65세 이상, 임플란트 같은 치과 수술 시에 특히 위험하다
- 발치, 임플란트 등 치과 치료 주변 점막조직 손상

  ⋯▸ 턱뼈에 손상을 줌 ⋯▸ 턱뼈에 붙어 있던 BP 방출 ⋯▸ 조직에 독성을 주며 손상 ⋯▸ BRONJ


# 비스포스포네이트 주사제 근육통 부작용

- Mevalonate pathway를 억제

  ⋯▸ 결과적으로 IPP가 쌓임 ⋯▸ 말초혈액 $\gamma, \delta$ T-cell 활성↑ ⋯▸ TNF, IL-6↑ ⋯▸ 자극과 염증,

통증

- 근육통 부작용 발생 확률 5.6%
- 주로 3일 내에 발생
- 주사제가 더 심함
- 한 달 한번, 일주일 마다 복용 〉 매일
- 계속 먹다 보면 나아지기도 함

# 골다공증 치료제 SERM

**랄록시펜(에비스타), 바제독시펜(비비안트)**

선택적 에스트로겐 수용체 조절제

골재흡수를 감소시킴(골소실 방지)

**효과 :** 척추골절의 발생 감소(비척추성골절에 대한 유효성은 확립되지 않음)

폐경 후 여성에게 예방과 치료목적으로 하루 60mg(랄록시펜) 혹은 20mg(바제독시펜) 복용

**블랙박스 경고문 :** 정맥혈전색전증 VTE(DVT/PE) 위험↑, 심부전이나 관상동맥질환이 있는 여성에게 뇌졸중 위험↑

**금기 :** 정맥혈전색전증 경력자, 임신 중인 여성

**부작용 :** 안면홍조, 말단 부종, 근육통, 다리경련/근육경련, 감기증상

**참고 :** 갑상선약 레보티록신과 2시간 정도 간격을 두고 복용, 장기간 거동을 못하는 상황(수술 등) 72시간 전부터 투약 중단함

# 골다공증 치료제 데노수맙

**데노수맙**

뼈를 파괴하는 파골세포에 필수적인 단백질 RANKL 과 결합하는 단일클론 항체로서

파골세포의 형성, 기능, 생존을 억제해 골파괴를 방지함

골절위험이 높은 고위험군에게 투약함

(프롤리아 피하주사제 60mg)

**효과 :** 골다공증(폐경 후 여성, 남성, GIOP 글루코코르티코이드 유발 골다공증)

안드로겐 차단요법 중인 전립선암 환자 골 소실 치료, 아로마타제 저해제 요법 중인 유방암

환자 골 소실 치료

프롤리아 : 6개월 마다 피하주사

(엑스지바 피하주사제 120mg)

다발성 골수종, 고형암 골전이 환자 골격계 증상 발생 위험감소, 골거대세포종

엑스지바 : 4주 간격으로 피하주사

**금기** : 저칼륨혈증인 경우, 임신 중인 경우

**경고** : 턱뼈괴사 : 침습적 치과 시술 시↑, 구강위생 불량 시↑, 암 진단시↑, 항암치료나 스테로이드 장기 투여 시↑ 대퇴부 골절, 근육통이나 관절통, 치료 시작 전에 저칼륨혈증을 교정해야 함, 감염(피부, 복부, 비뇨기 등), 피부반응(피부염, 습진, 발진 등)

**부작용** : 고혈압, 피로, 부종, 소화불량, 두통, N/V/D, 인산염 수치 감소

**참고** : 투약 중단 시 골소실이 가속화됨 ⋯→ 다른 골다공증약을 투약해야 함


# 골다공증 치료제 PTH 유사체

### 테리파라티드(포스테오)
**효과** : 골다공증(폐경 후 여성, 남성, GIOP 글루코코르티코이드 유발 골다공증)

1일 1회 이 약 20 $\mu g$을 대퇴부 또는 복부에 피하주사(자가주사)

체내에서 PTH는 파골세포를 자극해 골 재흡수(bone resorption)를 촉진하지만, 치료학적 용량의 PTH 유사체를 간헐적으로 투여하면 파골세포보다 조골세포에 대한 자극이 우선적으로 나타남.

즉, 골형성 촉진을 통한 골밀도 증가, 골절 예방 효과를 가짐.


### 아발로파라티드(팀로스) 아직 국내 허가 전
폐경 후 여성에게 1일 1회 이 약 80 $\mu g$을 대퇴부 또는 복부에 피하주사(자가주사)

**블랙박스경고문** : 골육종(뼈암) : 위험도는 투여량과 투여기간에 따라 증가함

**경고** : 고칼슘혈증, 기립성 저혈압, 뼈암이나 대사성 골질환, 요로결석이 있는 경우

**부작용** : 근육통, 다리경련, 오심, 기립성저혈압/어지러움

**참고** : 최대 투약기간 2년, 기간 종료 시 일생 동안 다시 투약하면 안 됨 ⋯→ 뼈에 암 발생 우려, 자가 투약 주사기 교육법 복약지도 필수, 주사기 냉장 보관

포스테오 : 주사기에 직사광선 노출 금지

최초 투약 시 어지럽고 심장이 두근거릴 수 있으므로 투약 후 4시간 내에 멀리 가지 말고 안전하게 안정을 취해주어야 좋음.

## 골다공증 치료제 로모수주맙

**로모수주맙**(이베니티 210mg)

건강보험 기준 : 65세 이상 폐경기 여성, 골밀도 −2.5이하, 골절 2회 이상

한 달에 1번 (105mg씩 2번 나누어 다른 투여부위에 연속 주사) 최대 12개월 피하 주사

작용기전 : 골형성을 억제하는 단백질인 스클레로틴 억제 ┅▸ 골형성 촉진 & 골흡수 억제

**블랙박스경고** : 심근경색, 뇌졸중으로 인한 사망 위험 증가

**경고** : 저칼슘혈증이 있는 경우

**부작용** : 근육통, 두통, 주사부위 부작용

**참고** : 주사기 냉장 보관, 냉장고에서 꺼낸 후 30분 동안 상온에 놔뒀다가 주사함

노인 낙상 후 ┅▸ 고관절 골절 수술 직후 투여하기도 함

# 노인의 골절

## 고관절 골절 및 수술

- 고관절 골절 사건 발생 24~48시간 이내 수술을 권장(수술을 해도 1년 내 사망률 23%)
- 수술 전에 기저질환 및 복용약물을 파악함(항혈소판제, 항응고제 복용중인지 파악 필요)
- 혈액 관리 : 수술 중 혈액 손실이 동반될 수 있음 ⋯▸ 빈혈 있으면 수혈이 더 필요(합병증↑)[205]
- 정맥혈전색전증 관리 : 수술 후 합병증으로 폐색전증 ⋯▸ 사망
- 수술 전 후 섬망 관리 : 약물 선택 및 비약물적 방법, 환경개선 등 필요

**Enhanced Recovery After Surgery(ERAS) :**

고관절 골절로 입원 후 수술까지 걸리는 시간을 줄이고, 입원 기간 및 수술 후 합병증 발생을 줄이는 방법(고관절 수술 1년 사망률 23% ⋯▸ 12%로 줄여 줌)

수술 전 방침 : 수술 전 금식, 음료만 섭취, 복용약 체크

수술 중 방침 : 부분마취/척수마취/마취제 최적 선택, 구토 예방, 최소 절개 수술, 체온 관리

수술 후 방침 : 구토 관리, 통증 관리, 가능한 빨리 거동 시작, 가능한 빠르게 음식 섭취

하도록 조절, 요도 카테터 가능하면 빨리 제거하도록 함

## 고관절 골절 후 신체적 변화[206]

고관절 골절 후 치료가 잘 되어도 고관절이 불편해서 다음의 신체기능을 1년 이상 장기적으로 못할 수도 있음

- 혼자서 계단 5칸 오르기(90% 확률로 못하거나 어려워함)
- 혼자서 샤워/욕조 목욕(80% 확률로 못하거나 어려워함)
- 혼자서 화장실에서 대소변 보기(65% 확률로 못하거나 어려워함)

205) Donegan, Derek. 2021. Journal of Orthopaedic Experience & Innovation 2 (1)
206) Hazzard's Geriatric Medicine and Gerontology, McGraw Hill / Medical; 8th edition (June 13, 2022)

- 혼자서 1블럭 정도 걷기(50% 확률로 못하거나 어려워함)
- 혼자서 의자에서 일어나기(50% 확률로 못하거나 어려워함)
- 혼자서 10걸음 정도 걷기(40% 확률로 못하거나 어려워함)
- 혼자서 침대에서 일어나서 나오기(30% 확률로 못하거나 어려워함)

# 고관절 골절 합병증

고관절 골절로 장기간 움직이지 못하고 누워있음
- 장기간 누워 있으면 ⋯▶ 욕창
- 장기간 움직이지 못하면 ⋯▶ 신진대사가 떨어짐 ⋯▶ 노쇠, 근감소증, 영양실조
- 수술 후 면역력 저하 ⋯▶ 폐렴 등
- 장기간 누워 있으면 ⋯▶ 혈전 생성 ⋯▶ 뇌졸중, 심근경색, 심장마비 등(수술 1~2개월 후에 갑자기 사망 가능)
- 수술 중 대퇴골두로의 혈관 손상 ⋯▶ 무혈성 골두 괴사(재수술 필요)

# 골다공증성 척추 압박 골절

### 척추 압박 골절
⋯▶ 통증과 장애(허리가 구부러짐), 일상생활의 제한과 고립, 우울증 등을 유발함

종종 기립상태에서 넘어지거나 주저앉으면서 발생함

(1/3 정도만 척추 골절을 의심하고 2/3는 무증상이거나 일반적인 요통으로 생각함)
### 척추골절이 다발성으로 발생하면
⋯▶ 척추 변형, 신장(키) 감소, 척추후만증, 폐 기능 저하, 운동 저하, 균형 장애 등으로 이어짐
### 진행되는 척추후만증은
⋯▶ 호흡 능력의 저하, 복강의 감소에 의한 조기 복부 팽만감으로 인한 영양 결핍도 초래됨
### 치료법 :
⋯▶ 침상 안정, 통증약, 골다공증약, 척추 신전 보조기(보호대), 허리 재활 운동, 척추성형술(단순 및 풍선 척추성형술) 등

# 낙상 위험 약물 관리

## 낙상위험 약물 관리 목표

- 낙상 원인 가능성과 관련한 모든 약물을 검토할 수 있다.
- 낙상 위험 약물을 투여한 이유, 시작 시기, 효과가 있는지 여부, 부작용 여부를 검토할 수 있다.
- 낙상 위험 약물의 수와 용량을 줄이기 위한 시도를 할 수 있으며, 약물 감량으로 인한 부작용 여부를 파악할 수 있다.

## 약물로 인해 낙상 위험이 증가하는 메커니즘

넘어지는 메커니즘은 다음 중 하나 또는 2가지 이상의 조합 때문임

- 진정(Sedation) : 반응시간이 느려지고 균형이 손상됨
- 저혈압 : 기립성 저혈압, 미주신경성 실신(부교감신경 과도하게 활성화)
- 심장 변화 : 서맥, 빈맥

## 낙상으로 인한 결과

- 일시적(뇌기능) 혼란
- 연조직 손상(피부, 혈관, 힘줄 등)
- 멍, 혈종(출혈된 혈액 덩어리가 고여 있는 상태)
- 골절(고관절, 대퇴골, 상완골, 손목, 갈비뼈, 척추)
- 입원 필요, 급격한 노화, 노쇠, 장애, 사망
- 사회적/심리적 영향 : 독립성 상실, 자신감 상실, 제한된 신체활동 능력을 가지게 됨

# 낙상으로 인한 골절

**손목 골절** : 넘어질 때 반사적으로 손으로 바닥을 집게 되는데 이때 체중이 손목에 전달되면서 골절이 생김

**고관절 골절** : 골다공증이 있는 60대 이상 노인에게 잘 발생함.

70세 이상 노인의 경우 고관절 골절 발생 ⋯▸ 비수술 시 1년 사망률 50% ⋯▸ 움직이지 못하고 누워있어야 함, 합병증 발생, 인공관절치환술 필요

**척추압박골절** : 무거운 물건을 들다 엉덩방아 찧으면서 흉추 12번, 요추 1번 척추 압박 골절 (꼬부랑 할머니는 자연적인 노화현상이 아닌 척추압박골절을 방치했기 때문)


# 노인 낙상의 내재적 위험인자

과거 낙상 경력, 보행 장애, 거동 불편, 균형 장애, 인지 장애, 시각 장애, 청각 장애, 정신과약 복용, 기립성 저혈압, 다약제 복용, 하루 1잔 이상 음주


# 낙상 위험 조사 설문지

- 지난 1년간 넘어진 경험이 있습니까? 있다면 몇 번 입니까?
- 낙상으로 인해 이동성이나 일상생활수행능력에 영향이 있었습니까?
- 이동에 어려움이 있거나 균형 장애가 있습니까?
- 낙상에 대한 두려움이 있습니까?
- 시각적인 문제가 있습니까?
- 인지 장애가 있습니까?
- (정신과적) 행동 문제가 있습니까?
- 기립성 저혈압, 파킨슨병, 당뇨병 같은 낙상 위험을 증가시킬 수 있는 건강문제가 있습니까?
- 본인의 건강문제(질병)를 모두 적어주세요.
- 현재 정기적으로 먹고 있는 모든 약을 적어주세요.

207) Beasley B, Patatanian E. Development and implementation of a pharmacy fall prevention program. Hosp Pharm 2009;44(12):1095-1102. ©2009, Thomas Land Publishers, www.hosp-pharmacy.com

## 낙상 위험 약물 평가 Medication Fall Risk Evaluation Tools[207]

| 평가 항목 | 평가 내용 |
|---|---|
| 복용 약물 | 낙상 위험 약물, 노인주의 약물(Beers criteria) 복용 여부 확인, 신장 기능이나 질병 상태에 따른 용량 조절 여부 확인, 약물의 과잉 투여 여부 확인, 불필요한 약물 투여 여부 확인 |
| 혈액검사 | 혈중 약물 농도 체크(디곡신, 페니토인), INR체크(와파린), 전해질 수치 체크, 빈혈 수치 체크 (hemoglobin/hematocrit) |
| 동반질환 | 다중질환, 고혈압, 울혈성 심부전, 당뇨병, 무릎 등 정형외과 수술, 과거 낙상 경력, 치매, 나이 (65세 이상) |
| 교육 상태 | 낙상에 대한 환자의 지식 여부나 의지, 환자의 인지 능력 상태 |

\* Beers criteria are available at: American Geriatrics Society updated Beers criteria for potentially inappropriate medication use in older adults. J Am Geriatr Soc 2012;60(4):616-31.

| 점수(위험도) | American Hospital Formulary Service Class | 낙상으로 이어지는 이유 |
|---|---|---|
| 3(고위험) | 마약류 진통제, 항경련제, 항정신병약, 벤조디아제핀 | 진정, 어지러움, 체위성 교란(postural disturbances), 자세·균형 교란(altered gait and balance), 인지 저하 |
| 2(중등도위험) | 항우울제, 고혈압약, 심장약, 부정맥약 | 기립성 저혈압, 뇌순환 부전(impaired cerebral perfusion) |
| 1(저위험) | 이뇨제 | 밤에 소변보려고 이동하다 넘어짐, 기립성 저혈압 |
| Score ≥ 6 | 낙상 위험이 높으므로 환자 약물 중재 필요함 | |

# 낙상 위험 : 고위험 약물(3점)

**MAOI**(페넬진, 이소카르복사지드, 트라닐사이프로민)

⋯▸ 심한 기립성 저혈압 유발

⋯▸ 가능하면 처방하지 않음(치료저항성 우울증에 쓰는 약임)

**마약류 진통제**(모르핀, 코데인 등, 트라마돌)

⋯▸ 진정, 느린 반응, 균형 장애, 섬망 유발

⋯▸ 가능하면 낙상 위험이 적은 진통제로 선택하고 통증 강도 파악과 투약 기간을 가능하면 짧게 해서 마약류 진통제를 투약함

**항간질약**(페니토인, 카르바마제핀, 페노바르비탈)

진정, 느린 반응시간, 과잉 혈중 농도 독성(운동실조, 술 취한 듯한 증상)

⋯▸ 가능하면 처방하지 않음(레비티라세탐으로 처방)

**항정신병 및 초조에 대한 약물**(클로르프로마진, 할로페리돌, 플루페나진, 리스페리돈, 쿠에티아핀, 올란자핀 등)

⋯⋗ 모두 약간의 알파 차단 효과가 있음 ⋯⋗ 기립성 저혈압

⋯⋗ 진정, 느린 반사, 균형 상실, 치매, 우울증, 섬망 등의 행동심리증상 등에 많이 처방하는 약인데

⋯⋗ 가능하면 낙상 위험이 적은 항정신병약으로 선택함

**벤조디아제핀**(디아제팜, 플루라제팜, 클로나제팜, 로라제팜, 알프라졸람)

⋯⋗ 졸음, 느린 반응 시간, 균형 장애, 장기간 복용한 환자는 특별한 주의가 필요

⋯⋗ 가능하면 투여 기간, 투여 용량을 줄임

**Z-약물**(졸피뎀, 에스졸피클론)

⋯⋗ 졸음, 느린 반응 시간, 균형 장애

⋯⋗ 가능하면 투여 기간, 투여 용량을 줄임

**도파민 효능제**(로피니롤, 프라미펙솔, 브로모크립틴, 카베르골린, 페르골리드)

⋯⋗ 정신 착란 및 기립성 저혈압 유발 가능

⋯⋗ 도파민 효능제 말고 다른 파킨슨병약을 사용함 (레보도파, COMT 차단제 등)

**MAO-B 억제제**(셀레길린)

⋯⋗ 기립성 저혈압 유발 (난치성 or 우울증 동반) 파킨슨병에 처방하는 약인데

⋯⋗ 가능하면 다른 파킨슨병약으로 해결 해봄

**중추성 알파2 효능제**(클로니딘, 목소니딘)

⋯⋗ 심한 기립성 저혈압 유발, 진정 작용도 있음

⋯⋗ 투여하지 않음


# 낙상 위험 : 중등도 위험 약물(2점)[208]

**TCA 삼환계항우울제**(아미트립틸린, 독세핀, 클로미프라민)

⋯⋗ 약간의 알파 차단 효과가 있음 ⋯⋗ 기립성 저혈압

⋯⋗ 항히스타민성 ⋯⋗ 졸음, 균형 장애, 느린 반응 시간

⋯⋗ 낙상 위험 2배 증가

208) Guideline on Medication and the Risk of Falling
　　Adapted from Darowski A, Dwight J, Reynolds J (2011) Medicines and Falls in Hospital. John Radcliff Hospital

⋯ 가능하면 SSRI로 투여함

**기타 항우울제**(미르타자핀, 트라조돈, 미안세린)

⋯ 약간의 알파 차단 효과가 있음 ⋯ 기립성 저혈압

⋯ 항히스타민성 ⋯ 졸음, 균형 장애, 느린 반응 시간

⋯ 미르타자핀, 트라조돈의 경우 자기전 투여는 괜찮음

**SNRI 항우울제**(벤라팍신, 둘록세틴)

⋯ 노르아드레날린 재흡수 차단으로 기립성 저혈압을 유발 할 수 있음

⋯ 가능하면 SSRI로 투여함

**알파 차단제**(독사조신, 프라조신, 테라조신)

⋯ 기립성 저혈압 유발

⋯ 가능하면 위험이 적은 탐수로이신으로 선택함

**ACEI**(리시노프릴, 라미프릴, 에날라프릴, 캡토프릴, 페린도프릴 등)

⋯ 말초 저항 감소 및 혈압 강하

⋯ 배설은 신장에 의존하는데 신장 기능 감소 노인 및 탈수 노인은 축적 가능

⋯ 가능하면 ARB로 선택함(심부전, 심근경색 등의 경우에는 ACEI가 더 효과 좋음)

**베타 차단제**(아테놀올, 비소프롤롤, 카르베딜롤, 프로프라놀올)

⋯ 심박출량 감소, 말초 혈관 저항 감소, 서맥 유발, 기립성 저혈압, 미주신경 증후군을
　 일으킬 수 있음

⋯ 협심증, 부정맥 등의 경우에는 낙상위험에도 불구하고 베타차단제 써야 함

**협심증약**(니트로글리세린, 이소소르비드 모노나이트레이트, 니코란딜)

⋯ 갑작스러운 혈압 상실로 인한 실신

⋯ 협심증 등에 필요하면 써야 함

**저혈당 유발 당뇨약**(글리메피리드, 글리벤클라마이드)

⋯ 설포닐우레아계 당뇨약은 저혈당 위험이 높음

⋯ 저혈당 부작용 없는 다른 계열 당뇨약으로 선택

**CCB**(암로디핀, 펠로디핀, 니페디핀, 레르카르디핀, 라시디핀, 니모디핀)

⋯ 동맥혈관 확장으로 저혈압 유발 가능

⋯ 노인성 수축기 고혈압에 좋은 약이므로 필요한 경우 써야 함

**Non-DHP CCB**(베라파밀, 딜티아젬)

⋯ 저혈압 또는 서맥 유발 가능

⋯→ 협심증 등에 필요시 사용

**부정맥약**(디곡신, 아미오다론, 플레카이니드)

⋯→ 서맥 및 실신을 일으킬 수 있음

⋯→ 필요한 경우에는 써야 함

**항간질약**(발프론산, 가바펜틴, 프레가발린)

⋯→ 낙상과 연관성이 있는 일부 데이터가 있음

⋯→ 어지러움, 졸림 유발 가능

⋯→ 신경통 등에 필요 시 사용함

**근육이완제**(발프론산, 단트롤렌)

⋯→ 진정작용, 근긴장 감소

⋯→ 다른 근육이완제로 변경(에페리손 등)


## 낙상 위험 : 저위험 약물(1점)

**치아지드 이뇨제**(클로탈리돈, 메톨라존)

⋯→ 낮은 칼륨 농도로 인한 기립성 저혈압(전해질 불균형), 저나트륨혈증으로 인한 어지러움

⋯→ 디히드로클로르치아지드는 괜찮음

**루프 이뇨제**(푸로세미드, 부메타미드)

⋯→ 탈수는 저혈압을 유발 함

⋯→ 저칼륨혈증, 저나트륨혈증으로 인한 기립성 저혈압

⋯→ 심부전에는 써야 함(전해질 모니터링 필요)

**항간질약**(라모트리진, 레비티라세탐, 토피라메이트, 조니사미드)

⋯→ 낙상을 일으킬 수 있으나 근거 부족함

⋯→ 레비티라세탐이 낙상 위험 적음


## 낙상 위험 : 의심 약물(0점)

**항히스타민제**(클로르페니라민, 히드록시진 등)

⋯→ 진정효과로 인함. 그러나 기여도에 대한 데이터는 부족함

⋯→ 가능하면 2세대 항히스타민제로 처방

**요실금약**(옥시부티닌, 톨테로딘, 솔리페나신)

… 낙상 위험에 대한 데이터 부족함

… 미라베그론(베타미가)이 대안 임

**치매약**(도네페질, 리바스티그민, 갈란타민)

… 서맥과 실신 유발 가능

… 치매 진단 시에는 처방해야 함

**PPI**(오메프라졸, 란소프라졸)

… 현기증, 착란, 흐린 시야 및 졸음에 대한 드문 보고가 있음

… NSAIDs 장기 복용 등의 필요 시에는 처방해야 함

**항구토제**(프로클로르페라진)

… 도파민 차단제라서 파킨슨 유사 증상을 일으킬 수 있음

… 알파 차단 효과 약간 있음 … 기립성 저혈압

… 항히스타민성 약간 있음 … 진정

… 온단세트론이 낙상 위험 적음(구토가 심한 암 환자에게는 투약 함)

**이명약, 메니에르병약**(시나리진, 베타히스티딘)

… 항히스타민제 … 진정

… 필요 시 처방 함


# 낙상 위험 약물 관리방법 예시

| 낙상 위험 약물 | 권장 방법 |
|---|---|
| 항정신병약 | 가능하면 저용량으로 단기간 투약<br>아리피프라졸, 쿠에티아핀 등이 상대적으로 위험이 적은 약물임 |
| 수면 진정제 | 가능하면 투여 일수를 줄이고 저용량으로 투약 |
| 마약류 진통제 | 낙상 위험이 높은 환자에게는 다른 진통제를 추천<br>마약류 진통제 필요자는 통증 파악과 투약 기간 면밀히 평가 |
| 항우울제 | 가능하면 SSRI를 선택 |
| 뇌전증약(간질약) | 낙상 위험이 적고 노인에게 이점이 있는 레비티라세탐을 선택 |
| 이뇨제 or 베타차단제 | 심박수가 60회/분 이하이면 용량을 감량한다 |
| 1세대 항히스타민제 | 2세대 항히스타민제로 변경한다 |
| 설포닐우레아 당뇨약 | 설포닐우레아 중에서는 글리메피리드가 그나마 양호하다 |

| 수면유도제로서 디펜히드라민 | 차라리 저용량 트라조돈이 낫다 |
| --- | --- |
| 속효성 옥시부티닌 | 서방형 옥시부티닌이나 다른 요실금약으로 변경 |
| 구토에 프로메타진 | 온단세트론이 낫다 |

## 노인의 낙상 관리방법

복용약물 최소화, 낙상 위험 약물 관리

운동 처방(타이치 Tai CHi 운동)

안과 질환 치료

기립성 저혈압 관리

비타민D 복용

발 관리와 신발 조정

보조 지팡이나 도구 이용

집안 환경 개선

# 노인의 시각 장애

## 시력저하가 노인에게 끼치는 영향 :

- 시력저하(높낮이 인식 오류) ⋯▸ 낙상 위험 약 3배 증가(손목, 고관절, 상완골 골절 위험)
- 시력저하 ⋯▸ 일상생활수행능력(ADL) 저하(주변사람의 도움이 더 필요해짐)
- 시력저하 ⋯▸ 운전 장애(표지판 읽기, 시야, 야간 시력, 동적 시력, 시각 처리 속도 등 문제)
- 시력저하 ⋯▸ 노인 우울증 촉발(감각 저하가 교정되지 않으면 ⋯▸ 독립적인 기분 X, 자립심 감소)
- 시력저하 ⋯▸ 치매나 섬망과 서로 연관되어 있으며 서로 악화시킴
- 시력저하 ⋯▸ 입원 빈도, 기간 등 증가
- 시력저하 노인은 청력저하가 동반된 경우가 많음

## 노화에 따른 수정체의 변화 :

투명했던 수정체가 점차 노란색으로 변함 ⋯▸ 색을 구별하는데 어려움을 겪게 됨

투명도가 흐려짐 ⋯▸ 백내장 발생 증가

수정체 경화도 증가 ⋯▸ 수정체 두께 조절능력 저하 ⋯▸ 노안

## 다중질환에 의한 눈의 변화(합병증) :

고혈압 ⋯▸ 망막정맥폐쇄증 위험 증가(혈류 장애로 인한 시력 상실)

당뇨병 ⋯▸ 녹내장, 백내장, 당뇨병성 망막병증 위험 증가

자가면역질환(예. 류마티스 관절염) ⋯▸ 안구건조증 위험 증가

# 노인의 눈 선별검사 및 종합평가

| 선별검사 | 안과 검사 |
|---|---|
| <ul><li>시력에 문제가 있습니까?</li><li>시력이 갑자기 저하 되었습니까?</li><li>아니면 점진적으로 저하 되었습니까?</li><li>시력 저하와 함께 통증이 있었습니까?</li><li>눈에 수술 받은 적이 있었습니까?</li><li>현재 안약을 점안하고 있습니까?</li></ul> | <ul><li>시력 검사</li><li>외부 검사(눈꺼풀 및 안와 이상)</li><li>동공 검사(상대 구심성 동공장애)</li><li>시야 검사(중추신경계 이상)</li><li>안와 근육운동 검사(안구근육마비)</li><li>전안부 검사(백내장, 눈 염증)</li><li>안압 검사(녹내장)</li><li>안저 검사(녹내장, 망막병증, 황반변성 등)</li></ul> |

# 눈꺼풀 문제

노인들에게 흔한 눈꺼풀 문제는 : 안검염 또는 눈꺼풀의 만성 염증

**증상 :** 눈꺼풀의 작열감, 가려움증, 찢어짐, 딱지 ⋯▸ 속눈썹과 기름샘에 황색 포도상구균이 서식

**치료법 :** 항생제 안연고 등(테트라사이클린, 토브라마이신, 오플록사신 등)

# 안검내반

나이가 들어감에 따라눈꺼풀의 결합 조직이 휘어지거나 약간의 흉터가 발생하여 눈꺼풀의 모양이 변형될 수 있음

**증상 :** 눈꺼풀테두리가 안으로 말려들어가 속눈썹이 안구 표면을 자극 ⋯▸ 각막 상피 파괴 및 감염

**치료법 :** 수술

# 안검외반

일반적으로 퇴행성 변화로 인해 발생

두개골 마비로 인한 신경 분포 상실로 인한 흉터 및 이완도 이 상태를 유발할 수 있음

**증상 :** 눈물 흘림(눈물이 뺨으로 흘러내리는 경우가 많음)

각막의 노출 및 이차 안구 건조로 인한 각막 상피 손실도 발생

**치료법 :** 인공눈물 점안액, 수술

# 안검하수(퇴행성 안검하수, 안면마비로 인한 안검하수) :

눈꺼풀이 처진 사람의 모습

기계적 또는 신경학적 요인으로 인해 발생할 수 있음(예. 눈 수술 후에 발생) (예. 제3신경마비, 호너증후군, 중증근무력증)

노화로 인해 눈꺼풀 위의 피부층이 탄력을 잃고 처질 수 있는데, 이를 피부이완증이라고 함

**치료법 :** 위쪽 시야를 방해하기 시작하는 처진 피부는 수술로 제거

# 안구건조증

**안구건조증의 원인 :** 눈의 노화 ···› 눈물 생성 불량

일반적으로 눈물 생성량은 나이가 들수록 감소, 당뇨병이나 자가면역질환이 있으면 더욱 심해짐, 항콜린제, 베타차단제, 항우울제도 안구건조를 심화시킴, 눈물은 윤활 작용을 하고 질병으로부터 보호하며, 잔해물을 제거함으로써 각막의 온전성을 유지함

**안구건조증의 증상 :** 눈물 생산이 감소하면 작열감, 긁힘, 발적, 심지어 과도한 눈물 증상이 나타날 수 있음

**안구건조증의 치료 :**

| 약물요법 | 성분 | 작용 |
|---|---|---|
| 인공눈물 | 카르복시메틸 셀룰로오스 | 수분을 끌어들여 수분층의 양을 증가시킴 |
| | 히알루론산 | 눈물 점액층의 주성분으로서 점도가 높아 눈 표면에 오랫동안 지속되며 수분과 결합 함 |
| | 트레할로스 | 비환원성 당류로 단백질과 결합해 수분이 증발하지 않도록 함 |
| | 히프로멜로오스 | 눈물의 점도를 증가시켜 눈물이 눈에 머무르는 시간을 연장시켜줌 |
| | 포비돈 | 눈물의 점도를 증가시키고 보호막을 형성해 눈물이 증발되지 않게 함 |
| | 염화칼륨, 염화나트륨 | 단순 수분층의 양을 보충하는 기능(증발 방지나 눈물 유지 기능 없음) |
| | 세트리마이드, 백색바셀린, 유동파라핀, 라놀린, 카보머 | 지방성분으로 점도가 높아 안구표면에 오래 지속되며 눈물의 지질층을 유지해줌 |

| 약물요법 | 성분 |
|---|---|
| 뮤신, 수분 분비 촉진제 | 디쿠아포솔(디쿠아스 점안액) |
| | 레바미피드(레바케이, 레바아이 점안액) |

| 항염증 스테로이드 | 플루오로메토론(오큐메토론 점안액) |
|---|---|
| 항염증 면역억제제 | 사이클로스포린(레스타시스 점안액) |
| 기타 항염증제 | 테트라사이클린/독시사이클린, NSAIDs(브로낙, 옵타낙 점안액) |
| 콜린 작용제 | 경구용 필로카르핀(살라겐), 세비멜린(에보악) |
| 기타 약제, 영양제 | 국소용 비타민A, 국소용 아세틸시스테인, 경구용 오메가3, 기타 눈영양제 |

# 안구 주변 대상포진

### 대상포진 ···▶ 눈에 침범

삼차신경에서 대상포진 바이러스, 즉 대상포진이 재활성화되면 눈대상포진이 발생할 수 있음. 이 상태에서 포도막염과 함께 수상돌기 각막병증으로 인해 심한 통증과 시력 상실이 발생할 수 있음. 비골신경에 의해 전달되는 코끝 피부의 침범은 종종 안구 침범과 연관됨.

**치료법 :** 대상포진약을 씀(아시클로버, 팜시클로버, 발라시클로버 등)

# 노화로 인한 황반변성

### 황반변성 ···▶ 중심 시력 상실

65세 이상 노인의 3대 실명 원인 중 1위임(황반변성, 녹내장, 당뇨망막병증)

**고위험군 :** 고령, 백인, 가족력, 흡연자, 심혈관 질환자

**초기단계 :** 망막 심부에 뚜렷한 황색 침착물인 드루젠이 존재(초기단계에서는 임상 증상 없음)

**중기단계 :** 125μm보다 큰 드루젠(도로 표지판 읽는데 어려움) (문자 및 직선이 삐뚤어져 보임)

**진행단계 :** (중심 시력 상실) (주변 시력은 유지됨)

**건성 황반변성(dry AMD) :** 망막 아래쪽에 드루젠이 쌓임 ···▶ 시세포로 산소, 영양공급이 원활하지 못하게 됨 ···▶ 서서히 시세포가 파괴됨

**습성 황반변성(wet AMD) :** 망막과 맥락막 사이의 브루흐막 파열 ···▶ 기저 맥락막 모세혈관 신생 ···▶ 신생혈관이 자라서 황반부에서 부종, 삼출물, 출혈

**황반변성 검사 :** 무산동 망막카메라[209], 망막 단층촬영(OCT, 망막 CT), 빛간섭 망막혈관 촬영(OCT angiography), 형광 안저혈관 조영술

**황반변성 치료** : 레이저 광응고술

광과민제 베르테포르핀(비쥬다인)을 이용한 광역학 치료(photodynamic therapy, PDT)

베르테포르핀 정맥주사 ┄→ 이상혈관에 축적 ┄→ 적색광 분사 ┄→ 눈에 있는 비정상 혈관 파괴

항-VEGF(항혈관 내피 성장 인자) 약물을 이용한 안구 내 주사 치료.

애플리버셉트(아일리아), 라니비주맙(루센티스), 브롤리시주맙(비오뷰), 베바시주맙(아바스틴)

4주마다 1회 주사(아일리아, 비오뷰는 3개월 이후 부터는 8~12주 간격으로 주사)

# 녹내장

## 녹내장 ┄→ 시력 상실

65세 이상 노인의 3대 실명 원인 중 2위임(황반변성, 녹내장, 당뇨망 막병증)

**고위험군** : 높은 안압(IOP), 아프리카 인종, 고령, 녹내장이 있는 직계 가족 등

## 녹내장 ┄→ 시신경병증

(혈액공급 차단으로 인한 시신경손상), 시신경 유두 질환(증가된 압력에 의해 눈 내부의 시신경 일부가 부어 오르는 장애)으로 시야 변화를 초래함

| 원발성 개방각 녹내장(POAG)<br>(비율 60~70%) | 폐쇄각 녹내장(ACG)<br>(고령에서 비율이 증가함) |
|---|---|
| • 눈의 섬유주(배수구) 저항이 증가하여 안압이 상승<br>• 시력 상실을 인지 시 이미 질병이 상당히 진행된 상태<br>• 방수 생산 줄이거나 방수 유출을 증가시키는 약물로 치료<br>• 레이저 수술, 녹내장 여과 수술 등도 할 수 있음 | • 홍채가 방수의 배수 통로를 막을 때 발생<br>• 원시, 백내장, 50세 이상에서 주로 발생<br>• 백내장 수정체는 홍채를 앞으로 밀고 배수로를 막는 경향이 있음<br>• 홍채에 구멍을 뚫는 레이저 홍채절개술로 확실하게 치료 가능 |

## 녹내장 치료제 :

| 약물 분류 | 성분 | | 작용 기전 |
|---|---|---|---|
| 프로스타글란딘 유도체 | 란타노프로스트 등 | 방수 유출 증가 | 프로스타글란딘 F2α receptor 수용체에 결합하여, 부배출로인 포도막공막 유출을 증가시킴 |
| 베타차단제 | 티모롤 등 | 방수 분비(생산) 감소 | 섬모체(모양체) 상피에서 방수 생성을 억제 |

209) Eye Care for the Aging Eye. Karla J. Johns, MD. American Academy of Ophthalmology.

| 탄산탈수효소 억제제 | 도르졸라미드 등 | 방수 분비(생산) 감소 | 섬모체(모양체)의 탄산탈수효소를 억제시킴으로서 ($HCO_3^-$결핍에 의해) 방수 생성을 줄임 |
|---|---|---|---|
| 알파2 효능제 | 브림모니딘 등 | 방수 유출 증가 | 구심성 섬모체 혈관을 수축시킴으로써, 방수의 생산을 줄이면서 부배출로인 포도막공막 유출을 증가시킴 |
| 콜린유사제 | 필로카르핀 등 | 방수 유출 증가 | 섬모체(모양체) 근육을 수축시킴으로써, 주배출로를 통한 방수 유출을 증가시킴 |
| Rho kinase 억제제 | 네타르수딜 등 (로프레사 점안액) | 방수 유출 증가 | 섬유주 세포를 수축시키는 효소(Rho kinase)를 선택적으로 억제해 방수의 주배출로인 섬유주 경로를 이완시킴으로써 방수 배출을 증가시킴 |

## 프로스타글란딘 유도체 점안액

| | |
|---|---|
| 개요 | 정상안압 녹내장의 1차 선택약<br>종류 : 란타노프로스트(잘라탄), 트라보프로스트(트라바탄), 비마토프로스트(루미간), 타플루프로스트(지옵탄) |
| 기전 | 포도막 공막유출로를 통한 방수 유출↑ ⋯▸ 안압 하강 |
| 특징 | 단일 약제로 안압 하강 효과가 가장 강력 : 기저 안압 대비 25~30% 하강<br>장점 : 전신부작용 없음, 안압 하강 효과 우수, 투여 편의성(하루 1회 투여)<br>단점 : 베타차단제에 비해 점안 시 자극감/충혈 종종 발생 |
| 부작용 | 시야흐림, 자극감, 결막충혈, 홍채색소침착, 눈썹 성장, 눈주위 색소침착, 위눈꺼풀 고랑 깊어짐 |
| 투여법 | 하루 1회 자기전 점안 |

## 베타차단제 점안액

| | |
|---|---|
| 개요 | 녹내장의 1차 선택약(점안 시 눈에 대한 부작용이 거의 없고 안압 하강 효과도 뛰어나기 때문)<br>종류 : 티모롤(티모프틱), 카르테올롤(오큐프레스), 베탁솔롤(베톱틱), 레보부놀롤(베타간) |
| 기전 | 모양체에서 방수 생산 억제 ⋯▸ 안압 하강 |
| 특징 | 안압 하강 효과 : 기저 안압 대비 20~25% 하강, 야간에 수면 중인 환자에게는 안압 하강 효과가 없음, 정상안압녹내장 환자에게는 수면 중 안혈류를 감소시킬 수 있어 권장되지 않음<br>전신부작용 가능성 ⋯▸ COPD, 심혈관 위험자는 가급적 사용하지 말 것<br>(COPD의 경우 베탁솔롤은 베타1 선택적이기 때문에 괜찮음) |
| 부작용 | 결막충혈, 건성안, 서맥, 부정맥, 심부전, 기관지 수축 |
| 투여법 | 하루 2회 점안, 최근에는 겔 형태로 하루 1번 점안하는 약제가 나왔음 |

## Carbonic anhydrase(탄산탈수효소) 억제제 점안액

| | |
|---|---|
| 개요 | 종류 : 도르졸라미드(트루솝), 브린졸라미드(아좁트)<br>기존에 경구용으로 개발된 약제의 전신 부작용을 줄일 목적으로 안약으로 나옴 |
| 기전 | 방수 생성 억제 ⋯▸ 안압 하강 |
| 특징 | 안압 하강 효과 : 기저 안압 대비 15~20% 하강<br>경구용 탄산탈수효소 억제제는 전신부작용이 우려될 수 있음 |

| 부작용 | 대사성산증, 저칼륨혈증, 스티븐존슨증후군, 혈액이상 |
|---|---|
| 투여법 | 하루 2~3번 점안 |

| 알파2 작용제 점안액 | |
|---|---|
| 개요 | 종류 : 아프라클로니딘(아이오피딘), 브림모니딘(알파간피)<br>기존에 경구용으로 개발된 약제의 전신 부작용을 줄일 목적으로 안약으로 나옴 |
| 기전 | 방수 생성 억제 ⋯ 안압 하강<br>브림모니딘 : 방수생산 억제 + 포도당 공막 유출 증가 |
| 특징 | 안압 하강 효과 : 기저 안압 대비 20~25% 하강<br>시신경 보호 효과가 있음 |
| 부작용 | 눈 주위 피부 알레르기 피부염(발적, 부종, 비늘 등 약 10% 이내로 발생)<br>알레르기 반응, 여포성 결막염, 산동, 결막창백, 중추신경계 흡수, 입마름, 졸음, 두통, 피로감<br>5세 이하 영유아 사용 금지 : 무호흡증이나 저혈압 유발 |
| 투여법 | 하루 2~3번 점안 |

| 콜린 유사체(부교감신경 작용제) 점안액 | |
|---|---|
| 개요 | 종류 : 필로카르핀(오큐카르핀)<br>부작용으로 인해 점차 사용빈도가 줄고 있는 약제 |
| 기전 | 섬유주를 통한 방수 유출↑ ⋯ 안압 하강 |
| 특징 | 안압 하강 효과 : 기저 안압 대비 20~25% 하강 |
| 부작용 | 모양체근 수축 ⋯ 눈 주위/이마 부위 통증 유발,<br>장시간 동공 수축 ⋯ 홍채가 수정체에 유착되는 현상 발생 가능 |
| 투여법 | 하루 4번 점안 |

| 고정 혼합 제제 | | | |
|---|---|---|---|
| (간포트)점안액 | 티모롤 + 비마토프로스트 | 베타차단제 +<br>프로스타글란딘 유도체 | 방수 생산 감소 +<br>방수 유출 증가 |
| (듀오트라브)점안액 | 티모롤 + 트라보프로스트 | 베타차단제 +<br>프로스타글란딘 유도체 | 방수 생산 감소 +<br>방수 유출 증가 |
| (잘라콤)점안액 | 티모롤 + 란타노프로스트 | 베타차단제 +<br>프로스타글란딘 유도체 | 방수 생산 감소 +<br>방수 유출 증가 |
| (코솝)점안액 | 티모롤 + 도르졸라미드 | 베타차단제 +<br>탈산수소효소 억제제 | 방수 생산 감소 +<br>방수 생산 감소 |
| (콤비간)점안액 | 티모롤 + 브림모니딘 | 베타차단제 +<br>알파2 작용제 | 방수 생산 감소 +<br>방수 생산 감소 +<br>방수 유출 증가 |

# 백내장

## 백내장 …▶ 시력 저하

65세 이상 노인의 4대 실명 원인 중 4위임(황반변성, 녹내장, 당뇨망막병증, 백내장)

수정체를 구성하는 단백질의 손상으로 인해 발생

**고위험군 :** 햇빛, 나이, 당뇨병, 스테로이드 사용, 흡연, 외상 및 이전 수술에 대한 만성 노출

**초기 증상 :** 눈이 침침하고 시력이 떨어지며 한쪽 눈으로 사물을 봤을 때 물체가 겹쳐 보이는 복안 증상 등

**치료법 :** 약물치료를 하거나 수정체를 제거하고 인공(다초점)렌즈를 삽입

운전, 독서 등 일상 활동을 수행 능력에 영향을 주는 경우수술을 시행함

백내장 수술 후 약 15%의 환자가 남은 수정체낭이 불투명해져 시력저하가 나타날 수 있는데, 레이저 피막 절개술로 불투명한 잔여물을 잘라주면 해결됨

| 약물요법 | 백내장 초기에 백내장 진행을 진행시켜주는 정도의 기능만 함 |
|---|---|
| 피레녹신 점안액 (가리유니) | 수정체 단백질에 경쟁적으로 결합해 수정체와 유해물질의 결합을 막음<br>1일 3~5회(흔들어서)점안<br>부작용 : 안구 충혈 및 가려움, 접촉 피부염 등 |
| 요오드 점안액 (클리드, 큐아렌, 포소드) | 산화과정에 의한 렌즈혼탁 억제<br>혼탁된 수정체의 신진대사 촉진으로 백내장의 진행억제 및 시력회복 촉진<br>1일 3회 점안(전신 흡수되지 않도록 눈물샘을 잘 눌러 주어야 함)<br>부작용 : 작열감, 눈물 분비 증가, 전신 흡수 시 갑상선 항진 |
| 벤다작리신 (벤다라인) | 수정체 단백질의 응집과 침전을 저해함으로써 백내장의 진행을 억제<br>수정체의 단백질 분해 효소 작용을 회복시켜 수정체의 혼탁을 감소<br>1일 3회 500mg씩 복용<br>부작용 : 어지러움, 두통, 설사 등<br>간 기능에 영향을 줄 수 있으므로 담즙 분비를 촉진하는 약물과 함께 투여해선 안 됨 |

# 당뇨병성 망막병증

조절되지 않은 당뇨병 …▶ 망막 혈관 순환장애 …▶ 혈관 폐색

65세 이상 노인의 3대 실명 원인 중 3위임(황반변성, 녹내장, 당뇨망막병증)

망막 혈관 폐색은 갑작스런 시력 상실의 비교적 흔한 원인임

**예방법 :** 당뇨 합병증 예방약(말초 혈액순환 관련약)

**치료법 :** 레이저 수술, 안구 내 스테로이드 주사, 안구 내 항-VEGF 약물 주사

애플리버셉트(아일리아), 라니비주맙(루센티스), 브롤리시주맙(비오뷰), 베바시주맙(아바스틴)

## 비증식성 당뇨병성 망막병증(황반부종)

당뇨병에 의한 모세혈관 합병증으로 ⋯▸ 망막혈관의 투과성이 증가하고 미세 동맥류가
발생하여 혈액의 혈장 단백질 및 지질 성분이 망막 조직 내로 누출 ⋯▸ 황반부종 발생
당뇨병성 망막병증의 80%에 해당
시력저하, 색깔을 구별하기 어렵거나 야간에 시력이 저하되는 증상을 호소

## 증식성 당뇨병성 망막병증

황반부종 ⋯▸ (망막의 모세혈관 파열로 인한) 신생혈관 증식 ⋯▸ 신생혈관은 터지고 깨지기
쉬움 ⋯▸ 출혈 ⋯▸ 유리체 내의 비문증, 시야가 뿌옇게 변함
많은 출혈 ⋯▸ 심각한 시력저하, 유리체 수축하면서 망막을 앞으로 당김 ⋯▸ 망막박리
망막에 혈액 흐름 불량 ⋯▸ 홍채에 신생혈관 ⋯▸ 심각한 녹내장 발생

# 노인의 시각 장애에 대한 전반적인 노인 치료 장애요소

- **안약 점안의 어려움** – 시력저하, 근력저하, 손떨림 등 점안 방법을 잘 복약지도 해주어야
  함 (아래 눈꺼풀에 점안, 눈물 비루관 눌러주기 등)
- **안약 점안 횟수가 중요** – 안약 1개만 하루 1번 점안해야 가장 좋음.
  2~3가지 안약을 하루 여러 번 점안해야 하는 경우 복약순응도가 떨어질 수 있음.
  녹내장 복합제의 경우 안약 1개로 하루 1번 점안 가능함
- **치료 비용이 중요** – 녹내장 프로스타글란딘 유도체는 효과는 좋으나 가격이 비쌈.
  황반변성에 항-VEGF 안구 내 주사제는 가격이 비쌈
- **시력 저하 노인은 돌봄인의 도움이 필요함** – 일상생활 수행 및 의료기관 이용에 도움이 필
  요함.
  큰 글자로 보기 쉽게(약봉투나 약병 등에) 적어주는 복약지도가 중요함

# 노인의 청각 장애

## 노인의 이(耳)과 진료 순위 :

감각신경성 난청 〉 이명 〉 메니에르병 〉 전정신경염 〉 양성 돌발성 두위변환성 현훈

## 노인성 난청 위험인자 :

젊었을 때의 소음 노출↑, 식습관, 이독성 약물, 가족력, 성별, 인종, 기저질환

## 노인성 난청의 3대 특징[210]

- 고주파 영역 난청(여자 목소리가 잘 안 들림)
- 어음 분별력 저하(ㅅ, ㅈ, ㅊ, ㅌ) (ㅏ, ㅑ, ㅓ, ㅕ, ㅗ, ㅡ)
- 소리가 느리게 들림(빠른 말이 잘 안 들림)

### 임상양상[211] :

- 고주파 영역의 난청으로 시작 ⋯▸ 어음 분별력 저하
  고주파 영역 난청으로 인해 소음 환경에서의 대화가 힘들어지게 됨
  난청이 2~4kHz의 주파수 영역에서 발생한 경우 ⋯▸ 주로 무성음(ㅅ, ㅈ, ㅊ, ㅌ) 분별 문제 발생 ⋯▸ "들을 수는 있는데 무슨 말인지 구분이 안 된다"
- 노화에 의해 청각과 관련된 중추 신경계의 청각 처리 능력 감소.
  인지된 두 개의 음조(tone) 간의 차이(gap)를 구별하는 능력 저하
  "천천히 말하는 것은 잘 들을 수 있고, 이해할 수 있지만, 빠르게 말하는 말소리는 이해하기 어렵다"

210) J. Clin. Med. 2020, 9(1), 218
211) SMART 진료 매뉴얼 제3판. 저자 이상봉. 바른의학연구소. 대한임상진료학회

- 두 개의 음조 차이를 구별하기 위해서는 젊은 사람에 비해 더욱 긴 음조간의 시간차를 필요로 함

## 노인성 난청 유병률 :

- 50~59세 인구의 11.2%
- 60~69세 인구의 24.7%
- 70세 이상 인구의 63%
- 여성보다 남성에게 더 흔함

## 노인성 난청 검사법 :

순음청력검사(PTA), 신호 대 잡음비(SNR), 자가 보고(Self-report)

## 노인성 난청으로 인한 영향 :

의사소통 문제, 초기 우울증, 사회로부터의 고립, 불안, 신체적, 정신적 기능 장애

## 노인의 청력 감소 원인[212]:

- 귓바퀴 ⋯ 처지고, 방향이탈, 건조, 털
- 외이도 ⋯ 건조, 섬모 운동X, 귀지 쌓임
- 고막 ⋯ 혈액공급X, 경화
- 이소골 ⋯ 관절염, 경화, 석회화
- 달팽이관 ⋯ hair cell(유모세포)↓, 뉴런↓
- 청각신경 ⋯ 와우 신경절과 청신경의 핵의 퇴화

| 물리적 원인 | • 달팽이관 기저막의 경화, 나선 인대의 위축 등 |
| --- | --- |
| 생화학적 원인 | • 글루탐산염에 의한 신경 독성으로 달팽이관의 코르티 기관 손상 |

212) Korean J Otorhinolaryngol-Head Neck Surg 2011;54:835-9

| 기타 원인 | <ul><li>노화에 따른 순환기계의 이상으로 달팽이관으로 가는 혈류 감소</li><li>환경 인자(흡연, 음주, 산화적 음식, 스트레스)와 소음 노출</li><li>고혈당으로 인한 산화 스트레스도 달팽이관을 손상</li><li>유전적 인자(난청 가족력)</li><li>알도스테론 호르몬 변화(⋯▸ 체액 감소 ⋯▸ 달팽이관 물 부족)</li><li>고령에 따른 유전자 돌연변이/결손</li><li>이독성 약물(아미노글리코사이드 항생제, 화학요법 항암제, NSAIDs 등)</li></ul> |
|---|---|

# 노인성 난청 영양제 :

- 항산화제(A, C, E, 파이토케미컬 등) : 미토콘드리아 손상 및 달팽이관 신경절 나선의 세포 사멸 억제
- 혈액순환제(은행잎 제제 등) : 달팽이관 혈류 공급
- 항염증 식품 (곡물, 견과류, 과일, 해초 등) : 염증 과정 역시 달팽이관의 노화에 중요한 역할
- B12 : 청각 시스템의 세포 대사, 마이엘린 합성 및 혈관 기능을 개선하는 데 매우 중요한 역할

# 노인성 난청 치료 :

- 조기발견 ⋯▸ 재활 치료(보청기 등)
- 인공와우이식 : 와우에 병변이 있으나 나선신경절이 비교적 손상되지 않은 양측의 고도난청
- 일반적인 난청의 위험인자 회피 – 이독성 약물, 주위 소음 등

# 난청 노인 복약지도 :

- 저음 베이스의 남성 목소리로 큰 목소리로 복약지도 함
- 어음 분별을 강화해서 발음 해줌(아 야 어 여 오 우 ㅅ ㅈ ㅊ ㅌ)
- 말을 천천히 또박또박 해줌
- 복잡하고 긴 문장을 사용하지 말고 간단하고 짧은 문장으로 말을 해줌
- 문장과 문장 사이는 잠시 간격을 주면서 말을 해줌
- 입술 모양이 보이도록 얼굴을 마주보고 복약지도 해줌
- 손짓, 손가락을 이용해서 시각적으로 복약지도 해줌

- 주변 소음이 없어야 잘 들리므로 조용한 복약지도 환경이 좋음
- 큰 글자로 약봉투나 약통에 적어서 문서화 해줌


# 노인성 이명(presbytinnitus) :

와우와 전정의 퇴화에 의한 이명(중~저주파수에서는 이명+청각과민증, 고주파수에서는 난청)[213]

노인성 이명 ⋯⋯▸ 기억력, 주의력, 치매 발생율, 우울증, 자살율에 부정적인 영향

노인성 이명 ⋯⋯▸ 소리의 위치를 파악하는데 부정적인 영향


## 노인성 이명 환자의 진료현황 :

노인성 이명 환자의 10% 미만이 치료나 도움을 원하는 것으로 조사됨[214]

대부분의 환자들이 이명을 조용할 때만 인지하게 되는 내부에서 나는 소리라고 대수롭지 않게 여김


# 노인성 이명 치료 :

약물 치료, 차폐음 요법, 이명 재훈련(백색 잡음화), 경두개자극(TMS) 등


# 부작용으로 이명을 유발할 수 있는 약물[215]

| 마취제 | 부피바카인, 리도카인 |
|---|---|
| 항전간제 | 카르바마제핀, 프레가발린 |
| 항염증제 | 고용량 아스피린, NSAIDs, 설파살라진 |
| 항말라리아 | 클로로퀸, 퀴닌 |
| 항생제 | 아미카신, 겐타마이신, 네오마이신, 토브라마이신, 아지스로마이신, 에리스로마이신, 테트라사이클린, 미노사이클린, 반코마이신 |

213) Otolaryngology – Head and Neck Surgery 164(4)
　　　Prevalence of Tinnitus in an Aging Population and Its Relation to Age and Hearing Loss
214) J Clinical Otolaryngol 2014;25:7-13. Korean J Otorhinolaryngol-Head Neck Surg. 2011;54:835-9
215) Tinnitus: Diagnosis and Management. Sarah N. Dalrymple, MD University of Virginia

| 항암제 | 카보플라틴(파라플라틴), 시스플라틴, 아시티닙(린릴타), 다사티닙(스프리셀), 이마티닙(글리벡), 파티닙(타이커브), 오시메르티닙(타그리소), 룩소리티닙(자카피), 캡시타빈(젤로다), 파클리탁셀(탁솔) |
|---|---|
| C형 간염약 | 리바비린(레베톨), 소포스부비어(소발디), 라프레비어(인사이벡) |
| 면역억제제 | 사이클로스포린(산디문), 인터페론, 이필리무맙(여보이), 니볼루맙(옵디보), 트라스트주맙(허셉틴) |
| 루프 이뇨제 | 푸로세미드(라식스), 토르세미드(토르셈) |
| 항원충제 | 베쿠로니움 |
| 발기부전치료제 | 실데나필(비아그라), 타다라필(시알리스) |
| 백신 | HPV 백신(2가, 4가), 폐렴 백신(PPSV23) |
| 기타 | 아토르바스타틴(리피토), 부프로피온(웰부트린), 레니클린(챔픽스), 리센드로네이트(악토넬), 항부정맥약, 도파민 효능제, PPI(위산분비억제제), 호르몬약제 |

# 노인성 이명 약물요법[216]

| 벤조디아제핀 | 알프라졸람 | 이명의 ⋯ 중추신경계로의 전달을 억제하며, 이명과 동반되는 불안감, 불면증 등 이차적 반응을 감소 |
|---|---|---|
| 혈액순환제 | 은행잎 추출제 | 혈액 순환을 개선, PAF 길항 항산화 작용(신경손상 방어) 초기 알츠하이머병, 혈관성 치매, 혈관 기원성 이명의 치료에 쓰이며, 노화방지, 감각신경성 난청의 예방, 황반변성 방지 등 다각도로 처방 |
| 혈액순환제 | 펜톡시필린(트렌탈) | 적혈구의 변형과 혈소판 응집을 억제하고 혈액 점도를 낮추어 미세 순환을 개선 |
| 허혈 적응 | 트리메타지딘(바스티난) | 허혈성 세포의 산성화를 직접적으로 방지하고 에너지원인 ATP 생성을 촉진하여 세포에 유해한 활성산소의 생성을 억제 |
| 항히스타민제 | 베포타스틴 아젤라스틴 | 점액의 감소가 이관기능을 개선하여 중이 저류액을 감소시키는 것으로 생각되며 달팽이관의 혈관 확장을 일으키는 것으로 알려져 있음 |
| 히스타민제 | 베타히스틴 | H1 agonist ⋯ 내이의 혈관 확장, 투과성 증가 ⋯ 혈류증가 H3 antagonist ⋯ 히스타민 분비 증가 ⋯ 내이의 혈관 확장, 투과성 증가 ⋯ 혈류증가, 세포외액 압력 감소(중이의 저류액 감소) 뇌간에서 세로토닌 농도 증가 ⋯ 전정핵의 활성을 억제 |
| 부분마취제 | 리도카인 부피바카인 | 감각 간질의 개념으로서 신호차단, 비정상적인 과민증을 완화 내이의 혈류를 개선하는 동시에 혈관을 확장하는 작용도 있음 |
| 항경련제 | 카르바마제핀 | 중추 청각 시스템 억제 |
| 항우울제 | 노르트립틸린 아미트립틸린 | 심각한 이명 환자의 80%에서 우울증이 관찰 우울증 점수, 이명 장애 점수 및 이명 소리 크기를 유의하게 감소시키킴 |

216) J Clinical Otolaryngol 2011;22:28–34, Healthcare (Basel), 2021 Jun; 9(6): 779

| 칼슘채널차단제 | 시나리진<br>플루나리진 | 달팽이관 세포 내부 및 외부의 칼슘 농도는 이명 발생에 기여할 수 있음 |
|---|---|---|
| NMDA 길항제 | 아캄프로세이트<br>카로베린 | 달팽이관 이명은 NMDA 수용체를 통한 흥분 독성으로 인해 발생할 수 있음 |
| 근육이완제 | 바클로펜<br>에페리손 | 달팽이관 압박 증후군에 유익한 효과 |

## 노인성 이명 영양요법

| 아연 | 화학반응의 촉매 역할, 유전자 발현을 조절<br>부족할 때 이명, 감각신경성 난청, 미각장애, 후각장애, 야맹증 등과 관련이 있음<br>아연 농도는 신체의 다른 부위보다 달팽이관과 전정 부위에서 더 높음 |
|---|---|
| B3 | 니코틴산은 미로의 혈류를 향상시켜 이명을 조절하는 데 사용될 수 있음 |
| B12 | 비타민 B12 결핍은 축삭 변성, 탈수초화 및 그에 따른 세포사멸성 신경 세포 사멸과 관련이 있으며, 달팽이관 신경의 신경 세포 탈수초화를 유발하여 청력 상실을 초래할 수 있음 |
| B6 | 신경비타민임(마이엘린 수초형성에 필요한 스핑고리피드 합성에 필요) |
| 멜라토닌 | 강력한 산화제인 멜라토닌은 미토콘드리아와 핵 DNA를 보호함으로써 소음 및 약물로 인한 이명을 예방한다고 함 |

# 노인의 어지러움

## 노인의 어지러움 6대 원인

- 뇌(뇌졸중, 정신적 문제, 뇌종양) 때문
- 심장, 심혈관, 저혈당(심부전, 심근경색, 부정맥, 당뇨병) 때문
- 귀(이석증, 메니에르병, 전정신경염) 때문
- 기립성 저혈압 때문
- 빈혈, 영양부족, 퇴행성 질환 때문
- 복용하고 있는 약물 때문

## 일반적으로 노인 환자가 어지러움을 호소하는 증상 :

- 현훈(vertigo) : 환자가 '주위가 빙글빙글 돈다'고 호소
- 불균형(disequilibrium) 혹은 운동실조(ataxia) : 중심잡기 어려움(imbalance)을 나타내며 환자는 '술 취한 느낌의 걸음걸이'가 있다고 호소
- 현기증(lightheadedness) : 머릿속이 흔들린다.
- 실신할 것 같은 느낌(faintness and visual blurring) : 앞이 캄캄해지고 쓰러지려고 한다. 갑자기 어찔하며 쓰러질 것 같다.
- 기타 : 대부분의 환지는 애매모호한 표현을 하는 경우가 많고 이때 전문가들은 적절한 기술을 해야함

## 어지럼의 유형 :

| 어지럼의 유형 | 임상양상 | 기전 | 원인 |
|---|---|---|---|
| 현훈<br>(vertigo) | 자기 자신 혹은 세상이 움직인다고<br>(회전한다고) 잘못 지각하는 현상.<br>안진(전정기능의 이상으로 인해 안구가 | 말초 혹은<br>중추신경계의 전정회로<br>침범으로 인한 양쪽 | 전정신경염, 메니에르병,<br>양성돌발체위현훈<br>(BPPV), |

| 현훈<br>(vertigo) | 본인의 의지와는 관계없이 움직이는 것), 안구편위(물체를 보는 시선이 한쪽으로 쏠리는 현상) 등의 구운동장애, 운동실조나 넘어짐 등의 자세장애, 오심, 구토, 불안 등의 자율신경장애가 흔히 동반 | 전정계 긴장도의 균형붕괴 | 추골기저동맥부전(VBI), 소뇌경색(뇌졸중) |
|---|---|---|---|
| 균형장애<br>(disequilibrium) | 누워 있거나 앉아 있을 때는 괜찮으나 서있거나 걸을 때 중심을 잡지 못하고 쓰러지는 것을 의미 | 전정척수반사, 고유수용체감각, 소뇌 혹은 전두엽이나 기저핵 같은 운동 조절을 담당하는 곳에 이상이 있을 때 발생 | 양측 전정장애, 소뇌손상, 기저핵 혹은 전두엽 병변, 척수손상 |
| 실신성<br>(presyncope) | 정신을 잃을 것 같은 느낌, 아뜩해지는 느낌을 의미 | 뇌의 혈류나 당이 부족할 때 발생 | 기립성 저혈압, 저혈당, 부정맥, 심부전, 혈관미주신경 발작 등에 의한 심박출량의 감소, 약물 관련 부작용으로 |
| 심인성<br>(psychogenic) | 대개는 몸이 붕 뜬 느낌, 넘어질 것 같은 느낌, 머리 안이 도는 느낌 등의 비특이적인 어지럼 | 중추신경계로 들어온 감각을 통합 하는데 문제가 있는 경우 발생 | 공황장애, 광장공포증, 불안장애, 우울증, 히스테리아, 외상후 스트레스 증후군 |
| 안성<br>(ocular) | 시각계와 전정계의 불일치로 나타나는 어지럼, 안경을 새로 바꾸었다거나 시력의 이상 등 | 시각계와 전정계의 불일치로 발생 | 새로운 안경처방, 백내장 수술, 외안근 기능장애 |
| 복합성<br>(multisensory) | 노인에서 발생하는 어지럼 | 시각계, 전정계, 체성감각계가 복합적으로 문제가 있을 때 발생 | 당뇨, 노화 등 |
| 가성<br>(pseudo-dizziness) | 엄밀한 의미로는 어지럼에 해당하지 않음 | | 두통, 기억력 감소, 피곤 등의 상황에서 어지럽다는 용어를 사용하는 경우 |

# 어지럼증의 종류[217]

| 급성자발현훈(acute spontaneous vertigo) : 갑자기 발생하여 가만히 있어도 어지럼이 지속되는 경우 | 중추성 | 뇌졸중 |
|---|---|---|
| | 말초성 | 전정신경염 |
| 반복자발현훈 : 어지럼이 반복적으로 발생 | 중추성 | 척추 기저동맥 허혈 |
| | 말초성 | 메니에르병 |

217) J Korean Neurol Assoc 33(1):1-7, 2015

| 체위현훈 : 자세 변화에 의해 유발되는 발작적 현훈 | 중추성 | 중추체위현훈 |
|---|---|---|
| | 말초성 | 양성돌발체위현훈(이석) |
| | | 기립성 어지럼증 |
| 만성어지럼과 자세불안 :<br>어질어질하고 움직일 때 중심을 잘 잡지 못하는 증상이<br>만성적으로 지속되는 경우 | | 노인자세불안 |
| | | 양측 전정병증 |
| | | 다감각 어지럼 |
| | | 신경퇴행질환 |

# 노인성 어지러움 원인 및 치료법

## 뇌졸중

뇌간과 소뇌 부위의 혈액 공급에 장애가 생기면 어지럼이 발생

**치료 :** 뇌졸중 치료법을 따름

## 전정신경염

내이(속귀)나 전정신경의 염증에 의해 발생

현훈은 대개 수분에서 수 시간에 걸쳐 심해짐

현훈은 수일에서 수주에 걸쳐 호전되나, 현훈이 사라진 뒤에도 걸을 때 어찔어찔 하며

중심을 잡기 힘든 느낌은 수주에서 수개월 동안 지속될 수 있음

치료 : 급성기에는 진정제와 진토제(antiemetics) 등을 사용

## 척추 기저동맥 허혈

뇌간과 소뇌를 공급하는 척추동맥이나 기저동맥의 혈액순환에 이상

뇌혈관부전에 의한 일시적인 증상은 대개 수분 정도 지속

**치료 :** 뇌졸중 치료법을 따름

## 메니에르병

**발병기전 :** 내림프(endolymph)의 순환 이상

귀충만감(fullness)과 함께 이명, 청력 감소, 두통 및 현훈이 반복적으로 나타나는 질병

**증상 :** 현훈과 함께 오심/구토 등의 증상이 동반

발작이 시작되면 귀에 무엇이 차있는 듯한 느낌이 생기고, 이어 귀가 잘 안 들리면서 소리가

나고 현훈이 발생하는 것이 일반적인 순서

예방약물 : 발작예방에 저염식과 함께 이뇨제등을 사용하며, 경우에 따라 귀속에 스테로이드나 아미노글라이코시드 계통의 항생제를 투여하여 전정신경을 파괴하기도 함

## 양성돌발체위현훈(BPPV) (이석이 떨어져 나감)

타원낭(utricle)의 평형반(macula)에 위치한 이석(otolith)이 변성되면서 부스러기(otolithic debris)들이 반고리관으로 들어가거나, 팽대마루(cupula)에 달라붙어 발생

여자에서 2~3배 정도 흔하고, 50대 이후에 주로 발생

임상에서 간단한 술기에 의해 진단이 가능할 뿐만 아니라, 이석정복술(canalith repositioning maneuver)을 시행하면 바로 치료할 수 있는 질환

증상이 어느 반고리관에서 발생하느냐에 따라 전/후/수평반고리관성으로 분류

## 후반고리관 양성돌발체위현훈

누울 때나 누웠다가 일어날 때, 자다가 옆으로 돌아 누울 때, 고개를 숙이거나 쳐들 때 발작적으로 발생하는 현훈이 특징

보통 첫 증상은 아침에 일어나거나 자는 도중에 발생

## 수평반고리관 양성돌발체위현훈

주로 옆으로 돌아누울 때나, 누워서 고개를 옆으로 돌릴 때 현훈이 발생

환자를 바로 눕힌 상태에서 환자의 고개를 좌우로 돌리면 현훈과 함께 수평 방향의 안진과 현훈이 유발됨

환자의 자세를 단계적으로 변화시켜 관내의 이석 부스러기들을 타원낭으로 이동시켜 제거

## 중추체위현훈

정보를 처리하는데 관여하는 전정신경핵이나 소뇌의 소절(nodulus)과 목젖(uvula)에 병변이 생기면 체위현훈이 발생

**원인질환 :** 다발경화증, 소뇌위축, 소뇌종양, Chiari기형 등

## 기립성 어지럼증

앉거나 누운 상태에서 빠르게 일어설 때 순간적으로 어찔한 느낌과 함께 눈 앞이 아득해지고

식은땀이 나며 박동수가 빨라지는 느낌이 수초에서 수분 정도 지속되는 현상으로 심한 경우 의식을 잃고 쓰러질 수도 있음

"기립저혈압(orthostatic hypotension)"에 의해 발생되는 경우가 많고, 노인에서는 특히 부정맥, 허혈심질환, 심장판막질환, 당뇨 등이 있는 경우에 흔하게 나타남

자율신경계 이상으로 의식을 잃고 쓰러지는 실신이 나타나거나, 식사 후에 저혈압으로 인한 어지럼을 호소하기도 함

복용하는 약물이 혈압을 떨어뜨려 어지럼을 일으킬 수 있는데, 혈압강하제를 포함한 심혈관계통 약물과 전립선질환 치료제가 대표적임


## 노인자세불안(허리가 굽어서)

나이가 들면 자세와 걸음걸이가 점차 변화 ⋯⋗ 머리를 앞으로 숙이고, 걷거나 등이 굽어지게 되어 시선이 멀리 향하지 못하고 바로 앞에 있는 땅을 주로 보고 걷게 됨

머리의 위치가 변화되면서 내이에서 머리 위치에 대한 정보에 혼란이 발생, 머리가 움직일 때 이를 감지하는 데도 이상이 생김.

아래를 보고 걸으면 시야가 좁아져 균형 유지에 중요한 시각 정보에 혼란이 오므로 어지럽고 중심을 잘 잡지 못해 자주 넘어지는 현상이 나타남

노년기에는 시각, 체성감각, 전정감각 등과 같은 감각 기능뿐만 아니라 이들 정보를 통합하고 분석하는 뇌의 기능들도 떨어지기 때문에 균형을 잡는데 이상이 생길 수 있음

나이가 들수록 우리 몸은 균형을 유지하기 위하여 시각 정보에 점점 더 의존하게 되는데, 노인에서는 백내장과 녹내장, 망막병증 등 다양한 원인들로 인한 시력감소가 흔해 중심 잡는 기능이 더욱 떨어지게 됨

노인에서 어지럼을 접할 때에는 신체 기능의 이상뿐만 아니라 인지기능을 포함한 정신상태, 동반 질환과 복용하고 있는 약 등을 모두 고려해야 함


## 양측 전정병증

전정기관의 기능이 양쪽에서 모두 떨어지는 질환

어지럼, 진동시(시야가 진동하는 것처럼 보이는 시야 방해), 자세불안이 주 증상

가만히 있을 때는 없으나, 걷거나 움직일 때 발생하는 것이 특징

특히 자세불안은 어두운 곳이나 눈을 감은 상태에서, 또 바닥이 고르지 못할 때 더 심해지는데, 이러한 상태에서는 자세유지에 관여하는 시각이나 체성감각도 같이 교란되기 때문

가장 흔한 원인은 이독성 약물로, 대표적인 것이 아미노글리코시드 계열의 항생제

### 다감각 어지럼

감각기관의 손상으로 자세유지에 관여하는 시각, 체성감각, 전정감각이 뇌로 전달되지 않거나 잘못된 정보가 전달되어 어지럼과 자세불안이 생기는 경우

말초신경병증과 같은 기저 질환이 있는 경우가 대부분

당뇨와 같은 기저 질환을 잘 관리하는 것이 가장 중요

집에서는 밤에 미등을 켜 두어 시각 정보의 활용도를 높여야 하고, 부딪치면 다칠 수 있는 물건들은 치우며, 벽에는 잡고 다닐 수 있는 봉을 설치하는 등 생활환경 개선도 고려해야 함

### 신경퇴행질환

대뇌, 기저핵, 뇌간, 소뇌를 침범하는 다양한 신경퇴행성 질환에서 어지럼이 동반될 수 있음

# 약물에 의한 어지러움

**원인약물 :**

- 심혈관계 약물(혈압약, 심장약) : 이뇨제, CCB, 베타차단제, 알파차단제 등
- 정신계 약물 : 항불안제, 항정신병약, 진정제, 수면제, 항우울제 등
- 항콜린성 약물 : 항히스타민제, TCA(삼환계 항우울제) 등
- 기타 : 근육이완제, 항경련제 등
- 알코올(술)

**평가 :** 언제부터 약을 복용 했는지 최근 용량을 변경하였는지 등 자세하게 살펴 봄

**관리 :** 약물의 중단이나 교체

# 어지러움 처방약물 :

| 알프라졸람 | 심인성 어지럼증에 효과가 빠르게 있음 |
| --- | --- |
| 베포타스틴 | 진정작용에 의해 평형기관을 안정화 시켜 머리와 몸이 지속적이고 불규칙한 주변의 움직임을 덜 느끼도록 함 |

| | |
|---|---|
| 디멘하이드리네이트 | 뇌교와 연수에 위치해 있는 전정핵(vestibular neclei)에서 진정작용을 나타내어 지속적이고 불규칙한 주변의 움직임이나 신호를 덜 느끼도록 함 |
| 베타히스틴 | H1 agonist ⋯→ 내이의 혈관 확장, 투과성 증가 ⋯→ 혈류증가<br>H3 antagonist ⋯→ 히스타민 분비 증가 ⋯→ 내이의 혈관 확장, 투과성 증가 ⋯→ 혈류증가, 세포외액 압력 감소(중이의 저류액 감소)<br>뇌간에서 세로토닌 농도 증가 ⋯→ 전정핵의 활성을 억제 |
| 플루나리진 | 달팽이관 세포 내부 및 외부의 칼슘 농도 조절, 주변 혈관 평활근을 이완 시켜줌<br>적혈구의 칼슘 채널을 차단하여 적혈구가 잘 구부러지게 해줌<br>전정기관 이상신호 차단, 혈류개선 |
| 은행잎엑스 | 내이의 혈액순환을 개선, 항산화작용으로 청각신경 보호 |
| 피리도스티그민 | 속효성 아세틸콜린에스테라제 차단제로서 신경절후 교감신경의 노르에핀에프린 방출을 증가시킴<br>⋯→ 일어설 때 하체쪽 혈관을 수축시켜 기립성 어지러움을 방지해줌 |

# 노인의 요로감염

## 노인의 요로감염

노인의 요로감염은 가장 흔한 노인의 감염이고 패혈증을 일으키는 가장 흔한 원인임

두 번째 흔한 노인의 감염은 호흡기계 감염

## 노인의 요로감염 유병률

80세 이상에서 약 20%(무증상 세균뇨 포함)

장기 요양기관에 있는 경우 여성의 경우 25~58%, 남성의 경우 15~40%(무증상 세균뇨 포함)[218]

요양기관의 거동 불능 환자의 67.4%에서 요로감염이 발생, 거동 가능환자에서는 20.5% 발생

평균 나이 83.7세인 270명의 심한 요로감염으로 입원한 환자의 원내 사망률은 8.9%

## 노인 요로감염의 주요 원인

- 유치 도뇨관 삽입(미생물은 도관이 삽입되면 바로 기구의 표면층에 붙게 되고, 균주에 의해 생산된 세포외 다당체 물질 내에서 도뇨관의 내부 및 외부 표면을 따라 자라게 되면서, 요로에 설치된 도뇨관은 균막으로 빠르게 덮임)
- (당뇨성신경병증 및 중추신경계 질환 등과 관련된) 신경인성방광
- 요실금(요실금 증상을 가진 노인들에서는 배뇨 기능의 장애로 인해 잔뇨량이 증가할 수 있음)
- 남성 노인의 경우−전립선 비대증(전립선 비대로 인한 요로 폐쇄 및 요의 소용돌이 흐름이 세균이 방광으로 상행하는 것을 촉진함)

218) The Korean Journal of Medicine: Vol. 79, No. 4, 2010
    J Korean Med Assoc 2017 July; 60(7):550−554

- 여성 노인의 경우—여성호르몬의 감소로 인한 질 환경의 변화
- 변실금
- 방광탈출증 등

## 노인 요로감염의 주요 원인균

지역사회 감염에서는 E. coli가 가장 흔함

그 외에 Klebsiella pneumoniae, Enterococcus spp. 등

의료관련 요로감염에서는 E. coli가 흔하지만, 지역 사회보다는 비율이 상대적으로 낮음

항균제 사용이나 비뇨기과적인 처치 등으로 인해 더 내성이 많은 Klebsiella, Citrobacter, Serratia, Enterobacter, Pseudomonas 및 Candida spp. 등

## 무증상 세균뇨

**진단** : 무증상 세균뇨는 소변 1 mL당 100,000개 이상의 균주가 배양되고

하부 요로감염 증상이 없음(배뇨곤란이나 통증, 빈뇨, 긴박뇨, 야간뇨, 치골위 불쾌감 등)

상부 요로감염 증상이 없음(늑골척추각 통증이나 압통 및 발열 등)

**치료** : 지역사회, 혹은 병원이나 요양 시설 등 거주지에 상관없이 무증상 세균뇨는 치료하지

않음(하부요로, 상부요로 증상이 있는 경우에만 항생제를 투여함)

(노인에게 불필요한 항생제 투여를 최대한 줄여야하고, 항생제 투여가 요로감염 증상의 발생을 감소시키지 않으며, 오히려 약제 부작용이나 항생제 내성균주에 의한 재감염 등을 유발시킬 수 있음)

## 여성 노인의 단순 방광염

**정의** : (요로의 구조적, 기능적 이상이 없는 여성 노인에서) 세균이 요로를 통해 방광에 침입

**원인균** : 주로 E. coli. 그 외에 Klebsiella pneumoniae, Proteus mirabilis, Enterococcus spp. Staphylococcus saprophyticus 등

**임상증상** : 배뇨 시의 통증, 빈뇨, 긴박뇨, 야간뇨, 치골위 불쾌감 등(혈뇨 관찰 가능)

**진단** : 하부 요로감염 증상 + 소변검사에서 백혈구 10개 이상 + 소변 그람염색

**치료 :**

| 항생제 | 용법(경구) | 기간 |
|---|---|---|
| 세파클러 | 250 mg tid | 7일 |
| 아목시실린−클라불라네이트 | 250/125 mg tid, 500/125 mg bid | 7일 |
| Cefdinir | 250 mg tid | 7일 |
| Cefcapene | 100 mg tid | 5~7일 |
| cefpodoxime | 250 mg tid | 5~7일 |
| 시프로플록사신 | 500 mg bid | 3일 |
| 토수플록사신 | 150 mg bid | 3일 |
| 포스포마이신 | 3,000 mg qd | 1일 |
| pivmecillinam | 400 mg tid | 3일 |

# 여성 노인의 급성 신우신염

**정의 :** (요로의 구조적, 기능적 이상이 없는 여성 노인에서) 방광에 침입한 세균이 요관을 통해 신장으로 상행하여, 신장의 요세관, 간질 및 신우 등이 감염

**원인균 :** 주로 E. coli. 그 외에 Klebsiella pneumoniae, Proteus mirabilis, Staphylococcus saprophyticus 등

**임상증상 :** 발열, 오한, 오심, 구토 등의 전신적 증상과 옆구리(늑골척추각) 통증, 압통(패혈증 증상 가능), 의식변화나 신경 질환만 나타날 수도 있음

**진단 :** 상부 요로감염 증상 + 소변검사에서 백혈구 10개 이상, 소변 그람염색, 소변 및 혈액 배양 검사, 항생제 투여 후에도 호전되지 않으면 영상학적 검사를 추가로 시행

**치료 :** (경도 및 중등도 단순 급성 신우신염 − 경구요법)

| 항생제 | 용법(경구) | 기간 |
|---|---|---|
| 시프로플록사신(1차 선택약) | 500 mg bid | 7~10일 |
| 레보플록사신(1차 선택약) | 200 mg bid | 7~10일 |
| 레보플록사신 | 750 mg qd | 5일 |
| Cefpodoxime(대체약제−3세대 세파계) | 200 mg bid | 10일 |
| Ceftibuten(대체약제−3세대 세파계) | 400 mg bid | 10일 |

| TMP-SMX(항생제 감수성 검사가 시행된 경우) | 160/800 mg bid | 14일 |
| 아목시실린-클라불라네이트(항생제 감수성 검사가 시행된 경우) | 500/125 mg tid | 14일 |

# 노인의 복잡성 요로감염

**정의 :** 유치 도뇨관, 내관, 스플린트 등이 존재하거나 배뇨 후 잔뇨가 100 mL 이상인 경우, 요로 결석, 종양 등에 의한 요로폐쇄, 방광요관역류 환자, 신경성 방광, 당뇨병 환자 및 수술 전후의 요로감염 등을 의미

**원인 :** 장기간 도뇨관의 삽입 ⋯› 요로감염

요로의 종양, 전립선 비대, 자궁탈출, 변비에 의한 방광출구의 폐쇄 ⋯› 소변흐름 정체 ⋯› 요로감염

중추신경계의 질환, 자궁암과 직장암 수술 후의 신경인성방광 ⋯› 방광 기능의 저하 ⋯› 요로감염

요실금, 방광게실, 배뇨 후 잔뇨 등에 의해서 ⋯› 재발성 요로감염증이 많이 발생함

**치료 :** 단순 요로감염에 비해 원인균의 종류와 항균제 내성, 기저 질환이 매우 다양하므로 ⋯› 요배양 검사가 꼭 필요함, 치료될 수 있는 기저 질환을 가능한 빨리 치료함

기저 질환이나 이상이 교정될 수 있고 이후의 감염이 예방될 수 있다면 7~14일간 항균제 투여

기저 질환이나 요로의 이상이 교정될 수 없으면, 4~6주 후에 50% 정도가 재발함[219]

# 복잡성 요로감염 - 도뇨관 관련 요로감염

**역학 :** 단기간 유치 도뇨관 설치 : 감염 빈도 ⋯› 매일 5% 씩 증가(여성이 더 위험)

장기간 유치 도뇨관 설치 : 감염 빈도 ⋯› 매일 3~10% 씩 새로운 균주에 감염됨

도뇨 유지기간이 7일 이내에서는 10~40%에서 요로감염이 발생

4주 이상일 때에는 100%에서 감염이 발생, 무증상인 경우 많음

**병인 :** 유치 도뇨관은 미생물이 방광에 접근하는 것을 증가시키고 완전한 배뇨를 저해하여 정상적인 방어기전을 손상시킴(방광에 도뇨관을 유지시키기 위해 부풀려진 팽대에 의해 배출되지 않은 소변이 남게 됨)

도뇨관 내부 표면에 얇은 막 형성 ⋯› 소변 찌꺼기 쌓임 ⋯› 균막 형성 ⋯› 방광 내로 세균 이동

219) The Korean Journal of Medicine: Vol. 79, No. 4, 2010. J Korean Med Assoc 2017 July; 60(7):550-554

요도 주위를 통해 도뇨관의 외면을 타고 들어가거나 도뇨관 안으로 침입할 수 있음

**치료 :** 가능하면 도뇨관을 제거하고 다시 설치하지 않음

장기간 도뇨관을 유지해야 하는 경우 ⋯→ 청결 간헐적 도뇨로 변경

장기간 도뇨관을 유지해야 하는 경우 ⋯→ 치골 상부 도뇨관 설치술 고려

임상 증상이 동반될 시 3~4일 간 항생제를 투약(무증상 감염자는 항생제 투여하지 않음)

가능하면 요배양 결과를 근거로 항균제를 투여

흔히 시프로플록사신 or 레보플록사신 정맥주사 투여

항균제를 투여하기 전에 ⋯→ 도뇨관을 제거하고 새로운 도뇨관으로 대체

치료 후 7~10일 사이에 세균의 박멸을 확인하기 위해 요배양검사를 시행

# 복잡성 요로감염 - 요로 폐쇄 관련 요로감염

| 요로 폐쇄의 원인 | | 다빈도 원인 | 치료법 |
|---|---|---|---|
| 신장 | • 신장 결석증<br>• 낭성 콩팥병<br>• 신장암<br>• 신장 골반의 전이성 세포암종 | 전립선비대증<br>신경인성방광<br>결석, 암 | 항생제<br>기저질환<br>치료<br>도뇨관 삽입<br>수술 |
| 요관 | • 요관결석<br>• 협착<br>• 요관의 전이성 세포암종<br>• 후복막종양, 부인과암, 대동맥류, 장골동맥류 등으로 인한 압박 | | |
| 방광 | • 신경인성방광(당뇨성신경병증 및 중추신경계 질환 등과 관련됨)<br>• 방광결석<br>• 방광암<br>• 골반장기탈출증에 의한 압박 | | |
| 전립선 | • 전립선 비대증이나 전립선암 | | |
| 요도 | • 협착<br>• 외요도구협착<br>• 요도암 | | |
| 그 외 | • 직장암이나 회음부 수술 등 | | |

**제2부 각론** 감염성 질환

# 노인성 폐렴

## 노인이 폐렴에 취약한 이유

나이증가 ⋯ 흉벽 유순도↓, 호흡근의 힘↓, 점막 섬모운동↓, 기침반사 ↓ ⋯ 객담 배출↓,
세균 배출↓ (ACEI가 기침 부작용을 유발하여 폐렴 발생을 감소시켰다는 보고도 있음)
연하장애 ⋯ 흡인폐렴(aspiration pneumonia) (뇌졸중, 치매, 파킨슨병 등 신경계 질환에서
많음)
일상 생활(ADL)을 못할 정도의 기능장애 ⋯ 나쁜 구강위생
영양결핍 ⋯ 알부민 지표가 지역사회 폐렴과 관련이 있음

## 노인성 폐렴이 위험한 이유

노인은 면역기능이 저하되어 있음 ⋯ 별거 아닌 균에도 쉽게 폐렴 발병
영양결핍, 종양, 심혈관, COPD, 당뇨병 같은 복합 질환을 가지고 있는 경우가 많고 약물에
대한 반응이 낮음
요양원 등의 집단수용시설 거주자나 장기적으로 혈액투석을 받는 환자들이 많음 ⋯ 병원균
종류와 항생제 감수성이 다름
노인성 폐렴 ⋯ 어지러움 ⋯ 낙상으로 인한 신체손상 위험 증가

## 노인성 폐렴의 비전형적 증상

젊은이 폐렴은 객담, 기침, 고열, 흉통, 호흡곤란, 백혈구 수치 상승 등 이지만 노인성 폐렴은
오한이 없고, 기침과 객담이 적으며, 이학적 소견(혈압, 맥박, 호흡수, 체온, 청진기, 임파선,
피부 등의 각종 진찰)이 뚜렷하지 않다.(발열 반응이 없는 이유 ⋯ 기초 온도가 낮고, 온도조절
능력이 감소되어 열성 반응이 무뎌지기 때문)
대신에 ⋯ 혼돈이나 어지러움, 무기력증(CNS), 기저질환의 악화 등으로 나타나는 경우가

많다. 기저질환인 만성폐쇄성폐질환, 당뇨, 심부전 등은 감염된 사실을 은폐시킬 수 있고, 이들의 기능부전이 폐렴의 첫 번째 증상으로 표현될 수 있다.

젊은 환자보다 증상↓, 증상의 기간은↑, 발열과 흉막 통증이 흔한 젊은 환자와는 달리 노인의 경우 빈호흡(호흡이 짧음)이 더 흔하다.

또한 노인성 폐렴은 호흡곤란, 섬망, 급성혼돈, 저산소증의 빈도가 높다.

## 어르신 폐렴 의심??

감기 증상이 전혀 없어도 ⋯➔ X-ray 등 흉부방사선검사, 객담(가래)검사, 혈액검사, 소변검사를 해볼 필요가 있음

## 노인성 폐렴 원인균

가장 흔한 원인균은 폐렴사슬알균(Streptococcus pneumonia) 그 다음은 K.pneumoniae나 그람음성 막대균, 헤모필루스 인플루엔자, 마이코플라스마 등

## 노인성 폐렴 치료[220]

| 노쇠하지 않은 노인 | 외래 환자 | • 오구멘틴 or 2세대 세팔로스포린 + 마크로라이드계<br>• 호흡기계 퀴놀론계 |
|---|---|---|
| | 입원 환자 | • 오구멘틴 or 3세대 세팔로스포린 + 마크로라이드계<br>• 호흡기계 퀴놀론계 |
| | 중증 환자 | • 오구멘틴 or 3세대 세팔로스포린 + 마크로라이드계<br>• 오구멘틴 or 3세대 세팔로스포린 + 호흡기계 퀴놀론계<br>± 반코마이신, 리네졸리드, 타미플루 등 |
| 노쇠한 노인 | 약간 노쇠 (prefrailty) | • 오구멘틴 or 3세대 세팔로스포린 + 마크로라이드계<br>• 호흡기계 퀴놀론계 |
| | 노쇠 (frail) | • 에르타페넴 or 오구멘틴 or 세프트리악손 + 클린다마이신 |

## 베타 락탐계(아목시실린, 아목시실린/클라불란산)

위장관 부작용(설사, 오심, 구토)이 가장 흔함, 피부발진도 가능

220) Antibiotic Treatment in Elderly Respiratory Diseases. Geriatric Rehabilitation 2013;3:57-60

**아목시실린 기본 특성**

- 스트렙토코쿠스, 엔테로코키 같은 그람 양성균에 잘 들음
- 설사 빈도 높은 편, 어린이는 피부발진 위험 높음
- 목감기나 중이염에 Good
- 비뇨기, 중이염, 심내막염 예방(치과치료), 임산부에게 좋음

**오구멘틴 기본 특성**

- MSSA, 스트렙토코쿠스, 엔테로코키, 혐기성균, 그람음성균에도 좋음
- 복합감염에 잘 들음, 브로드 스펙트럼

# 세팔로스포린계

- 1세대 세파 : 세팔렉신, 세파졸린, 세파드록실
- 2세대 세파 : 세푸록심(진네트), 세파클러
- 3세대 세파 : 세포포독심(바난), 세픽심, 세프트리악손(주사제) 등
- 4세대 세파 : 세페핌
- 보통 1세대 세파는 그람 양성에 잘 듣고, 3세대 세파는 그람 음성에 잘 들음
- 일반적인 처방 순서: 보통 그람 양성균인 Stretococcus pneumonia가 흔한 원인균이기 때문에 아목시/클라불란산, 세파1~2세대를 1차 선택약으로 많이 처방하는데 잘 치료가 안 되는 경우 Klebsiella pneumoniae, Haemophilus influenza 같은 그람음성균을 잡기 위해 3세대 세파로 처방을 변경함.
  (그러나 세포벽이 없는 균인 Mycoplasma pneumonia 감염인 경우 마크로라이드 항생제를 써야 치료가 됨)

# 마크로라이드계(종종 베타 락탐계나 세팔로스포린계와 동시 처방된다)

- 록시스로마이신 : 기본적으로 에리스로마이신과 스펙트럼이 거의 같은 약인데 에리스로 마이신은 위장관 운동 항진 부작용과 약물 상호작용이 심한 단점이 있었음. 그래서 에리 스로마이신과 성능이 거의 같은데... 부작용과 상호작용이 획기적으로 줄어든 약이 록시스로마이신임

- 클래리트로마이신 : 그람 양성균에 대해 록시스로마이신보다 클래리트로마이신이 몇 배 더 강력한 약이고 다른 종류의 세포벽 없는 균도 더 잘 잡고 예상치 못한 병원균 B burgdorferi, T gondii, M avium complex, M leprae도 잘 잡음. 그러나 부작용 및 상호작용(CYP 3A4 억제)은 클래리트로마이신이 더 심함
- 아지스로마이신 : 그람양성균은 훨씬 약하게 듣고 그람음성균(Haemophilus influenza 등)이 강하게 듣는 약.
- 페니실린계/세팔로스포린계는 하루 3번 투여하는데 마크로라이드는 하루 2번 투여하는 이유 : 페니실린계/세팔로스포린계는 24시간 동안 MIC(최소유효농도) 이상으로 유지시켜서 세포벽 합성을 억제해줘야 효과가 좋은 약인데 반해 마크로라이드는 MIC도 중요하지만 Cmax(최대 혈중농도) 또한 중요하기 때문에 한 번에 몰아서 쎄게 때려줘야 효과가 좋기 때문에 하루 2번으로 몰아서 순간적 강펀치를 날려줘야 임상적 효과가 좋음
- 아지스로마이신은 하루 1번 투여하는 이유 : 혈장(혈액)에 떠돌아 다니지 않고 타겟 조직의 세포 안으로 모두 들어가서 안 나오는 약이기 때문에 하루 1번만 투여해도 조직 안으로 들어가서 며칠간 눌러있고 5일 투여하면 그 효과가 10일간 지속되는 약임

## 호흡기계 플루오로퀴놀론(예. 레보플록사신, 목시플록사신)

- 일반적으로 'bigger gun'으로 불림.
  입원 위험성이 높거나 합병증이 있거나 저항성 균주에 대해 효과가 좋음
  FDA는 부비동염, 합병증이 없는 비뇨기계 감염, 기관지염 같은
  상대적 경중질환에는 이 약물을 사용하지 말라고 경고하고 있다 ⋯⋯ 나중에 결핵
  치료용으로 아껴두어라~
- 주요 부작용: 오심, 구토, 설사, 광과민반응
- QT 증가 부작용 있음
- 간혹 건파열 나타날 수 있음
- 흡착 상호작용 있음(테트라사이클린 처럼 철분, 칼슘 등과 결합함)
- 말초신경염이 나타나면 즉시 복용 중지 – 영구적일 수 있음
- 간질 발작 역치를 낮출 수 있다.
- 결정뇨가 생길 수 있으니 물을 충분히 복용해야 한다.
  레보플록사신은 빈속에 복용한다.

시프로플록사신은 폐렴에 효과 없는 약이다 ⋯▸ 요로감염에 특히 좋은 약임

# 입원 중이나 인공호흡기를 사용 중인 경우

## 1) 광범위 항생제

- 피페라실린, 타조박탐
- 세픽심
- 호흡기계 플루오로퀴놀론(레보플록사신, 목시플록사신)
- 이미페넴, 메로페넴, 에르타페넴

## 2) MRSA가 의심될 경우

- 반코마이신
- 리네졸리드
- 독시사이클린, 설파메톡사졸/트리메토프림, 클린다마이신(외래 환자)
- 답토마이신은 사용하면 안 된다.(반코마이신 저항성 균주에 사용하는 항생제 이다.)
- 페니실린계 항생제는 사용하지 않는다.

# 폐렴을 예방하는 가장 좋은 방법

독감 예방주사 접종 : 매년 10월에 65세 이상 무료접종

폐렴 예방주사 접종 :

50세 이후 동내병원 유료접종(pcv13가) ⋯▸ 65세 이후 보건소 무료접종(ppsv23가)

65세 이상이 되고 보건소 ppsv23를 먼저 접종한 경우 ⋯▸ 1년 이상 후에 pcv13을 접종하면 됨

# 폐렴 예방 주사 pcv13가 vs ppsv23가 비교

pcv13 : 동네병원에서 접종, 13가지 폐렴알균, 단백결합 백신, T세포, B세포 면역 둘 다 됨, 기억력↑, 쎄기↑

ppsv23가 : 보건소에서 접종, 23가지 폐렴알균, 다당류 백신, B세포 면역만 됨, 쎄기-보통

# 독감 예방 주사

불활성화 백신, 매년 접종
- 3가 백신
  - 신종플루균주(A형 H1N1)
  - 홍콩독감균주(A형 H3N2)
  - 계절독감균주(올해 유행할 것으로 예측한 B형 균주)
- 4가 백신
  - 신종플루균주(A형 H1N1)
  - 홍콩독감균주(A형 H3N2)
  - 계절독감균주(올해 유행할 것으로 예측한 B형 균주1)
  - 계절독감균주(올해 유행할 것으로 예측한 B형 균주2)
- 4가 백신은 균주가 더 많기 때문에 효과적이나 면역력이 약한 고위험군이나 폐질환을 가지고 있는 노인은 오히려 위험할 수도 있다.
- 항체가 형성되려면 2주 있어야 한다.
- 보통 10월부터 접종하기 시작한다.
- 독감이 더 이상 유행하지 않는다고 할 때까지 병원에서 접종은 계속된다.
  - 보통 4~5월까지 접종함

# 백신 약물 상호작용 및 부작용

- **면역억제 관련 약물**(스테로이드, 사이클로스포린, 항암치료 등)
  - 스테로이드 치료가 끝난 후에 백신을 맞는다(예방접종 연기)
- **주요 부작용**
  접종부위 통증
  접종부위 발적(빨개짐)
  접종부위 부종(부어오름)
  어지러움
  감기 증세, 열, 짜증, 졸음, 식욕 부진, 구토 등
  대부분 48시간 내에 저절로 좋아짐

- **흔치 않은 부작용** : 발열, 근육통, 알레르기 반응

백신 접종 후 병원에서 노인에게 어지러움 등 부작용 여부 확인을 위해 20분 정도 앉았다가 가라고 하고 있음

# 노인성 대상포진

## 노인의 대상포진 발병 메커니즘

소아에게 수두 발병 ⋯▸ 신경절 잠복 ⋯▸ 면역력 약해졌을 때 노인에게 대상포진 발병

Varicella Zoster Virus(수두−대상포진 바이러스)가 비말에 포함되어 공기중으로 전파되어 소아의 호흡기로 감염되거나 감염자 간의 직접적인 피부접촉으로 감염

⋯▸ 바이러스가 상기도의 림프관에서 번식

⋯▸ 혈관으로 바이러스가 침투 및 이동

⋯▸ 혈관을 통해 이동한 바이러스는 피부, 점막, 간, 비장 등에 분포됨

⋯▸ 소아의 피부에 수두 병변을 일으킴

⋯▸ 3일 내에 피부 물집은 농포로 변하고 차차 마르고 딱지가 짐

⋯▸ 바이러스는 피부 뿐만 아니라 신경절에도 침입함

⋯▸ 바이러스는 T세포 면역과 항체 면역으로 전부 제거되지만 신경절에는 잠복기 형태로 평생 남아있음

⋯▸ 나중에 노인이 되어 면역력이 약해졌을 때 바이러스가 다시 활성화되어 대상포진을 일으킴

## 대상포진 발생률

면역억제자인 경우 더 잘 발병함 : 고령, 인체면역결핍바이러스 감염자, 골수이식자, 백혈병과 림프종 환자, 항암제나 스테로이드 사용자 등

일생 동안 발생률은 20~30%

85세 이상 생존했을 경우 평생발생률은 50%[221]

※ 수두 예방접종(생백신) 때문에 나중에 대상포진에 걸리기도 함

221) J Korean Med Sci 2014;29:1706-1710.

# 대상포진 발병 부위

dermatome(피부분절)에만 국한되어 발병함 – 보통 몸통(흉부)의 피부에 발생.
수두를 앓았던 시기에 가장 높은 밀도로 발진이 발생한 피부절에서 일어나며, 삼차신경의 눈신경, 늑간신경(T1부터 L2 사이의 척수 지각신경절)에서 흔하게 나타남.

# 국소적 대상포진 vs 파종성 대상포진

**국소적 대상포진 :**

1~2개의 피부분절을 따라 편측으로 수포성 병변이 발생하며 통증 및 감각 이상이 동반됨[222]

**파종성 대상포진 :**

일반적으로 첫 병변이 나타난 일주일 이내에 첫 병변과 근접한 피부분절 이외에 다른
부위에서 발진이 20개 이상 나타나는 경우(흔하지는 않음)
주로 면역저하자에서 나타나고 피부 이외에 폐렴, 간염, 뇌염 등의 전신질환이 발생하기도 함.

# 국소적 대상포진의 증상

60대 이상은 발진 발생 시작 평균 4~5일(1~14일) 전부터 피부절을 따라 통증, 압통, 감각이상, 가벼운 자극에도 과민반응이 잘 나타남[223]
극히 일부는 발진 발생 시작 평균 4~5일(1~14일) 전부터 두통, 권태감, 발열이 동반됨
**피부발진 시작 :** 중앙선을 넘지 않는 편측성의 국소화된 띠 모양의 홍반 구진이나 반점 …▸
12~24시간 내에 물집 형성
물집은 수두보다 좀 더 느리게 진행되며 군집된 분포를 보이는 것이 차이점
**피부발진 3일째 :** 고름물질로 진행 7~10일이 지나면 결국 딱지가 형성되어 각각의 병터들이 탈락, 딱지는 대체로 2~3주 지속되므로 평균 발진 기간은 약 3주일 정도
새로운 피부 병터는 발진 1~4일(때로는 7일)까지 발생할 수 있음.
**발생 부위 :** 흉부(55%), 뇌신경(20%, 삼차신경에 가장 흔함), 요추신경(15%), 천골신경(5%)
의 빈도로 자주 발생.

222) Korean J healthc assoc Infect Control Prev 2021;26(2):83–88
223) J Korean Med Assoc 2018 February; 61(2):116–122

## 범발성 대상포진(전신 대상포진)

전신에 25개 이상의 물집이 발견되는 경우를 전신 대상포진이라고 함

대상포진이 신경분절을 따라 나타난 후

전신에 다양한 수의 잔물집 및 물집이 피부점막 등을 포함하여 모든 부위에 발생되며, 딱지로 덮인 까짐으로 진행됨

병터는 확산되어 임상적으로 대상포진에 수두가 합해진 것과 같은 양상을 볼 수 있음

고령이나 악성림프종, 후천면역결핍증후군 환자 등에서 주로 발생함


## 안구대상포진 (눈 대상포진)

삼차신경 중에서 안구 신경을 침범한 경우

비모양체신경(nasociliary nerve) 분지에 침범이 일어난 환자의 약 1/3에게 발생[224]

코끝과 측면에 물집의 발생으로 안구의 침범을 예측할 수 있음

발진은 눈 주위에서부터 두정부까지 발생할 수 있으나, 이마 중앙선을 넘지 않는 것이 특징

합병증으로 포도막염, 각막염, 결막염, 망막염, 신경염, 녹내장, 안구돌출, 외안근 마비 등이 발생하며 실명에 이를 수도 있음


## 람세이헌트(Ramsay Hunt) 증후군

바이러스가 안면신경 및 청신경, 즉 슬신경절(geniculate ganglion)을 침범해 발생

경미한 발열과 피곤함을 동반한 전구증상 후에 심한 귀의 통증과 함께 편측 안면마비, 외이도의 수포와 통증, 혀 앞 2/3 미각상실, 이명, 안구진탕증 등이 나타날 수 있음

간혹 전정기관 등을 침범하여 현기증이나 감각신경성 난청을 초래하기도 함

의심되는 경우에는 초기에 스테로이드를 전신 투여하여 안면마비를 감소시키거나 예방할 수 있음


## 신경인성 방광

제3천골신경질 혹은 드물게 제2 혹은 제4천골신경절에 대상포진이 생기는 경우 발생할 수

224) J Korean Med Assoc 2018 February; 61(2):116-122

있음. 신경 손상으로 방광 제어력 부족

⋯→ 이완성 신경인성방광 or 반사성 신경인성방광(소량의 소변이 수시로 줄줄 흘러나옴)

⋯→ 남성의 경우 발기부전 추가

스테로이드의 전신투여가 치료에 도움이 됨

대부분 예후가 좋아서 완전히 회복되는 경향을 보임


## 대상포진 치료

항바이러스제를 발진이 생긴 후 72시간 내에 경구 투여하면 통증의 기간과 피부발진 치유 시간을 줄일 수 있으며, PHN의 빈도를 줄이거나 통증 기간을 줄일 수 있음.

72시간이 지난 후에도 항바이러스제를 투여해야 하는 경우.

– 새로운 수포가 발생하고 있는 경우

– 피부, 운동, 신경학적, 안과적 합병증이 발생한 경우

– 나이가 많은 경우

– 통증이 심한 경우

– 면역저하자의 경우

통증 조절 약물(NSAIDs, 트라마돌, 스테로이드, 가바펜틴, 프레가발린)을 보조치료제로 병용 처방 함.


## 대상포진 항바이러스제

| 항바이러스제 | 용법 (경구) | 기간 | 주의사항 |
|---|---|---|---|
| 아시클로버 | 800 mg 5회/일 (4~5시간 마다 복용) | 7일 | 신부전 환자에게 용량 조절 필요<br>항암제인 5–fluorouracil, 5–fluoropyrimidines 치료 환자에게는 심한 골수 억제에 이르는 약물 상호작용 가능 |
| 팜시클로버 | 250 ~ 500 mg tid | 7일 | 신부전 환자에게 용량 조절 필요 |
| 발라시클로비르 | 1,000 mg tid (성기포진에는 500mg bid) | 7일 | 신부전 환자에게 용량 조절 필요 |

※ 작용기전: DNA 합성을 억제(헤르페스 바이러스의 thymidine kinase, DNA 폴리머라제를 억제)

※ 주요 부작용 : 오심, 구토, 설사, 권태감, 두통

# 대상포진 보조치료제

| 보조치료제 | 시작용량 | 용량조절 |
|---|---|---|
| 스테로이드<br>(프레드니솔론) | 60mg/일, 7일 (하루 12알) | 첫 7일 : 60mg/일<br>이후 7일 : 30mg/일<br>이후 7일 : 15mg/일  이후 중단 |

VZV에 의한 안면마비나 다발성 뇌신경염 환자에서 예후 향상을 위하거나 추간공 압박에 의한 말초신경 손상 또는 중추신경 침범의 증거가 있는 경우 항바이러스제 치료와 스테로이드 병행 사용을 고려함.[225] 그러나 국소 코티코스테로이드제는 효과 근거 없음

| 보조치료 통증약 | 시작 용량 | 용량 조절 |
|---|---|---|
| 아세트아미노펜, NSAIDs | 경도 또는 중등도의 통증 치료 | |
| 트라마돌 | 12.5 ~ 100mg/day | 2일 간격 하루 20mg씩 증량 가능 |
| 가바펜틴 | 300mg 자기전 1회<br>혹은 100~300mg tid | 2일 간격 하루 100~300mg X 3회씩 증량 가능 |
| 프레가발린 | 75mg 자기전 1회<br>혹은 75mg bid | 3일 간격 하루 750mg X 2회씩 증량 가능 |
| 아편계 진통제(옥시코돈 기준) | 필요시 4시간 마다 5mg 투여 | 2일 간격 하루 20mg 씩(5mg X 4회) 증량 가능 |

# 대상포진 후 신경통(Postherpetic Neuralgia)

수포가 완전히 치료된 후에도 특징적인 신경병증 통증(neuropathic pain)이 지속되고 감각 이상 등이 있는 난치성 통증질환임

발진 후 적어도 4개월 이상 통증이 지속, 50세 이하에는 비교적 발생이 드묾

**위험인자 :** 초기 치료가 늦은 경우, 고령, 전구기 통증, 급성기의 심한 통증이나 발진, 안구 대상포진 등이 있던 경우. 대상포진 후 신경통 합병증이 발생한 경우 치료가 비교적 어려우나 시간이 지나면서 자연 소실도 가능함, 약 50%의 환자가 3개월 내에 호전을 보이고, 약 70% 정도의 환자가 1년 내에 호전을 보임

| PHN 치료제 | 시작 용량 | 주요 부작용 | 금기/주의 | 참고 |
|---|---|---|---|---|
| 트라마돌 | 50mg bid, tid | 오심/구토, 졸림,<br>어지러움 | 의존성 있음, 간질<br>역치 낮춤 | 세로토닌성 약,<br>상호작용 |

225) Dworkin RH, Johnson RW, Breuer J, Gnann JW, Levin MJ, Backonja M, et al: Recommendations for the management of herpes zoster. Clin Infect Dis 2007; 44(Suppl 1): 1–26..

| 가바펜틴 | 100~300mg/day | 졸림, 운동실조, 말단부종 | 신부전자 용량 감소 | 졸린약과 주의 |
|---|---|---|---|---|
| 프레가발린 | 75mg bid, tid | 졸림, 운동실조, 말단부종 | 신부전자 용량 감소 | TZD(액토스)당뇨약 복용 시 부종 부작용 증가 |
| 모르핀 옥시코돈 | 15~30mg/day 10~20mg/day | 오심/구토, 변비, 졸림, 어지러움 | 마약중독 경력자 주의, 운전 시 주의 | GI, CNS 부작용을 줄이기 위해 용량 증량 시 서서히 함 |
| 노르트립틸린 아미트립틸린 | 10~25mg/day 10~25mg/day | 항콜린성 부작용, 졸림, 진정, 기립성저혈압 부정맥 위험 증가 | 심장질환자, 녹내장, 뇌전증, 환자 주의 | 노인주의 약물임 |
| 리도카인 패취 | 5% 1~2 패취 | 홍반, 발진, 수포 | 과민반응 있는 사람 주의, Class I 부정맥 복용자 주의 (토카이니드, 멕실레틴) | 전신 부작용은 거의 없음 |

※ 신경 차단술 : 국소마취제 주사, 펜타닐/모르핀 주사, 케타민 주사, 신경파괴제, 고주파 열응고술 등


# 대상포진 예방접종

싱그릭스 접종 비용 : 최고 60만원

조스터박스 접종 비용 : 최고 40만원

스카이조스터 접종 비용 : 최고 30만원

50대 이상 평생 1회 접종, 이미 걸렸던 노인도 접종(발병 1년 후에)

생백신임(냉장 보관)

대상포진 발생 감소율 : (조스터박스의 경우)

| 50~59세 | 69.8% |
|---|---|
| 60~69세 | 64% |
| 70~79세 | 42% |
| 80세 이상 | 18% |

예방접종 시 대상포진을 앓아도 증상이 약하게 걸리고 대상포진 후 신경통 후유증 발생율이 74% 감소함

# 참고 문헌

**도서:**

Essentials of Clinical Geriatrics, McGraw Hill / Medical; 8th edition(September 28, 2017) 출판

Ham's Primary Care Geriatrics: A Case-Based Approach, Elsevier; 7th edition(March 31, 2021) 출판

Current Diagnosis and Treatment: Geriatrics, 3/e (Current Geriatric Diagnosis and Treatment) McGraw Hill / Medical; 3rd edition(October 21, 2020) 출판

BCGP Bullets: Geriatric Pharmacist Exam Study Guide, Independently published(February 9, 2019) 출판

Hazzard's Geriatric Medicine and Gerontology, McGraw Hill / Medical; 8th edition(June 13, 2022) 출판

Geriatrics(Pharmacotherapy Self-Assessment Program, seventh edition, Book 7), American College of Clinical Pharmacy; 7th edition(2011) 출판

Brocklehurst's Textbook of Geriatric Medicine and Gerontology, Elsevier; 8 edition(July 14, 2016) 출판

Fundamentals of Geriatric Pharmacotherapy: An Evidence-Based Approach,

American Society of Health-Systems Pharmacists 출판

Current Diagnosis and Treatment: Geriatrics 2E(Current Geriatric Diagnosis and Treatment), McGraw-Hill Education / Medical; 2 edition(April 15, 2014) 출판

Brocklehurst's Textbook of Geriatric Medicine and Gerontology: Expert Consult, Saunders; 7 edition(April 12, 2010) 출판

Geriatrics at Your Fingertips 2016, AMERICAN GERIATRICS SOCIETY; 18 edition(1748) 출판

Geriatric Pharmacology: The Priniciples of Practice & Clinical Recommendations, Second Edition, PESI Publishing & Media; 2 edition(November 1, 2016) 출판

Geriatric Pocket Doc: A Resource for Non-Physicians, Program in Geriatrics; 2 edition(May 8, 2013) 출판

Geriatric Nutrition: The Health Professional's Handbook, Jones & Bartlett Learning; 4 edition(August 16, 2013) 출판

Geriatric Dosage Handbook: Including Clinical Recommendations and Monitoring Guidelines, Lexi Comp; 21 edition(May 2, 2016) 출판

Pharmacy Master - The Ultimate Board Certified Geriatric Pharmacist Study Guide: The Ultimate BCGP Review, CreateSpace Independent Publishing Platform(December 16, 2016) 출판

Geriatric Nursing Review Syllabus, AMERICAN GERIATRIC SOCIETY; 5 edition 출판

Geriatrics: Rapid Board and Certification Review, Amazon Digital Services LLC 출판

Pharmacy Geriatric: Board and Certification Practice Test, MedicalPearls Publishing, LLC(January 9, 2016) 출판

NAPLEX Comprehensive Rapid Review, High-Yield Med Reviews; 2022nd edition(January 1, 2021)

Ham's Primary Care Geriatrics: A Case-Based Approach, Saunders; 6 edition(December 16, 2013) 출판

Case Files Geriatrics 1st Edition, McGraw-Hill Education / Medical; 1 edition(February 19, 2014) 출판

Pharmacotherapy: Improving Medical Education Through Clinical Pharmacy Pearls, Case Studies, and Common Sense,

PASS-NAPLEX Course Book Volume I: A Comprehensive Course for the NAPLEX and CPJE(2016 Edition), CreateSpace Independent Publishing Platform(March 11, 2016) 출판

PASS-NAPLEX Course Book Volume II: A Comprehensive Course for the NAPLEX and CPJE(2016 Edition), CreateSpace Independent Publishing Platform(March 11, 2016) 출판

Handbook of Nonprescription Drugs, APhA 출판

PDR Guide to Over-the-Counter Drugs, Ballantine Books

출판

The Pill Book Guide to Over-the-Counter Medications:
The Illustrated Guide to the Most Commonly Used Non-
Prescription Medications. Bantam 출판

Deadly Drug Interactions : The People's Pharmacy Guide
: How to Protect Yourself from Harmful Drug/Drug, Drug/
Food, Drug/Vitamin Combinations. St. Martin's Griffin 출판

A-Z Guide to Drug-Herb-Vitamin Interactions Revised and
Expanded 2nd Edition: Improve Your Health and Avoid
Side Effects When Using Common Medications and Natural
Supplements Together. Harmony 출판

Comprehensive Pharmacy Review. Lippincott Williams &
Wilkins 출판

Top 100 Nonprescription Drug Card. Mc Graw Hill 출판
McGraw-Hill's 2016/2017 Top 300 Pharmacy Drug Cards.
McGraw-Hill Education / Medical; 3 edition(October 8,
2015) 출판

Drug Interaction Facts 2013: The Authority on Drug
Interactions. Lippincott Williams & Wilkins 출판

The Guide to Off-Label Prescription Drugs: New Uses for
FDA-Approved Prescription Drugs. Free Press 출판

RxPrep's 2021 Course Book for Pharmacist Licensure
Exam Preparation. RxPrep(June 1, 2020) 출판

Mcgraw-Hill Education Naplex Review. McGraw Hill /
Medical; 3rd edition(October 29, 2018) 출판

NutriSearch Comparative Guide to Nutritional Supplements.
Northern Dimensions 출판

The Supplement Handbook: A Trusted Expert's Guide
to What Works & What's Worthless for More Than 100
Conditions. Rodale Books 출판

Complete Guide to Prescription and Nonprescription Drugs.
Perigee Trade 출판

Drug Information for the Health Care Professional, Volume 1.
Micromedex 출판

The Drug-Induced Nutrient Depletion Handbook., Lexi
Comp 출판

Adverse Drug Reactions, Pharmaceutical Press; 2nd
Revised edition edition(December 12, 2005) 출판

노인에 대한 의약품 적정사용 정보집 - 식약처,
한국의약품안전관리원

AHFS Drug Information, Amer Soc of Health System 출판
Clinical Pharmacology, Becker Professional Education;
Abridged ed. edition 출판

Drug Facts and Comparisons, Lippincott Williams & Wilkins
출판Drug Information Handbook: A Clinically Relevant
Resource for All Healthcare Professionals, Lexi Comp; 25
edition 출판Physicians Desk Reference, PDR Network; 68
edition(December 24, 2013) 출판USP DI Volume 1 Drug
Information for the Healthcare Professional(USP DI: v.1
Drug Information for the Health Care Professional), Thomson
Healthcare; 25th edition(January 2005) 출판

Meyler's Side Effects of Drugs, Sixteenth Edition: The
International Encyclopedia of Adverse Drug Reactions and
Interactions, Elsevier Science; 16 edition(December 15,
2015) 출판

Martindale: The Complete Drug Reference, Pharmaceutical
Press; 38th Revised edition edition(June 16, 2014) 출판

Remington: The Science and Practice of Pharmacy(2
Volumes), Pharmaceutical Press; 22nd Revised edition
edition(September 3, 2012) 출판

Drug Prescribing in Renal Failure: Dosing Guidelines for
Adults, American College of Physicians; 5 edition(June 6,
2007) 출판

Drug-Induced Diseases Prevention, Detection, and
Management, Amer Soc of Health-System Pharm(2010)
출판

Stockley's Drug Interactions: A Source Book of Interactions,
Their Mechanisms, Clinical Importance and Management,
Pharmaceutical Press; 11th Revised edition edition
(March 1, 2016) 출판Davis's Comprehensive Handbook of
Laboratory and Diagnostic Tests With Nursing Implications
(Davis's Comprehensive Handbook of Laboratory &
Diagnostic Tests With Nursing Implications), F.A. Davis
Company 출판

Geriatric Dosage Handbook: Including Clinical
Recommendations and Monitoring Guidelines, Lexi Comp;
21 edition(May 2, 2016) 출판

The Merck Manual of Geriatrics, Merck; 3 edition(August
15, 2000) 출판

The Merck Manual of Health & Aging: The Comprehensive

Guide to the Changes and Challenges of Aging—for Older Adults and Those Who Care For and About Them, Merck; 1 edition(May 18, 2004) 출판

Applied Pharmacokinetics and Pharmacodynamics: Principles of Therapeutic Drug Monitoring, LWW; Fourth edition(May 19, 2005) 출판Basic Clinical Pharmacokinetics (Basic Clinical Pharmacokinetics (Winter)), LWW; Fifth edition(October 13, 2009) 출판Clinical Pharmacokinetics (Clinical Pharmacokinetics Pocket Reference), ASHP; 5 edition(October 1, 2011) 출판

Basic and Clinical Pharmacology 13 E, McGraw—Hill Education / Medical; 13 edition(December 23, 2014) 출판

Goodman and Gilman's The Pharmacological Basis of Therapeutics, Twelfth Edition, McGraw—Hill Education / Medical; 12 edition(January 10, 2011) 출판

Applied Therapeutics: The Clinical Use of Drugs (Point (Lippincott Williams & Wilkins)), LWW; Ninth edition(August 20, 2008) 출판

Koda—Kimble and Young's Applied Therapeutics: The Clinical Use of Drugs, LWW; 10 edition(February 21, 2012) 출판Goldman—Cecil Medicine, 2—Volume Set, 25e (Cecil Textbook of Medicine), Elsevier; 25 edition(May 11, 2015) 출판Harrison's Principles of Internal Medicine 19/E (Vol.1 & Vol.2), McGraw—Hill Education / Medical; 19 edition (April 8, 2015) 출판

Pharmacotherapy: A Pathophysiologic Approach, McGraw—Hill Education / Medical; 10 edition(December 13, 2016) 출판 Textbook of Therapeutics: Drug and Disease Management, LWW; Eighth edition(May 4, 2006) 출판

학술정보:

Board of Commissioners of the Commission for Certification in Geriatric Pharmacy(CCGP) 미국 노인약료 시험 출제 기관 The Joint Commission of Pharmacy Practitioners(JCPP) Australian Government Department of Health and Ageing 한국의약품안전관리원 대한노인병학회, 노인증후군 연구회 영국 스코틀랜드 NHS(국립보건원)

The British National Formulary(BNF) American Geriatrics Society(AGS) Beers Criteria 영국 STOPP/START medication review screening tool National Institutes of Health (NIH) Office of Dietary Supplements(ODS) National Center for Complementary and Integrative Health (NCCIH) Dietary Supplement Fact Sheets(NIH—ODS) Botanical Dietary Supplements(NIH—ODS) Vitamin and Mineral Supplement Fact Sheets(NIH—ODS) Dietary and Herbal Supplements(NIH—NCCIH) Dietary Supplements(USDA—FNIC) Herbs at a Glance(NIH—NCCIH) Dietary Supplements(MedlinePlus) MedlinePlus.gov(U.S. National Library of Medicine) Natural Medicines Comprehensive Database. Drug Influences on Nutrient Levels and Depletion Drug—Induced Nutrient Depletions By Alan Simon R.Ph. Thornton Natural Healthcare Centre. Drug—Induced Nutrient Depletion: Are your prescription drugs causing nutrient deficiencies? Common Drug Classes, Drug—Nutrient Depletions, & Drug—Nutrient Interactions. Pharmavite LLC Lexi—Comp's Pediatric Pharmacology Companion Guide: Including Comparative Charts, Therapy Guidelines, and Supplemental Data. A Practical Guide to Avoiding Drug—Induced Nutrient Depletion. By NutritonReview.org University of Maryland Medical Center Nutritional Solutions. By Jeanne M. Wallace, PhD, CNC. Michelle Gerencser, MS. Wikipedia, the free encyclopedia U.S. Food and Drug Administration(FDA)

논문:

노인환자에서 위장관계 및 심혈관계 부작용 발생 예방을 위한 NSAIDs 사용의 적절성 평가, 한국임상약학회지 제24권 제1호 Kor. J. Clin. Pharm., Vol. 24, No. 1, 2014

헬리코박터 치료의 새로운 가이드라인: 한국과 일본의 비교, Korean J Gastroenterol Vol. 63 No. 3, 151-157

금연 약물치료의 최신 지견, 대한금연학회지 JKSRNT 2014:5(2):70-75

당뇨병성 말초신경병증 치료, 대한내과학회지: 제 89 권 제 3 호 2015

통증 치료의 최신지견, 병원약사회지(2013), 제 30 권 제 5 호

노인의 낙상 실태 및 낙상경험에 따른 신체기능의 차이, 노인간호학회지 제12권, 제1호, 2010년 4월

불면증 치료개념의 변화, J Korean Med Assoc 2015 April; 58(4): 321-329

불면증: 원인과 진단, Hanyang Med Rev 2013;33:203-209

노인환자에게 제공하는 개국약국 약료서비스의 경제적 가치, 약학회지 제51권 제5호 327~335(2007)

고혈압과 당뇨병 노인의 복약순응도와 이에 영향을 미치는 요인, 한국임상약학회지 제21권 제2호

약사의 전문성강화를 위한 국가별 평생교육제도 비교연구, 약학회지 제58권 제4호 277~285(2014)

우리나라 종합병원에서 실시되고 있는 전문약사과정의 운영 및 교육과정 현황, 약학회지 제53권 제4호 165~172(2009)

한국형 노인우울검사(Korean Form of Geriatric Depression Scale ; KGDS) 표준화 연구, 노인정신의학 제1권 제1호 / 1997 / 61~72(12pages)

노인 우울증의 임상적 치료지침, 생물치료정신의학 제9권 제1호, 2003

고혈압 노인에 대한 사례관리의 효과, 한국노년학 제26권 3호 / 2006 / 477~492(pages)

노인들의 질환별 유병여부와 건강관련 삶의 질 구조모형 분석, 한국콘텐츠학회논문지 제11권 제1호, 2011.1, 216-224(9 pages)

노인낙상의 위험인자, 가정의학회지 제22권 제2호 2001

노인낙상의 원인과 예방, 한국전문물리치료학회지 제8권 제3호 / 2001 / 107~117(11pages)

노인 환자의 일상생활 수행능력과 연관된 인자, 순천향의대논문집 : 제14권 1호 2008

Guidelines for Improving the Care of the Older Person with Diabetes Mellitus, American Geriatrics Society Volume 51, Issue 5s May 2003 Pages 265-280

Summary of the updated American Geriatrics Society/British Geriatrics Society clinical practice guideline for prevention of falls in older persons, Journal of the American Geriatrics Society, Volume 59(Number 1). pp. 148-157. ISSN 0002-8614

American Geriatrics Society Updated Beers Criteria for Potentially Inappropriate Medication Use in Older Adults, J Am Geriatr Soc. 2012 Apr; 60(4): 616-631.

Research Agenda for Frailty in Older Adults: Toward a Better Understanding of Physiology and Etiology: Summary from the American Geriatrics Society/National Institute on Aging Research Conference on Frailty in Older Adults, American Geriatrics Society Volume 54, Issue 6 June 2006 Pages 991-1001

Geriatric pharmacology and pharmacotherapy education for health professionals and students: a systematic review, 10.1111/j.1365-2125.2012.04268.x

Benzodiazepine use and cognitive function among community-dwelling elderly, 10.1016/S0009-9236(98)90059-5

Benzodiazepines and the risk of urinary incontinence in frail older persons living in the community, 10.1067/mcp.2002.129318

Polypharmacy in elderly patients, The American Journal of Geriatric Pharmacotherapy Volume 5, Issue 4, December 2007, Pages 345-351

Evidence-Based Strategies for the Optimization of Pharmacotherapy in Older People, Drugs & Aging June 2012, Volume 29, Issue 6, pp 477-494

Recent Advances in Geriatrics: Drug-Related Problems in the Elderly, Annals of Pharmacotherapy Vol 34, Issue 3, 2000

The Role of the Pharmacist in Optimizing Pharmacotherapy in Older People, Drugs & Aging June 2012, Volume 29, Issue 6, pp 495-510

—— 그 외의 논문은 책의 분량 문제로 생략함.

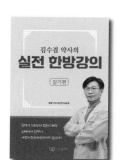

### 김수겸 약사의 실전한방강의

**김수겸 | 263p | 22,000원**

이 책은 총 25개의 장과 28개 방제들로 구성되었다. 한·중의 한의학 역사와 발전과정을 시작으로 기침, 콧물, 발열, 두통, 오한, 몸살, 쉰 목소리 등에 이르기까지 감기의 모든 증상들에 적합한 방제들을 각각 그 시초인 조문과 함께 기전, 구성 약재, 치유원리를 자세하게 설명한다. 약국에서 가장 흔하게 취급하는 계지탕과 갈근탕부터 은교산, 구풍해독탕, 향성파적환 등 심화된 방제들까지 감기의 모든 증상을 이겨낼 한약들을 총망라하고 있다. 한방의 세계로 약사들을 입문할 수 있도록 하는 이 책은 한방을 공부하고자 하는 약사들의 '길잡이'이자 필독서이다.

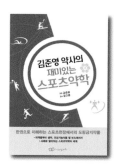

### 김준영 약사의 재미있는 스포츠약학

**김준영 | 216p | 19,000원**

이 책은 총 216페이지에 4개 Part와 부록으로 구성되어 있다. 스포츠약학의 정의와 관련 기구 및 조직부터 각종 의약품·생약 등의 성분과 부작용, 건강기능식품 및 보조제의 올바른 섭취, 다양한 사례에 이르기까지 스포츠약사를 준비하는 이들에게 필요한 내용들을 담고 있다. Part 1 '개론', Part 2 '도핑금지물질', Part 3 '보충제와 도핑', Part 4 '금지약물의 정당한 사용, 치료목적사용면책(TUE)', 부록 '실제 약국의 상담 케이스' 등 스포츠약학에 관한 내용을 총망라했다.

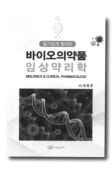

### 바이오의약품 임상약리학

**최병철 | 450p | 50,000원**

최근 암, 면역질환, 희귀난치성질환 및 각종 만성질환의 치료에서 합성의약품은 한계에 도달했다. 이를 극복하기 위해 바이오의약품(생물의약품)의 많은 연구·개발이 더욱 중요해지고 있는 실정이다. 이 책은 다른 책들과는 달리 임상약리학을 중심에 두고 바이오의약품을 14가지로 구분하여, 각 PART 별로 해당 약제에 관한 전반적인 이해, 약리 기전, 주요 약제의 특성, 현재 국내에 승인되어 있는 약제 현황 등으로 구성하였으며, '하이라이트'에는 최근 연구되고 있는 신약 관련 내용을 소개하였다.

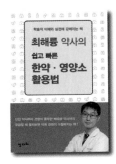

## 최해룡 약사의 쉽고 빠른 한약 · 영양소 활용법

**최해룡 | 380p | 25,000원**

이 책은 한국의약통신에 3년간 연재된 '최해룡 약사의 나의 복약 지도 노트'를 한권의 책으로 엮은 것이다. 한약제제와 건강기능식품, 일반약을 중심으로 약국에서 환자들로부터 받을 수 있는 질문과 그에 대한 대처방안을 실었으며, 치험례의 경우 실제적인 약국 임상 사례를 들어서 설명을 하였다. 책의 구성은 건강 개선을 위한 주제별 약국 에피소드, 질환별 한약 제제, 약국 대처법, 주요 영양소의 특성 및 구분 점, OTC, 환자 상담사례 등으로 정리하여, 약국 약사들의 학술에 부족함이 없음은 물론, 약국 임상 실전에서 쉽게 적용이 가능하도록 하였다.

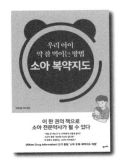

## 우리 아이 약 잘 먹이는 방법 소아 복약지도

**마츠모토 야스히로 | 338p | 25,000원**

이 책은 소아 조제의 특징, 가장 까다로운 소아약 용량, 보호자를 힘들게 하는 영유아 약 먹이는 법, 다양한 제형과 약제별 복약지도 포인트를 정리하였다. 또한 보호자가 걱정하는 소아약 부작용, 임신 · 수유 중 약 상담 대응에 대해서도 알기 쉽게 설명해 준다.
특히 책의 끝부분에 소개된 43가지의 '도움이 되는 환자 지도 용지'는 소아복약지도의 핵심이라고 할 수 있다.

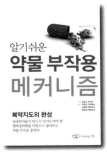

## 알기 쉬운 약물 부작용 메커니즘

**오오츠 후미코 | 304p | 22,000원**

"지금 환자들이 호소하는 증상, 혹시 약물에 따른 부작용이 아닐까?"
이 책은 환자가 호소하는 49개 부작용 증상을 10개의 챕터별로 정리하고, 각 장마다 해당 사례와 함께 표적장기에 대한 병태생리를 설명함으로써 부작용의 원인을 찾아가는 방식을 보여주고 있다. 또 각 장마다 부작용으로 해당 증상이 나타날 수 있는 메커니즘을 한 장의 일러스트로 정리함으로써 임상 약사들의 이해를 최대한 돕고 있다.

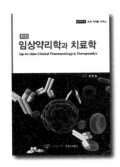

## 최신 임상약리학과 치료학

**최병철 | 본책 328p | 부록 224p | 47,000원**

이 책은 2010년 이후 국내 및 해외에서 소개된 신약들을 위주로 약물에 대한 임상약리학과 치료학을 압축 정리하여 소개한 책이다. 책의 전반적인 내용은 크게 질병에 대한 이해, 약물치료 및 치료약제에 대해 설명하고 있다. 31개의 질병을 중심으로 약제 및 병리 기전을 이해하기 쉽도록 해설한 그림과 약제간의 비교 가이드라인을 간단명료하게 표로 정리한 Table 등 150여 개의 그림과 도표로 구성되어 있다. 또 최근 이슈로 떠오르고 있는 '치료용 항체'와 '소분자 표적 치료제'에 대해 각 31개를 특집으로 구성했다. 부록으로 제작된 '포켓 의약품 인덱스'는 현재 국내에 소개되어 있는 전문의약품을 21개 계통별로 분류, 총 1,800여 품목의 핵심 의약품이 수록되어 있다.

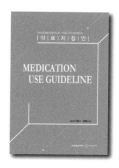

## 약료지침안
**유봉규 | 406p | 27,000원**

'약료지침안'은 의사의 '진료지침'과 똑같이 약사가 실천하는 복약지도 및 환자 토털 케어에 가이드라인 역할을 할 수 있는 국내 최초의 지침서이다. 이 책은 갑상선 기능 저하증, 고혈압, 녹내장, 당뇨병 등 약국에서 가장 많이 접하는 질환 18가지를 가나 다순으로 정리하였으며, 각 질환에 대해서도 정의, 분류, 약료(약료의 목표, 일반적 접근방법, 비약물요법, 전문의약품, 한방제제, 상황별 약료), 결론 등으로 나눠 모든 부분을 간단명료하게 설명하고 있다. 특히 상황별 약료에서는 그 질환과 병행하여 나타나는 증상들을 빠짐없이 수록하고 있다. 예를 들어 고혈압의 상황별 약료에서는 대사증후군, 당뇨병, 노인, 심장질환, 만성콩팥, 임신 등 관련 질병의 약료를 모두 해설하고 있는 것이다.

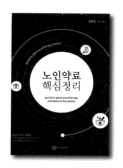

## 노인약료 핵심정리
**엄준철 | 396p | 25,000원**

국내에서 최초로 출간된 '노인약료 핵심정리'는 다중질환을 가지고 있는 노인들을 복약 상담함에 앞서 약물의 상호작용과 부작용 그리고 연쇄처방 패턴으로 인해 발생하는 다약제 복용을 바로 잡기 위해 출간 됐다. 한국에서 노인약료는 아직 시작 단계이기 때문에 미국, 캐나다, 호주, 영국 등 이미 노인약료의 기반이 잘 갖추어진 나라의 가이드라인을 참고 분석하였으며, 약사로서의 경험과 수많은 강의 경력을 가진 저자에 의해 우리나라의 실정에 맞게끔 필요한 정보만 간추려 쉽게 구성되었다.

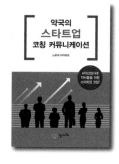

## 약국의 스타트업 코칭 커뮤니케이션
**노로세 타카히코 | 200p | 15,000원**

이 책에서 알려주는 '코칭'은 약국이 스타트업 할 수 있도록 보다 미래지향적이며 효율적인 소통법이다. 약국을 찾은 환자를 배려하면서 환자의 의지를 실현시켜주는 것이며, 환자가 인생의 주인공으로서 능력을 발휘하게 서포트 해주는 것이다. 따라서 코칭을 지속적으로 하게 되면 환자와 약사 사이에 신뢰감을 형성하면서 진정한 소통으로 인한 파급력을 얻게 된다.

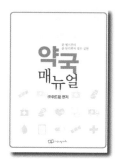

## 문 열기부터 문닫기까지 필수 실천 약국 매뉴얼
**㈜위드팜 편저 | 248p | 23,000원**

'약국매뉴얼'은 위드팜이 지난 14년 간 회원약국의 성공적인 운영을 위해 회원약사에게만 배포되어 오던 지침서를 최근 회원약사들과 함께 정리하여 집필한 것으로 개설약사는 물론 근무약사 및 약국 직원들에게도 반드시 필요한 실무지침서이다.
주요 내용은 약국 문 열기부터 문 닫기까지 각 파트의 직원들이 해야 할 업무 중심의 '약국운영매뉴얼', 고객이 약국 문을 들어섰을 때부터 문을 닫고 나갈 때까지 고객응대 과정에 관한 '약국고객만족서비스매뉴얼' 등으로 구성돼 있다.

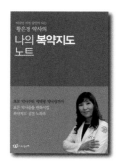

### 따라만 하면 달인이 되는 황은경 약사의 나의 복약지도 노트

**황은경 | 259p | 19,000원**

이 책은 2010년대 약사사회의 베스트셀러로 기록되고 있다. 개국약사가 약국에서 직접 경험하고 실천한 복약지도와 약국경영 노하우가 한권의 책에 집약됐다. 황은경 약사가 4년 동안 약국경영 전문저널 (주)비즈엠디 한국의약통신 파머시 저널에 연재한 복약지도 노하우를 한권의 책으로 묶은 것이다.

환자 복약상담 및 고객서비스, 약국 관리 및 마케팅 분야에 대한 지식을 함축하고 있어 약국 성장의 기회를 잡을 수 있다.

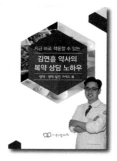

### 김연흥 약사의 복약 상담 노하우

**김연흥 | 304p | 18,000원**

이 책은 김연흥 약사가 다년간 약국 임상에서 경험하고 연구했던 양 · 한방 복약 상담 이론을 총 집대성 한 것으로, 질환 이해를 위한 필수 이론부터 전문적인 복약 상담 노하우까지, 더 나아가 약국 실무에 바로 적용시킬 수 있는 정보들을 다양한 사례 중심으로 함축 설명하고 있다. 세부 항목으로는 제1부 질환별 양약 이야기, 제2부 약제별 생약 이야기로 구성돼 있다.

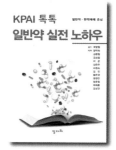

### KPAI 톡톡 일반약 실전 노하우

**양덕숙·김명철 등 12인 | 450p | 52,000원**

이 책은 7,000여명의 약사가 공유하는 학술 임상 카톡방 커뮤니티 한국약사학술경영연구소(KPAI)에서 명강사로 활약하는 12인의 약사들이 공동 집필하였다. 일반약, 건강기능식품, 한약 등을 중심으로 소화기 질환과 약물, 인플루엔자와 감기약, 비타민과 미네랄 등 22가지의 질병별 챕터와 한약제제 기초이론 의약외품과 외용제제 등이 부록으로 실렸다.

각 챕터별로 약국에서 많이 경험하는 환자 에피소드를 넣었으며, 각 장기의 구조 설명, 생리학, 병태생리학 등 기초적인 지식 다음에 약물에 대한 이야기가 나오고, 마지막에는 원포인트 복약지도 란을 만들어 환자와 바로 상담할 수 있도록 하였다.

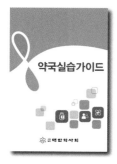

### 약국실습가이드

**사단법인 대한약사회 실무실습표준교재발간위원 | 570p | 비매품**

약학대학 6년제 시행에 따라 약대생에 대한 지역약국 실무실습 진행과 관련해 교육자용 표준교재가 필요하다는 요청에 따라 개발을 쟁행해 왔다. 표준교재는 약사의 직능과 윤리, 조제 및 청구, 복약상담, 일반의약품 선택상담 및 복약지도, 한약제제 및 약국품목, 약국경영, 관계법령 및 참고자료 등으로 구성되어 있다. 발간위원으로는 최광훈 회장, 백경신 부회장, 정경혜 약학교육위원장, 윤영미 정책위원장, 서영준 약국위원장, 신용문 약학교육위원회 전문위원, 임진형 동물약국협회장, 성기현 노원구분회 약학위원장, 최재윤 신안산대학교 겸임교수, 한혜성 서울지부 학술위원, 구현지 약사가 참여했다.

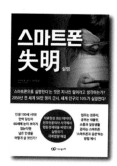

## 스마트폰 실명(失明)

**카와모토 코지 | 194p | 15,000원**

초등학생 3시간, 중학생 4시간, 고등학생은 5시간 스마트폰을 만지고 있다. 스마트폰으로 근시가 되면 나이가 들어 실명하게 된다. 안과의사인 저자는 인생 100세 시대 '실명 인구'가 폭발적으로 증가할 것을 예측하며, 의료 현장의 실태와 최신 데이터를 바탕으로 대응책을 제시 한다. 특히 저자는 대학원에서 연구한 행동경제학 프레임워크를 사용하여 스마트폰과 멀어지는 행동변용 방법을 소개한다. 초중고생은 물론 성인, 학부모들이 필독해야할 책이다.

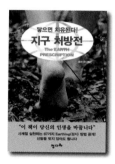

## 지구 처방전

**로라 코니버 | 280p | 18,000원**

지구 처방전(earth prescription)은 미국의 의사 로라 코니버가 사람이 맨발로 땅을 밟음으로써 지구에서 제공하는 전도성 있는 치료약으로 육체적, 정신적, 영적으로 활력을 흐르게 하는 실체적이고 구체적인 방법을 과학적 근거를 통해 제공하는 책이다. 이 책은 봄, 여름, 가을, 겨울 사계절에 맨발로 걷기, 땅 밟으며 운동하기, 계절별 작물 수확하기, 밤하늘 보기, 동물을 통해 접지하기 등 다양한 접지를 통해 일어나는 효과를 여러 가지 증거에 기초해서 자세히 설명해줌으로써 누구나 실제적인 체험을 실천할 수 있게 해준다.

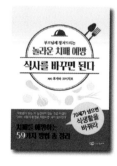

## 부모님께 챙겨드리는 놀라운 치매 예방 식사를 바꾸면 된다

**후지타 코이치로 | 154p | 14,000원**

식사와 생활습관 개선으로 치매를 예방할 수 있는 59가지 방법을 의학적 근거를 바탕으로 쉽고 친밀감 있게 정리한 책이다. 책의 서두에서 '치매는 약으로 낫지 않는다. 부모님이 치매에 걸리면 의사가 어떻게 치료해주겠지' 라고 막연히 생각하지만, 치매약이 처방되는 것은 인지 기능 저하를 완만하게 하는 것이 목적일 뿐, 아직까지 현대의료로 치매를 고치는 것은 불가능하다. 따라서 부모님의 뇌가 아직 건강할 때 뇌세포 지키기를 부모와 지식이 함께 실천하는 것이 훨씬 간편하고 쉬운 일이다.'라고 강조한다. 이 책은 제1장 '부모님이 70세가 넘으면 아침 식사를 거르게 한다' 등 4장으로 구성되어 있다.

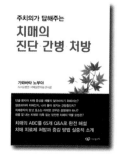

## 주치의가 답해주는 치매의 진단 · 간병 · 처방

**가와바타 노부야 | 445p | 27,000원**

치매를 전문으로 하는 의사가 일반 의사들에게 치매의 올바른 진단과 처방에 대한 지식을 65개의 Q&A를 통해 설명하는 가장 정확하고 이해하기 쉽게 해설한 책이다. 특히 치매 환자의 증상을 재빨리 알아차리는 방법, 알츠하이머 치매인지, 나이가 들어 생기는 건망증인지 구분하는 법, 그리고 화를 잘 내는 치매와 의욕 없이 얌전한 치매의 약물요법 등 의사뿐만 아니라 상담약사, 환자가족 모두가 읽어야 할 필독서이다.

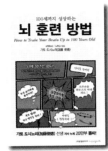

## 100세까지 성장하는 뇌 훈련 방법

**가토 도시노리 | 241p | 15,000원**

1만 명 이상의 뇌 MRI를 진단한 일본 최고 뇌 전문의사 가토 도시노리(加藤俊德)가 집필한 '100세까지 성장하는 뇌 훈련 방법'은 뇌 성장을 위해 혼자서도 실천할 수 있는 25가지 훈련 방법을 그림과 함께 상세히 설명하고 있다.

이 책에서는 "사람의 뇌가 100세까지 성장할 수 있을까?"에 대한 명쾌한 해답을 주기 위하여 중장년 이후에도 일상적인 생활 속에서 뇌를 훈련하여 성장시킬 수 있는 비결을 소개하고 있다. 또 집중이 잘 안 되고, 건망증이 심해지는 등 여러 가지 상황별 고민을 해소하기 위한 뇌 트레이닝 방법도 간단한 그림을 통해 안내하고 있어 누구나 쉽게 실천해 나갈 수 있다.

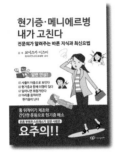

## 현기증 · 메니에르병 내가 고친다

**코이즈카 이즈미 | 168p | 15,000원**

이 책은 이러한 현기증과 메니에르병을 자기 스스로 운동과 생활습관으로 치료할 수 있는 방법을 가르쳐주는 책이다. 이 책의 내용은 현기증 및 메니에르병의 셀프 체크에서부터 병이 일어나는 원인, 병의 작용 메커니즘, 그리고 병을 치료할 수 있는 운동법과 생활습관 개선 방법에 대해 평생 이 분야의 진료와 연구에 전념해온 성마리안나의과대학 전문의 코이즈카 이즈미 교수가 바른 지식과 최신요법을 설명해주고 있다. 특히 이 책은 모든 내용이 한쪽은 설명, 한쪽은 일러스트 해설로 구성함으로써 누구나 쉽게 이해할 수 있도록 편집되어 있는 것이 특징이다.

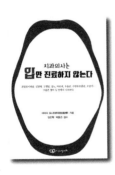

## 치과의사는 입만 진료하지 않는다

**아이다 요시테루 | 176p | 15,000원**

이 책의 핵심은 치과와 의과의 연계 치료가 필요하다는 것이다. 비록 일본의 경우지만 우리나라에도 중요한 실마리를 제공해 주는 내용들로 가득하다. 의과와 치과의 연계가 왜 필요한가? 저자는 말한다. 인간의 장기는 하나로 연결되어 있고 그 시작은 입이기 때문에 의사도 입안을 진료할 필요가 있고, 치과의사도 전신의 상태를 알지 못하면 병의 뿌리를 뽑는 것이 불가능 하다고. 저자는 더불어 치과의료를 단순히 충치와 치주병을 치료하는 것으로 받아들이지 않고, 구강 건강을 통한 전신 건강을 생각하는 메디코 덴탈 사이언스(의학적 치학부) 이념을 주장한다.

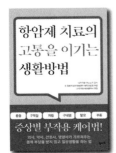

## 항암제 치료의 고통을 이기는 생활방법

**나카가와 야스노리 | 236p | 15,000원**

항암제의 발전에 따라 외래에서 암 치료하는 것이 당연한 시대가 되었다. 일을 하면서 치료를 계속하는 사람도 늘고 있다. 그러한 상황에서 약제의 부작용을 어떻게 극복할 것인가는 매우 중요한 문제이다. 이 책은 암 화학요법의 부작용과 셀프케어에 관한 이해를 높이고 암 환자들에게 생활의 질을 유지하면서 치료를 받는 데 도움을 줄 것이다.

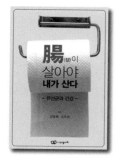

### 腸(장)이 살아야 내가 산다 -유산균과 건강-

**김동현 · 조호연 | 192p | 15,000원**

이 책은 지난 30년간 유산균에 대해 연구하여 국내 최고의 유산균 권위자로 잘 알려진 경희대학교 약학대학 김동현 교수와 유산균 연구개발에 주력해온 CTC 바이오 조호연 대표가 유산균의 인체 작용과 효능효과를 제대로 알려 소비자들이 올바로 이용할 수 있도록 하기 위해 집필한 것으로써, 장과 관련된 환자와 자주 접촉하는 의사나 약사 간호사 등 전문인 들이 알아두면 환자 상담에 크게 도움을 줄 수 있는 내용들이 많다. 부록으로 제공된 유산균 복용 다섯 가지 사례에서는 성별, 연령별, 질병별로 예를 들고 있어 우리들이 직접 체험해보지 못한 경험을 대신 체득할 수 있도록 도와주고 있다.

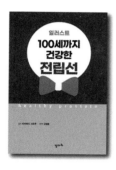

### 일러스트 100세까지 건강한 전립선

**타카하시 사토루 | 172p | 15,000원**

전립선비대증과 전립선암은 중노년 남성을 괴롭히는 성가신 질병이다. 하지만 증상이 있어도 수치심에서, 혹은 나이 탓일 거라는 체념에서 진찰 받는 것을 주저하는 환자가 적지 않다. "환자가 자신의 질병을 바르게 이해하고, 적절한 치료를 받기 위해서 필요한 정보를 알기 쉽게 전달" 해주기 위한 목적으로 만든 책이다.

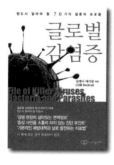

### 글로벌 감염증

**닛케이 메디컬 | 380p | 15,000원**

'글로벌 감염증'은 일본경제신문 닛케이 메디컬에서 발간한 책을 도서출판 정다와에서 번역 출간한 것으로서 70가지 감염증에 대한 자료를 함축하고 있다. 이 책은 기존 학술서적으로서만 출판되던 감염증에 대한 정보를 어느 누가 읽어도 쉽게 이해할 수 있도록 다양한 사례 중심으로 서술했으며, 감염증별 병원체, 치사율, 감염력, 감염경로, 잠복기간, 주요 서식지, 증상, 치료법 등을 서두에 요약해 한 눈에 이해할 수 있게 했다.

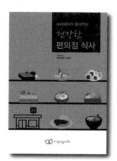

### 내과의사가 알려주는 건강한 편의점 식사

**마츠이케 츠네오 | 152p | 15,000원**

편의점 음식에 대한 이미지를 단번에 바꾸어주는 책이다. 이 책은 식품에 대한 정확한 정보를 제공함으로써 좋은 음식을 골라먹을 수 있게 해주고 간단하게 건강식으로 바꾸는 방법을 가르쳐준다. 내과의사이자 장 권위자인 저자 마츠이케 츠네오는 현재 먹고 있는 편의점 음식에 무엇을 추가하면 더 좋아지는지, 혹은 어떤 음식의 일부를 빼면 더 좋은지 알려준다. 장의 부담이나 체중을 신경쓴다면 원컵(One-cup)법으로 에너지양과 식물섬유량을 시각화시킬 수 있는 방법을 이용할 수 있다.

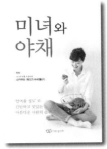

### 미녀와 야채

**나카무라 케이코 | 208p | 13,000원**

'미녀와 야채'는 일본 유명 여배우이자 시니어 야채 소믈리에인 나카무라 케이코(中村慧子)가 연구한 7가지 다이어트 비법이 축약된 건강 다이어트 바이블이다.
나카무라 케이코는 색깔 야채 속에 숨겨진 영양분을 분석하여 좋은 야채를 선별하는 방법을 제시하였으며, 야채를 먹는 방법에 따라 미와 건강을 동시에 획득할 수 있는 비법들을 이해하기 쉽게 풀어썼다.

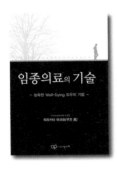

### 임종의료의 기술

**히라카타 마코토 | 212p | 15,000원**

임상의사로 20년간 1,500명이 넘는 환자들의 임종을 지켜본 저자 히라가타 마코토(平方 眞)에 의해 저술된 이 책은 크게 세 파트로 나뉘어져 있다. 첫 파트인 '왜 지금, 임종의료 기술이 필요한가'에서는 다사사회(多死社會)의 도래와 임종의료에 관한 의료인의 행동수칙을 소개하였고, 두 번째 파트에서는 이상적인 죽음의 형태인 '노쇠(老衰)'를 다루는 한편 노쇠와 다른 경우로 죽음에 이르는 패턴도 소개하였다. 그리고 세 번째 파트에서는 저자의 경험을 바탕으로 환자와 가족들에게 병세를 이해시키고 설명하는 방법 등을 다루고 있다. 뿐만 아니라 부록을 별첨하여 저자가 실제로 경험한 임상사례를 기재하였다.

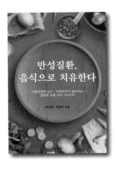

### 만성질환, 음식으로 치유한다

**주나미·주경미 | 255p | 19,000원**

100세 시대를 사는 우리에게 건강한 식생활 관리는 가장 필요하고, 중요한 숙제이다. 건강한 사람뿐 만 아니라 유병률이 높은 고혈압, 당뇨병, 이상지질혈증, 뇌질환, 뼈질환 등 5대 질병을 앓고 있거나 위험군에 있는 사람에게도 건강한 식생활은 가장 먼저 고려되어야 할 사항이다.
이 책은 식품영양학 교수와 약학박사가 각 질환의 핵심 포인트, 푸드테라피, 그리고 쉽게 해먹을 수 있는 레시피를 실물 사진을 통해 소개하고, 음식에 관한 일반적인 설명, 특정 재료에 대한 정보제공, 조리방법 팁을 첨가하였다.

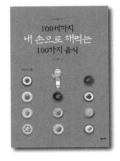

### 100세까지 내 손으로 해먹는 100가지 음식

**주나미·주경미 | 132p | 15,000원**

영양 부족이나 고혈압, 당뇨병, 치은 및 치주질환, 관절염, 위염 등 시니어에게 많이 일어나는 질병의 예방과 치료에 도움이 되도록 만든 건강한 식생활을 위한 요리책이다. 숙명여대 식품영양학과 교수인 저자 주나미 박사는 지속적으로 실버푸드를 개발해온 전문가인 만큼 재료 선택과 조리방법을 시니어의 특성에 맞추어 구성하였다. 또한 손수 해먹을 수 있는 요리로 영양과 소화, 입맛을 고려하였고, 부재료는 물론 양념장이나 소스 하나도 기본 재료와 영양학적 균형을 맞춘 것으로 사용하였다.

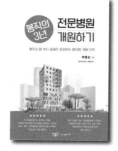

### 봉직의 3년 전문병원 개원하기

**박병상 | 352p | 40,000원**

이 책은 개원을 준비하는 의사들이 꼭 알아야 할 내용부터 개원 이후 병원 운영까지를 한권에 담았다. 개원입지, 개원할 병원의 종류, 병원의 시설, 병원 건축과 장비, 인적자원, 세무와 자금조달, 의료기관 개설, 개원 초 운영 팁에 이르기까지, 그동안 저자가 출간한 저서와 강의 자료, 언론에 기고한 '개원'과 관련된 부분이 종합적으로 정리되어 있다. 저자는 각 주제마다 관련된 논문 등을 찾아 코로나 이후 최신 개원 경향까지 궁금증을 모두 풀어냈다. 또 관련 법규와 정부의 공신력 있는 통계, 논문 자료 등을 정확히 인용하고 있다.

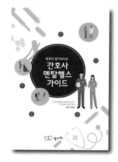

### 병원이 즐거워지는 간호사 멘탈헬스 가이드

**부요 모모코 | 170p | 15,000원**

현장의 간호사들의 업무에는 특수성이 있다. 업무 중 긴장을 강요당하는 경우가 많은 것과 감정노동인 것, 그리고 사람의 목숨을 다루는 책임이 무거운 것 등 업무의 질이 스트레스를 동반하기 쉽다는 점이다. 이 책은 이러한 업무를 수행하는 간호사들을 지원할 수 있는 특화된 내용을 담았다. 간호사의 멘탈헬스를 지키기 위해 평소 무엇을 해야 할지, 멘탈헬스가 좋지 않은 사람에게 어떻게 관여하면 좋은지를 소개한다. 저자가 현장에서 직접 경험한 것을 바탕으로 제시한 대응법이라 어떤 것보다 높은 효과를 기대할 수 있을 것이다.

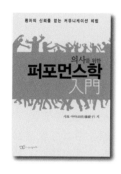

### 환자의 신뢰를 얻는 의사를 위한 퍼포먼스학 입문

**사토 아야코 | 192p | 12,000원**

환자의 신뢰를 얻는 퍼포먼스는 의·약사 누구나 갖춰야 할 기본 매너이다.
이 책은 일본대학예술학부교수이자 국제 퍼포먼스연구 대표 사토 아야코씨가 〈닛케이 메디컬〉에 연재하여 호평을 받은 '의사를 위한 퍼포먼스학 입문'을 베이스로 구성된 책으로서, 의사가 진찰실에서 환자를 상담할 때 반드시 필요한 구체적인 테크닉을 다루고 있다. 진찰실에서 전개되는 다양한 케이스를 통해 환자의 신뢰를 얻기 위한 태도, 표정, 말투, 환자의 이야기를 듣는 방법과 맞장구 치는 기술 등 '메디컬 퍼포먼스'의 구체적인 테크닉을 배워볼 수 있다.

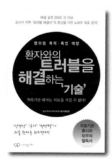

### 환자와의 트러블을 해결하는 '기술'

**오노우치 야스히코 | 231p | 15,000원**

이 책은 일본 오사카지역에서 연간 400건 이상 병의원 트러블을 해결해 '트러블 해결사'로 불리는 오사카의사협회 사무국 직원 오노우치 야스코에 의해 서술되었다.
저자는 소위 '몬스터 페이션트'로 불리는 괴물 환자를 퇴치하기 위해서는 '선경성' '용기' '현장력' 등 3대 요소를 갖춰야 한다고 강조한다. 특히 저자가 직접 겪은 32가지 유형을 통해 해결 과정을 생생히 전달하고 있으며, 트러블을 해결하기 위해 지켜야 할 12가지 원칙과 해결의 기술 10가지를 중심으로 보건 의료계 종사자들이 언제든지 바로 실무에 활용할 수 기술을 제시하고 있다.

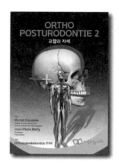

### 교합과 자세

**Michel Clauzade·Jean-Pierre Marty | 212p | 120,000원**

자세와 교합, 자세와 치아 사이의 관계를 의미하는 '자세치의학(Orthopo sturodontie)'
이라는 개념은 저자 미셸 클로자드와 장피에르 마티가 함께 연구하여 만든 개념으로
써, 자세학에서 치아교합이 핵심적인 역할을 지니고 있다는 사실을 보여준다. '교합
과 자세'는 우리가 임상에서 자주 접하는 TMD 관련 증상들의 원인에 대해 생리학적
관점보다 더 관심을 기울여 자세와 치아에 관한 간단한 질문들, 즉 치아 및 하악계가
자세감각의 수용기로 간주될 수 있는 무엇인가? 두 개 하악계 장애가 자세의 장애로
이어질 수 있는 이유는 무엇인가?에 대한 질문들에 답을 내놓고 있다.

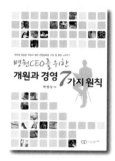

### 병원 CEO를 위한 개원과 경영 7가지 원칙

**박병상 | 363p | 19,000원**

'병원 CEO를 위한 개원과 경영 7가지 원칙'은 개원에 필요한 자질과 병원 경영 능력
을 키워줄 현장 노하우를 담은 책이다.
이 책은 성공하는 병원 CEO를 위해 개원을 구상할 때부터 염두에 두어야 할 7가지 키
워드를 중심으로 기술하였다.
가까운 미래에 병원CEO를 꿈꾸며 개원을 준비하는 의사들과 병원을 전문화하거나 규
모 확장 등 병원을 성장시키고자 할 때 길잡이가 될 것이다.

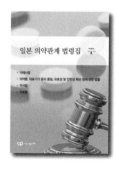

### 일본 의약관계 법령집

**도서출판 정다와 | 368p | 30,000원**

'일본 의약관련 법령집'은 국내 의약관련 업무에서 일본의 제도나 법률이 자주 인용,
참조되고 있음에도 불구하고 마땅한 자료가 없는 가운데 국내 최초로 출간되었다.
책의 구성은 크게 약제사법(藥劑師法), 의약품 · 의료기기 등의 품질 · 유효성 및 안전
성 확보 등에 관한 법률(구 藥事法), 의사법(醫師法), 의료법(醫療法) 및 시행령, 시행
규칙의 전문과 관련 서류 양식이 수록되어 있다.

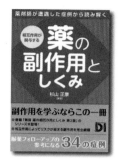

## 약국약사를 위한 외래 암환자 약물요법 입문

**감수 야마쿠치 마사카즈 | 262p | 닛케이 BP사 발행 | 2024. 1월 출간 예정**

이 책은 Part1에서 암 약물 치료를 받는 환자에게 최상의 의료를 제공할 수 있도록 암 약물 치료의 기초 지식과 부작용 관리에 대한 외래 증례를 소개하고, Part2에서는 실제로 약국에서 환자로부터 많이 받는 질문에 대한 답변을 퀴즈 형식으로 확인할 수 있도록 구성하고 있다.

날로 늘어나는 암 환자를 위한 암 약물요법과 복약지도에 도움이 되는 내용을 수록하여 약사의 암 환자 상담에 크게 도움될 수 있는 지침서이다.

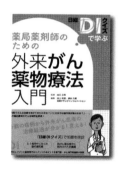

## 상호작용이 관여하는 약의 부작용과 구조

**스기야마 마사야스 | 320p | 닛케이BP사 발행 | 2024. 1월 출간 예정**

이 책은 약국약사가 접하는 여러 가지 질환의 증상으로부터 알 수 있는 약의 상호작용에 의해 일어나는 부작용과 그 구조 및 대책에 대해 해설한 책이다. 이 책은 일본 최고의 약학 전문잡지 「닛케이 드럭 인포메이션」에 연재한 '약의 상호작용과 구조' 중에서 부작용이 관여하는 약역학적 상호작용(협력 및 길항작용) 20개 항목을 선택하여, 20개의 SECTION으로 업데이트한 것으로 환자를 위한 약국약사들의 필독서가 될 것이다.